·院 训·

厚德 精业 求实 创新

U0254797

解读"华西现象"

讲述华西故事

展示华西成果

四川大学华西临床医学院(华西医院)院史稿
(2007—2021)

SICHUAN DAXUE HUAXI LINCHUANG YIXUEYUAN (HUAXI YIYUAN)
YUAN SHIGAO(2007—2021)

李为民　李正赤　主编

《四川大学华西临床医学院(华西医院)院史稿(2007—2021)》编委会　编著

四川科学技术出版社
·成都·

图书在版编目（CIP）数据

四川大学华西临床医学院（华西医院）院史稿：
2007—2021 /《四川大学华西临床医学院（华西医院）
院史稿（2007—2021）》编委会编著；李为民，李正赤
主编. —— 成都：四川科学技术出版社，2022.9
（华西医学大系）
ISBN 978-7-5727-0709-4

Ⅰ. ①四… Ⅱ. ①四… ②李… ③李… Ⅲ. ①四川大
学华西临床医学院 – 校史 – 2007–2021 Ⅳ. ①R-40

中国版本图书馆CIP数据核字(2022)第170082号

四川大学华西临床医学院（华西医院）院史稿
（2007—2021）
SICHUAN DAXUE HUAXI LINCHUANG YIXUEYUAN (HUAXI YIYUAN)
YUAN SHIGAO(2007—2021)

李为民　李正赤　主编
《四川大学华西临床医学院（华西医院）院史稿（2007—2021）》编委会　编著

出 品 人	程佳月
策划组稿	钱丹凝
责任编辑	兰　银
特约编辑	黄云松
封面设计	经典记忆
版式设计	大　路
责任出版	欧晓春
出版发行	四川科学技术出版社
地　　址	四川省成都市锦江区三色路238号新华之星A座
	邮政编码：610023　传真：028-86361756
成品尺寸	156mm×236mm
印　　张	36　字　数 500 千　插　页 26
印　　刷	成都市金雅迪彩色印刷有限公司
版　　次	2022年9月第1版
印　　次	2024年5月第1次印刷
定　　价	128.00元

ISBN 978-7-5727-0709-4

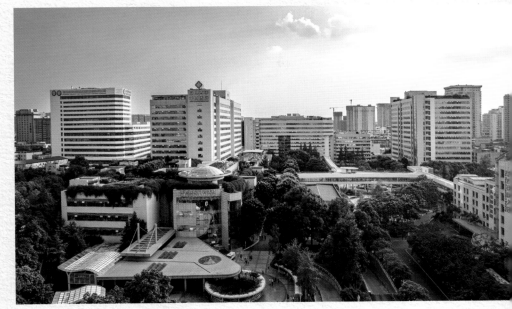

◎四川大学华西医院^①主院区

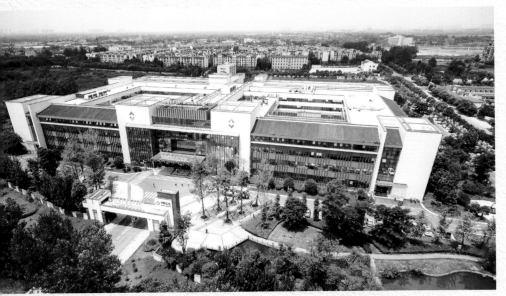

◎四川大学华西医院温江院区

---

① 四川大学华西医院简称"医院"，四川大学华西临床医学院简称"学院"，四川大学华西临床医学院（华西医院）简称"医（学）院"。

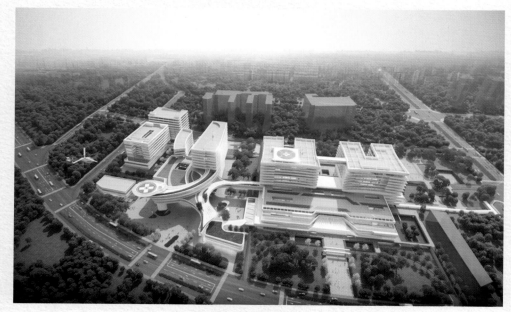

◎四川大学华西医院锦江院区（设计图）

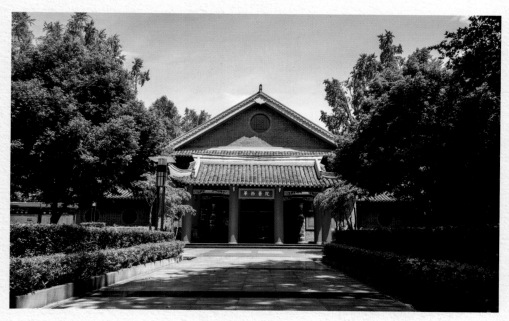

◎四川大学华西医院行政楼

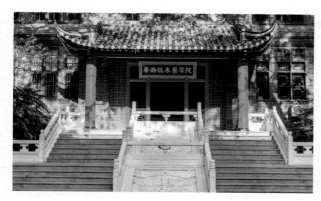

◎ 四川大学华西
临床医学院启德堂

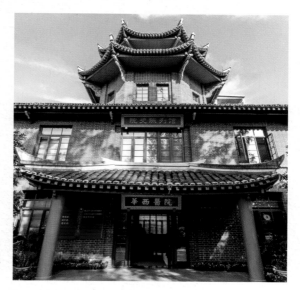

◎ 四川大学华西医院
八角楼

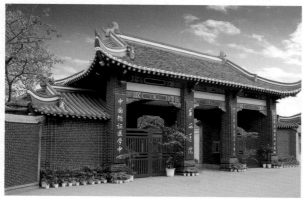

◎ 四川大学华西医院
黉门

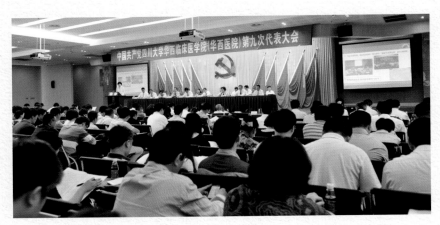

◎ 2014 年 6 月，中共四川大学华西临床医学院（华西医院）第九次代表大会召开

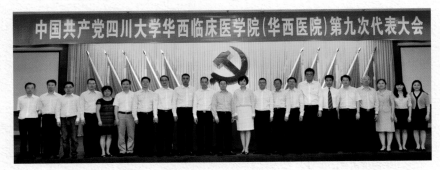

◎中共四川大学华西临床医学院（华西医院）第九届委员会委员

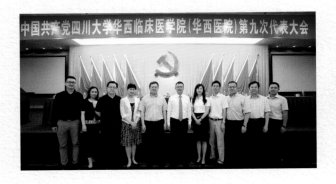

◎ 中共四川大学华西临床医学院（华西医院）第九次代表大会选举产生第七届纪委委员

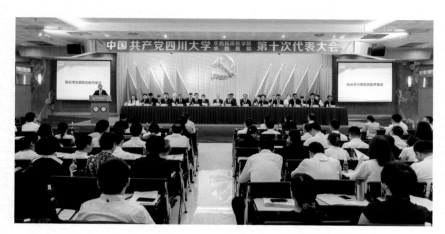

◎ 2017 年 9 月，中共四川大学华西临床医学院（华西医院）第十次代表大会召开

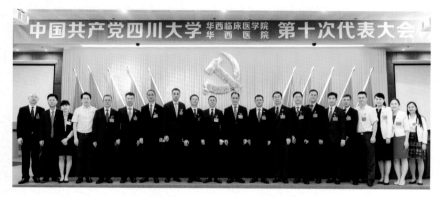

◎中共四川大学华西临床医学院（华西医院）第十届委员会委员

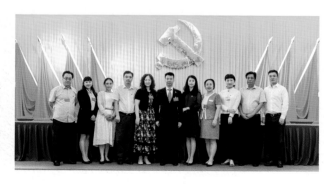

◎中共四川大学华西临床医学院（华西医院）第十次代表大会选举产生第八届纪委委员

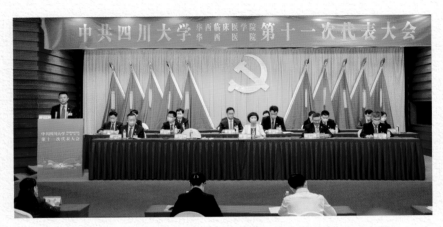

◎ 2022 年 7 月，中共四川大学华西临床医学院（华西医院）第十一次代表大会召开

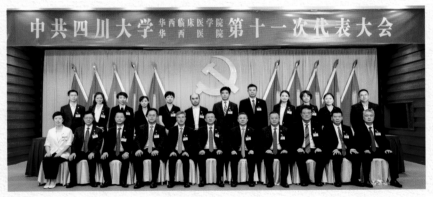

◎中共四川大学华西临床医学院（华西医院）第十一届委员会委员

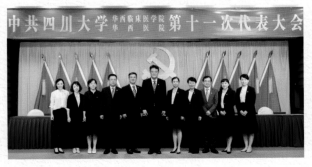

◎中共四川大学华西临床医学院（华西医院）第十一次代表大会选举产生第九届纪委委员

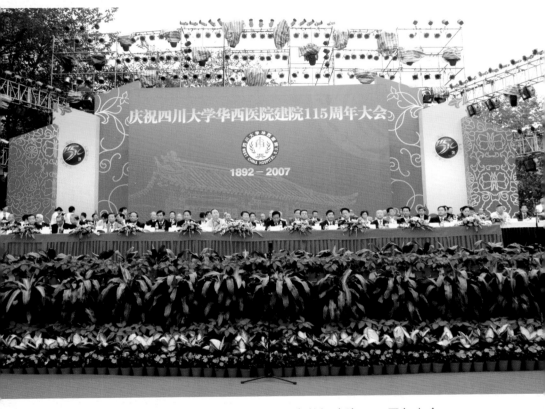

◎ 2007 年 10 月，四川大学华西医院举行建院 115 周年大会

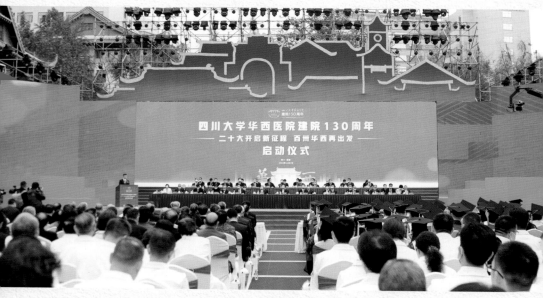

◎ 2022 年 11 月，四川大学华西医院举行建院 130 周年"二十大开启
新征程　百卅华西再出发"启动仪式

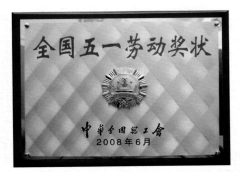

◎ 2008 年 6 月，医（学）院被中华全国总工会授予"全国五一劳动奖状"

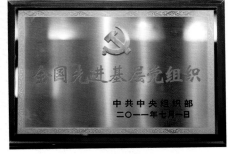

◎ 2011 年 7 月，医（学）院被中共中央组织部授予"全国先进基层党组织"

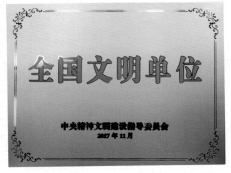

◎ 2017 年 11 月，医（学）院被中央精神文明建设指导委员会授予"全国文明单位"

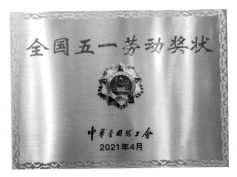

◎ 2021 年 4 月，医（学）院再次被中华全国总工会授予"全国五一劳动奖状"

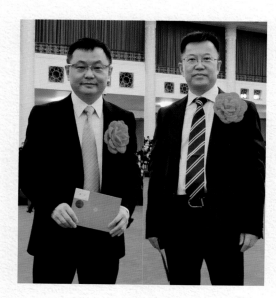

◎ 2020 年 9 月，医（学）院梁宗安（右一）、康焰（右二）荣获"全国优秀共产党员"称号

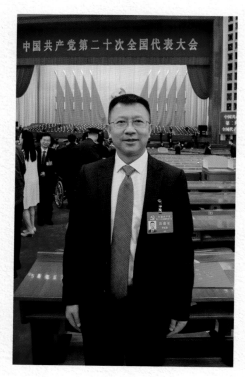

◎ 2022 年 10 月，医（学）院党委书记李正赤作为代表参加中国共产党第二十次全国代表大会

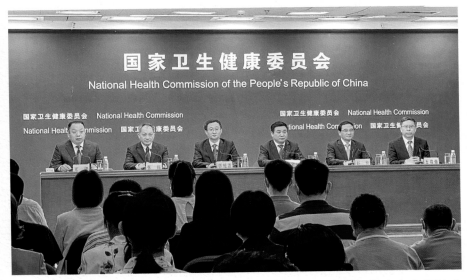

◎ 2021 年 6 月，医（学）院受邀在国家卫生健康委员会新闻发布会介绍健康科普工作经验

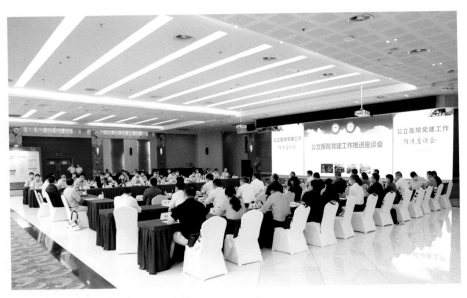

◎ 2021 年 9 月，国家卫生健康委员会在四川大学华西医院举行全国公立医院党建工作推进座谈会现场观摩会

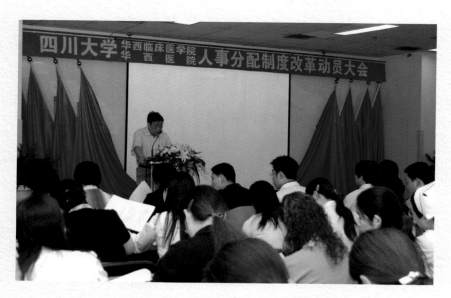

◎ 2007 年，医（学）院召开人事分配制度改革动员大会

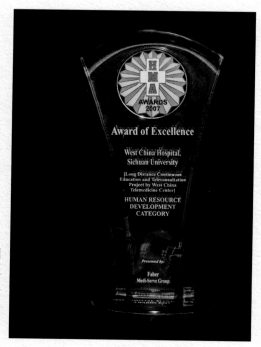

◎ 2007 年 8 月，医院被亚洲医院管理大会授予"亚洲医院管理奖人力资源发展类卓越奖"。这是医院首次获国际性医院管理奖项，也是中国大陆首家公立医院获此荣誉

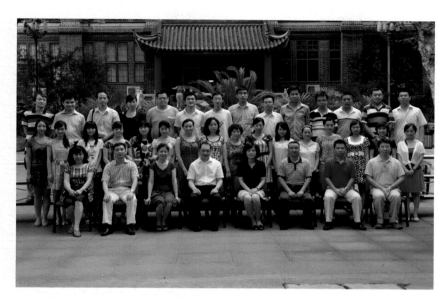

◎ 2010 年 7 月，全国首届专科经营助理实战培训班在医（学）院开班，至 2021 年已培养来自全国 269 家医疗卫生机构的 806 名学员

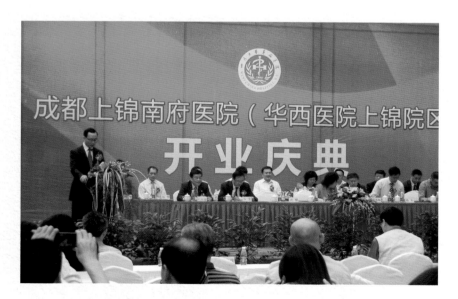

◎ 2012 年 4 月，成都上锦南府医院（华西医院上锦院区）开业，医院率先在国内探索并试点"社会资本投资建设、公立医院运营管理"的托管办医模式

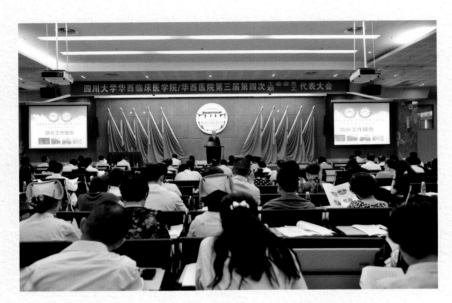

◎ 2013 年，医（学）院在全国率先推行医院精细化管理体系建设。图为 2014 年医（学）院召开工会会员 / 职工代表大会，李为民院长作精细化管理工作报告

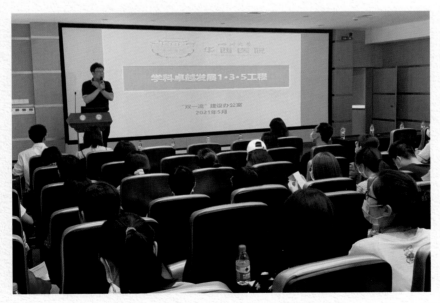

◎ 2016 年，医（学）院启动实施"学科卓越发展 1·3·5 工程"。图为 2021 年医（学）院"1·3·5 工程"项目推进会

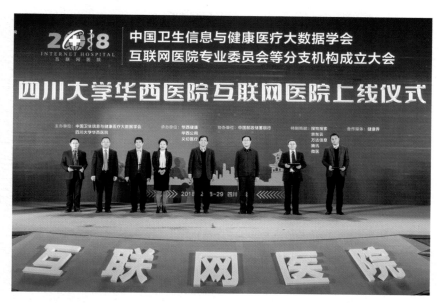

◎ 2018 年 12 月，全国首家互联网落地医院——四川大学华西医院互联网医院上线

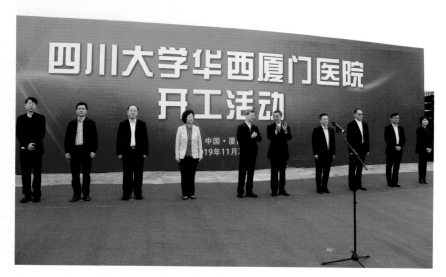

◎ 2021 年 7 月，四川大学华西厦门医院获批成为国家区域医疗中心试点项目。图为 2019 年 11 月，四川大学华西厦门医院开工活动

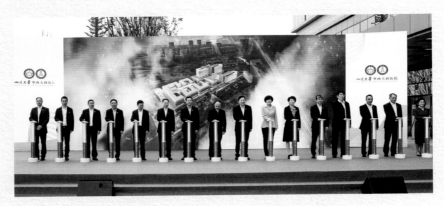

◎ 2021 年 10 月 13 日，四川大学华西天府医院开业

国家卫生健康委员会　四川省人民政府

共建高质量发展试点医院

合

作

协

议

2021 年 12 月

◎ 2021 年 12 月，
医院入选首批委
省共建高质量发
展试点医院

中国普外基础与临床杂志 2009 年 5 月第 16 卷第 5 期　Chin J Bases Clin General Surg, Vol. 16, No. 5, May 2009 · 413 ·

【文章编号】1007-9424(2009)05-0413-01　　　　　　　　　指南

四川大学华西医院肛肠外科·结直肠外科
快速流程临床指南(一)

Fast Track Guideline for Colorectal Surgery of
West China Hospital in Sichuan University (1)

李立*，汪晓东*，舒晔*，于永扬*，王存*，王自强*，王天才*，周总光*

【关键词】结直肠外科；快速流程；指南；临床决策；管理流程

【中图分类号】R-62；R656.9；R657.1；R735.34　　　　【文献标识码】C

1　背景

早在 1987 年美国爱丁堡皇家医院就开始普手研究快速的治疗流程分类系统给心肌梗塞的患者所带来的时间经济效益，就此对快速流程的研究正式开了序幕。到了 20 世纪 90 年代，欧洲部分医院的急诊科首先从科室角度开始迅速推广快速流程，同时涉及麻醉方面的流程效率改革和创新逐步兴起。20 世纪 90 年代末麻醉专业从门诊麻醉模式、手术及麻醉扩于理上，并始逐步推行快速流程的综合管理能力。正是在 20 世纪 90 年代末，快速流程的理念被正式提出来，形成一个系统叫做多模式康复流程，这种理念总之欧美国家流行后来，大量的临床实践不断在进行。1994 年，英国 Engelman 等就提出了延续动脉手路"fast-track recovery"的概念，并建立了一套相应的快速康复程序，通过实践及观其的病患都加快患者的术后康复，缩短住院时间。至此快速操作作为一项高效的临床运作模式被正式纳入临床具体病例的应用中，从 2001 年至今心脏外科及结直肠外科的快速流程已经于成熟，并已成功地渗透到外科领域的多个环节。

2　基本概念

2.1　定义

快速流程(fast track)也称快速手术流程(fast-track surgery/fast track program)或快速康复(fast-track-rehabilitation program/enhanced recovery after surgery)，是指基于

者图手术期病理生理变化面施行的一系列术前、术中及术后综合管理措施。以达到增短术后治疗时间，提高诊断效率、减少手术创伤、减少术中、术后并发症、缩短住院时间和康复时间的一个多学科医疗模式。

2.2　条件

快速流程的应用需要具备一定的条件，包括：①应用的科室及所在医院应具备完善的学科专业化知识管理能力，以基于大型综合性、高覆的医院为条件。②健全的多学科协作(multi-disciplinary team)诊疗团队，包括：①外科、外科病房、麻醉科、手术室、实验医学学科，辅以专业的护理模式；通过多学科协作的团队的多系统支持以确保流程顺利实施。③完善的随访体系为快速流程提供通畅的术后近期随访途径。在评估流程的优质高效网同时必须确保近期临床安全性，使较快速流程有所得后者达到最大的主观满意效果。

2.3　华西医院肛肠科的快速流程

华西医院肛肠外科于 2005 年开始将快速流程应用于结直肠科，目前已经在相应 1500 例的结直肠科患者采用了该项手术快速诊治，约占总急数的 80%。目前结直肠外科专业病种的平均住院时间为 12 d，结直肠断术术后最短住院为 3 d，直肠瘘的术未最短手术时间为 35 min，无术中并发症、术近期并发症发生率为 0.2% 以下（其中快速流程与近期开下安症发生率为 0），术后 1 例内两人院率为 0。该模式已经成为结直肠疾病患者推断开手术的优选临床管理模式。

（待续）

（2008-12-15 收稿）

（本文编辑 蔡守行）

【作者单位】*四川大学华西医院肛肠外科（成都 610041）

【通讯作者】李立，E-mail: delibl16@126.com

【作者简介】李立(1963 年-)，男，重庆市人，医学学士，副主任医师，主研方向：肛门、结直肠疾病。

◎ 2009 年 5 月，医院发布我国加速康复外科领域的首部指南《四川大学华西医院肛肠外科·结直肠外科快速流程临床指南》

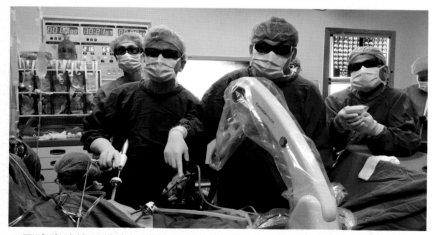

◎医院腹腔镜下胰十二指肠手术在完成数量、难度及手术效果等方面都位居全国第一，居国际领先水平。图为 2014 年，医院成功开展西部地区第一例 3D 腹腔镜下胰十二指肠切除术

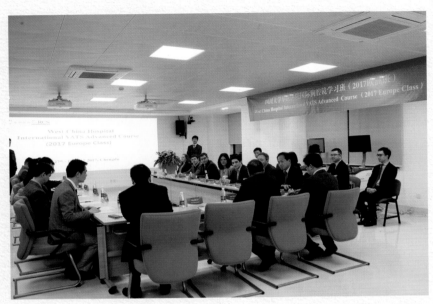

◎ 医院首创"单向式胸腔镜肺叶切除术"手术体系，为我国微创肺癌外科的普及提供了关键性支撑技术。图为 2017 年 11 月，医院开设国际胸腔镜学习班（2017 欧洲班），为来访发达国家医生教授医院首创的"单向式胸腔镜技术"

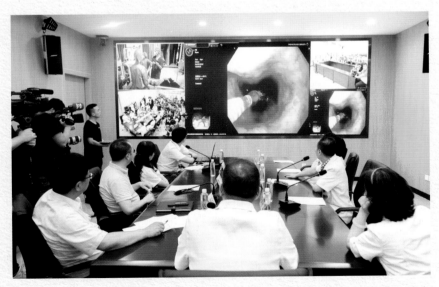

◎ 医院在全国率先将 5G+AI 技术应用至医疗手术中，已完成多例高难度手术。图为 2019 年 7 月，医院开展国内首例 5G+AI 远程消化内镜诊断

中国中西医结合学会团体标准

T/CAIM　007-2021

急性胰腺炎中西医结合诊疗指南

Integrated Traditional Chinese and Western Medicine Practice Guidelines for Diagnosis
and Treatment of Acute Pancreatitis

2021 - 8 - 11 发布　　　　2021 - 8 - 23 实施

中国中西医结合学会　发布

◎ 医院构建中西医结合"一体化"治疗胰腺炎模式和体系，总体疗效居国际领先水平。图为 2021 年 8 月，医院中西医结合科牵头制定的《急性胰腺炎中西医结合诊疗指南》，是全国唯一一个由综合医院牵头制定的中西医结合治疗指南

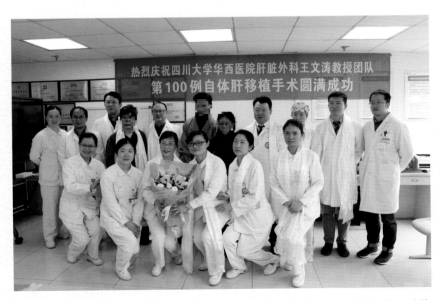

◎ 医院在肝移植临床病例数和预后方面保持全国前列，尤其在成人活体肝移植方面达到国际先进水平。图为 2021 年 1 月，医院肝脏外科完成第 100 例离体肝切除联合自体肝移植术，完成病例数居世界第一位

　　医院心脏内科、心脏外科团队在心脏瓣膜病的微创治疗上开展了系列开创性工作，形成了较大国际影响。

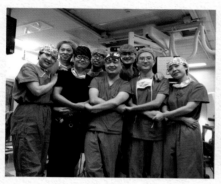

◎图为2014年3月，医院心脏大血管外科完成全国首例经心尖微创小切口 TAVR 术

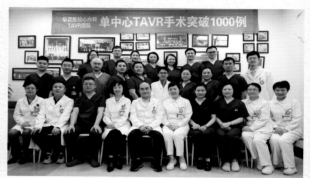

◎图为2021年3月，医院心脏内科成功完成院内第1000例 TAVR 手术

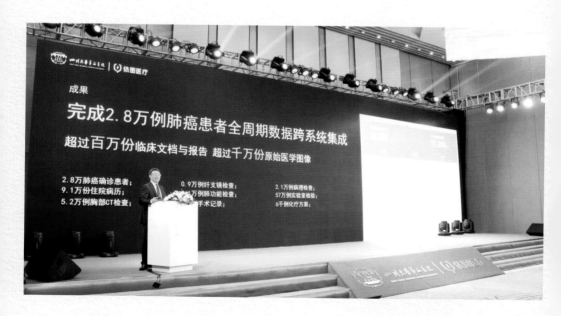

◎医院创立肺癌早筛早诊早治的新技术体系，早期肺癌的诊断率从过去的15% 提升到 40%。图为 2018 年 6 月，医院发布国内首个肺癌临床科研智能病种库和全球首个肺癌多学科智能诊断系统

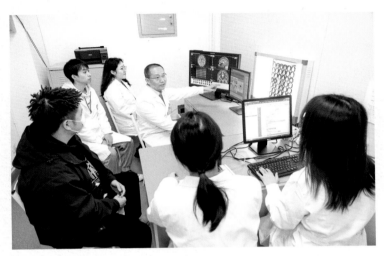

◎ 2019 年 5 月，放射科开设全球首个神经精神影像门诊，标志着精神影像技术从科研层面走向临床应用

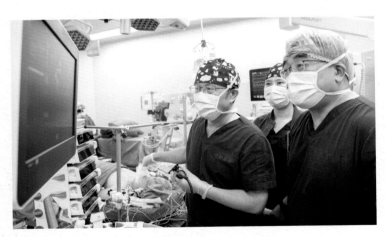

◎ 医院麻醉死亡率 <1/100 万（发达国家的麻醉死亡率为 1/50 万），临床麻醉医疗质量达世界先进水平。图为 2021 年医院麻醉医师为患者开展经食管超声心功图操作

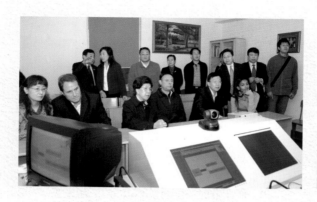

◎ 2008 年 11 月,世界卫生组织总干事陈冯富珍来医(学)院视察远程医学中心

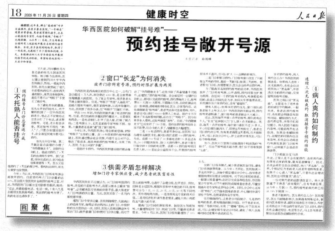

◎ 2009 年 11 月,《人民日报》报道医院预约挂号破解"挂号难"相关工作经验

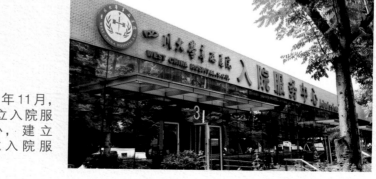

◎ 2011 年 11 月,医院设立入院服务中心,建立一站式入院服务模式

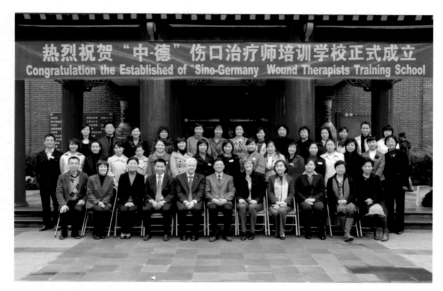

◎ 2010 年 3 月，我国第一所国际伤口治疗师培训学校在医（学）院正式成立

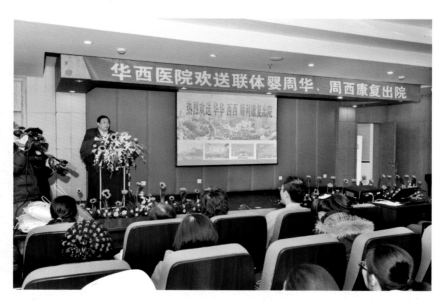

◎ 2010 年 8 月，医院多学科联合成功开展胸腹联体婴儿分离手术，为感谢医院，婴儿取名为"周华""周西"。图为 2010 年 12 月，医院首例联体女婴周华、周西出院

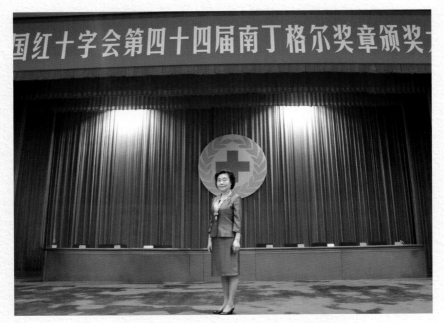

◎ 2013 年，医（学）院成翼娟荣获南丁格尔奖章

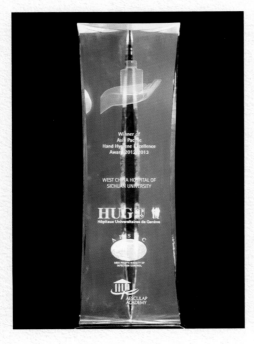

◎ 2013 年 3 月，医院获得世界卫生组织和亚太感控协会颁发的"亚太手卫生杰出奖"，是迄今为止国内唯一一家获此殊荣的医院

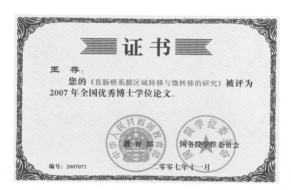

◎学院多篇博士研究生论文获评全国优秀博士学位论文。图为2007年11月，博士研究生王存所著《直肠癌系膜区域转移与微转移的研究》获评2007年全国优秀博士学位论文

◎学院多次在全国高等医学院校大学生临床技能竞赛上获奖。图为2011年5月，学院学生代表队获"第二届全国高等医学院校大学生临床技能竞赛特等奖"

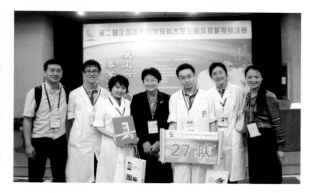

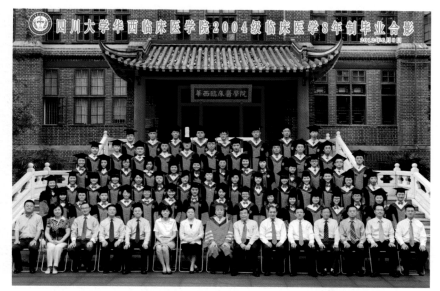

◎学院在2004年开设临床医学8年制专业。图为2012年6月，四川大学华西临床医学院临床医学8年制专业第一届学生毕业合影

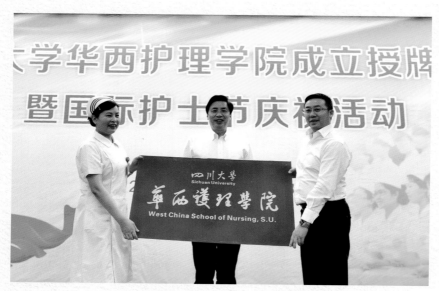

◎ 2016 年 5 月，四川大学华西护理学院正式授牌成立

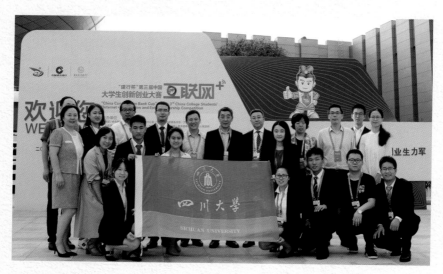

◎学院在"互联网 +"大学生创新创业大赛中获奖数量位居全国医学院校第一。图为 2017 年 10 月，学院学生代表队获第三届中国"互联网 +"大学生创新创业大赛金奖两项后合影

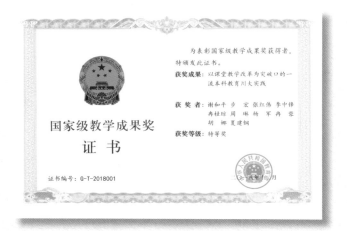

◎ 2018 年 12 月，学院教师步宏、胡娜参与的《以课堂教学改革为突破口的一流本科教育川大实践》获国家级教学成果奖特等奖

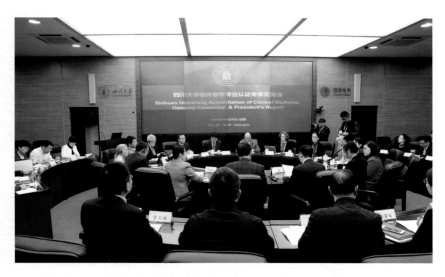

◎ 2018 年 11 月，学院获得教育部临床医学专业认证，有效期 8 年，这是认证标准规定的最长有效期

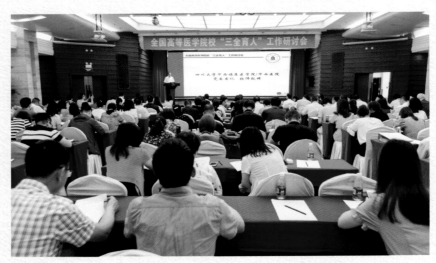

◎ 2019 年 1 月，学院被教育部确定为全国临床医学院中唯一的"三全育人"综合改革试点院（系）。图为 2019 年 7 月，在学院举行的全国高等医学院校"三全育人"工作研讨会

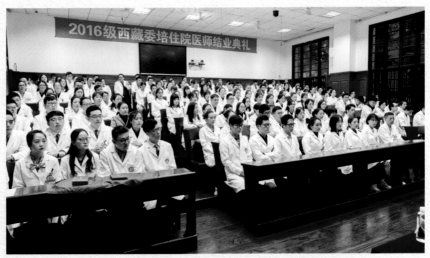

◎ 2019 年 10 月，学院首届西藏委培住院医师结业

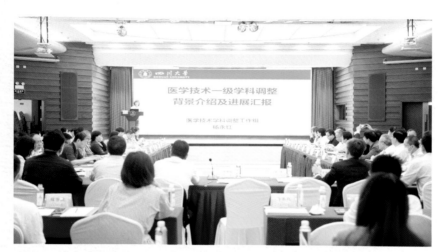

◎ 2021 年 5 月，学院作为医学技术一级学科牵头单位参与国家新一轮学科专业目录修订工作

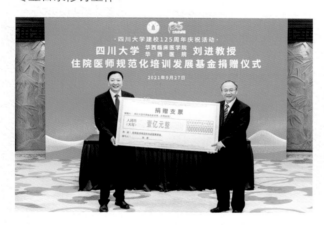

◎ 2021 年 9 月，刘进教授捐赠一亿元人民币用于医（学）院住院医师规范化培训，该照片入选 2022 年国家"奋进新时代"主题成就展

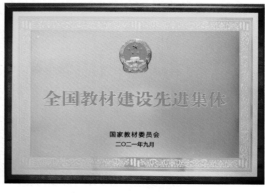

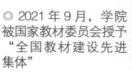

◎ 2021 年 9 月，学院被国家教材委员会授予"全国教材建设先进集体"

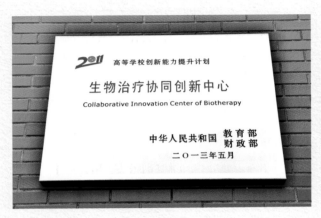

◎ 2013 年 5 月，教育部、财政部批准医（学）院成立生物治疗协同创新中心。这是国家首批认证并重点建设的 14 家国家协同创新中心、首批 4 家重点建设的面向科学前沿的协同创新中心之一

◎ 2016 年 7 月，科技部批准医（学）院成立国家老年疾病临床医学研究中心。这是西部唯一的国家级老年疾病临床医学研究平台

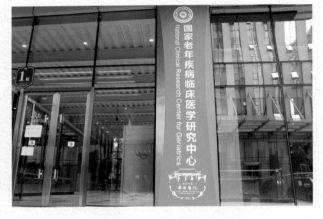

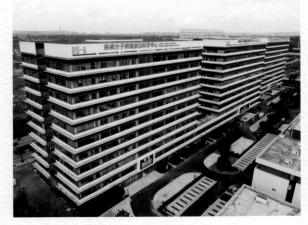

◎ 2018 年 9 月，教育部正式批准医（学）院成立疾病分子网络前沿科学中心。此为全国首批 7 个前沿科学中心之一

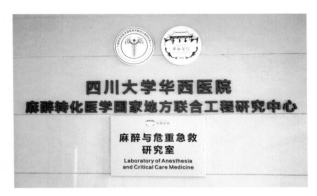

◎ 2019 年 1 月，国家发展和改革委员会批准医（学）院成立麻醉转化医学国家地方联合工程研究中心。这是我国首个麻醉领域转化医学研究的国家级工程研究中心

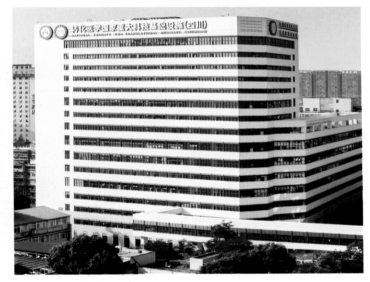

◎ 2021 年 7 月，转化医学国家重大科技基础设施（四川）临床研究核心基地——华西医院转化医学综合楼投入使用。这是我国首个生物治疗转化医学国家重大科技基础设施，也是我国规模最大、综合集成度最高、装备最先进的生物治疗转化医学研究中心

◎ 2022 年 1 月，国家发展和改革委员会批准医（学）院成立国家精准医学产业创新中心。这是国家在生物医药领域布局建设的第一个产业创新中心，也是精准医学方向唯一的产业创新中心

国家精准医学产业创新中心
NATIONAL INDUSTRIAL INNOVATION CENTER OF PRECISION MEDICINE

国家发展和改革委员会
二〇二二年一月

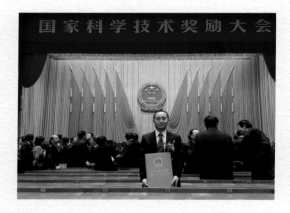

◎ 2015 年，由龚启勇教授作为第一完成人的研究成果"磁共振影像学分析方法对其重大精神疾病机制的研究"荣获国家自然科学奖二等奖

◎ 2018 年，由杨胜勇研究员作为第一完成人的研究成果"基于药效团模型的原创小分子靶向药物发现"荣获国家自然科学奖二等奖

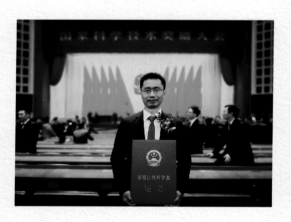

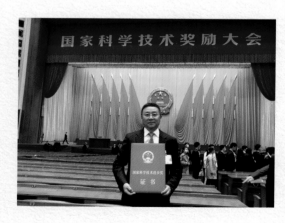

◎ 2020 年，由李为民教授作为第一完成人的研究成果"肺癌早期精准诊断关键技术的建立与临床应用"荣获国家科学技术进步奖二等奖

国家药品监督管理局
药物临床试验批件

◎ 2020 年 8 月，医院重组新型冠状病毒肺炎疫苗（Sf9 细胞）完成Ⅲ期临床试验

国家药品监督管理局
药品注册证书

◎ 2021 年 5 月，医院牵头研发的Ⅰ类新药注射用磷丙泊酚二钠获药品注册证书，正式上市

国家药品监督管理局
药物临床试验批准通知书

◎ 2021 年 6 月，医院院内制剂六合丹软膏获Ⅰ类新药临床试验批准

人民日报 2018 年 8 月 17 日 星期五 13 社会

四川大学华西医院出台激励政策
医疗科技成果转化重奖研究人员

◎ 2018 年 8 月，医院"华西九条"科研激励政策被《人民日报》报道

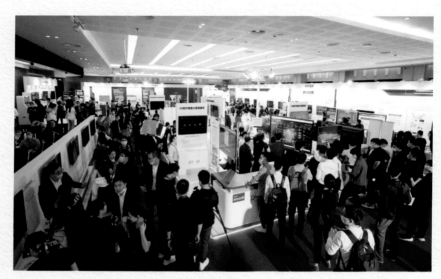

◎ 2020 年 9 月，四川大学华西医学"新医科与医工结合"建设成果展，展示了医院医工结合领域 29 项先进成果

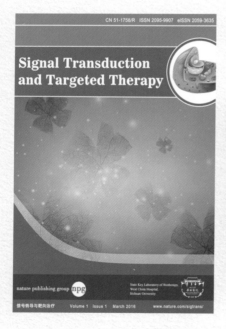

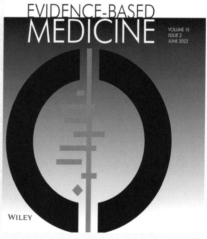

◎ 2014 年 1 月，医院期刊 *Signal Transduction and Targeted Therapy* 被 SCIE 收录

◎ 2021 年 7 月，医院期刊 *Journal of Evidence-Based Medicine* 被 SCIE 收录

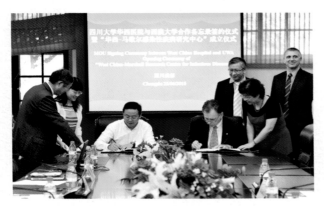

◎ 2015 年 6 月，医（学）院与诺贝尔奖得主、西澳大学巴里·马歇尔教授签署协议共建"华西－马歇尔感染性疾病研究中心"

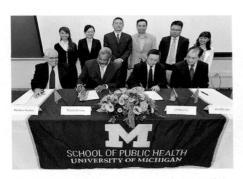

◎ 2015 年 9 月，医（学）院与密歇根大学公共卫生学院签署合作备忘录

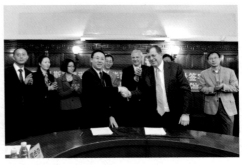

◎ 2015 年 9 月，医（学）院与托马斯·杰斐逊大学签署协议联合培养 8 年制学生

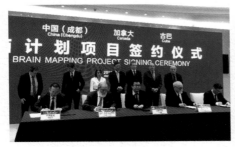

◎ 2018 年 4 月，医（学）院签署"中国（成都）—加拿大—古巴国际脑计划"战略合作协议

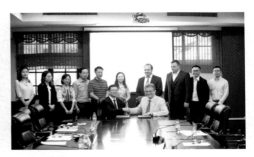

◎ 2018 年 5 月，医（学）院携手伯明翰大学共建华西－伯明翰健康与生物医学信息联合研究院

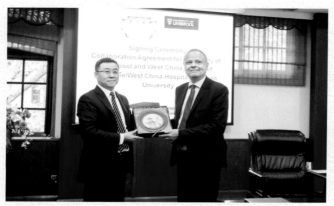

◎ 2018 年 7 月，医（学）院与利物浦大学签署合作协议

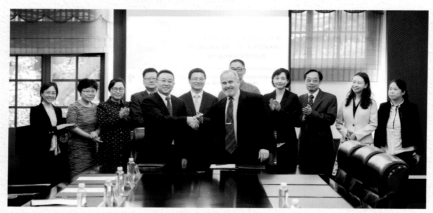

◎ 2019 年 9 月，医（学）院与亚利桑那州立大学 Biodesign 研究院签署"共建生物设计研究院"合作协议

◎ 2020 年 5 月，医（学）院与牛津大学共建"四川大学 – 牛津大学华西消化道肿瘤联合研究中心"

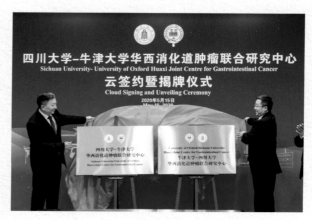

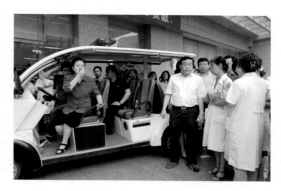

◎ 2008 年 5 月 12 日,汶川地震发生 1 小时后,医院在第一住院大楼前召开全院干部紧急会议,部署抗震救灾工作

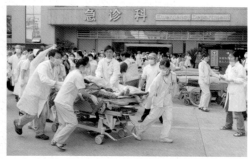

◎医护人员接治汶川地震伤员

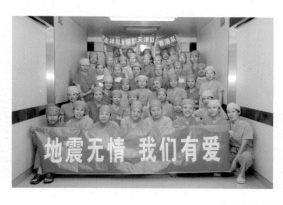

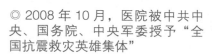

◎汶川地震发生后,来自全国的 40 余支医疗队支援华西医院。图为 2008 年 6 月,部分支援华西的医务人员在手术室合影

◎ 2008 年 10 月,医院被中共中央、国务院、中央军委授予"全国抗震救灾英雄集体"

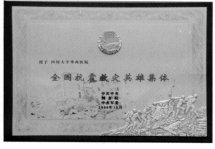

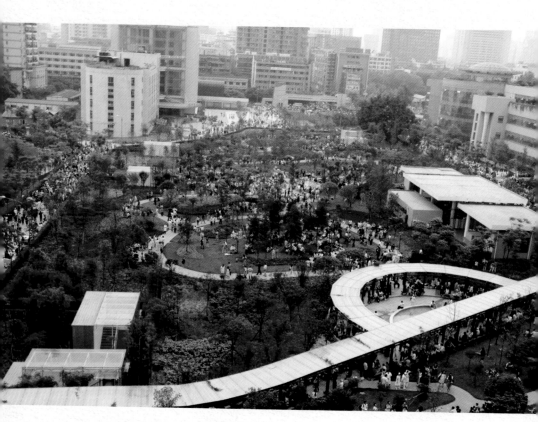

◎ 2008 年 5 月 12 日，汶川地震发生后 1 小时内，全院住院患者被安全疏散到院内花园。图为当日 14 点 58 分，院内花园情况

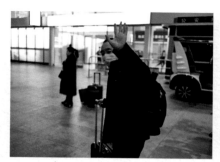

◎ 2020 年 1 月 25 日，受国家卫生健康委指派四川省支援武汉第一人乔甫启程抗疫

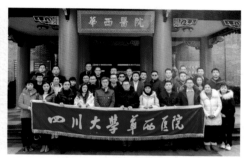

◎ 2020 年 1 月 25 日，医院第一批援鄂医疗队集结出发

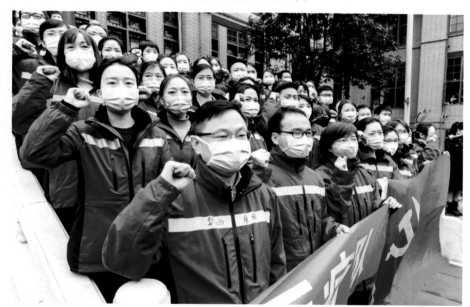

◎ 2020 年 2 月，医院援鄂医疗队在出征仪式上宣誓。该照片作为抗疫斗争中的典型代表，入选 2022 年国家"奋进新时代"主题成就展

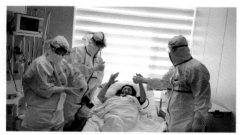

◎ 2020 年 8 月，医院派出专家组支援阿塞拜疆抗击新冠肺炎疫情。图为华西医生在重症病房工作并获患者点赞

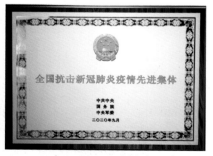

◎ 2020 年 9 月，医院被中共中央、国务院、中央军委授予"全国抗击新冠肺炎疫情先进集体"

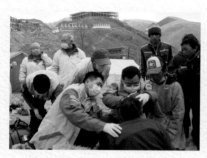

◎ 2010 年 4 月 14 日，玉树地震发生后，医院医护人员在灾民临时安置点诊治地震伤员

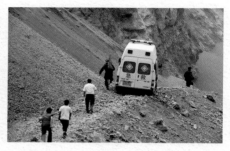

◎ 2012 年 9 月 7 日，彝良地震发生后，医院医护人员挺进灾区

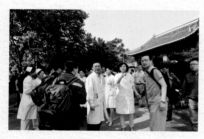

◎ 2013 年 4 月 20 日，芦山地震发生两小时后（10 点 23 分），医院医护人员出发前往芦山救援一线

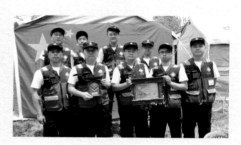

◎ 2015 年 4 月，医院参与尼泊尔地震救援，受到当地政府、国际社会和国际卫生组织的高度评价和赞许

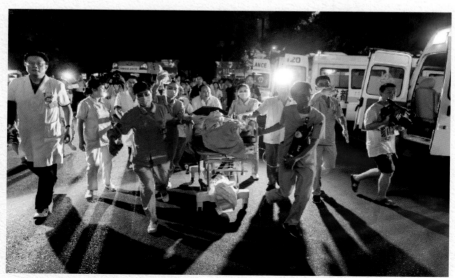

◎ 2017 年 8 月 8 日晚 9 点，九寨沟地震发生后，医院当夜紧急救助伤员

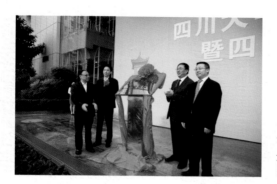

◎ 2015 年 9 月，四川大学华西医院广安医院揭牌，这是医院第一家领办型医联体医院

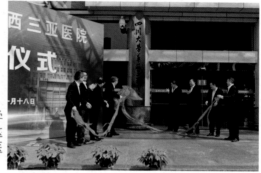

◎ 2021 年 1 月，四川大学华西三亚医院正式揭牌，这是医院在省外领办的首家医联体医院

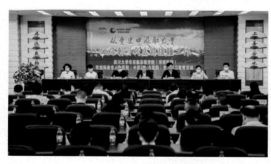

◎ 2014 年起，医院对新疆克拉玛依市持续开展对口帮扶，形成科技援疆与多学科组团式援疆互为支撑的"华西模式"。图为 2021 年 6 月，医院在克拉玛依市开展对口帮扶工作

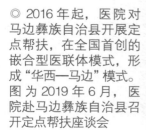

◎ 2016 年起，医院对马边彝族自治县开展定点帮扶，在全国首创的嵌合型医联体模式，形成"华西—马边"模式。图为 2019 年 6 月，医院赴马边彝族自治县召开定点帮扶座谈会

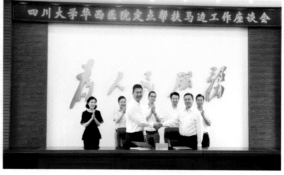

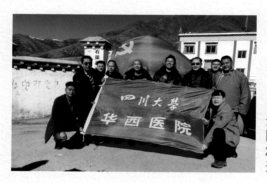

◎ 2017 年起，医院对石渠县开展定点帮扶，形成肝包虫病防治的"石渠模式"。图为 2018 年 11 月，医院赴石渠县开展帮扶工作

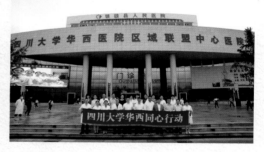

◎ 2017 年起，医院对镇雄县开展定点帮扶，形成民主党派和统战团体合力攻坚的健康帮扶"华西—镇雄"模式。图为 2020 年 7 月，医院在镇雄开展"华西同心行动"

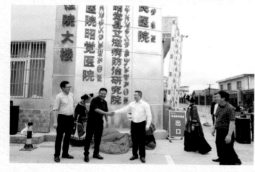

◎ 2018 年起，医院对昭觉县开展定点帮扶，形成防治艾滋的"华西—昭觉"模式。图为 2020 年 7 月，华西医院昭觉医院揭牌仪式

◎ 2018 年起，受国家卫生健康委员会指派，医院对口帮扶西藏尼玛县人民医院。图为 2020 年 9 月，医院在尼玛县人民医院开展"送医下乡，情暖尼玛"义诊服务活动

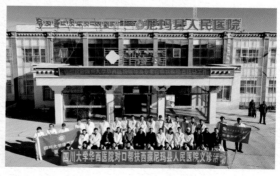

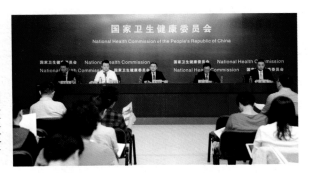

◎ 2018 年 9 月，国家卫生健康委员会在医院召开专题新闻发布会，介绍精准扶贫与肝包虫病防治经验

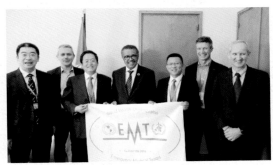

◎ 2018 年 5 月 29 日，世界卫生组织总干事谭德塞在日内瓦联合国总部为中国国际应急医疗队（四川）颁发证书并授予队旗，该队是全球第一支由世界卫生组织认证的非军方最高级别的国际应急医疗队

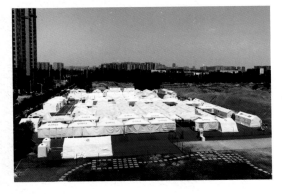

◎ 图为 2018 年 5 月，中国国际应急医疗队（四川）帐篷医院展开应急演练

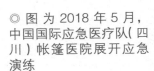

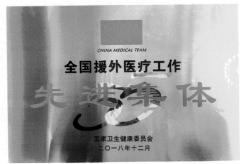

◎ 2018 年 12 月，医院被国家卫生健康委员会授予"全国援外医疗工作先进集体"

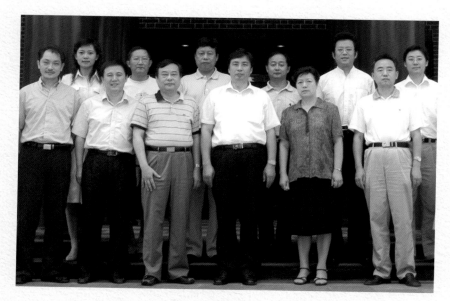

◎校领导与医（学）院 2005 届领导班子合影

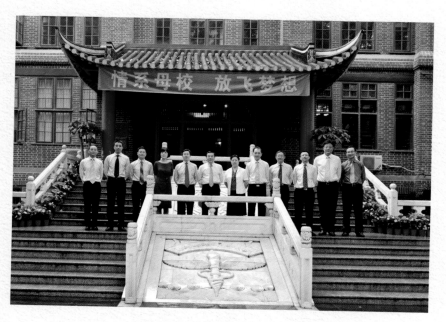

◎医（学）院 2011 届领导班子合影

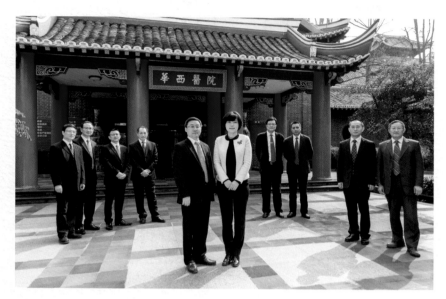

◎医（学）院 2013 届领导班子合影

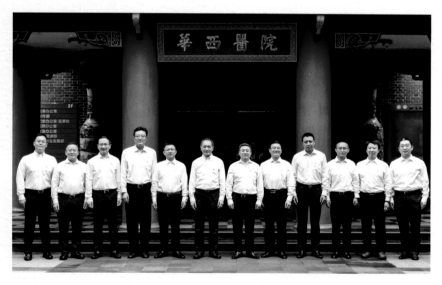

◎医（学）院 2018 届领导班子合影

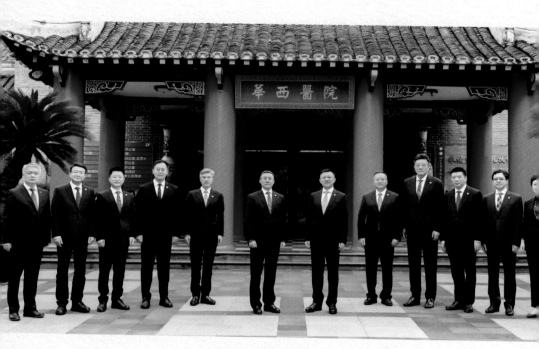

◎医（学）院 2022 届领导班子合影

本书编委会

主　编

李为民　李正赤

副主编

申文武　郑　源　周　亮

审稿组（按姓氏笔画排序）

万　智	万学红	马洪升	王　珂	王　峥	王　淼	王兰兰	王有志
王坤杰	文富强	邓绍林	艾春霞	石　锐	石柯灿	帅冰星	申文武
冉隆耀	冯玉麟	成翼娟	师庆科	任　莉	向敛锐	刘　华	刘　姿
刘伦旭	刘陇黔	刘荣波	刘晓雪	孙　麟	李　园	李大江	李为民
李正赤	李幼平	李志平	李耘天	李真林	李晓玲	李继平	杨　光
杨天桂	吴　泓	吴晓东	邱　访	何　谦	何金汗	何晓俐	余　淳
邹　翎	沈　彬	宋锦平	张　伟	张　进	张　岚	张卫东	陈　亿
陈　红	陈　敏	陈　森	陈　蕾	陈玉成	陈相军	武永康	林　苹
罗　琳	罗凤鸣	周　亮	周总光	周瑞敏	郑　源	郑尚维	郑淑红
宗志勇	赵　欣	胡志坚	胡秀英	胡建昆	饶　莉	姜　洁	莫春梅
贾永前	晏　会	赁　可	徐才刚	卿　平	郭肖宁	郭应强	黄　伟
黄　进	黄　勇	黄　强	黄明君	龚　力	龚启勇	崔　旺	梁　鹏
梁宗安	梁海斌	董　强	敬　静	蒋莉华	蒋晓连	韩学鸿	程永忠
程述森	程春燕	程南生	程惊秋	曾　勇	曾　智	曾利辉	蒲　丹
蒲　剑	蔡俊君	廖志林	廖浩君	谭　亮	谭西平	戴　燕	

编写组（按姓氏笔画排序）

卜嘉彬	万　腾	马　薇	马俊荣	马晓碗	王　军	王　芳	王　昕
王　恒	王　莉	王　澎	王妍潼	王禹婷	王夏莹	王婉婷	王皖琳
毛模禹	方明旺	尹维佳	邓　红	邓少雄	邓文军	邓欣雨	左　川
左泽锦	石红霞	石学丹	石柯灿	卢　璐	卢添林	叶　磊	叶志宏
叶嘉璐	田亚丽	史杰蔚	冉隆耀	丘山岳	代　勇	代佳灵	白　雪
冯　一	冯海欢	冯慧玲	吕　娟	朱　红	朱　敏	朱仕超	乔　甫
伍咏梅	任春娟	向　瑾	向敛锐	全祉悦	庄红娣	刘　欢	刘　红
刘　芳	刘　余	刘　沁	刘　坤	刘　艳	刘　琴	刘　楠	刘　榴

刘　霞　　刘开怡　　刘丹妮　　刘良菊　　刘灵鸽　　刘洪红　　刘晓通　　刘婷婷
刘蕙中　　米多吉　　江　涛　　汤海涛　　苏　伟　　苏白海　　杜　亮　　杜　栩
杜　晨　　杜姣姣　　李　卡　　李　建　　李　琴　　李　琰　　李　琛　　李　楠
李　淼　　李天俊　　李志超　　李佳昌　　李诗杰　　李诗雨　　李玲利　　李婧闻
李错科　　杨　帆　　杨　华　　杨　翠　　杨　毅　　杨小玲　　杨钟力　　杨蔚波
肖　颖　　吴　艳　　吴　琼　　吴方名　　吴依西　　吴思思　　吴晓东　　吴旋涛
何　宁　　何　芮　　何　林　　何易洲　　何金汗　　余筱卉　　邸　信　　邹　康
汪　琳　　宋　驰　　张　岚　　张　炜　　张　猎　　张　琴　　张　慧　　张仁刚
张凤英　　张文婕　　张茜惠　　张星霞　　张瑞琦　　陈　亿　　陈　念　　陈　珍
陈　夔　　陈也立　　陈金凤　　陈泊翰　　苑　伟　　范　琴　　范一丁　　林　吉
林　诚　　罗会强　　罗雅文　　金　辉　　周　昀　　周　亮　　周　益　　周阳文
周晓敏　　周韵佳　　郑　兵　　郑　涛　　郑姿姿　　屈　文　　赵　欣　　赵　蓉
赵一洋　　赵洪玥　　赵智亮　　郝思佳　　胡　果　　胡洋洋　　胡艳杰　　胡晓兰
胡晓华　　胡晓林　　钟　黎　　钟仁明　　钟晓绯　　姜　洁　　姚　巡　　贺庆军
贺漫青　　袁　婧　　袁永庆　　袁欢欢　　贾　雪　　贾继梅　　柴　桦　　柴燕敏
钱玲玲　　徐　耘　　徐　倩　　徐　聃　　卿　平　　郭　佳　　郭　媛　　郭孝松
郭琳雯　　唐　舸　　唐米琦　　唐绍军　　黄　鹏　　黄　静　　黄丹丹　　黄文治
黄梦珠　　黄影瑶　　曹　玥　　龚　姝　　崔欢欢　　崔金波　　崔鑫宇　　隋海龙
彭兰雅　　彭雅兰　　彭智翰　　蒋　艳　　蒋太刚　　蒋林希　　蒋婷婷　　韩　平
韩　英　　韩　瑞　　惠凯林　　程春燕　　税章林　　曾　波　　曾　雯　　曾　锐
曾　静　　曾　露　　曾利辉　　曾忠仪　　谢　亚　　谢　红　　蒲　剑　　赖亚宁
詹　玫　　蔡林利　　蔡俊君　　廖红艳　　廖志林　　谭维维　　樊　萍　　黎照明
瞿　筝

《华西医学大系》总序

由四川大学华西临床医学院（华西医院）（本序简称"华西"）与新华文轩出版传媒股份有限公司（本序简称"新华文轩"）共同策划、精心打造的《华西医学大系》陆续与读者见面了，这是双方强强联合，共同助力健康中国战略、推动文化大繁荣的重要举措。

百年华西，历经120多年的历史与沉淀，华西人在每一个历史时期均辛勤耕耘，全力奉献。改革开放以来，华西励精图治、奋进创新，坚守"关怀、服务"的理念，遵循"厚德精业、求实创新"的院训，为践行中国特色卫生与健康发展道路，全心全意为人民健康服务做出了积极努力和应有贡献，华西也由此成为了全国一流、世界知名的医（学）院。如何继续传承百年华西文化，如何最大化发挥华西优质医疗资源辐射作用？这是处在新时代站位的华西需要积极思考和探索的问题。

新华文轩，作为我国首家"A+H"出版传媒企业、中国出版发行业排头兵，一直都以传承弘扬中华文明、引领产业发展为使命，以坚持导向、服务人民为己任。进入新时代后，新华文轩提出了坚持精准出版、精细出版、精品出版的"三精"出版发展思路，全心全意为推动我国文化发展与繁荣做出了积极努力和应有贡献。如何充分发挥新华文轩的出版和渠道优势，不断满足人民日益增长的美好生活需要？这是新华文轩一直以来积极思考和探索的问题。

基于上述思考，四川大学华西临床医学院（华西医院）与新华文轩出版传媒股份有限公司于2018年4月18日共同签署了战略合作协议，启动了《华西医学大系》出版项目并将其作为双方战略合作的重要方面和旗舰项目，共同向承担《华西医学大系》出版工作的四川科学技术出版社授予了"华西医学出版中心"铭牌。

人民健康是民族昌盛和国家富强的重要标志，没有全民健康，就没有全面小康，医疗卫生服务直接关系人民身体健康。医学出版是医药卫生事业发展的重要组成部分，不断总结医学经验，向学界、社会推广医学成果，普及医学知识，对我国医疗水平的整体提高、对国民健康素养的整体提升均具有重要的推动作用。华西与新华文轩作为国内有影响力的大型医学健康机构与大型文化传媒企业，深入贯彻落实健康中国战略、文化强国战略，积极开展跨界合作，联合打造《华西医学大系》，展示了双方共同助力健康中国战略的开阔视野、务实精神和坚定信心。

华西之所以能够成就中国医学界的"华西现象"，既在于党政同心、齐抓共管，又在于华西始终注重临床、教学、科研、管理这四个方面协调发展、齐头并进。教学是基础，科研是动力，医疗是中心，管理是保障，四者有机结合，使华西人才辈出，临床医疗水平不断提高，科研水平不断提升，管理方法不断创新，核心竞争力不断增强。

《华西医学大系》将全面系统深入展示华西医院在学术研究、临床诊疗、人才建设、管理创新、科学普及、社会贡献等方面的发展成就；是华西医院长期积累的医学知识产权与保护的重大项目，是华西医院品牌建设、文化建设的重大项目，也是讲好"华西故事"、展示"华西人"风采、弘扬"华西精神"的重大项目。

《华西医学大系》主要包括以下子系列。

①《学术精品系列》：总结华西医（学）院取得的学术成果，学术影响力强。②《临床实用技术系列》：主要介绍临床各方面的适宜技术、新技术等，针对性、指导性强。③《医学科普系列》：聚焦百姓最关心的、最迫切需要的医学科普知识，以百姓喜闻乐见的方式呈现。④《医院管理创新系列》：展示华西医（学）院管理改革创新的系列成果，体现华西"厚德精业、求实创新"的院训，探索华西医院管理创新成果的产权保护，推广华西优秀的管理理念。⑤《精准医疗扶贫系列》：包括华西特色智力扶贫的相关内容，旨在提高贫困地区基层医院的临床诊疗水平。⑥《名医名家系列》：展示华西人的医学成就、贡献和风采，弘扬华西精神。⑦《百年华西系列》：聚焦百年华西历史，书写百年华西故事。

我们将以精益求精的精神和持之以恒的毅力精心打造《华西医学大系》，将华西的医学成果转化为出版成果，向西部、全国乃至海外传播，提升我国医疗资源均衡化水平，造福更多的患者，推动我国全民健康事业向更高的层次迈进。

《华西医学大系》编委会

2018年7月

序　言

　　华西坝以西，有桥一座，名曰万里。唐代李吉甫所撰《元和郡县志》卷三十一记载："万里桥，架大江水，在县南八里。蜀使费祎聘吴，诸葛亮祖之，祎叹曰：'万里之路，始于此桥。'因以为名。"万里桥是古代成都东行水路的起点，千百年间，它见证的从这里启程的迢迢旅途多不胜数，其中，就有1892年在成都四圣祠北街开办的一家西医小诊所的肇始与发展。

　　岁月不居，时节如流，百卅之年，忽焉而逝。转眼至2022年，旧日的小诊所已成长为如今学科门类齐全、师资力量雄厚、医疗技术精湛、诊疗设备先进、科研实力强大的临床医学院及医院，并将迎来建院130周年院庆。值此重要的历史时刻，经院党委研究决定，对医（学）院院史进行续编，在首部院史（1892—2006年）的基础上，梳理和总结2007—2021年医（学）院的发展成就与经验启示。

　　2007—2021年，是全国人民在党的领导下为全面建成小康社会而攻坚克难并最终取得决定性成就的15年；也是医（学）院在医疗服务、医学教育、科研工作、医院管理、学科与人才队伍建设、对外交流与合作等各个方面继往开来、砥砺奋进，实现跨越式发展的15年。续编院史，是对这一时期发生的重要事件、有突出贡献的人物及团队的忠实记录，每一处青史不泯的厚重印记、每一个来之不易的辉煌成就，都承载了医（学）院及历代华西人爱国爱党、扎根西南，以医疗服务人民群众的拳拳初心；续编院史，是以客观、批判、发展的眼光对这一时期各项工作进行仔细回顾，反思不足之处，总结经验教训，寻求解决之道，为赓续奋斗夯实基础；续编院史，是对"厚德、精业、求实、创新"的华西文化、华西精神的传承与弘扬，是将"关怀 服务"的华西理念再一次镌刻入心，更是激励后来人初心如磐、奋楫笃行、勤耕不辍、履践致远。

尘雾之微，补益山海；萤烛末光，增辉日月。这尘雾，是历史深处的那间西医小诊所，在130年后已成广厦万间；这萤烛，是一代代坚定不移的身影，在130年后已有千千万万的继承人。这些医者，仁心仁术，从西南一隅行至大洋彼岸；这支队伍，众志成城，从抗震救灾到抗击新型冠状病毒肺炎疫情（简称"新冠肺炎疫情"）；这方实力，中流砥柱，从医疗"国家队"到获批成为全球唯一一支由世界卫生组织认证通过的最高级别的非军方国际应急医疗队……今天，站在"两个一百年"奋斗目标的历史交汇点，四川大学华西临床医学院（华西医院）正面对新挑战、迎来新机遇、肩负新使命，更须从自身130年的历史中不断汲取养分。准确把握医（学）院发展所处的历史方位和阶段特征，加快推进华西医学整体迈入世界一流，加快推进医院高质量发展，奋力建设国家医学中心，让西部地区人民群众可以就近获得国内一流的优质医疗服务。

本书的编纂得到了全院各单位和众多老专家的积极响应与全力配合，凝聚了大家的心血，在此谨表示真挚的感谢。书中仍难免有不妥或不尽翔实之处，还请读者指正，以期为后来者提供可鉴的宝贵史料。

《四川大学华西临床医学院（华西医院）院史稿（2007—2021）》编委会

2022年6月8日

目　录

第一章
党建工作

　　党和国家始终高度重视公立医院党的建设。党的十八大以来，为进一步发挥党的领导核心作用，国务院办公厅于2017年7月印发《关于建立现代医院管理制度的指导意见》，对加强公立医院党的建设提出了新要求。2018年6月，中共中央办公厅印发《关于加强公立医院党的建设工作的意见》，明确提出公立医院实行党委领导下的院长负责制，要求公立医院党委充分发挥把方向、管大局、作决策、促改革、保落实的领导作用。2021年6月，国务院办公厅印发《关于推动公立医院高质量发展的意见》，将"坚持和加强党对公立医院的全面领导"作为推进公立医院高质量发展的一项重点任务。

　　一直以来，四川大学华西临床医学院（华西医院）始终坚持"抓党建就是抓事业发展、抓事业发展就是抓党建"理念，严格落实党委领导下的院长负责制，构建起富有华西特色的党建与事业融合发展体系，以高质量党建引领高质量事业发展，取得了丰硕成果。2011

年，荣获"全国先进基层党组织"称号；2017年，荣获"全国文明单位"；2019年，获批成为教育部第二批"全国党建工作标杆院系"培育创建单位。2021年，全国公立医院党建工作推进座谈会现场观摩会在华西医院举行，华西医院被国家卫生健康委评为全国公立医院党建工作标杆单位。

第一节　党组织发展历程

自2006年医（学）院第八次党员代表大会（简称"党代会"）以来，按照四川大学党委统一部署，2014年、2017年，医（学）院先后召开第九次、第十次党员代表大会，选举产生第九届、第十届党委会以及第七届、第八届纪委会。医（学）院持续推进基层党组织建设，优化党群机构设置，成为国内设立党务部门最完备的医疗机构。

一、"两委"换届选举

（一）第九次党员代表大会

2014年6月27日，中国共产党四川大学华西临床医学院（华西医院）第九次代表大会召开。

大会以"传承创新，改革发展，为建设国际知名研究型医（学）院而努力奋斗"为主题，高举中国特色社会主义伟大旗帜，以邓小平理论、"三个代表"重要思想和科学发展观为指导，全面贯彻落实党的十八大、十八届三中全会精神和习近平同志系列重要讲话精神，认真落实医疗卫生和教育行业的各项要求，全面总结工作，科学谋划未来，审议中共四川大学华西临床医学院（华西医院）委员会和中共四川大学华西临床医学院（华西医院）纪律检查委员会工作报告，选举产生中共四川大学华西临床医学院（华西医院）第九届委员会、常务委员会和第七届纪律检查委员会，团结动员医（学）院共产党员和师生员工，为建设国际知名研究型医（学）院而努力奋斗。

敬静代表第八届党委会作题为《传承创新，改革发展，为建设国际知名研究型医（学）院而努力奋斗》的工作报告。报告全面客观地总结医（学）院过去八年改革发展和党的建设取得的主要成绩和基本经验，深刻分析新形势下面临的机遇和挑战，实事求是地指出存在的差距与不足，明确提出未来五年改革发展的奋斗目标、基本思路、总体要求和主要任务，全面提出进一步加强和改进党建与思想政治工作的主要思路和重要举措。会议以书面形式审议题为《聚焦中心任务，创新体制机制，为学院/医院事业发展提供坚强保障》的纪委工作报告。

会议选举产生中共四川大学华西临床医学院（华西医院）第九届委员会，万学红、李为民、李正赤、何成奇、余淳、宋彬、宋锦平、张伟、陈森、赵纪春、姜洁、贾永前、徐才刚、唐红、黄勇、龚启勇、董强、敬静、程永忠、程述森、程南生、程惊秋、曾勇当选为党委委员；选举产生中共四川大学华西临床医学院（华西医院）第七届纪律检查委员会，王珂、王峥、毛庆、刘华、刘伦旭、李卡、李正赤、肖阳、卿平、梁宗安、谢娟当选为纪委委员。

第九次党代会闭幕后，分别组织召开第九届党委会第一次全体会议、第七届纪委会第一次全体会议，选举产生中共四川大学华西临床医学院（华西医院）委员会常务委员会，万学红、李为民、李正赤、张伟、黄勇、龚启勇、敬静、程述森、程南生、程惊秋、曾勇当选为常务委员会委员；选举敬静同志为党委书记、李正赤同志为纪委书记。

（二）第十次党员代表大会

2017年9月29日，中国共产党四川大学华西临床医学院（华西医院）第十次代表大会召开。

大会以"协同创新，砥砺前行，为建设世界一流医（学）院而努力奋斗"为主题，高举中国特色社会主义伟大旗帜，深入学习贯彻习近平总书记系列重要讲话精神和治国理政新理念新思想新战略，回顾总结医（学）院第九次党代会以来的工作，贯彻落实全面从严治党要求，科学谋划建设世界一流医（学）院的目标、任务和战略举措，选举产生中共四川大学华西临床医学院（华西医院）第十届委员会、常务委员会和第八届纪律检查委员会，团结带领全院师生员工，为建设世界一流医（学）院而努力奋斗。

张伟代表第九届党委会作题为《协同创新，砥砺前行，为建设世界一流医（学）院而努力奋斗》的工作报告。报告指出，要高举中国特色社会主义伟大旗帜，深入学习贯彻习近平总书记系列重要讲话精神和治国理政新理念新思想新战略，紧紧围绕统筹推进"五位一体"总体布局和协调推进"四个全面"战略布局，坚持党的教育方针、卫生与健康工作方针，充分发挥政治核心作用，把方向、管大局、保落实，以人为本，科学创新，深化医（学）院综合改革，奋力推进"双一流"建设，为建设世界一流医（学）院而努力奋斗。会议以书面形式审议题为《坚持全面从严治党，严格监督执纪问责，为医（学）院事业发展提供坚强纪律保障》的纪委工作报告。

会议选举产生中共四川大学华西临床医学院（华西医院）第十届委员会，万学红、申文武、刘伦旭、李为民、李正赤、余淳、沈彬、宋彬、张伟、林苹、罗凤鸣、姜洁、徐才刚、黄进、黄勇、龚启勇、董强、程永忠、程述森、程南生、曾勇、廖志林、廖浩君当选为党委委员；选举产生中共四川大学华西临床医学院（华西医院）第八届纪律检查委员会，车国卫、伍咏梅、刘华、李卡、李耘天、肖阳、何俐、应斌武、程永忠、程春燕、谢娟当选为纪委委员。

第十次党代会闭幕后，分别组织召开第十届党委会第一次全体会议、第八届纪委会第一次全体会议，选举产生中共四川大学华西临床医学院（华西医院）委员会常务委员会，万学红、刘伦旭、李为民、李正赤、沈彬、张伟、黄勇、龚启勇、程永忠、程南生、曾勇当选为常务委员会委员；选举张伟同志为党委书记、程永忠同志为纪委书记。

二、优化党群机构设置

根据基层党组织建设和事业发展需求，院党委不断优化党群部门设置。2011年4月，纪监审计处调整重组为纪委办公室/监察处和审计处，院纪委办公室/监察处作为院纪委的执行机构开展工作，内审的独立性也得到加强。同年，设立青年工作部（简称"青工部"），团委和青工部合署办公，团委更名为"团委·青工部"。2018年3月，全院内设机构优化调整，将宣传统战部调整重组为宣传部和统战部，在全国医疗机构中率先单独设置统战部，负责民主党派、统一战线人士的管理工作；纪委办公室/监察处名称调整为"纪委办公室·监察处"；团委·青工部成立医务社工办，更名为"团委·青工部·医务社工办"。机构调整后，院党委下设党委办公室、组织部、宣传部、统战部、纪委办公室·监察处、审计处、学生工作部、工会、团委·青工部·医务社工办9个党群职能部门，为国内设立党务部门最完备的医疗机构。

第二节 基层党组织建设

院党委历来重视基层党组织建设，院党委常委分工联系师生党支部，切实推动各项任务落地见效。不断优化调整院内基层党组织设置，健全基层组织体系，凝练工作经验，打造特色党建品牌，形成了一系列行之有效的基层党建华西模式。截至2021年12月，院党委下设党总支8个、党支部121个。全院有中共党员6 347人，其中在职教职工党员4 007人，离退休职工党员443人，规培学员党员379人，学生党员1 518人（本科生党员183人，研究生党员1 335人）。

一、优化基层党组织设置

院党委坚持把党支部建在三级学科上，统筹考虑医（学）院事业发展，结合机构改革和业务拓展，充分征求各级党组织意见建议，适时稳步推进院内党支部优化设置工作。学生中，低年级以年级为单位设党支部，高年级以班为单位设党支部，二、三年级研究生进入二、三级学科党支部；教职工中以科（室）、部（处）为单位设立党支部，临时应急队伍设立临时党支部，积极探索依托分院区、科研园区、学科交叉团队等建立师生党支部，真正做到"有业务区就有党员，有党员就有党组织"。同时，综合考虑各党支部人员岗位、亚专业、工作地点等因素合理分设党小组，充分调动党小组主动性，有力增强支部活力。

2007—2021年，全院各党总支、党支部进行了四次较大的优化调整。2011年3月，经学校党委常委会讨论通过，同意单独成立四川大学华西第二医院党委，调整后全院共有党总支8个、党支部94个。在2012年"基层组织建设年"中，按照"支部建在科室上"的目标，结合综合行政改革和业务拓展的需求，适时调整支部设置，针对普外、肿瘤、科技园区、上锦院区等成立13个党支部。2017年9月，科产党总支更名为"科研党总支",产业党支部划归于后勤党总支,调整后全院的党总支共8个(内科党总支、外科党总支、门诊医技党总支、临床联合党总支、机关党总支、学生党总支、后勤党总支、科研党总支),党支部共102个。2021年11月,根据《中国共产党和国家机关基层组织工作条例》,并按照中央第七巡视组反馈意见,党支部党员人数一般不超过50人,院党委按照分批逐步拆分、稳步推进原则,结合事业发展等统筹考虑,对所辖党支部(党总支)进行优化设置。2021年12月,对放射、上锦院区党支部进行了调整,调整后全院的党支部共121个。

2017年10月起,院党委根据上级要求,逐步启用中国共产党中央委员会组织部(简称"中共中央组织部")全国党员管理信息系统,完成新老系统的数据迁移及核对工作。2020年7月,启用四川大学党费系统,党员实现在线交纳党费。

二、基层党建的华西模式

(一)华西"支部宝"模式

经过多年党建工作的探索,院党委形成了一系列行之有效的实践模式。在之前的工作基础上,2016年,院党委聚焦党支部建设的重点难点与核心要素,以问题为导向,从政治保障、经济保障和制度保障三个维度建立科学工作体系,实践并凝聚成华西"支部宝"模式,得到国家卫生和计划生育委员会(简称"国家卫生计生委")[①]高度评价,并在全国推广,并被中央和国家机关工作委员会主管的《紫光阁》[②]收录报道。2019年5月,在原"支部宝"五要素的基础上拓展形成2.0版本七要素:

———————————

[①]2018年3月,国家卫生和计划生育委员会不再保留,组建中华人民共和国国家卫生健康委员会。

[②]2019年1月,在原《紫光阁》杂志的基础上,《旗帜》杂志创刊。

（1）支部怎么设。根据党支部设置与行政组织架构相匹配原则，将党支部建在三级学科上。

（2）书记怎么选。明确政治可靠、业务可信、形象可敬的选用标准，如机关后勤党支部书记由党员部长兼任，临床医技科室党支部书记由业务骨干担任。

（3）职责怎么定。厘清党建目标、党风廉政、意识形态三个主体责任，在学科发展、人才留用、奖金分配、行业作风、设备耗材管理五个方面党政同责。

（4）条件怎么给。明确临床医技党支部书记与科室主任职务同级，党支部书记兼任副主任，副主任转任党支部书记需一年试用期考核。党支部书记与主任管理酬金同档，高于副主任30%。

（5）工作怎么考。党支部建设工作单独考核，与业务相区分，实现同计划、同部署、同考核、同挂钩。结果既用于团队，又用于干部个人考核。

（6）能力怎么提。在培训对象上，依托干部培训、专项培训和分序列培训，实现精准所需；在培训方式上，在线打造"学而时习"教育品牌，在位定制"追光计划""五个一"政治生日活动，强化党员身份意识。

（7）队伍怎么备。重点着力于"双带头人"党支部书记、党支部委员和党务序列管理后备人才三支队伍的建设。

（二）党支部标准化规范化建设

院党委一直推动党支部标准化、规范化建设，统一标准，分类指导。党的十八大后，系统梳理新时代党支部应具备的条件、工作任务和要求、基本知识、工作方法和经验及努力方向，对临床、科研、机关后勤等各类党支部统一标准、分类要求。2020年6月，院党委制定印发《关于加强党支部标准化建设的实施办法》。2020年5

月，在全国公立医院中率先编印《党支部规范化建设手册》，并于2021年5月根据最新党内法规修订相关内容，明晰党支部工作要点和流程，规范指导全院党支部工作。

在坚持推动党支部标准化建设过程中，以实施"可视化内容"建设作为推进党支部标准化建设的重要抓手，突出政治功能，在落实规定动作上坚持全面覆盖、标准统一、整体推进。在长期实践过程中，一直坚持年初有计划（通过签订党建目标责任书，明示党建工作承诺），定期有督导（每年由院党委组织部牵头组织党支部全覆盖党建工作推进督导，并参与个别指导），年中有交流（根据上年度党建考核结果，精心组织优差支部相互交流借鉴学习），年末有考核（全面开展党建年终考核和党支部书记抓党建述职评议，明确考核结果与评先评优、年终绩效、职务晋升等挂钩）。党委书记逐一约谈考核排在后20%的党支部书记和科主任，要求党政同心，双向融合。

（三）党支部量化考核评价

1.党支部考核评价体系

医（学）院一直坚持党支部量化考核评价。2010年3月，院党委研究制定《党建目标责任制考评试行办法》，构建"承诺、述职、评价、追究责任"为一体的责任考评体系，切实推进基层党建工作创新发展。2016年6月，结合上级要求和党建考核意见征集的情况，制定印发《基层党建工作考核办法》，建立起与业务考核相区分的客观量化的支部党建考核指标体系，包括临床和机关两套指标，包括12个模块和25个二级指标，推动支部党建工作与业务工作同计划、同部署、同考核、同挂钩。2017年，在前期试行的基础上，凝练共性形成临床、机关一套指标，并新增了考核要求和相应内容。2018—2019年，根据实际工作需求，每年对考核模块、指标进行部分修订。经过5年实践，2020年起，为进一步发挥党建考核"指挥棒"的作用，切实提高党建工作质量，减轻基层负担，以《中国共产党支部工作条例（试行）》为依据，运用循证思维对党支部指标体系进行大幅度修订。2021年，对照考核文件制定《党建考核工作操作指南》，进一步细化评分细则，优化考核方式。修订后的党建考核制度由过程导向逐步向结果导向转变，由党建基础管理向党建工作质量提升转变，突出党建与业务深度融合，形成新一轮具有华西特色的党支部考核体系。考核指标演变过程见表1–1。

表1–1　2016—2020年党支部考核指标演变过程

年份	考核指标			考核模块			
	一级指标/个	二级指标/个	三级指标/个	基础管理	荣誉表彰	特色创新	检查发现问题及整改
2016	12	25	47	90%	10%	—	—
2017	13	31	63	80%	8%	12%	—
2018	13	32	67	80%	7%	13%	—
2019	11	38	71	80%	5%	15%	扣分
2020	8	17	34	60%	40%		

2.支委考核评价工作

2020年11月，院党委首次制定印发《党总支、党支部委员考核办法（试行）》，立体实施支委价值认定，政治待遇上明确支委参加年终干部考核述职评价，参与科室管理小组会议，设置专项表彰名额等，进一步加强支部建设与业务工作相互融合、相互促进；经济待遇上肯定包括党总支委员、党支部委员、党小组组长在内的党务工作者（教职工）的工作付出，给予相应的价值认定。2021年11月，制度试行一年后修订，并长期规范执行。

三、党建研究提升专业能力

院党委一直鼓励、支持院内各党总支、党支部和广大党员围绕党建工作中面临的重点、难点、热点问题开展课题研究，推动基层党组织建设全面进步、全面过硬。2017年，将党建专项经费纳入年度预算，制定《党建活动经费管理实施细则》，鼓励、支持党支部探索和改进党支部建设，规范党建活动经费的使用范围及管理、经费的审批与报销。2018年7月，院党委首次开展院内党建研究课题申报工作，当年度申报项目总数102项，最终立项21项，资助费用共计95.28万元。2019年7月，开展第二批次院内党建研究课题申报工作，当年度申报项目共86项，最终立项22项，资助费用共计45.1万元。2020年3月，以提升公立医院党的建设质量和水平为导向，首次在全国医院党建工作指导委员会办公室的指导下，与国家卫生健康委干部培训中心（国家卫生健康委党校）联合设立全国公立医院党建研究项目，聚焦新冠肺炎疫情中的热点、难点和痛点问题面向社会招标，共收到申报项目书12项，涉及21家单位，最终立项9项（包含院外6项、院内3项），资助费用约65万元。依托院内党建研究课题与全国公立医院党建研究项目，累计产出文章46篇，出版专著6本，孵化省级项目2项，成果有效转化为院内制度文件20余项，并形成一系列优秀案例。

在开展党建课题研究的同时，院党委于2020年1月启动公立医院党建研究室建设工作，并与四川大学马克思主义学院、四川大学全国干部教育培训基地积极开展研究与培训合作，积极推进集主管部门、学会协会、同级医院、联盟医院等于一体的纵横机构建设，深度融合政治、公共管理、工商管理、文学与新闻等专业学科，搭建跨界党建研究合作平台。

四、党员学习教育常态化

院党委坚持发挥党支部作用，在严格执行"三会一课"、组织生活会、民主评议党员等制度基础上，创新方式加强党员常态化教育。

（一）抓好党支部书记和党务骨干培训

2009年，院党委积极探索党建工作的新途径、新方法，组织开展院内支部书记培训会，邀请典型支部交流工作经验，加强对支部书记的工作指导。2010年，建立支部经验交流会制度，深入挖掘、总结基层党建工作经验，加强横向交流，全年邀请典型支部进行工作经验交流3次。2011—2015年，完善支部经验交流会制度，组织支部书记培训12次。根据上级对基层党组织建设提出的新要求，2018年以来，每季度组织党总支、党支部书记院内培训闭门会议，既对习近平新时代中国特色社会主义思想、党内法规、制度政策等进行传达、跟进学习，又加强党总支、党支部内部交流分享，学标杆、找差距、补短板，每次交流优差各半，倒逼相对较差的党支部奋力追赶。2019—2021年，连续三年依托中国井冈山干部学院、中国延安干部学院等高水平、高质量培训基地，深化打造"双带头人"党性教育专题培训品牌，加强对党支部书记的培养锻炼，形成"学有所获、学有所成、学有所用、人人向往"的固定培训项目。

医（学）院历来重视党务骨干业务能力提升，2008年为加强学生党支部书记和党员骨干的党务工作能力建设，创新性组织学生党支部书记、研究生党员骨干培训班，上下半年各组织一期，2008—2010年累计培训300余人次。随后，培训序列优化为针对性更强的分序列培训，培训形式拓展至专题讲座、交流分享、学术研讨、音像教学、现场教学、实践教学、团队拓展等，培训地点增加至延安、嘉兴等红色教育基地。2020年起，依托四川大学全国干部教育培训基地、国家卫生健康委干部培训中心（国家卫生健康委党校）等，开展教职工党务骨干能力提升培训。

（二）构建"四位一体"的党员教育体系

根据全院党员不同岗位、不同专业、不同院区等特点，明确不同目标、不同方法、不同措施，把教育任务具体化、差异化、精准化，做到有的放矢。让党员学得进去，议得起来，受到教育，得到提高。2007年，医（学）院党校首次独立举办教职工入党积极分子培训班。截至2021年底，医（学）院党校累计培训学生、选送教职工入党积极分子和发展对象共计5 400余人次。2009年，为进一步提高党员素质，增强党性教育，下发组织生活上下半年安排意见及党员学习安排。2014年起，按照上级发展党员的工作要求，开始举办发展对象培训班。2018年，华西微家平台上线新华网手机党校，开始探索以在线形式开展党员学习教育。2019年11月，华西微家手机党校更名并打造"学而时习"在线学习品牌。同年，树立日常学习品牌"红色书架"。2019年起，院党委组织部定期提供书单，由党支部自由选择，医（学）院统一订购，学你所愿，服务上门。多个党支部专门为党员建起图书角，促进其学习交流。在全院广泛开展"深学笃行，书香满院"读书活动，在"学而时习"开设"悦读阅乐"栏目推出干部荐书，设置"阅读悦分享"栏目推送管理后备人才读书报告，各抒己见碰撞思维火花，集思广益凝聚智慧结晶。2020年，推出在线学习品牌"追光计划"。该品牌针对党员学习教育中党支部师资邀请难、党课质量不高、党员获得感不强等问题推出，立足对历史的回望与对未来的展望、国际与本土的碰撞、理论与实践的结合，遴选全国优秀师资推出100门精品党课，可支持菜单式、模块式、个性化定制学习。党总支、党支部还可根据实际需要从中任意组合搭配生成自主式的学习教育安排。同年，打造专题学习品牌"初心故事"。抓住关键时间节点，强化党员身份意识，充分发挥党员的先锋模范作用。至此，"学而时习""追光计划""红色书架""初心故事"，"四位一体"的党员培训体系构建完成。

五、先锋模范作用发挥显著

（一）急难险重勇于担当

在2008年汶川地震、2013年芦山地震等历次抗震救灾中，党员同志主动担当、冲锋在前，配合各级单位（部门）出色完成多项应急救援任务。2008年5月，在汶川地震的抗震救灾中，院党委要求各党总支、党支部和全体共产党员将抗震救灾工作作为当前首要的政治任务，用强有力的思想政治工作统一全院职工的思想，发挥好党支部的战斗堡垒作用，同时要求"首先从党员派起，哪里最困难，哪里最危险，哪里就派共产党员"。汶川地震期间，在党员的感召下，两批共61名同志火线入党。芦山地震发生第2天，院党委迅速在全院开展"党旗飘扬，党员争先"系列主题教育，要求充分发挥党支部的战斗堡垒作用和党员的先锋模范作用，成立抗震救灾临时党支部，火线发展党员27人。2013年12月，在中共中央组织部举办的全国党员教育电视片观摩交流活动中，医（学）院以"4·20"芦山地震抗震救灾中党员干部先进事迹为蓝本制作的专题片《大医精诚》被评为二等奖作品。

2020年发生新冠肺炎疫情后，以党员带头的医疗队分批集结，截至2022年1月底，共派出医护人员349名（党员216人，占62%）、472人次；援外医疗队3批次共19名专家（党员15人，占79%）赴4个国家。其间，为发挥基层党组织的战斗堡垒作用，紧密团结救治力量，强化队伍管理，院党委先后建立临时党总支2个、临时党支部12个，75人在疫情防控一线向党组织递交入党申请，全部确定为入党积极分子，火线发展党员27人。

（二）先进典型示范引领

为进一步激发党员干部干事创业热情，营造"学先进、赶先进、当先进"良好氛围，2010年，院党委开展以"亮身份、树典型，围绕中心促发展"为主题的争先创优活动，全院所有党员的胸卡上都标出党徽，亮出身份，接受监督。同年11月，全院共确立党员示范岗367个，示范党支部9个，党员示范窗口1个。2016年6月，根据院党委"两学一做"学习教育实施方案，全院党支部广泛开展"华西党员我代言"的代言人活动，激发全体党员立足岗位做贡献，以实际行动推进"改善医疗服务行动计划"。

2007—2021年，医（学）院获得校级党内表彰的先进党组织17个（次）（含先进基层党委1次），优秀党务工作者5人次，优秀共产党员35人次。院级"七一表彰"活动累计表彰先进党组织共计91个（次），优秀党务工作者共计155人次，优秀共产党员共计658人次。2020年9月，中共中央授予重症医学科党支部康焰同志、呼吸与危重症医学科党支部梁宗安同志"全国优秀共产党员"称号。

院党委坚持"以点带面"打造党建品牌，推动全院党支部全面进步、全面过硬，推动党建质量全面创优、全面提升。2011年院党委获评"全国先进基层党组织"。2018年12月，急诊科党支部获批为教育部首批"全国党建工作样板支部"培育创建单位；2021年1月顺利通过验收。2019年12月，院党委获批成为教育部第二批"全国党建工作标杆院系"培育创建单位。2020年12月和2021年1月，胃肠外科党支部分别入选"全国第二批高校'双带头人'教师党支部书记工作室"建设名单、"全省高校'双带头人'教师党支部书记工作室"培育单位。

第三节　干部队伍建设

院党委高度重视选人用人工作，始终坚持党管干部原则，始终坚持正确用人导向和好干部标准，在院内营造风清气正的选人用人氛围。持续健全选人用人工作体系，打造"五位一体"干部培训体系，构建干部分类考核体系，形成一套完善的干部队伍建设机制。

一、健全选人用人工作体系

为适应医疗机构特点和医院发展需要，构建科学高效、务实管用的选人用人制度体系，医（学）院持续探索优化干部选拔任用工作。2008年，按照干部聘用的相关程序对11个部分干部及组织架构需调整的科室进行班子调整。2009年，进一步探索干部公开选拔、竞争上岗模式，公开选拔聘任干部23人，并对拟提任的干部进行了组织考察及任前公示，拓展网上公示等渠道。2011年，完善干部选拔的民主推荐办法、民主测评办法，坚持干部考察、任前公示、干部任用前征求纪委意见、任前谈话等制度，公开选拔聘任27个部（科）干部48人。2012年重点探索规范干部选拔参与人员范围，切实落实群众在干部选拔工作中的知情权、参与权、选择权和监督权，公开选拔聘任11个部（科）干部14人。

院党委分别于2013年5月、2017年12月启动干部集中换届工作。通过集中换届，医（学）院干部队伍的学历层次和年龄结构不断优化，整体素质得到了进一步提升。截至2021年12月，全院共有院管中层干部357人，见表1–2。

表1-2 部分年份干部人数统计 单位：人

类别	岗位	2013年	2017年	2018年	2021年
临床	主任	55	59	61	57
	书记	43	45	48	42
	副主任	86	87	86	94
	科护士长	12	12	12	13
机关	部长	30	29	36	35
	副部长	25	27	30	27
	科长	37	37	56	47
	副科长	3	7	11	15
全托管分院	上锦医院	—	—	—	10
	华西天府医院	—	—	—	17

党的十九大以来，院党委先后修订或制定出台多项选人用人制度，实现选、育、用、管全覆盖。强化制度创新，以制度设计明确支部书记责、权、利，保障支部书记与业务科室行政正职职务同级、待遇同档。重点规范和严格执行干部选拔任用关键环节的制度要求。2017年，制定《中层干部选拔任用工作纪实办法》，进一步规范医（学）院干部选拔任用工作，加强选人用人全程监督和倒查追责，坚决防止选人用人上的不正之风。按照顶层设计、整体谋划的思路启动全院中层干部换届工作，结合改革发展需求，临床设岗207个，机关设岗133个，采取组织选拔、竞争（聘）上岗相结合的方式进行整体换届。2019年12月至2020年5月，首次启动并完成院内中层干部人事档案专项审核工作。完成院内干部人事档案数字化建设

工作，建立干部人事档案信息化管理平台，首次建立可追踪溯源的干部选任成长管理动态数据库，为干部人事档案的规范化管理奠定基础。2021年10月，启动干部综合管理信息系统建设。

2020年根据中共中央新修订文件、学校新修订文件精神，结合医（学）院实际和改革发展需要，修订《干部选拔任用工作实施办法（试行）》，编写《干部选拔任用工作规范手册（试行）》，持续完善干部队伍制度体系建设。全面分析干部队伍基础数据及运行情况，完成全院60个临床医技科室的《干部队伍建设及中层领导班子运行分析报告》。根据医（学）院总体工作部署，严格按照干部选拔任用工作要求，推进中层干部选拔任用工作。2021年，完成《历届中层领导班子及干部队伍迭代发展史》，呈现组织架构变更、内设机构迭代过程及中层领导班子迭代的发展历史。

二、打造"五位一体"干部培训体系

医（学）院从1996年起坚持开展暑期干部培训，25年来已经逐步形成"顶层设计、注重实效、树立标杆、实践转化、交流共享、后效评价、持续改进及制度保障"的集中培训模式。2007—2013年，以邀请院内外知名专家和院领导及优秀科室交流的院内培训为主。2014年6月，启动管理专项国（境）外交流学习计划，分批次组织干部先后赴新加坡、日本及我国香港、我国台湾研修学习和交流培训。2007—2021年，不断创新暑期干部集中培训模式，聚焦医（学）院中心工作，精心选题（见表1-3），以"主题报告+圆桌论坛""在线+在位"的形式累计培训干部8 000余人次，包括进行专项国（境）外交流学习的干部356人次。逐步形成"书记培训动员—院长、书记或副职主题报告—院外专家讲座—典型科室交流—学科分组讨论—讨论结果汇报—书记总结—讨论成效立项—项目执行并持续改进"的模式。暑期干部培训已逐渐成为华西干部培训品牌。2018年12月，"暑期干部培训：打造医院干部培训精品品牌"荣获"首届全国医管精典案例奖（学科人才类奖项）"。

表1–3 暑期干部培训主题

年份	培训主题
2007	增强忧患意识，提高抗风险能力
2008	学科建设与医院管理
2009	科学发展与模式创新
2010	技术创新与科学发展
2011	三好一满意·医院质量·学科建设
2012	创建优质医院，创新学科建设
2013	加强团队建设 提升医院质效 迎接医改挑战 谱写华西新篇章
2014—2016	国（境）外医院管理学习培训（院内暑期干部集中培训暂停）
2017	医改深入与医院未来发展
2018	深入学习贯彻十九大精神 全面加快最好华西医学建设
2019	深入学习贯彻十九大精神 全力创建国家医学中心
2020	全面推进治理体系和治理能力现代化 促进医（学）院高质量发展
2021	以创新驱动引领医（学）院高质量发展

院党委紧扣干部团队治理能力，推进改革发展形势与任务的主题培训计划、业务干部管理能力提升计划、党支部书记党务工作能力提升计划、新任干部阶梯成长培训计划、管理专项国（境）外交流学习

计划等"五位一体"干部培训体系建设，有效提升团队能力和素养。2019年，制定《四川大学华西临床医学院（华西医院）干部教育培训实施办法（暂行）》，规范院内干部教育培训工作。2019年10—11月，组织141名新提拔干部参加能力提升培训班。2020年10月，开始探索分序列、小班化培训班，联合四川大学全国干部教育培训基地以集中培训、参访交流、义诊、趣味运动会等形式开展科室主任、职能部门正职培训班，近100名干部参加。干部教育培训均做到分析反馈，通过不断优化，达到预期效果。2021年以"分层分类、在线在位、点面结合"的原则探索需求导向，进行小班化定制培训，注重提升干部"七种能力"（政治能力、调查研究能力、科学决策能力、改革攻坚能力、应急处突能力、群众工作能力、抓落实能力）。同年9月、10月、12月分别组织举办职能部门科级干部、教学主任、医疗和科研主任的专题培训班，增强干部推进公立医院高质量发展的能力，提高干部现代医院治理能力现代化的水平。

三、干部分类考核体系建设

院党委一直探索构建干部分类考核体系，区分行政与临床、党务与业务、正职与副职，考核方式、框架、指标按岗位类型分别匹配，体现不同岗位、不同要求、不同关注。通过业务业绩客观量化，各级评价360度展示，重大应急事件表现、中心工作开展、"一岗双责"履职挂钩体现，逐步形成了具有华西特色的干部德才实绩科学化认定机制。同时加强考核结果运用，全面实现干部个人考核评优、管理绩效依照实绩考核确定。

2008年探索并构建科学的干部实绩考评指标体系，根据科室综合管理指标、医教研工作指标、干部工作作风等进行综合分析和评定。2009年修订临床业务科室干部考核体系，继续大力推进实绩考核，不断创新考核的方式方法，扩大覆盖面，强化考核评价结果的应用，引导干部树立正确的政绩观、科学的发展观。2013年实行机关、临床医技科室干部分类、分层考核；考核突出工作实绩，坚持定性分析与定量考核相结合，显绩考核与潜绩考核相结合，定期考核与日常动态考核相结合，综合运用实绩分析、组织考评、民主测评、综合评价等多元化方法，全面、客观、准确地考核评价干部；加强考核结果的分析运用，发挥考核评价工作的导向和监督、激励作用，推动干部积极主动、廉洁高效的履行职责。2014年12月，制定《干部年度考核评价实施办法》，考核评价注重不同岗位、不同要求、不同关注，体现干部管理职责，考核评价方式注重综合运用实绩分析、组织考评、民主测评、综合评价等多元化方法，综合反映干部个人在德、能、勤、绩、廉方面的表现。2019年起，优化干部年终述职评议考核工作方式，实现党总支划片述职评议，参与述职评议人员扩大到全体干部，优化健全民主测评考核指标，创新民主测评方式，在线完成全院民主测评。

2020年10月，制定《干部试用期满考核实施办法（试行）》，对中层干部试用期满考核的实施流程进行规范，进一步完善干部考核制度体系建设。2020年12月，制定《中层领导班子和干部考核评价实施办法（试行）》，形成平时考核、专项考核、年度考核和任期考核的干部考核评价体系。2021年4月，修订《中层领导班子和干部年度考核评价实施办法（试行）》，新增中层领导班子和职能部门综合考核内容；编写《中层领导班子和干部年度考核指导手册（试行）》指导干部考核评价工作规范执行。

四、援派挂职干部人才管理

医（学）院积极选派各类干部人才开展脱贫攻坚帮扶、乡村振兴、医疗卫生援助、援疆、援藏、援非和医联体建设工作。2007—

2021年共计选派干部人才110人，其中援疆干部27人，博士服务团成员2人，驻村干部7人，教育部驻外储备干部3人，四川省第五人民医院3人，湖北民族学院附属民大医院1人，乐山市人民医院1人，西藏成办医院1人，管办分离医院领导干部24人（华西三亚医院3人，华西天府医院17人，华西厦门医院4人），领办型医联体领导干部41人（广安8人、金堂5人、资阳5人、龙泉3人、绵竹3人、宜宾3人、雅安3人、甘孜3人、双流3人、眉山3人、营山2人）。

医（学）院不断规范和完善援派挂职干部人才选拔任用、教育培养、激励考核等工作。2014年10月，制定《挂职（任职）干部人才管理办法》，规范对外派干部人才的管理。结合医（学）院实际情况，2021年9月，修订形成《援派挂职干部人才管理办法（修订）》。

五、管理后备人才队伍建设

2016年7月，医（学）院启动管理后备人才队伍建设项目，包括兼职院长助理、兼职部长助理、兼职项目助理、兼职科室管理助理四类，从全院医疗、教学、科研一线中青年骨干中选拔管理后备人才，进行为期三年的系统培养；制定《管理后备人才队伍建设实施办法》，明确管理后备人才选拔任用、培养培训、管理考核、保障激励、任用和退出机制等，实现对管理后备人才的动态管理。自2017年5月启动管理后备人才培训计划以来，组织集中培训18批次，组建行动学习项目团队6个，累计培训2 400余人次，聚焦医（学）院管理中的实际问题，提升管理后备人才的实践管理能力。2019年9月，第一届管理后备人才110人完成培训结业。持续完善管理后备人才考核体系，加强对管理后备人才的日常考核、季度考核和年终考核，考核结果作为管理后备人才培养、使用、调整的重要依据。2018—2021年完成管理后备人才考核评价2 000余人次。2020年3月，制定《管理后备人才培养培训三年规划（2020—2022）》，建立涵盖政治理论、管理基础、职业素养、岗位胜任技能、在岗实践锻炼5个方面30门课程的培养培训课程体系。截至2021年底，管理后备人才在库304人，在岗176人，其中兼职院长助理17人，兼职部长助理5人，兼职科室管理助理154人，在岗管理后备人才平均年龄38岁，具有博士学历139人，正高职称25，副高职称89人。

第四节　教职工思想政治和意识形态工作

院党委始终高度重视教职工思想政治与意识形态工作，认真落实意识形态工作责任制，强化责任意识，健全管理制度，牢牢把握意识形态工作领导权、主动权，开展系列创新工作，逐步形成有华西特色的模式和品牌。

一、教职工思想政治教育

2007年以来，医（学）院在原来教职工思想政治教育的基础上，进一步强化职工宣教内容的系统性，开展基础性思想政治理论教育、针对性形势教育、职业道德教育、典型示范引领、专业性技能培训、主题性专项教育等教职工综合素质教育；建成集电视台、院报、网站、宣传栏、手机短信平台、微博、微信为一体的宣教平台。2008年10月开始，每月编印教职工思想政治学习资料《学习与教育》，指导全院职工开展政治理论学习。2015年，建立"华西微家"在线思想政治学习平台，将全院1万多在职教职工全部纳入"华西微家"平台。2016年，结合基层党建考核，明确教职工思想政治教育的内容形式及考核标准等关键环节要求，进一步强化双周一次的教职工政治学习制度。2017年，改为通过"华西微家"的思政学习栏目定期推送政治学习内容主题，明确必学和选学内容，指导教职工政治学习按要求、规范、高质量地开展。2018年，面向全院教职工创新推出"思政直通车"选学课程，形成选学与必学相结合、形式多样、全面覆盖的大思想政治教育格局。

（一）教职工思政教育融媒体平台打造

医（学）院早在1993年就建立了院内电视台，1995年3月创办院报，逐步形成教职工思政教育综合平台。随着信息化的发展，全院不断开创新的思政教育工作平台，2010年开通微博"四川大学华西医院"，2014年开通微信公众号"四川大学华西医院"。2015年，在医（学）院已有的电视台、网站、宣传栏等思政学习途径基础上，建立"华西微家"在线思想政治学习平台，将全院在职教职工全部纳入。设置"思政学习""学而时习""党风廉政""学习培训"等栏目，通过点对点推送的方式，确保对全院教职工思政教育的全覆盖。同时，推动思想政治教育工作要求与现代信息技术优势相融合，实现线下集体学习与线上灵活自学。2021年开发手机小程序，推出全新的"学党史，我打卡"学党史特色活动，活动历时200天共计46.3万人次参加。经过多年建设，逐步形成线上、线下多平台的融媒体平台。

（二）特色思政品牌项目

医（学）院一直坚持两周一次的教职工思想学习，进入新时代以来打破传统思政教育定式思维，在坚持常态化政治学习制度的同时，充分调动全院力量和资源，通过全院思政教育资源内容、形式与路径的"三个融合"，于2017年创新打造教职工思政教育品牌项目"思政直通车"。该品牌项目突出"严、特、广"，打造品牌项目高质量的内容供给，先后开设各类课程300多个，涵盖了理论学习、纪律与作风建设、思想道德、职业精神、医学人文等众多方面，初步形成了具有华西特色的教职工思政教育课程体系，充分体现了思政学习的灵活性，充分发挥了思政工作的枢纽作用，形成了院内上下遴选、支部内外联动、理论与实践贯通、内容与形式衔接的双向选择教育模式，不断提高思政工作培根铸魂的成效。"思政直通车"年授课近百场，年均培训教职工超过7 000人次，成为医（学）院教职工思政教育的品牌项目。

医（学）院紧密围绕重大应急救援开发了一系列有全国影响力的行业特色思政课程。结合伟大抗疫精神，2020年2月24日，医（学）院为全院同学开设特殊的开学第一课，由华西援助武汉医疗队4位教师在线讲述抗疫故事。2020年11月，11位华西抗疫教师代表参与主讲的四川大学战"疫"思政大讲堂在学习强国APP、全国高校思想政治工作网上线，教师代表分享了援鄂事迹，讲述了抗疫心路历程。2021年10月28日，新华网推出"四川大学课程思政系列直播"，医（学）院作首场专题演讲，全网累计36.4万人次观看直播。经过多年建设，已打造出具有华西特色的思政品牌项目，在全国范围内具有重要影响力。

二、意识形态工作

2007年以来，医（学）院进一步落实意识形态责任制，不断加强党对意识形态工作的全面领导。2016年院党委制定《意识形态工作责任制实施办法》，随后相继制定《网络宣传阵地管理办法》《关于接受媒体和期刊杂志采访的暂行管理办法》《学生新媒体阵地管理办法（试行）》《教材管理实施细则（试行）》《本科课程自编讲义管理办法（试行）》，以及《公派长期出国（境）暂行管理办法》《学生（员）赴境外交流学习管理办法》等制度，形成完整的意识形态管理体系。

（一）意识形态工作的华西模式

医（学）院高度重视意识形态工作，不断完善意识形态工作流程，建立健全意识形态工作机制，坚持意识形态责任制，坚持每年定期研判意识形态工作。在长期开展意识形态工作的内容基础上，2018年，进一步规范意识形态相关工作，提出"1242"意识形态工作模式，通过四个维度夯实责任。"1242"即每年每个支部签订1份责任书；每年全面清理排查2次宣传阵地；每年组织召开4次意识形态工作小组会；全年召开2次党委意识形态领导小组工作会，形成2份调研报告。2020年6月，提出意识形态工作"两个关键""两个建设"的创新理念。"两个关键"即指"关键人群"，关乎职工切身利益及重要事务等"关键环节"。"两个建设"即加强"阵地建设"，加强对课堂、报刊、新媒体、院属企业网站及新媒体、研讨会及学术会议的重视和把控；加强"制度建设"，即健全管理制度，强化意识形态监督管理。2021年，开始签订学生党总支、学生党支部落实意识形态工作书，进一步强化学生意识形态工作。

（二）意识形态工作队伍建设

2009年建立科室通讯员管理队伍，2013年针对网络信息管理又建立科室信息管理员队伍。建立以支部宣传委员为基础的网络评论员队伍，并与科室通讯员、信息管理员共同组成基层教职工意识形态"三驾马车"工作团队，加强对教职工思想活动、网络动态的引导。同时，按照"谁主办、谁负责，谁主办、谁监管"原则，明确各类网络阵地责任科室和责任人。2017年，全院建立宣传思想与意识形态工作小组，组建院级层面意识形态工作多部门联合专班，从而形成分层全覆盖的院内意识形态工作队伍。

第五节　党风廉政建设

医（学）院高度重视党风廉政建设工作，不断完善党委统一领导、党政齐抓共管、纪委组织协调、部门（科室）各司其职、依靠群众参与的反腐倡廉领导体制和工作机制。党的十八大以来，医（学）院进一步明确职能工作，凝练前期工作经验，创新工作模式，形成具有华西特色的党风廉政建设实践模式。

一、推进廉洁文化入脑入心

在中华民族传统美德、社会主义核心价值观的思想指引和《医疗机构从业人员行为规范》和《医疗机构工作人员廉洁从业九项准则》行业教育的基础上，针对不同人群分类定制专属教育：对党员干部开展"学党章党规、学系列讲话，做合格党员""守纪律，讲规矩，坚定不移推进全面从严治党向纵深发展"等系列活动，强化党规党纪思想教育；督促主责部门制定、执行轮岗制度，对关键岗位工作人员强化岗位职权风险教育；组织新任干部及重要岗位工作人员分批赴法制教育基地接受现身说法，扣好廉洁从业、廉洁从政的第一粒扣子；每年召开医师大会，强化对普通医务人员的行业作风教育；以建设忠诚、干净、担当的纪检监察铁军为目标，持续开展专兼职纪检监察干部专项培训，强化纪律规矩和能力素质教育。

2006年起，每年在全院开展"党风廉政教育周"活动。2012年起，升级为每年四月开展"党风廉政宣传教育月"活动。坚持严管与厚爱并重，2013年创新建立投诉有效性评判机制。2017年起，创新"华西八条"廉洁承诺，建立职工个人廉洁档案；在企业微信平台开设党风廉政专栏，每周定期推送政策、纪法、制度、形势和警示教育内容；邀请国内相关领域领导、专家、学者讲授医疗机构党风廉政建设系列课程。通过普适性全面教育和针对性风险教育的"1+X"个性化套餐，满足不同类型不同阶段人群对廉洁教育的需求，形成系统化、立体化、多渠道廉洁教育体系，确保廉洁文化的持续建设和氛围营造。2020年11月，探索构建容错纠错机制，制定出台《容错纠错工作实施办法（试行）》，全力打造既有力度、又有温度的工作氛围。

二、推进廉洁风险防控全覆盖

医（学）院纪委通过组织、督促部门（科室）加强并规范廉洁风险管理，确保业务工作和廉洁风险防控的有机融合，促进职能部门和临床科室廉洁风险防控的意识和能力得到提升。

2012年9月，作为四川大学开展惩治与预防腐败体系建设试点单位，医（学）院制定《廉洁风险防控工作实施方案》，按照"先试点、后推广"的工作思路确定财务部、基建运行部、药剂科、审计处作为试点单位，把风险管理和质量管理的方法应用到廉洁建设防控中。该项工作得到四川大学的高度赞扬，并作为典型案例上报教育部。

根据2013—2017年惩防体系建设的整体规划，2014年组织开展职务权力"清权、确权、晒权"全面梳理，2015年组织开展重要领域关键环节管理制度专项监督，2016年启动针对职务权力运行的廉洁风险防控年度专项工作，明确构建一个部门每年针对一个问题确定一个主题开展一个专项的"四个一"工作机制，并于2017年将此项目拓展至职业权力运行领域，实现职务权力和职业权力运行廉洁风险防控的全覆盖。2017年以来，全院职能部门和临床医技科室每年以问题为导向，排查廉洁风险隐患，建章立制、规范流程、分权制衡，把廉洁风险"排雷"和"补漏洞"相结合。截至2021年12月，在耗材管理、规范行医、科研诚信、成果转化、经费使用、招生考核等多方面取得一系列的防控新成效。

三、积极构建大监督格局

2007年，在全院干部中开展"严格禁止利用职务上的便利谋取不正当利益"专项活动。同年，建立供应商廉洁承诺准入及每月回款前廉洁审查制度。2009年，对科室经济管理工作进行专项规范，同时启动"小金库"专项治理工作。2018年3月，在大外科成功开展试点的基础上，以"三定一记"为核心，在全院推开"药械阳光推介"工作。2018年6月，制定《党风廉政建设"四定五督"实施方案》，进一步压实主体责任和职能部门"一岗双责"，形成"连横合纵"立体防控网，切实将党风廉政建设落实落地。2018年8月，以构建医院廉洁风险防控信息系统为依托，紧盯医风教风学风及科研作风、选人用人、学生招录、财务管理、招标采购、国有资产、基建项目等群众关心的重点领域开展"检查后的再检查，监督后的再监督"，强化职能部门职能监管履职意识。2018年12月，首次召开专项党风廉政建设述责述廉大会，纳入全面从严治党主体责任考核，并作为重要的监督抓手每年持续开展。2019年6月，紧盯形式主义、官僚主义新动向、新表现，集中开展不作为及"乱慢散"问题专项治理，并开设职能部（处）作风监督举报平台。2020年5月，开展覆盖全院临床医技科室的卫生健康行业领域突出问题专项治理宣讲暨重点科室"三早"提醒谈话工作，运用同学科、同亚专业横向比较手段，对医务人员药品耗材使用、科室运营指标、医保等相关情况进行分析，该项工作被国家卫生健康委员会、四川省纪委监委作为优秀典型通报。2021年11月，制定《纪检监察部门和职能部门、单位问题线索处置、移送的实施办法（试行）》，加强多部门联动，明确职能部门和单位与纪检监察部门在问题线索处置、移送中的职责和要求，形成廉洁风险防范和线索处置的工作合力。此外，2021年11月，院纪委从院外及院内优选聘请10名党风廉洁建设特约监督员，发挥桥梁纽带作用，推动院党风廉洁建设和反腐败工作。通过充分接受专业监督、民主监督、社会监督、舆论监督，努力推进全院联动协同的大监督格局，为医（学）院高质量发展保驾护航。

四、推动医疗卫生领域廉洁建设

院党委指导并推动分院区、托管型医联体、领办型医联体医院等开展廉洁风险防控工作，展现责任担当，积极探索与总结公立医院廉洁建设的新方法，为医疗领域廉洁发展贡献力量。

2019年4月，举办首届全国公立医院廉洁风险防控研讨会，在国内率先提出共建"亲清"新型医企合作关系，并联合国内多家医疗机构及医疗行业知名企业共同发布《关于共同规范医院和企业人员行为，共建"亲清"新型医企合作关系》的倡议，为医疗卫生领域廉洁建设及公立医院廉洁风险防控提供新思路、新举措。

2020年8月，牵头编撰出版国内首部医疗机构廉洁风险防控指导性书籍《医院纪检、监察、审计理论与实务》。2021年4月，牵头成立全国首家以发展医院廉洁建设为主要任务的研究型、学术型、创新型、服务型组织——四川省医院协会医院廉洁建设分会。

第六节　统一战线建设

院党委历来重视统战工作，持续推进大统战工作格局构建，创新工作思路，着力打造"华西同心行动"统战品牌，夯实院内良好的统一战线局面，取得显著成效。2019年12月，医（学）院获评"四川省民族团结进步示范医院"。2020年9月，获评"四川省民族团结进步模范集体"。2021年1月，医（学）院被国家民族事务委员会评选为"第八批全国民族团结进步示范单位"。

一、民主党派及知联会组织建设

2017年3月，医（学）院成立知识分子联谊会，这也是四川省在医疗卫生机构成立的首家党外知识分子联谊会，具有开创性的意义和示范作用。知联会的成立为全院无党派知识分子更好地实现理想、发挥才能提供了条件，为大家促进交流、锻炼成长搭建了平台。2018年3月，在加强公立医院党的建设、深化医药卫生体制改革、全面推进健康中国战略进程中，医（学）院在全国公立医院中率先单独设立统战部。统战部单独设立后，围绕中心工作、服务大局大事、落地五个建设（思想建设、组织建设、能力建设、环境建设、品牌建设），持续推进深化统战工作。2007—2021年，医（学）院有各级人大代表、政协委员共45人次；市级以上各党派任职27人次。截至2021年底，共有7个民主党派257人，其中民革33人、民盟44人、民建50人、民进16人、农工党55人、致公党12人、九三学社47人。有知联会理事19人，无党派人士18人，党外知识分子638人。

二、打造"华西同心行动"统战品牌

面对脱贫攻坚这项史无前例的伟大工程，统战部探索基层统战工作如何调动民主党派和党外知识分子的力量，使他们投入其中并贡献一份力量。以"华西同心行动"品牌为统战工作推进的顶层设计，医（学）院探索实践公立医院统战工作的新思路和新做法。从2018年开始，探索以华西一个民主党派牵头，其他民主党派和党外知识分子积极参加的健康帮扶模式。经过三年多的实践，"华西—镇雄模式"取得阶段性成果，"助力脱贫攻坚，华西同心帮镇雄"项目在中共中央统战部和各民主党派中央、全国工商联2021年联合开展的"各民主党派、工商联、无党派人士为全面建成小康社会作贡献"评选表彰活动中获评"社会服务优秀成果"。

第七节　内部审计建设

遵照党中央、国务院对内审工作的相关要求以及审计署、国家卫生健康主管部门内部审计工作相关规定，医（学）院积极健全和完善内部审计制度体系，使内部审计工作有章可循。在内审实践中，按照"应审必审，凡审必严"的要求及"合规、增值、效率"的原则开展审计监督与咨询服务工作，为医（学）院高质量发展保驾护航。

一、健全完善内审制度体系

20世纪90年代初，医院创三甲时初设内审。2000年，医（学）院将纪、监、审合并设纪监审计处，由纪委书记分管。2011年，医（学）院单独设立审计处后，进一步健全完善内审制度体系，医（学）院相继制定《四川大学华西临床医学院/华西医院内部审计工作规定》《四川大学华西临床医学院/华西医院建设工程项目全过程审计办法》《四川大学华西临床医学院/华西医院关于办理委托社会审计业务的规定》《四川大学华西临床医学院/华西医院领导干部经济责任审计实施办法》《四川大学华西医院院属全资及控股企业、院属非企业法人机构法定代表人经济责任审计实施办法》等制度，夯实内审制度基础。2016年，根据中共中央办公厅、国务院办公厅《关于完善审计制度若干重大问题的框架意见》及相关配套文件精神，结合公立医院改革发展要求及医（学）院审计发现问题整改工作的实际情况，医（学）院制定《四川大学华西临床医学院/华西医院关于加强内部审计工作的实施意见》，进一步健全内部审计工作领导机制，完善整改责任制、切实抓好审计发现问题的整改工作，加强整改督促检查、严肃整改问责，促进审计结果的运用。

二、积极发挥内审监督职能

医（学）院成立纪监审计处后，内审工作本着"合规、增值、效率"的原则，利用"离得近、看得清"的优势，坚持审计作业与院内重要经济业务相关作业的链接，针对财务管理、基建工程管理、设备物资采购管理、药品管理、后勤管理、对外投资合作管理等重点领域、关键环节以事中跟踪式的审计方式开展日常审计，针对发现的问题及时提出审计意见和建议并督导整改，防范风险。

2011年，单独成立审计处后围绕性质重要、影响重大、内控薄弱、风险较高的业务和环节开展事后专项审计，陆续开展了药品进销存专项审计（2010年）、保洁业务外包专项审计（2013年）、信息系统业务外包专项审计（2013年）、电教业务外包专项审计（2013年）、太平间业务外包专项审计（2014年）、科研管理专项审计（2015年）、医用材料付款循环内部控制专项审计（2016年）、药品付款循环内部控制专项审计（2016年）、预算管理专项审计（2017年）、奖酬金管理专项审计（2018年）、药品临时采购专项审计（2019年）、院内自行采购基建项目专项审计（2019年）、设备物资采购内部控制专项审计（2020年）、政府采购专项审计（2021年）、信息类物资采购内部控制专项审计（2021年），针对审计发现的问题提出切实可行的审计意见和建议，推动医院经济决策科学化、内部管理规范化、风险防控常态化。审计处发挥自身专业优势为医院职能部门、临床科室、全托管医院等提供审计咨询与服务。2018年10月，国家卫生健康委员会财务司在成都召开内部审计规定贯彻执行研讨会，全国各省（市）卫生健康委员会和所属预算医院及其他事业单位、企业单位审计负责人参会，医（学）院作了内审制度建设及工作经验专题分享，得到国家卫生健康委员会及同行的认可与好评。

三、强化内部控制相关工作

2012年，财政部下发《行政事业单位内部控制规范（试行）》，医（学）院于2013年聘请第三方事务所对医（学）院内部控制（简称"内控"）工作开展了评价并着手健全完善内控体系。2017年，医（学）院成立内控工作领导小组和工作小组，着力加强内控工作。内控办公室设在审计处，负责内控工作的组织协调、专职和兼职内控员培训、内控信息搜集传递、内控报告编报等工作。自此，审计处开始内审、内控的双线业务，内审职能逐步从以监督为主向监督与服务并重转变。2018年，内控办公室牵头组织建立医（学）院专、兼职内控员队伍，并聘请内控专家做指导，内控办公室与专家联合开展专、兼职内控员培训，逐步培养和提升内控员的风险意识和内控思维。专职和兼职内控员队伍的建立、建设与发展壮大为医（学）院内控工作的持续推进提供了源源不断的动力。2018年9月，内控办公室组织协调预算管理、收入管理、支出管理、采购管理、基本建设管理、国有资产管理、合同管理、信息管理等业务领域内控工作的牵头部门及所涉部门，梳理内控成果并集结汇编成《四川大学华西医院内部控制手册》（2018版）。2019年1月，根据财政部《行政事业单位内部控制规范（试行）》《关于全面推进行政事业单位内部控制建设的指导意见》，医（学）院制定内控建设的规范性文件——《四川大学华西临床医学院/华西医院内部控制建设实施办法（试行）》。2019年11月，以2018版内控手册为标准，审计处组织实施全院内控评价并对发现的内控缺陷跟踪纠偏。2020年1月，参照上市公司内控缺陷标准，结合华西医院实际，医（学）院制定《四川大学华西医院内部控制缺陷认定标准（试行）》，此标准为医疗卫生行业首创。2020年12月，国家卫生健康委员会和国家中医药局出台《公立医院内部控制管理办法》。2021年，医（学）院据此对本院内控相关制度进行修订完善。

第八节　群团工作

一直以来，院党委切实保持和加强群团组织的先进性和群众性，充分发挥群团统战凝心聚力作用，取得一系列发展成果。2008年、2021年两次荣获"全国五一劳动奖状"。2020年，获评"全国模范职工之家"称号。同年，医院援鄂青年突击队被评为"中国青年五四奖章"集体，新冠肺炎疫情防控应急志愿者队获评全国"抗击新冠肺炎疫情青年志愿服务先进集体"。

一、工会工作

院工会以民主政治建设为抓手，服务全院中心工作。1994年以来每年定期召开的"双代会"（职工代表大会、工会会员代表大会），已成为全院职工民主政治生活的一件大事，其影响力贯穿全年。不断丰富院务公开形式。2012年起，将每年召开一期的"院情通报会"改为每季度召开一期，有效发挥"双代会"代表在闭会期间的作用；建立工会大、小组长和"双代会"代表信息化交流平台，及时了解职工思想动态，解读医（学）院相关政策。通过一系列民主建设措施，有效调动"双代会"代表参与民主建设的积极性，并于2019年获评"四川省教科文卫体系统模范职工之家"称号。

（一）强化工会组织建设

院工会不断强基层、增活力，围绕建家就是"建医（学）院、建学科、建团队"的建家内涵，加强工会自身建设，构建完整的工会工作体系，做到工会服务全覆盖。自2016年起，院党委将工会大组长列入党建骨干培训名单，重视工会干部培养工作，增强工会干部责任感与使命感；建立工会大、小组长信息化交流平台，建立健全双向沟通渠道，及时了解员工的思想动态。截至2021年底，共登记在册会员9 550人。院工会根据医（学）院发展规模，不断加强基层工会组织建设，2007年至2012年设有7个工会大组，73个工会小组。2014年增设温江、上锦工会大组及4个工会小组。截至2021年底，工会共设有9个工会大组，81个工会小组。定期组织工会大、小组长开展工作布置、检查考核等活动。

（二）提高民主管理水平

院工会凝心聚智，改革创新，规范化、制度化落实医院"双代会"制度，每年"双代会"均要听取和审议《院长工作报告》《医（学）院财经工作报告》《工会工作报告》和《工会经费审查报告》，并通过大会决议。2014年起，"双代会"围绕医（学）院中心工作明确主题，会前有调研、会中分团讨论、会后提案落实。2015年起，职工代表的履职情况纳入科室党建考核指标体系。在"双代会"闭会期间，为继续发挥好代表民主参与、民主监督的职能，院工会实施进一步探索。在已有的网站、宣传栏、简报、电视晨会等方式基础上，2012年起，坚持每季度召开院情通报（民主管理）会，组织相关院领导、职能部门、"双代会"代表、工会大、小组长面对面交流沟通，对医（学）院"三重一大"的事项，特别是与师生员工工作生活密切相关的事项进行通报审议。2015年起，院党委将院情通报（民主管理）会纳入党建考核。截至2021年底，院情通报（民主管理）会共通报审议97项关于医、教、研、管"三重一大"议题，并将代表的建议和意见及时通报相关职能部门并上报院党政联席会，保证院领导班子决策的及时性、高效性和民主性，使决策更公正、公平、公开，职工许多合理化建议得到采纳。

自2006年召开华西医科大学和四川大学合校后的第二届"双代会"换届选举以来，院工会共召开两届"双代会"换届选举。2011年4月2日，四川大学华西临床医学院（华西医院）第三届第一次"双代会"全委会会议召开，会议选举产生新一届"双代会"委员会，程述森当选院工会主席，陆惠（专职）、郑源（兼职）、贾永前（兼职）、张尚福（兼职）当选院工会副主席，王珂、申文武、刘华、岑瑛、李卡、李永忠、李耘天、林苹、郭佳、梁宗安、龚仁蓉、熊英当选为"双代会"委员会委员。2017年10月31日，四川大学华西临床医学院（华西医院）第四届第一次"双代会"召开，会议选举产生新一届"双代会"委员会，程述森当选院工会主席，邱访（专职）、刘毅（兼职）、田伯乐（兼职）当选为院工会副主席，张明、陈俐娟、罗凤鸣、郑源、邱访、李志辉、应斌武、赵欣、万智、刘华、沈莎、申文武、李耘天、李卡、郭佳、安晶晶、马秀清、林苹当选为"双代会"委员会委员。

（三）职工文体协会

院工会始终秉持"和谐华西，幸福华西"理念，关注、关心、关爱职工。2007年前已有4个协会：天使合唱协会、诗歌协会、篮球协会和乒乓球协会。2011年，院工会以"整合资源、员工主导、悦心健体、凝聚团队"为宗旨，运用"党政引领、职工主导、工会服务"的管理模式，相继成立多个职工文体协会。截至2021年底，全院共有19个职工文体协会，会员人数达6 500人。各协会周周有训练，月月有比赛，活动贯穿全年。院工会通过创建精细化的管理体系和协会制度，力争扩大职工受惠面，为职工打造可进行文化休闲、体育锻炼、沟通交流的重要平台。医（学）院大力支持职工文体协会工作，从2011年开始坚持每年划拨300万元作为职工文体协会专项资金，为活动的顺利开展提供保障。职工文体协会紧紧围绕医（学）院中心工作，打造"华西杯"系列体育赛事及"缤纷华西""唱响华西""华西味道"等华西特色文化品牌活动。依托协会平台，组织职工代表队，多次在院外各类文体比赛中获奖，进一步促进职工、部门、学科之间的交叉联动，推动区域联盟医院间的文化交流。通过十多年的努力，职工文体协会呈现三个"转变"：由完成医院自上而下的指令性任务到职工自下而上自愿组织活动，由职工被动参与转变为根据其兴趣爱好积极申报组织，活动形式由单一转变为灵活多样。

（四）构建和谐劳动关系

院工会一直致力于构建和谐劳动关系和维护职工合法权益。2012年起，每年的上、下半年各开展一次困难帮扶活动。院工会不断完善帮扶体系，建立困难职工帮扶动态档案，全方位、多层次慰问和帮扶困难职工。2019年，院工会与天使基金会合作成立华西医院困难职工重大疾病或意外伤害医疗救助专项基金，该基金是华西天使医疗救助基金的专项子基金项目，援助对象为全院在职职工，经费用于困难职工重大疾病或意外伤害的医疗救助。专项基金的设立完善了医院困难职工帮扶体系，建立起帮扶的长效机制。院工会关爱职工健康，每年为全院30岁以上员工开展定期体检，建立电子健康档案7 800多份，广泛听取代表意见并征求临床专家的建议，科学优化职工体检。开通绿色就医通道，为重大疾病阳性预警的职工安排复查和治疗，及时组织慰问住院职工。为丰富职工子女暑期生活，解决职工暑期工作的后顾之忧，院工会自2017年起连续四年开办"小学生暑期托管营"，每届3～4周，共计托管1 740人次。托管营策划主题新颖，为彰显华西文化，每年设有不同的特色专题课程，极大地丰富职工子女的暑期生活，受到职工的热烈欢迎及社会各界的广泛关注。院工会情系职工，关爱职工，致力于构建科学化的职工精准关爱体系，不断满足各个层级职工的需求。

截至2021年底，医（学）院合同制职工超过职工总数的70%，另有劳务派遣员工2 500多人。医（学）院本着"淡化身份、强化岗位、同岗同权、同工同酬"的总体思路，开通外聘员工入会通道，促进团结和谐。签订合同后，试用期满即可入会，入会率达100%。维护外聘会员合法权益，调动全院职工建设医院的主动性和积极性。2018年、2019年在全国公立医院职工满意度调查中，华西医院得分均为第一。2007—2021年，医（学）院有多个集体及个人获得省厅级及以上"三八"和"五一"表彰荣誉，部分情况可见表1-4，表1-5。

表 1-4　2007—2021 年集体及个人荣获"三八"表彰荣誉（省厅级及以上）

年份	获奖集体/个人	奖项名称	授予单位
2017	王莉	全国三八红旗手标兵	中华全国妇女联合会
2019	四川大学 华西医院	四川省三八红旗集体	四川省妇女联合会 四川省人力资源和社会保障厅
2019	王瑞	四川省三八红旗手	四川省妇女联合会 四川省人力资源和社会保障厅
2020	四川大学华西医院 感染性疾病中心	全国三八红旗集体	中华全国妇女联合会
2020	四川大学华西临床 医学院/华西医院	全国三八红旗集体	中华全国妇女联合会

续表

年份	获奖集体/个人	奖项名称	授予单位
2020	岳冀蓉	全国三八红旗手	中华全国妇女联合会
2020	李卡	四川省三八红旗手	四川省妇女联合会 四川省人力资源和社会保障厅

注：因保存资料不完善，本表可能未列举所有获奖集体或个人。

表1-5　2007—2021年集体及个人荣获"五一"表彰荣誉（省厅级及以上）

年份	获奖集体/个人	奖项及等级	授予单位
2008	四川大学华西医院	全国五一劳动奖状	中华全国总工会
2008	裴福兴	全国五一劳动奖章	中华全国总工会
2009	康焰	四川省五一劳动奖章	四川省总工会
2010	郑尚维	四川省五一劳动奖章	四川省总工会
2012	张顺基	四川省五一劳动奖章	四川省总工会
2015	叶磊	四川省五一劳动奖章	四川省总工会
2015	金晓东	四川省五一劳动奖章	四川省总工会
2017	孙学礼	四川省五一劳动奖章	四川省总工会
2019	四川大学临床医学院/ 华西医院急诊科	全国工人先锋号	中华全国总工会
2019	四川大学华西医院呼吸与危重症医学科护理团队	四川省五一巾帼标兵岗	四川省总工会
2020	四川大学华西临床医学院/ 华西医院工会委员会	全国模范职工之家	中华全国总工会
2020	四川大学华西医院	四川省五一劳动奖状	四川省总工会
2020	四川大学华西医院呼吸与危重症医学科护理团队	四川省五一巾帼标兵岗	四川省总工会

续表

年份	获奖集体/个人	奖项及等级	授予单位
2021	四川大学华西临床医学院/华西医院	全国五一劳动奖状	中华全国总工会
2021	四川大学华西医院呼吸与危重症医学科护理团队	全国五一巾帼标兵岗	中华全国总工会
2021	王波	四川省五一劳动奖章	四川省总工会

注：因保存资料不完善，本表可能未列举所有获奖集体或个人。

二、共青团与青年工作

（一）团组织建设

按照上级团组织有关安排，医（学）院按时召开团员代表大会，激励广大团员青年增强主人翁意识，团结拼搏，奋发成才。自2005年医（学）院召开共青团四川大学华西临床医学院（华西医院）第七次代表大会后，又召开了两次共青团四川大学华西临床医学院（华西医院）代表大会。2011年12月27日，共青团四川大学华西临床医学院（华西医院）委员会第八次代表大会召开，会议选举产生新一届委员会，黄进、廖浩君、胡娜、闵理、徐原宁、赖亚宁、陈洁任、王瑞、雷琛、叶志宏、蒋耀文、常佳莉、林逸骁、王海川、袁洁当选为团委委员，委员会选举黄进任院团委书记，廖浩君、胡娜（兼）、闵理（兼）、徐原宁（兼）任院团委副书记。

2018年12月13日，共青团四川大学华西临床医学院（华西医院）委员会第九次代表大会召开，会议选举产生新一届委员会，廖浩君、刘宗鑫、刘嘉铭、何亚荣、王斯任、胥明哲、邓凯、刘颖、边晓晖、廖虎、田圆、罗梦、赵宇亮、李文尧、杜小青、郭林佳、曹伟当选为团委委员，委员会选举廖浩君任院团委书记，刘宗鑫、刘嘉铭

（兼）、何亚荣（兼）任院团委副书记。

（二）"青年文明号""青年岗位能手"建设

在上级团组织和院党委的坚强领导下，院团委以"青年文明号"和"青年岗位能手"创建为载体，主动融入医（学）院高质量发展中，用实际行动投身健康中国建设。各创建集体和个人积极践行"青年文明号""敬业、协作、创优、奉献"的精神，大力弘扬职业精神、工匠精神、奋斗精神，充分发挥青年想干事、能干事的特点，坚持以人民健康为中心，以临床问题为导向，通过"华西健康快车进社区、进企业""青年文明号下基层"等健康讲座、义诊咨询活动，持续改善人民群众就医体验，努力营造医患共情文化。经过全院青年共同努力，2007—2021年，成功创建3个国家级、4个省级和8个市级"青年文明号"（见表1-6），多人获得"青年岗位能手"称号。

表1-6 "青年文明号"建设成果

序号	国家级	四川省级	成都市级
1	骨科（2011年）	血液内科（2007年）	金卡病房（2007年）
2	急诊科（2013年）	消化内科护理组（2015年）	感染性疾病中心感染病室护理组（2008年）
3	小儿外科护理组（2021年）	麻醉手术中心护理团队（2020年）	胸外科（2008年）
4		重症医学科中心ICU（2020年）	内分泌科护理组（2009年）
5			放射科（2013年）
6			泌尿外科护理组（2013年）
7			眼科护理组（2013年）
8			内分泌代谢科（2016年）

（三）华西特色青年活动

1.华西青年周末俱乐部

医（学）院的青年活跃在医疗、教学、科研和管理工作一线，他们有强烈的交流沟通需要和个性化的成长发展诉求。院团委经过深入调研，结合实际，积极回应团员青年的现实需求，持续开展计算机、法律、英语、礼仪等培训，"华西科技之光"青年医学论文比赛、中青年教师双语讲课比赛，以及各类文体联谊活动。自2012年起，打造"华西青年周末俱乐部"品牌，设立"青年科技沙龙""单身青年联谊""团干联谊培训"等子项目，用青年们喜闻乐见的方式开展活动，从而达到引领凝聚青年、组织动员青年、联系服务青年的目的。

2.华西青年文化空间

2017年起，院团委开展了"华西青年文化空间"系列活动，有效拓展青年文化建设工作的内涵，营造"勤学、修德、明辨、笃实"文化氛围；切实深化党建带团建工作，巩固党的青年群众基础，提升基层团组织的凝聚力和战斗力。活动主要通过线上线下相结合的方式开展，主要包含五部分：（1）"医路风景"——优秀影视作品推荐分享活动，引导医（学）院团员青年树立正确的世界观、价值观、人生观；（2）"心有所书"——读书荐书活动，分享阅读感悟和收获，提升青年文化素养，营造书香满院、积极向上的学习氛围；（3）"名家讲坛"——邀请院外优秀的人文、社科、艺术及中国传统文化名师为青年开展讲座，帮助青年树立文化自信；（4）"书香满院"——2019年起，在各基层团组织设立移动图书车，用于科室（部门）的读书文化活动，鼓励团员青年多读书、读好书，形成良好的读书氛围；（5）"灼见辩论"——2020年起，开展青年辩论赛活动，围绕青年们在成长成才过程中关心关注的问题，碰撞观点，启发思维，为医（学）院发展和青年成长建言献策，展现华西青年的精神风貌。

3.华西青年榜样

院团委从2012年起在全院团员青年中积极推进青年典范工程，组织开展"华西青年榜样"的推荐和评选表彰活动，分为医疗、护理、医技、教学、科研和服务保障6个序列。评选出当年40（含）岁以下，在全面推进各项事业的改革创新与发展实践中做出突出业绩或重大贡献的青年。截至2021年，评选出七届共208名"华西青年榜样"。

4.华西青年科学家俱乐部

为深入了解和掌握青年人才的实际情况，院团委于2008年建立了华西青年人才库。2016年9月，院团委·青工部联合人力资源部共同开展以搭建平台、促进创新融合、凝聚优势人才为目的华西医院青年骨干人才服务专项工作，成立"华西青年创新俱乐部"。俱乐部实行会员制，首批会员为35岁以下副高职称、40岁以下正高职称、有强烈创新意识的教职员工，应斌武教授任第一届理事会理事长。2017年1月，俱乐部召开第一次学术交流会。2018年，"华西青年创新俱乐部"更名为"华西青年科学家俱乐部"。2018—2021年，医（学）院每年在创新日举办华西青年科学家论坛活动。

（四）青年志愿服务工作

医（学）院志愿服务工作起源于2000年，经过不断发展，逐步建立了"管理信息化、队伍多样化、项目品牌化、服务标准化"的志愿服务管理体系与运行模式。2007年，"红马甲"门急诊志愿服务形式从导医升级为陪同就诊，同时号召团员青年积极参与，开展"团员每月服务2小时"志愿服务。2008年汶川地震后，积极构建应急志愿服务体系，形成"一医一护一志愿者"服务模式。2012年3月，牵头成立医院社会工作暨志愿服务工作办公室，成员由团委、门诊部、学生工作部等部门共同组成。2012年4月30日，《健康报》报道医（学）院"红马甲"陪同就诊。2015年5月，牵头成立四川省医院协会医院社会工作暨志愿服务工作委员会。2016年10月，举办成都医务社工研讨会，成都市民政局、成都市慈善总会、相关社会组织、社会基金会等多方参与。2015—2017年，在上级团组织及民政部门的帮助和推荐下，成都市543社工中心在肿瘤一病房、肿瘤三病房、肿瘤中心开展医务社会工作试点。2016年起开展藏语陪同就诊志愿服务，2018年成立"解语花"民族语言助医志愿服务队，主要为有语言沟通障碍的少数民族患者（藏族为主）提供语言翻译陪同就诊志愿服务。同年，"解语花——藏族病患专属翻译就医陪同服务"荣获第四届中国青年志愿服务项目大赛省级金奖、全国赛银奖。新冠肺炎疫情发生后，全院职工积极投入疫情防控工作中，2020年全年保障应急志愿服务12 071人次，完成时数46 610小时，其中本院职工有10 462人次，完成时数达41 503小时。新冠肺炎疫情防控应急志愿者队获评全国"抗击新冠肺炎疫情青年志愿服务先进集体"。

第九节　党的主题教育

医（学）院党委始终坚持以马克思列宁主义、毛泽东思想、邓小平理论、"三个代表"重要思想、科学发展观和习近平新时代中国特色社会主义思想为指导，坚持正确办院方向，充分发挥基层党组织战斗堡垒作用和党员先锋模范作用，从组织上保证执行，从思想上凝心聚智，确保医教研管各项事业健康持续发展。2009年，开展深入学习实践科学发展观活动。2010年，在全院开展创先争优活动，以"筑坚强堡垒、做行业模范、促科学发展、建一流医（学）院"为工作思路，推动医（学）院各项事业全面发展。2011年3月，开展"为党旗添光彩，为发展做贡献"五个一系列主题教育活动。同年，院党委获评"全国先进基层党组织"。2012年坚持分类指导，继续开展"三亮、三比、三评"活动。党的十八大以来，党中央相继部署开展党的群众路线教育实践活动、"三严三实"专题教育、"两学一做"学习教育、"不忘初心、牢记使命"主题教育及党史学习教育，院党委严格贯彻党中央决策部署，将学习教育要求落地落实，全院党员理想信念更加坚定、党性更加坚强，有力推动改革事业发展。

一、深入学习实践科学发展观活动

2009年3月17日，四川大学华西临床医学院（华西医院）根据中央学习实践活动领导小组《关于开展第二批深入学习实践科学发展观活动的指导意见》精神，以及教育部党组关于《部属高校开展深入学习实践科学发展观活动实施方案》和《四川大学开展深入学习实践科学发展观活动实施方案》的要求，认真落实深入学习实践科学发展观活动三个阶段、六个环节的各项工作任务，紧紧围绕"党员干部受教育、科学发展上水平、人民群众得实惠"的总体要求，提出"以人为本建团队、模式创新破难题、服务民生创一流"的学习实践活动载体，把"模式创新"和"发挥资源放大器作用"作为工作的两个重点，使学习实践活动取得了明显成效。活动期间，院领导班子从十个方面深入基层、深入群众之中开展调研，形成高质量调研报告，召开调研成果交流会，得到教育部督导组的高度肯定。结合学科发展和科室建设，开展"学科发展三查找"活动，查找问题228条，提出整改措施369条。把着力解决"看病难、看病贵"等民生问题作为学习实践活动的重中之重，开展论坛集思广益。召开群众评议大会，对主题教育分析检查报告"满意"及"基本满意"率达98%。全院针对发现的问题制订整改落实方案，明确整改落实的项目、目标、时限要求、措施和责任，形成班子整改落实方案。创新门诊服务模式，拓展门诊服务内涵，通过推出114和网络预约挂号，实行就诊实名制等方式，门诊量和预约挂号量分别较2008年增长25.5%和104%，基本消除了门诊夜间通宵排队的状况；将住院病人的门诊检查纳入社保报销范畴，减少病人入院后检查及等候手术治疗的时间。持续推进医疗质效指标改进，缩短术前等待时间、提升手术室质效，手术首台准时开台率从20%增加到76%，平均住院日首次小于10天。进一步改革和完善医学在校教育、毕业后教育、继续教育的医学人才培养体系，推进本科创新人才和研究生拔尖创新人才培养行动计划。设立学生事务中心、学生活动物资室、学生档案管理室。进一步完善学生党组织、学生群团组织和学生社团组织的"三线"并重的教育模式。获得国家级教学成果二等奖1项，获评省级精品课程2门、省级教学团队1个。进一步加强科技创新和科研服务的能力，推进科学研究模式创新。承接CRO①服务项目，签订新药安全评价项目合同35项（同比增加75%），合同金额2 329万元（同比增加91%）；专利申请增加20%，其中发明专利申请增加67%。管理创新，进一步完善与现代综合性大型医院相适应的管理运行机制。以新的成本核算系统上线为契机，进一步建立完善人事管理系统、资材管理系统、后勤管理系统、财务管理系统、智能门禁安防系统、网络自动化办公系统和医院智能决策系统；探索建立和完善医院医、护、技及工勤人员的配置标准；进一步完善绩效考核与分配制度。关注民生，切实解决师生员工关注的热点、难点问题，为师生员工办实事、办好事，在个人收入查询、职工就医和健康体检、离退休职工待遇、文体活动开展方面进行创新。

二、创先争优活动

根据中央精神，按照党的十七大做出的重要部署和各级工作要求，医（学）院于2010年6月全面启动创先争优活动。全院紧紧围绕"筑坚强堡垒、做行业模范、促科学发展、建一流医（学）院"的主

---

①clinical research organization，临床试验服务。

题，围绕纪念中国共产党成立90周年和迎接党的十八大胜利召开，结合深化医改、教改各项工作任务，突出为民重点，以"落实医改任务，提高服务水平，改进医德医风，加强基层组织"为载体，引导党组织和党员履职尽责创先进，立足岗位争优秀，扎实深入开展创先争优活动，不断加强基层党组织建设，推动全院各项工作出实绩、上水平。2011年，医（学）院党委在建党90周年之际，被中共中央组织部授予"全国先进基层党组织"。教育部《教育系统深入开展创先争优活动简报》和《四川省教育系统深入开展创先争优活动简报》等先后报道医（学）院创先争优活动工作。

创先争优活动期间，党员亮标准、亮身份、亮承诺。党员佩戴党徽，党员示范岗、示范党支部、示范窗口设醒目标识，做到党员身份标识"上墙面、上桌面、上胸卡、上电视"。深入开展比技能、比作风、比业绩活动，科室、职能部门围绕中心工作创新开展内部评选、学习活动；院级层面共表彰集体29个，个人200余人次；获校级及其以上表彰145人次。认真开展群众评议、党员互评、领导点评活动，通过设置电话、意见箱、电子邮件、微博、第三方和模拟第三方调查等方式，接受患者的即时评价，及时反馈患者意见，整改存在问题。活动期间完成患者满意度调查10 200人次，解决病人困难2 000例次，综合满意度达到90%以上。认真结合，融入中心，努力完成创先争优活动的目标任务。在学科建设上创先争优，职能部门为一线科室提供该学科方向全国做得好的专业近5年的科研、教学、研究生培养的发展指标，截至活动结束共有24个专科被列入卫生部①临床重点专科，总数位居全国医院前列。在"三好一满意"活动中创先争优。完善便民惠民措施，从群众反映最突出的问题改起，进一步优化门诊流程，提高预约就诊比例，缓

①2013年3月，卫生部、人口和计划生育委员会整合组建为国家卫生和计划生育委员会；2018年3月，国家卫生和计划生育委员会不再保留，组建国家卫生健康委员会。

解群众"看病难"；组建入院服务中心，简化流程，服务前移，缓解群众"住院难"；探索质、效、费最优的新型医疗服务模式，以推进临床路径为契机，大力拓展日间手术，同时严把准入关，控制不合理费用。筑牢安全防线，从群众最关注的地方抓起，积极推进合理用药；深入开展优质护理服务，探索医护一体化新模式。加强医患沟通，从群众最关切的事情办起，狠抓医德医风，循环改进患者投诉管理，搭建交流平台。组建医疗联盟，从群众最期盼的实事做起，创新区域协同服务模式，远程网络医院达到524家；关注县级医院的能力建设和提升，扎根基层"走下去"与"请上来"相结合；积极推进与社区卫生服务中心的合作，建立了华西—社区对口辅导慢病管理机制，举办了"华西—社区卫生服务管理学术论坛"。认真完善，夯实基础，推动基层组织建设工作再上新台阶。科学设置党组织，坚持做到"有业务区就有党员，有党员就有党组织"，将学生支部设在年（班）级上、教工支部设在专科上、临时支部设在应急任务中，并积极探索在多院区、学科群、课题组、创新团队和学生社团中的基层组织设置与建设模式。科学建强党组织，健全基本制度保障组织工作，建强书记队伍抓好组织工作，党员队伍立足岗位创先争优，党员干部和党员在业务技术水平上发挥表率作用，业务骨干对党的认识越来越深，支部和党员的辐射带动效能越来越大，以党建促发展，以发展促党建。

三、党的群众路线教育实践活动

2013年5月9日，中共中央印发《关于在全党深入开展党的群众路线教育实践活动的意见》。按照中央和上级文件精神，院党委坚持突出行业特点、彰显实践特色、体现务实精神，研究制定实施方案，紧紧围绕教育实践活动具体要求，结合108个整改项目，推动活动取得实效。理论学习方面：班子学习与医（学）院宏观战略制定相结合，每周开展1次专题讨论、自学不少于3个小时，集中专题学习2天，模块专项培训8次；邀请政治、经济、国防、外交等方面的国内顶尖专家集中培训3 000人次；职工学习坚持3个院区每周1次同步学，理论学习与思考工作、具体执行相结合。联系基层方面：建立实施院领导分片联系制，深入推进四个联系。院领导专题调研146次，座谈20次，交心谈心300次，每月夜查房2次，患者调查13 261人次，干部换届调整组织谈话2 969人次。改善工作作风方面：结合学习贯彻落实上级精神，制定《贯彻落实中央改进工作作风、密切联系群众〈八项规定〉和〈实施细则〉的实施办法》。制订完善《缺陷管理条例》，强化负向指标结果运用和责任追究。采用专题调研、座谈、个别征求意见、非正式访谈等多种形式，在了解干部职工对机关作风的总体意见和建议基础上，开展改进机关作风专题问卷调查。制度建设方面：针对查摆出来的"四风"突出问题，进一步制定完善《中层干部选拔任用工作实施办法》《中层干部教育培训实施办法》《中层干部考核评价实施办法》等。针对专项治理方面的问题，修订或制定《公务接待管理办法》《医院能源管理及考核办法》《学院（医院）构建惩防体系规划》等。针对机关作风整治方面，加强机关部门的考核，建立关键指标（KPI）考核办法等。教育实践活动开展以来，共修订制度34个，新建制度11个。在解决"急难愁盼"问题方面：直面患者困难，采取综合预约、分层设诊等方式解决患者"就医难"；与武侯公安分局合作成立华西派出所，通过联合打击"号串串""药串串"等方式解决群众"挂号难"；合理构建多院区与医联体等创新模式，建成全国最大的统筹城乡区域协同医疗卫生服务体系，推动优势医疗资源下沉，缓解本部压力，同时让患者就近体验更优质的医疗服务，持续提升患者满意度。直面员工困难，制定人力资源发展规划、全员继续教育培训体系等关注员工的学习与成长；持续改善员工就餐情况，增设职工餐菜品种类；成立职工服务办公室，建立由"负责人—经办人—秘书"三级负责的科室退休职工服务体系；启动"晚霞关爱计划"，建立70岁以上专家信息库；完善体检方案，扩大员工体检覆盖范围，为职业防护人群定制体检项目，让职工感到关怀与温暖。直面学生困难，双管齐下专项治理本科学风和实习教学；优化改进基础—临床系统整合课程；强化学生国际交流与合作，增加学生出国出境交流基金，提高学生出国出境学习比例至40%；加强住院医师科研能力训练，为其提供导师，并成立住院医师科研专项基金资助课题研究。

四、"三严三实"专题教育

2015年5月，按照党中央和学校要求，院党委紧紧围绕协调推进"四个全面"战略布局和办好人民满意的医院和医学教育的总体要求，研究制定《关于开展"三严三实"专题教育的实施方案》。院党政领导班子对照"严以修身、严以用权、严以律己，谋事要实、创业要实、做人要实"标准，聚焦对党忠诚、个人干净、敢于担当，立足本职岗位加强学习、接受教育，广泛听取意见，认真查摆问题并循环改进。2015年，院班子被四川大学党委评为践行"三严三实"好班子。聚焦"三严三实"，抓好班子建设。院班子带头开展集中研讨和自学，完成心得体会3万余字，将政治理论学习作为政治任务抓实，坚定理想信念，院班子学习情况先后被学校网站和专项简报、人民网、中国共产党新闻网等媒体报道。带头为全院党员干部讲党课，先后讲授专题党课52场次，参加专题组织生活会和民主生活会100余次。带头查摆，坚持从严从实。院班子成员通过专题调研、座谈、季度沟通、个别征求意见等方式，深入听取一线员工、高端人才、民主党派、老领导和学生的意见建议，协调解决困难307项次。带头整改，项目落地有声。院班子成员分工牵头推动和督导整改落实工作。针对党的群众路线教育实践活动、2014年专题民主生活会和"三严三实"专题教育中查摆出来的问题，医（学）院按项目进行管理和督促改进。持续严格落实中央八项规定，推行短实新文风、会风，做到"三公经费"、文件、会议只减不增；深入落实中央"六项禁令"、卫生行业"九不准"；加强机关作风整顿落实；完善联系服务科室、行政后勤联系服务科室、辅助科室联系服务诊疗一线、医务人员联系服务患者。按季度进行定期通报，逐项落实整改任务，群众路线整改5个方面18类108个项目落实到位。强化整改责任落实。抓好"三个带头"：班子带头、干部带头和机关带头，并与年终考核挂钩；抓好基层122个整改方案的落实。

五、"两学一做"学习教育

2016年，为深入学习贯彻习近平总书记系列重要讲话精神，推动全面从严治党向基层延伸，巩固拓展党的群众路线教育实践活动和"三严三实"专题教育成果，院党委根据中共中央办公厅《关于在全体党员中开展"学党章党规、学系列讲话，做合格党员"学习教育方案》以及各级党委有关要求，制定院内学习教育方案。2017年6月，制定《关于推进"两学一做"学习教育常态化制度化的实施方案》，进一步扎实开展"两学一做"学习教育。通过党委理论学习中心组学习、班子理论务虚会、干部培训、组织生活、政治学习、形势教育课、思政理论课等多种途径和方式，深入学习贯彻党的十八大和十八届历次全会精神、习近平总书记系列重要讲话精神、医改和教改政策，严格执行党的政治纪律、政治规矩、组织纪律，坚决贯彻落实重大决策部署，在思想上、政治上、行动上同以习近平同志为核心的党中央保持高度一致，自觉维护党中央权威。以学为基础，突出"深学一层，多学一本""三必讲，三必学"创新讲党课。每位党员一份学习清单，除规定资料外，随身一本自编口袋书《"两学一做"学习教育50问》；支部书记多学一本《大道之行》，党委常委深学一册《党委会工作方法》。围绕"四讲四有"，103个支部积极组织专题学习讨论500余次，开展党课130余场次，发放学习资料1.9万余册。以作为关键，突出"党员就是一面旗"的主线，遴选228名华西党员代言人，把"两学一做"学习教育与推动医（学）院中心工作有机结合；强调找准问题，攻坚克难党员带头担当，在改善医疗服务行动计划、精准扶贫、抗洪抢险准备等工作中，优先从党员派起并占总人数的80%。2016年8月，财务部党支部《党课还能这样讲》被《紫光阁》2016年第8期刊载；2017年3月，门诊部党支部《直面患者解难，"两学一做"落在实处》案例获评为"全国高校'两学一做'支部风采展示活动工作案例精品作品"；2018年5月，骨科党支部《"两学一做"，抗震救灾——义不容辞，情系九寨》案例获评为"第二届全国高校'两学一做'支部风采展示活动优秀工作案例"。

六、"不忘初心、牢记使命"主题教育

2019年9月19日，院党委召开"不忘初心、牢记使命"主题教育动员大会。2019年10月，研究制定《关于开展"不忘初心、牢记使命"主题教育的实施方案》，围绕学习贯彻习近平新时代中国特色社会主义思想这条主线，成立主题教育领导小组，全面把握守初心、担使命，找差距、抓落实的总要求，将学习教育、调查研究、检视问题、整改落实有机融合、贯穿始终。院党委班子带队深入一线开展专题调查研究，提出精准靶向"治疗"方案，持续提升"学生求学、患者就医、员工从业"满意度。

通过集中学习研讨与个人自学相结合，认真学习贯彻习近平新时代中国特色社会主义思想，认真学习党史、新中国史，学习各领域攻

坚克难典型案例、身边先进典型等。紧紧围绕"以党的政治建设为统领，全面推进医（学）院一流党建"和"建设一流学科，加快推进世界一流医（学）院建设目标"2个专题开展为期5天的集中学习研讨；按照学校要求，每月都开展集中学习，切实加深对党的初心使命的理解，加深对习近平新时代中国特色社会主义思想和习近平总书记关于高等教育、卫生健康重要论述的领悟和把握；集体观看《江姐在川大》舞台剧，传承红色基因，厚植爱国主义情怀；参加学校召开的警示教育大会，观看警示教育片《蒙尘的初心》；集体观看《叩问初心》警示教育片，引导班子成员以案为鉴、警钟长鸣，始终保持政治定力，恪守初心使命。推动党员干部全面学。外科党总支开展"不忘初心、牢记使命"主题教育暨研究生教育学习活动。普通外科举办"守初心、担使命，找差距、抓落实"主题教育暨学科建设会，普外学科管理小组，各专科管理小组及科室代表参会。头颈肿瘤科党支部以"医学教育以学生为中心，医疗服务以患者为中心，医院管理以员工为中心"为主题开展探索党建促进学科发展新举措系列活动，主任、党支部书记、党员、医疗组长及博士后展开汇报及讨论。药剂科党支部以"不忘初心、牢记使命，从我做起，保障药品安全"为主题，党员围绕以患者为中心、保障用药安全的流程和环节展开大讨论。门诊部党支部开展"不忘初心、牢记使命"专题学习会，围绕以患者为中心，探索推进检验检查集中预约体系。

主题教育期间，医（学）院坚持问题导向，以结合学科、专业、实际，打造事业发展"高峰"为主题，制定《处级以上领导干部开展调查研究方案》。调研方案紧紧围绕加强和改进基层党建、优化绩效分配方案、多院区布局业务规划与运营管理、本科教学痛点和难点、加强和改进机关工作作风、加强党风廉政与行业作风建设、医疗质量和安全、在校学生思想政治工作、临床研究管理等18个专题。班子成员带队深入一线开展调查研究，通过专题座谈、实地走访、个别访谈等多种形式，广泛听取全院各方面意见建议，力求真正把情况摸清楚，把症结分析透，研究提出解决问题、改进工作的办法措施。10月28日，召开主题教育调研成果交流会；12月2日召开调研整改专题工作会，细化问题整改清单，列出明确完成时限，并将整改事项纳入目标效能督查督办。结合学习教育和调查研究，班子成员主动到分管、联系单位或党支部讲授专题党课27场。

结合调查研究，处级以上领导干部通过自己找、师生提、集体议、上级点等，截至2021年底，认真梳理学校党委和上级部门在巡视巡察、干部考察、工作考核等工作中提出的意见、建议80余条。召开对照党章党规找差距专题会议，班子成员坚持把自己摆进去、把职责摆进去、把工作摆进去，认真对照党章党规，对照中央提出的"十八个是否"，逐条逐项进行对照检查，既实实在在回答有没有问题，又对存在的问题进行对照检查和深入剖析。深入开展谈心谈话，民主生活会前，院党委书记、党委常委、院长带头同班子成员开展谈心谈话，班子成员之间、班子成员与分管和联系部门、科室负责同志、与本人组织关系所在党支部的党员代表等开展谈心谈话120余人次。

班子坚持"立查立改、即知即改"，按照主题教育8个方面专项整治和5个着力整改等要求，全面检视、认真梳理问题，研究制定《主题教育专项整治和着力整改工作方案》，提出9个大项共41项整治内容和85条整治整改措施，明确牵头院领导、责任部处和完成时限等，采取项目化方式逐项扎实推进整治整改。

七、党史学习教育

2021年是中国共产党成立100周年，为激励全党不忘初心、牢记使命，在新时代不断加强党的建设，中共中央决定在全党开展中共党史学习教育。根据中央和上级的文件精神，院党委制定《关于开展党史学习教育的实施方案》《迎接建党100周年活动方案》《党史学习教育"我为群众办实事"实践活动方案》等，将党史学习教育工作贯穿全年。

为了更好地将庆祝建党100周年与党史学习教育同部署、同推进、同落实，在认真做好"规定动作"的基础上，院党委发挥医（学）院特色优势，着力打造"7个100"特色品牌教育项目（党史学习100场、书记讲党课100次、建党视频100个、红色活动100场、红色氛围100场、先进典型100人、"光荣在党50年"100人）。2021年3月开始，"7个100"特色品牌教育项目在全院范围铺开。依托"追光计划"，开设"医"心"医"意学党史专题讲座，面向全国遴选名师名家，按照百年党史的阶段分期开设课程，开办7讲，共计2 600多人次预约参训。该项活动入选《四川大学党史学习教育简报》。2021年4月1日，"学习强国"以《四川大学华西医院打造党史学习教育"追光计划"》为题进行宣传报道，后被四川省人民政府网站、卫生健康党建文化平台等转载。"线上+线下"集中运用教职工政治理论学习、网站专栏、"学而时习""思政学习""青年文化空间"等各类阵地，面向全院党员、青年员工、学生等不同群体深入开展"四史"（党史、新中国史、改革开放史、社会主义发展史）宣传教育。如"学而时习"借助不同年代身边党员的"入党志愿书"讲述"初心故事"，开设"史海钩沉·岁月如歌"党龄50年以上人物系列专访。运用形势与政策课面向青年学生开展党史教育，举办"四史"教育系列讲座。发挥课程思政的协同育人作用，将"中国故事""红色故事""川大故事""华西故事""专业故事"等融入各类课程，涵养青年学生爱党、爱国、爱社会主义的情感，引导他们听党话、跟党走。从华西终身教授、华西年度人物、优秀党员代表、华创奖获奖人物、优秀学生代表中选树身边先进典型，通过"七一"表彰大会、展板、网站、微信公众号等方式宣传典型事迹，营造学习先进、争当先进的浓厚氛围。举办"华西永远跟党走"庆祝中国共产党成立100周年大型主题展览，推动党史学习教育深入师生、深入基层、深入人心。开展"我有话想对党说"百篇征文比赛、管理后备"阅读悦分享"、百篇红色读书报告和"学党史、知党恩、跟党走"主题演讲比赛。征集党史优秀艺术作品，举办百篇书画摄影展；开展百人红歌合唱比赛；拍摄"我是共产党员"系列视频。

处级以上领导干部带头深入基层一线，聚焦群众关心关注的热点难点问题开展调研，掌握一手情况，摸清堵点、痛点，边调研边推动落实。切实解决"急难愁盼"问题。结合"改善医疗服务行动"，切实集中力量破解一批群众就医防病的难题以及疫情防控、老年人健康等方面的操心事、烦心事、揪心事，不断增强群众的健康获得感、幸福感、安全感。深入开展关爱老同志活动。开展"七一"走访慰问活动，配合上级做好"光荣在党50年"纪念章颁发工作，重点走访慰问获得党内功勋荣誉表彰的党员、党龄达到50周年的老党员、1949年前参加革命工作的老干部以及生活困难的党员和烈士遗属。持续开展"青年文明号""华西同心行动""解语花"民族语言助医、"华西博士快车"三下乡等系列志愿服务活动，在方便群众就医、疫情防控、对口帮扶等服务实践中为群众办实事。

第十节 医院文化建设

华西人始终坚守"关怀、服务"理念，践行"厚德精业、求实创新"院训，并将之作为医院文化的核心内涵，不断传承和发展。2007

年以来，华西医院驶入高质量发展的快车道，取得诸多令人瞩目的优异成绩。追根溯源，这得益于对华西优秀文化的不断传承和发展，凝心聚力聚智推动党建与事业融合发展。2007年，医院成功并隆重举行了建院115周年院庆，这是医院第一次举办院庆活动，并出版《四川大学华西临床医学院/华西医院史稿》《感悟》《师尊》等系列文化丛书。2011年提出"加强文化建设，大力提升医（学）院文化的引领与凝聚力"，提出要立足于华西建院近120年积累、沉淀的华西文化内涵，凝练华西精神，进一步明确华西使命、愿景与价值观，引领广大师生员工的思想与行为。2012年，医（学）院提出"四大工程建设"，通过"十二五"时期的建设，系统性地梳理了医院文化建设的架构，明确规划工程、制度工程、氛围工程、典范工程"四大抓手"，对医院文化中的"家国情怀、平民情感、休休有容、革故鼎新"进行总结和阐释。同年，策划"世纪华西、光影故事"庆祝建院120周年大型历史文献图片展。2017年第十次党代会，提出"传承历史文化，培育弘扬华西精神"，对内传承历史，凝聚人心；对外讲好"华西故事"，传递华西正能量。通过"十三五"时期的建设，对医院文化中的"三中心一支撑"进行总结和阐释，即"医疗以患者为中心，教学以学生为中心，管理以员工为中心，以科学研究为支撑"。

一、完善文化建设组织架构

医（学）院高度重视文化建设。在前期工作的基础上，2018年，修订《文化建设工作委员会制度》，明确文化建设的最高决策机构为党委常委会、党政联席会，由书记、院长牵头负责。专门设立医院文化建设工作委员会（简称"医院文化委"），作为医院文化建设的议事机构，在院党政的领导下负责医院文化建设的具体工作。医院文化委采用模块管理、项目推进的工作机制，抓好基础、发动、提炼、宣教、转化五个环节的工作，为党政联席会提供决策参考与建议，持续推动医院文化建设工作深入开展，逐步打造具有时代精神特质和华西医院特色的文化体系。

二、明确文化建设目标规划

医（学）院长期高度重视文化建设工作。2006年第八届党代会上，医（学）院提出要弘扬、实践院训理念和核心价值观内容，广泛开展社会主义荣辱观和职业道德教育。2014年第九次党代会上，医（学）院进一步重视文化建设功能，明确提出要加强文化建设，大力提升医（学）院文化的引领与凝聚力，通过强化精神引领、强化制度保障、强化平台建设、强化全院聚智全面推动医（学）院文化建设，充分发挥文化功能。

2019年医（学）院提出文化建设的总目标是提升核心竞争力，促进事业发展。具体目标是健全完善符合医（学）院发展战略、反映华西优势特色的文化体系；在制度导向、价值观念、行为规范、环境氛围、服务态度等方面充分体现华西文化特色，更加丰富华西文化内涵；外塑形象，内强素质，文化建设与发展战略更相适应，为医（学）院的改革发展和稳定提供更加强有力的文化支撑。2020年出台《四川大学华西临床医学院（华西医学院）文化建设规划（2020—2022）》，进一步明确"四大工程"，旨在积极挖掘、传承、发展华西文化，充分发挥文化建设在医（学）院发展中的导向、凝聚、规范、激励等功能，塑造医（学）院及医务人员的良好形象，弘扬华西正能量。

（一）规划工程

从文化建设顶层设计，系统规划入手，总结、提炼、收集建院以来形成的文化基础内容，总结提炼具有华西特质的文化核心内涵，逐步规划文化建设的管理体制和运行机制。启动院旗、院歌项目；规范院徽、标志使用；统一医联体医院标识；强化新院区、新大楼、新病房的规划设计与布置（整体风格的传承方面）。

（二）制度工程

健全医院管理各项规章制度、道德规范、行为准则，建立医院文化建设的长效机制，将医院文化理念融入组织建设和制度建设之中，贯穿于医院运营管理环节和细节之中，渗透到资源配置、医疗、教学、科研业务价值链体系之中。注重制度导向，推进制度清理、修订工作；编制医（学）院员工手册；强化对师生礼仪规范的监督执行。

（三）氛围工程

从活动氛围、环境氛围等方面入手，统一规划，分步实施，形成具有华西特色的文化氛围。系统设计医院VI视觉识别系统；推进对院内标示标牌的规范、整理和更新；开展对院区环境的绿化、景观改造；建设院史馆；开展常规重点活动氛围工程。院史陈列馆于2011年开始立项筹建，历时5年，于2016年9月28日正式建成开馆。院史陈列馆位于医院行政教学园区八角楼二层，建筑面积1 700平方米，陈列内容根据历史时间纵线和主题划分为九个部分。自开馆以来，该馆接待了来访交流的各级领导、各类单位，并面向社会开展初中生、高中生院史专题讲解，成为传播华西文化的重要窗口和医疗机构院史馆的典范。

（四）典范工程

紧紧围绕中心工作，在各层面抓典型、树标杆，推动创新并整合宣传资源平台，多角度、多形式进行呈现与弘扬，"从点到面"提炼形成具有华西气质的"精、气、神"风貌。选树优秀典型，完善评优评先体系；沉淀医教研管成果，出版相关著作；提升华西美誉度和影响力。如，组织学生志愿者采访医院老专家，形成口述华西故事。2017年，将建院日11月3日设立为"华西创新日"，每年举办"华西创新日"系列活动，包括创新擂台赛、创新成果表彰、青年科学家论坛、院士论坛、华西创新成果展等，集中展示医（学）院在医教研管等各个方面取得的创新成果；优选创新项目和创新成果，在资源配置、资金支持等方面予以重点支持，以此为激励在全院树立浓厚的创新意识，建立良好的创新机制，形成全员关注和全院参与的创新氛围。2017年，以"微光精神，创新引领"为主题，打造即时激励体系，设立"华萤奖"和"华创奖"。"华萤奖"以医教研管中的微创新、微改变为奖励对象，关注像萤火虫一样的微光精神；"华创奖"聚焦创新引领，关注高精尖的技术与创新。通过覆盖大小两头，对每一位脚踏实地的华西员工，对每一项促进工作的创新思考都给予充分的肯定。创新提出与家人共享获奖成果的表彰机制，医院每季度召开"即时奖励表彰暨院领导午餐会"，截至2021年底，已成功开展28期评选，共计申报508项，获评217项，表彰员工800余人次。

三、打造文化建设"对外名片"

（一）增加重要媒体显示度

医（学）院宣传工作以"注重大小两个切口，区分内外两个平台"为着力点，在夯实自有平台基础内容的基础上，瞄准中央及行业主流媒体，宣传华西经验，发出华西声音。

医（学）院一直高度重视对外媒体宣传，多次受到《人民日报》《健康报》等主流媒体报道。2007年以来，《人民日报》先后报道医（学）院100多次，其中具有代表性的，如2009年11月26日，《人民日报》以《华西医院如何破解"挂号难"——预约挂号敞开号源》为题，报道了医院在解决患者挂号困难方面的经验；2018年7月9日，《人民日报》以《抓党建就是抓发展——四川大学华西医院加强党的建设工作纪实》为题，报道了医院党建工作的先进经验。2007年以来，行业主流媒体《健康报》报道医（学）院500余次，如2008年5月29日，《健康报》头版头条以《国家队就该是中流砥柱：四川大学华西医院救治汶川大地震伤员纪实》为题，介绍了医（学）院在汶川地震中的救援事迹。

特别是在2020年新冠肺炎疫情期间，医（学）院利用媒体聚焦机会，通过主动出击，如主动提供线索、通稿、素材，全年共召开290场媒体线上、线下沟通会，实现中央级主流媒体的传播量较2019年大幅增加，增加4~8倍不等。核心主流媒体中：新华社报道367条（2019年54条）；《人民日报》报道56条（2019年13条）；人民网报道1 354条（2019年245条）；中央电视台报道160条（2019年21条），其中《新闻联播》8条、《焦点访谈》4条、《东方时空》3条；中国国际电视台（CGTN）报道17条。行业主流媒体中：《健康报》报道36条，其中头版10个、头版头条2个，健康报网报道40条。通过一系列弘扬主旋律、传播华西正能量的报道，强化华西文化建设，为实现医（学）院的健康稳定发展提供坚强的政治、思想保证。

（二）创新健康科普模式

医院以党建为引领，以平台和专家为抓手，创新健康科普管理模式，鼓励和引导全院医务人员积极参与健康科普工作。2015年，医院创建"华西医院辟谣小分队"健康科普品牌，整合各类科普推广渠道，实现科普作品网文在线首发、小视频跟进、实体书籍集结出版、文创产品配合推广，形成网文、视频、书籍、文创"四位一体"的健康科普品牌推广体系。科普作品以四川方言为语言特色，行文通俗易懂，原创插图活泼生动，在四川省内及全国得到广泛传播。2015—2021年，医院微信公众号科普总阅读量超过8 000万次，"华西辟谣小分队"微博话题总阅读量达7 127万次，科普短视频总浏览超过1亿次。出版的《华西医院辟谣小分队医学科普读本》（1~5册），全国实体书销售17.7万册；出版全国首个由医院主编的健康日历。健康科普作品被人民日报社、共青团中央、健康中国、国家医管中心等100余家政务新媒体转发。线下打通"医院—学校—社区—社会"科普渠道，建成中国科学技术协会"科普中国共建基地"、成都市科普基地等，广泛覆盖大中学生、企事业单位职工、社区居民等不同人群。在利用好自身平台及资源的同时，医院还积极同社会媒体、相关机构合作推出特色专栏，与四川电视台合作《华西论健》栏目等。2021年6月15日，国家卫生健康委员会召开新闻发布会介绍健康知识普及行动有关情况，医院受邀在发布会上分享健康科普的华西经验；科普工作模式及成果荣获2021年度四川省科学技术进步奖二等奖；系列科普读本获得科技部新时代健康科普作品征集大赛科普图书类优秀奖、四川省优秀科普作品（列第一名）、中国西部地区优秀科技图书一等奖等十余项奖项。2021年四川大学华西医院微信公众号被中央网络安全和信息化委员会办公室（简称"网信办"）评为"走好网上群众路线百个成绩突出账号"，全省仅两个账号获奖。

（三）华西文化产品

从2016年开始，医（学）院每年在春节期间定制具有华西特色的窗花、对联等文化产品发放到临床科室，深受员工喜爱。随着文创产品陆续增多，2018年在院党委的支持下，华西医院文创网店应运而生，华西文创也从零星产出走上规模化生产。线下实体店于2020年9月正式营业，这是全国公立医院中最早开办的文创实体店。产出的系列特色文创产品在考虑受众需求的同时，兼顾实用功能。将华西元素融入产品设计中，让这些带有鲜明华西特色的产品在潜移默化之间将华西文化根植于心，受到院内员工及院外大众的一致好评。华西文创产品已远销30个省（自治区、直辖市），70多个市，在第八届成都创意设计周展览、澳门国际科技创新博览会等重要展会上均有亮相。

2018年4月18日，四川大学华西临床医学院（华西医院）和新华文轩出版传媒股份有限公司举行了隆重的签约仪式。在签约仪式上双方签订战略合作协议，并共同向四川科学技术出版社授予"华西医学出版中心"铭牌；同日，四川大学华西临床医学院（华西医院）和四川科学技术出版社签订大型出版工程"华西医学大系"的出版协议，"华西医学大系"正式启动。"华西医学大系"旨在讲好"华西故事"、展示华西成果、解读"华西现象"，下设医学科普、学术精品、临床实用技术、医院管理创新、精准医疗扶贫、名医名家、百年华西7个子系列。在双方的通力合作下，该项目取得了阶段性成果，截至2021年底，共推出38部图书，获得了2021年度四川省科学技术进步奖二等奖、"第七届中国科普作家协会优秀科普作品奖科普图书类金奖"一系列重要奖项。

在院内自主编撰文化书籍的同时，众多媒体关注华西模式，先后出版了一些关于医院文化的作品，如《解密华西》等畅销书籍，都很好地传播了医院文化，形成了全国医院文化领域的华西效应。

第二章

综合管理

2007—2021年，国家先后启动城镇居民基本医疗保险试点（2007），出台《关于深化医药卫生体制改革的意见》（2009），提出《"健康中国2030"规划纲要》（2016），印发并实施《建立现代医院管理制度的指导意见》（国办发〔2017〕67号）、《关于加强三级公立医院绩效考核工作的意见》（国办发〔2019〕4号）、《关于推动公立医院高质量发展的意见》（国办发〔2021〕18号）等，持续深化医药卫生体制改革，不断完善卫生健康体系，我国卫生健康事业实现从"以治病为中心"向"以人民健康为中心"的转变，从而全方位、全周期保障人民健康。

面对外部环境和内部情况的不断变化，15年来，医（学）院相继提出科研强院、精细化运营、学科卓越发展三大战略，着力推动高水平建设和高质量发展。医院综合管理伴随着医院一次次战略变化、发展变革不断调整完善，取得丰硕成果。医院于2018年入选首批建立健全现代医院管理制度试点医院，2021年入选首批委省共建高质量发展试点医院。2018—2021年，医院连续四年在全国三级公立医院绩效考核中获评A++。

第一节　医（学）院组织管理改革

医（学）院多年来遵照国家医疗管理改革要求，持续深化管理改革的力度，通过对组织机构、治理架构、管理制度和精细化管理等方面的强化与改革，逐步建立起一套成熟完善、行之有效的管理机制，推动医（学）院各处高效运转。2007—2021年，医（学）院在原有基础上，开展组织管理改革，强化医（学）院管理能力，全面提升医（学）院管理水平。医（学）院根据实际情况，先后分3个阶段开展组织机构改革，调整机构管理职能。医（学）院持续建立健全现代医院管理制度，不断完善与高质量发展相适应的医（学）院管理体系。

一、组织机构改革

（一）2007—2012年医（学）院组织机构变革

2007年1月，医（学）院基于"以疾病系统组织生产方式"启动院区新一轮空间调整，最大限度地利用好空间资源和床位资源，为此医（学）院先后成立了肿瘤一病房（头颈）、肿瘤二病房（腹部）、肿瘤三病房（胸部）、甲状腺乳腺外科、胃肠外科中心、胆道外科、肝脏及血管外科、肝胆胰外科、老年医学中心、神经生物检测中心、放射物理技术中心等临床和医技科室。同时，按照国家标准和学科发展需要对部分科室名称进行变更。

2007—2012年，在整合相关业务流程和内容的基础上，调整了行政职能部门及其内设机构。2007年，搭建了高效的后勤保障平台，实现后勤管理专业化、职业化、科学化、社会化的目标，医（学）院调整后勤机构设置，如：调整重组原后勤所属设备物资部、总务部、基建部和保卫部建制，将原四个职能部门进行整合后，成立采供维保部、基建运行部和安全保卫部，并规范相关职能。单列设置营养膳食科（营养膳食中心）、园林绿化科（园林绿化中心）和洗浆房，作为效益成本中心，直属后勤副院长分管。此后又陆续根据业务发展需要调整、重组纪监审计处、毕业后教育部等职能部门，成立临床技能中心、研究生部、纪委办公室、监察处、审计处、信息中心等职能部门，在医保、入院服务、科研基地管理等方面设立业务管理机构。

医（学）院持续清理组织机构，于2012年为各组织机构制定规范的中文名称、英文名称及简称。

（二）2013—2017年医（学）院组织机构变革

2013年初，医（学）院结合干部换届工作，对组织架构进行大规模调整。行政机构成立国有资产管理部、医保办公室、干部保健部、学科建设部、科技平台部等职能部门，并根据实际业务需要增加、调整了职能部门内设机构。对临床业务科室进行调整，成立甲状腺外科、乳腺外科、肝脏外科、胰腺外科，成立日间服务中心、介入诊疗中心、器官移植中心等，并变更部分科室名称。

为适应新形势下医（学）院多院区发展和管理需要，不断深化改革创新，华西医院成立上锦医院管理机构、温江院区综合管理办公室等组织机构。

此后又陆续根据业务发展需要成立肺癌中心、临床营养科；调整、重组麻醉手术中心等业务科室、医院感染管理部等行政职能机构，以及建立四川大学华西护理学院。

（三）2018—2021年医（学）院组织机构变革

2018年，医（学）院结合干部换届和业务发展需要，集中调整组织机构。如：临床业务科室成立生物治疗科、特需医疗中心、全科医学科等机构。进一步优化行政职能部门架构，调整、重组宣传统战部、学科建设部、科技平台部等部门，成立宣传部、统战部、应急办公室、国际合作与交流办公室·港澳台事务办公室、科技部、"双一流"建设办公室、临床研究管理部、成果转化部及行风办公室（副部级建制）等职能部门机构。

此后，根据业务发展需要又成立创伤医学中心、互联网医院管理办公室等机构。

二、建立健全现代医（学）院管理制度

四川大学华西临床医学院（华西医院）作为国家建立健全现代医院管理制度试点医院，积极推进有关管理制度的建设，不断提升医（学）院管理效能。

（一）完善现代医（学）院治理架构

按照现代医院管理制度，采取多类举措不断完善医（学）院治理架构，强化制度保障，完善议事决策体系，发挥专家治院作用，逐步建立先进且全面的现代医院治理框架，有效地改进了医（学）院管理，提高医（学）院运行效率，进一步实现医（学）院治理体系和治理能力现代化，有效推动了医（学）院高质量发展。

1.出台医院首部章程

根据《关于加强公立医院党的建设工作的意见》《关于建立现代医院管理制度的指导意见》等文件要求，结合多年管理经验，医院于

2018年正式启动《四川大学华西医院章程》(以下简称"《章程》")制定工作。2019年12月，参照国家卫生健康委员会印发的《公立医院章程范本》，对《章程》进行修改完善。2021年3月，《章程》经医院院长办公会、党委常委会、"双代会"审议通过。2021年7月，《章程》经四川大学党委常委会审定后正式制定印发，并按照中共中央组织部、国家卫生健康委员会党组等四部委下发的《公立医院党建工作重点任务》要求，将《章程》呈报国家卫生健康委员会。这是医院的首部章程，规范明确了医院功能定位、办医方向、管理制度及举办主体、医院、职工的权利义务等内容。

2.完善议事决策制度

医（学）院于2009年按照卫生部部署制定出台了书记办公会、医院办公会等会议制度，并于2013年制定《关于进一步贯彻落实"三重一大"决策制度的实施办法》（川医委〔2013〕18号），全面贯彻落实关于凡属重大决策、重要人事任免、重大项目安排和大额度资金运作事项必须由领导班子集体研究做出决定的要求。

2020年，按照建立健全现代医院管理制度及加强公立医院党的建设相关要求，启动议事决策规则相关制度制定工作。2021年1月，经院党委常委会、党政联席会审议通过，正式印发《议事决策规则及会议制度》（川医委〔2021〕1号），进一步明确党委全委会、党委常委会、党政联席会、院长办公会会议制度，明确党委常委会研究决定医院"三重一大"事项，党政联席会研究决定医学院"三重一大"事项，院长办公会研究提出拟由院党委讨论决定的重要事项方案。同时，配套制定《议事决策会议议题提交细则》，完善会议议题提交规程，提高议事决策效能。该制度的通过与实施有利于加强党的全面领导，严格落实党委领导下的院长负责制，推进医（学）院治理体系和治理能力现代化，推动会议决策科学化、民主化、制度化。

2021年，医（学）院下发《关于2021年规章制度及工作职责汇编工作方案》，启动党群、行政、后勤、医疗、教学、科研、护理学院等7个分册的岗位职责和制度汇编工作，按照工作方案要求，累计完成229个制度，其中修订类制度63个、新建类制度117个、废止类制度49个。

3.全面推动专家治院

2007—2021年，医（学）院成立教授、医疗质量安全、药事、护理、装备、评优等多个专业委员会和工作小组，加强专业知识技能对定向业务办理的支撑。不断优化调整各委员会成员构成及职能职责，充分发挥专家治院作用，为医疗质量标准、人才培养、教学指导、学科建设、设备采购等重大专业性事项决策提供技术咨询和可行性论证。相关专业委员会和工作小组成立时间及名称见表2-1。

表2-1　2007—2021年医（学）院成立的专业委员会和工作小组

时间	成立组织名称
2008年12月2日	远程医学教育质量委员会
2009年4月15日	药事管理委员会特殊药品管理组
2010年1月18日	医院职业防护委员会
2010年1月22日	临床路径管理委员会
2010年5月10日	医院信息化建设管理委员会
2011年3月10日	院外医疗工作组
2011年4月12日	医学装备管理委员会
2011年6月14日	药事管理与药物治疗委员会
2011年8月8日	价格管理委员会
2011年12月29日	财经委员会
2012年2月27日	成本预算工作委员会

续表

时间	成立组织名称
2012年5月11日	学术道德监督委员会
2014年11月4日	临床技能培训专家委员会
2014年12月30日	质量与安全管理委员会
2015年5月28日	公共安全管理委员会、医院设施安全管理委员会、医疗器械临床使用管理委员会及医保管理委员会
2015年12月29日	行风建设领导小组
2016年3月25日	资产清查工作领导小组
2016年6月29日	临床实验与生物医学伦理专委会办公室
2016年12月22日	财务信息互联互通专项工作小组
2017年1月4日	特殊医学用途配方食品管理委员会
2017年3月29日	POCT①管理委员会、环境保护管理委员会、华西医院高新医疗技术项目及市场调节价项目定价委员会
2017年7月26日	预算管理委员会
2018年1月19日	临床医学专业认证工作领导小组
2018年3月2日	本科教学工作评估评建工作组
2018年5月2日	成果转化工作委员会
2018年8月1日	安全生产委员会和反恐防范领导小组
2018年10月10日	扫黑除恶治乱专项斗争工作领导小组
2018年10月16日	伦理审查顾问委员会
2018年11月19日	肺栓塞和深静脉血栓形成防治管理委员会、肺栓塞和深静脉血栓形成防治中心
2019年3月18日	心源性卒中防治基地（下设心源性卒中防治委员会及心源性卒中防治工作组）
2019年6月24日	医疗质量管理委员会护理质量与安全管理专家委员会
2019年9月10日	互联网医院管理委员会

续表

时间	成立组织名称
2019年9月16日	医保专项管理小组
2019年12月25日	骨科手术加速康复工作委员会
2021年3月17日	住院医师/专科医师规范化培训督导委员会
2021年4月8日	结核病诊疗管理委员会

注：①POCT全称为point-of-care testing，即时检验。

2018年6月6日，医（学）院召开全体教授大会，选举产生医（学）院首届教授委员会。首届教授委员会设委员25人，由院士任主任委员，该委员会在医（学）院学术评价、人才培育、学位评定、教学指导、专业技术职务评审、学科建设等相关事项的决策和咨询中发挥积极作用。

教授委员会主任委员：魏于全。副主任委员：周总光、刘进。委员：李为民、张伟、刘伦旭、李涛、周东、刘世喜、文富强、周桥、唐红、毕锋、董碧蓉、李箭、曹钰、何成奇、夏庆、宋彬、张明、康焰、应斌武、李双庆、蒋献、向波。

（二）建立全院管理制度体系

医（学）院强化制度导向，注重顶层设计，用系统思维和改革创新的办法加强制度建设，以从严从实的要求强化制度的约束力和执行力，与时俱进推进制度废改立工作，以制度建设固化和沉淀文化建设成果。医院于2018年入选国家首批建立健全现代医院管理制度试点医院。

2007—2021年，医（学）院持续梳理完善规章制度，于2009年、2012年、2015年、2021年分别推出制度汇编。

2015年，结合院内廉政风险防控工作，对管理中腐败问题易发多发和医疗服务中社会关注度高、容易发生损害患者利益事项的管理制度进行梳理检查，涉及18个部门（科室），52个关键环节，81项相关制度、管理办法、流程。

2019年，开展全院"规章制度废改立专项工作"，印发《四川大学华西临床医学院（华西医院）关于规章制度制定的暂行办法》（川医委〔2019〕8号），进一步规范院内各类规章制度的制定、公布、解释、修改，建立和完善医（学）院的规章制度体系，保障各项工作有序进行，更好地履行社会职责和义务。

（三）精细化管理体系

在原有工作基础上，医（学）院在2014年开始推行系统化精细管理，以"三高三重"（标准高、质量高、效率高，重细节、重基础、重落实）为抓手，实施八大精细化管理工程。

目标管理精细化：包括年度事业发展目标精细化与年度目标考核指标精细化。年度事业发展量化指标体系涵括学科建设、医疗、教学、科研、综合管理五个维度，下设19个一级指标，60个二级指标。指标包括医疗、教学、科研、综合管理四个方面。2018年，完成医（学）院目标效能工作职责、制度、流程的梳理工作，分类建立台账，创新开展目标效能和督查督办工作，开发OA系统"目标效能模块"。2020年，制定《目标效能管理办法》和《督查督办工作管理办法》。

基础管理精细化：借助信息手段，将信息系统与资源计划有机整合，实行电子化病历，建设智慧化病房。同时将基础管理落实到每一环节中。

资源配置精细化：从资源配置流程与标准、人力资源、岗位配置、设施设备、空间床位五个方面对资源配置进行精细化管理。具体举措包括以"六个全覆盖、六大人才工程"为导向机制建设一流团队；实施分系列、分层级岗位管理；构建医疗组长负责制的医疗模式；以岗位价值为依据实施分类绩效分配等。

成本管理精细化：主要体现在预算管理成本控制，成本核算及病种核算，药品、材料的成本控制，医院、科室、医疗组运营分析四个方面。

后勤保障精细化：从能耗监测平台建设、工程管理、采购分担制度、高值耗材溯源管理、建立巡检机制与维修首问责任制、建立一键式报警机制等方面着手。

质量管理精细化：主要体现在流程管理精细化、医疗质量管理精细化、病种管理精细化、医疗技术管理精细化、医疗安全管理精细化五个方面。注重实施分级授权，对医疗组长、住院总医师、住院副总医师等进行授权。同时，重视对不良事件的管理，提前介入，以防止医疗纠纷增加。此外，运用信息技术支撑合理用药，强化用药环节管控。

绩效管理精细化：针对不同科室功能、不同岗位、不同职位制定不同的绩效分配模式，充分利用RBRVS[1]及CMI[2]等绩效管理指标工具，实现多劳多得、优劳优得，激发个人活力。

职工关爱精细化：针对不同年龄、不同岗位职工需求制定不同的员工关爱计划。

第二节　运营管理

医院高度重视运营管理工作，在充分凝练前期工作经验的基础上，自2007年以来，持续推动全院运营项目优化，建立健全绩效考核评价机制，建立医疗组长负责制的岗位管理和资源配置体系，以岗位

---

①resource-based relative value scale，基于资源相对价值。

②case mix index，病例组合指数。

价值为依据，实施分类分层次绩效改革，以现代医院管理和高质量发展的要求为向导，逐步构建了具有华西特色的运营管理体系。

一、深化运营创新

组织模式创新。2005年9月，医院成立运营管理部，设立专科经营助理和专科秘书。专科经营助理协助科室管理小组完成日常管理和人事、资材、流程、信息、空间、安全等经营管理类工作；专科秘书协助科室完成医、教、研、后勤相关事务性和服务性工作，提高管理质效。2006年9月，医院推出《规范化科室管理制度》，明确科室管理体制，实行"科主任负责制下的管理小组决策机制"管理模式；确立院—部—科—医疗小组四级负责制，管理重心前移，实行科主任"无任期任制"，加强执行力，将医护治疗组组长作为医疗质量与医疗安全的重要责任人。

持续夯实基础管理。2006—2009年，医院进行基础性组织机构代码字典库的维护，形成了组织机构编码管理规定，并手工编制了组织机构代码字典库向全院颁布；制定标准化手术名称，建成手术规范化名称的字典库和主刀医师库并正式运行，同时印发《标准手术名称修订管理办法》；完成手术规范化名称与物价收费项目的对应；建立手术绩效管理的RBRVS数据库；完成全院医嘱项目调查和规范项目的基础数据库。2008年3月和12月，门诊系统和住院HIS[①]系统分别投入使用，为医院信息化建设提供了坚实的数据基础。

重点推动全院运营创新。医院着重对门诊、住院及手术室、医技平台等流程进行优化，鼓励创新，进一步优化绩效考核体系。建立医疗组长负责制的岗位管理和资源配置体系，医疗组采用"1+1+3"模

---

①hospital information system，医院信息管理系统。

式，外科8～10床设置一个医疗组，内科12～15床设置一个医疗组，同时以岗位价值为依据，实施分类分层次绩效改革。2009年外科试行RBRVS的绩效分配制度，2011年内科试行DRGs[①]，并持续进行优化。重点对第一台手术开刀时间进行管控及解决急诊手术"急而不急"问题，延时率由80%降至20%；启用麻醉准备间，接台手术时间缩短15分钟，成效显著；引导医疗组长负责制，指标落实到医疗组长，将药品费、材料费、平均住院日控制情况作为医疗组长的重要考核指标，并建立多部门联动的长效机制。2009年，医院成立日间手术中心，开展日间手术。2012年，医院推行全院一张床模式，成立入院服务中心。2012年4月，完成上锦医院的业务规划及筹备工作并使其顺利开业。2013年，完成温江院区功能定位及业务规划并使其投入使用。

着力推进精细化运营管理。2013年以来，医院逐步增加临床科室经营情况分析的广度及深度，强化床位、空间、人员、设备等核心资源的使用。完善院科两级运管会和经管会的流程制度，出台了医学装备委员会议事规则及办事流程，完善了设备管理流程，并形成了设备使用情况分析的长效反馈机制。

调结构、促发展，推进公立医院改革，保证院科平稳运营。2015年以来，医院以持续推动院科运营优化为核心任务，顺应公立医院改革趋势和要求，在确保整体医疗服务质效稳中有升的前提下，主动调整患者、病种及费用构成，在保证学科发展的同时，调结构、促发展，主动适应新形势下的新常态运营。探索一院多区业务规划治理体系和人力资源配置体系。2017—2019年致力于提升效率，将平均住院日缩短至7天。

强化绩效考核的指挥棒作用。2009年以来形成以疑难重症为导向的基于DRGs/RBRVS工具的医院、科室、岗位"三位一体"的评价体

---

①diagnosis related groups，疾病诊断相关分组。

系，以质、量、效率、费用"四位一体"的月考核体系，以学科、医疗、教学、科研、管理"五位一体"的年度考核体系。2009年临床医技科室开始探索基于数据支撑的综合绩效评价体系。2013年建成医教研管四个维度的年终综合绩效量化考核指标体系，通过科学严谨的数据评价临床医技科室。2014—2015年，增加学科建设维度，将考核结果应用于评优评先、干部考核评价及年终绩效分配。2016年，为解决党建与业务结合不紧密问题，将党建考核纳入综合绩效考核体系，业务与党建双优才能评定一档定绩效，极大地促进了党建工作。2019年以三级公立医院绩效考核为导向，进一步完善医院年度绩效考核方案。

二、培养职业化医院管理团队

2004年，医院启动管理"运营创新"项目，探索出一条不同寻常的MBA培训模式——专科经营助理培训项目。第一期培养出27名专科经营助理，成为职业化、专业化的医院管理团队。经过发展，医院已形成成熟的培训体系，该体系同时成为院内干部培养的摇篮，输出院内科级以上干部共计20余人。同时选派运管助理助力托管医院，探索华西医联体发展运行新模式。2014年7月，华西医院与新都区人民政府正式签署深化合作办医协议，由华西医院选派人员担任院长助理全职服务于新都区人民医院，协助新都区人民医院制定发展规划，帮助新都区人民医院培养管理人才，构建医院精细化管理框架，进一步提升医院服务能力，为后续医联体建设的"运营+管理"和"1+3+5+*N*"医院托管模式做出了积极的探索。后续选派10余名骨干挂职广安、资阳、金堂、龙泉、双流、省五医院、绵竹、宜宾二院等领办医联体单位，探索合作办医的新模式，培养高层次医院运营管理人才，积极推进医院区域协同战略实施。

依托2006年成立的医院管理研究所平台，整合运管、设备、医务、人事等多部门资源，设计和组织专科经营助理培训，将理论培训和技能实践结合起来，重点让学员掌握现代医院管理的理念、工具与方法，提高学员解决实际问题的能力，提升学员管理医院的执行力。培训还针对各区域性中心医院的特定需求组织小班授课，帮助各区域性中心医院建立分科经营的专科运营模式，提高科室的管理水平和运营效率，为医院的整体发展提供保障。2010—2021年，医院先后举办9届专科经营助理特训班，共计培养了来自全国269家医疗卫生机构的806名学员，其中三甲医院164家、三乙医院52家、三级医院9家。学员对课程的满意度持续9年在90%以上，华西医院的运管品牌和影响力得到持续提升。

三、持续降低平均住院日

医院从20世纪90年代开始将平均住院日作为重要的医疗质量和效率指标，对其开展专项分析和管理，平均住院日总体呈现下降趋势。2007—2021年，医院平均住院日得到进一步降低，见图2-1。

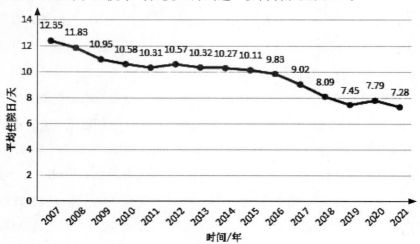

图2-2 2007—2021年医院平均住院日变化趋势图

2017年，为进一步提质增效，按照"持续提升效率、减少无效或低效住院"的总体思路，医院将降低平均住院日作为重点专项开展，在原有基础上制定总体目标，并按照各科病种平均住院日、亚专业组情况及国内同级医院平均住院日水平等情况制定各科平均住院日标准。

面向手术科室推广术前检查前移SOP[①]系统。实行门诊住院一体化管理，合理安排手术日，匹配床位、手术室及医生资源，增加日间手术、当日手术比例及术种，探索开展"二三日"手术、周六常规排手术等。非手术科室强化周末出院、完善会诊管理、强化转科制度、加强平时及周末计划出入院管理等。2019年，全院施行按病种住院日、按医疗组考核的平均住院日管控举措。手术科室重点提高科室（医师）使用术前检查前移SOP系统的频率，缩短术前等待时间；重点关注术前等待时间大于3天的科室或者亚专业；内科性科室继续加强周末出入院，辅助科室支撑，入院服务中心、医保、财务、药剂、医技科室等多科室协助配合；医技科室通过流程优化，缩短检查等候时间和报告等待时间，配合临床科室缩短平均住院日。

四、构建科学绩效薪酬体系

2006年，医院改革人事制度，实行全员竞聘，打破编制差异，率先在国内建立基于岗位类别、岗位价值、风险级别、岗位任职年限和学历学位"四位一体"、同工同酬同福利的薪酬体系。

2007年，全院实施绩效薪酬制度改革，从以基于成本核算的科室二级分配制度变革为基于岗位价值评估的绩效分配制度。率先在国内实现医护分开，按照"保持各职务系统原人力成本总量不减的基础

①standard operating procedure，标准化流程管理。

上，利用绩效增量进行结构调整，科学评估。护理人员以护理单元为基本单位、负荷率为动态指标，按照分配向夜班、一线倾斜的原则和思路，全院各护理单元护理人员层级调平配齐，将薪酬奖金部分设计为按护理单元（病房和特殊科室）负荷率、夜班、护士长管理职务三部分组成；率先在全国提出护士职业生涯——基本层、成长层、中间层、骨干层、专家层的发展轨迹；护士绩效按月考核发放薪酬。率先实施医疗组长负责制，绩效考核一级分配到医疗组，医疗组长责权利统一，优劳优得，有利于学科发展。

2009年，基于医疗组长负责制，率先在外科建立RBRVS绩效分配制度，引导外科医师在手术室资源有限的情况下更多地服务病患，优化手术流程，缩短平均住院日，降低患者费用，节约医保费用支出。

2010年，在国内医疗机构中率先全面实行科研人员年薪制，根据科研人员的产出和成果评估岗位级别，按岗级发放年薪，每年评估，三年晋升一次。按照学科配置临床专职科研岗和专职教学岗，实施科研加岗和教学加岗绩效政策。

2011年，在内科建立了DRGs绩效分配制度，鼓励内科医师收治疑难重症病患。

2011年，率先在国内医疗机构中开展基于宽带薪酬模式的行政后勤人员绩效改革，形成以岗位层级、岗位任职年限、关键绩效指标考核与综合考核相结合，并能体现自身成长的新型行政后勤人员绩效考核评价体系，引导医院管理人员的职业生涯有序与有效发展。岗位考核每年年终进行，岗位级别每3年评估晋升一次，建立动态岗位机制，体现"岗变薪变，升职升岗、升岗升薪"的原则。

2013年，出台MDT[①]绩效政策。2016年实施MDT手术和病种绩效政策，建立多学科医护技MDT管理团队，在制度上鼓励学科交叉与融

---

①multi-disciplinary treatment，多学科会诊。

合，给病患以最优治疗，积极发挥医学中心作用。

2018年，在原有护理人员薪酬设计的基础上，结合前期"四轨道五阶梯"华西护理职业生涯路径，对护理人员进行宽带薪酬改革：重新组合多个薪酬等级以及薪酬变动范围，减少薪酬等级，加宽薪酬变动范围。在宽带薪酬结构下，即使护士因职称晋升条件、名额等限制未能晋升到高一级别职称序列，但随着工作能力提升和绩效提高，也能在薪酬水平上得到及时体现，达到相应水平。这一改革进一步改善了工作绩效考核方式，激发了护士的内在动力和工作积极性，提高了护士的满意度。

医院保证每年人力成本预算增幅与医院发展同步，逐年提高人力成本在医院支出中的占比。2018年，率先在国内医疗机构中实施"带薪年假"制度，提高医务人员的待遇和幸福感。

五、建立以DRGs为抓手的业务治理和精细化病种管理体系

2006—2009年，医院建立手术绩效管理的RBRVS数据库。2009年，医院外科试行RBRVS绩效分配制度。2011年，医院内科试行DRGs，并持续进行优化。2014年起，医院进一步探索以DRGs/RBRVS为基础的医院、专科、医疗组的评价，并通过大数据分析预测病种、患者来源、需求偏好，进行规模测算；大数据专科评价，知己知彼，扬长避短，差异化发展，为多院区的规划提供坚实的数据基础。2020年11月，为进一步加强医院病种管理，医院实现以DRGs为抓手的业务治理体系及病种精细化管理体系，成立DRGs病种管理委员会。当月，DRGs病种管理委员会召开首次会议，决定开展"2018—2020年全院DRGs绩效评价总体情况调研""以DRGs为基础的医师绩效薪酬方案起草""全院医疗组长岗位设置情况"等任务。2020年12月起，各临床科室开展DRGs分组解析工作，按月分析院、科DRGs病种情况，分

析指标变化情况；根据DRGs分析结果，调整业务结构，调整医疗组组长岗位数量及岗位职责，组织医疗组组长竞聘上岗。医院以DRGs系数为基础，制定多维度的绩效分配方案，形成质量、收入与成本、工作量、教学科研、学科风险、劳动力成本与风险因素的绩效分配新指标。通过多院区统筹，构建医疗生态圈，形成区域协同发展，引导疑难重症的诊断和治疗。

第三节　人事管理

医（学）院始终坚持将深化人事制度改革作为推动人才发展的根本动力，不断完善人才管理体制，积极为各类人才干事创业和实现价值提供机会和创造条件，推动医（学）院发展方式向主要依靠科技进步、员工素质提高、管理创新转变。

一、构建新型人力资源管理体系

（一）人事管理体系

医（学）院将深化改革作为推动人才发展的根本动力，深入实施人事制度改革，率先在国内打破身份（编制）约束，开展人员聘用制度改革。2007年以来经过不断探索和实践，已实现编制员工和聘用制员工淡化身份、强化岗位、同岗同权、同工同酬的人事制度，构建竞聘上岗、能上能下的公平竞争机制。

2007年，根据国家收入分配制度改革的相关规定，医（学）院将所有岗位划分为专业技术、管理、后勤三大类型，实行岗位绩效工资制度。2008年，进一步建立和推行岗位管理制度，实施岗位聘任，转换用人机制，实现了由身份管理向岗位管理的转变。2013年以来，医

（学）院全面推行精细化管理，构建以岗位管理为核心，符合现代医院管理特点，分系列分层级动态、立体的新型人力资源管理体系，横向涵盖医疗、教学、科研、行政、后勤五大系列，纵向包括骨干层、中间层、基本层三大层次。每个系列又细分为12个岗位层级，按照阶段发展目标设立12个岗位层级的相应要求，个人薪酬待遇与岗位层级紧密挂钩。岗位聘期三年，聘期届满考核相关工作质效即KPI指标，考核合格才能申报晋升高一级岗位。医（学）院尊重岗位、学科特色、工作内容的客观差异，精细化构建岗位分系列分层级的管理体系，进一步拓宽各类人才的成长路径，也有力支撑医（学）院建设和学科发展。

根据医（学）院分类、分系、分层、分级的多元化人力资源管理体系特点，医（学）院自主开发了一套适合医（学）院运营模式和工作流程的人事信息平台，开创了大人事大数据的全新管理模式。包括在职员工、研究生、本科生、规培生、进修生等各类人员的基本素质、公共服务、教学工作、医疗工作、科研工作等多个维度的信息均收集整合至该平台系统内，完整地覆盖机构管理、岗位管理、绩效管理、薪酬管理、培训管理和成长管理等目标管理和需求，实现常规人力资源事务的在线办理。截至2021年底，平台内有近2.2万人的信息，且已开发具有相应功能的手机APP。

（二）考核评价与晋升机制

根据医学人才成长规律，医（学）院构建起全方位的职业晋升通道和多层级评价机制。人员在编制内、医（学）院聘用、医生集团中流动，建立起从医生集团到医院聘用再到学校进编遴选的动态晋升机制；健全各级各类人员的考核机制，制定高端人才聘期考核办法及医师、护理、技师、实验师合同续聘条件等。通过构建多元化分类发展通道和人才服务保障机制，医（学）院以国际化视野和创新理念打造大格局人才队伍，助力全院人才队伍水平向全国一流迈进。

（三）实施"内培外引"人才强院战略

医（学）院历来重视人才工作，充分发挥人才强院作用，采取引育并举的措施，深入实施"内培外引"人才强院战略，通过推进人才计划不断深化人才发展体机制改革，培养和造就了一支规模宏大、结构优化、布局合理、素质优良的人才队伍，建设与医（学）院高质量发展相匹配的一流师资队伍，为建成"国内领先、世界一流"医（学）院奠定坚实的人才基础。

1.实施"终身教授计划"

2018年，医（学）院建立终身教授遴选机制，着眼于将专业领域公认的一流学者，在本学科的创立、建设和发展过程中做出突出贡献，具有宽广的学术胸怀、高深的学术造诣，在医（学）院的医疗、教学和科研方面做出巨大贡献的教授，评选为"华西终身教授"（Huaxi Tenure Professor）。截至2021年已完成两届终身教授遴选工作，共推荐16位华西终身教授，见表2-2。

表2-2　华西终身教授名单

届数	时间	人数	姓名及科室
第一届	2018年	12人	胡廷泽（小儿外科）、闵鹏秋（放射科）、黄明生（心理卫生中心）、陈文彬（呼吸与危重症医学科）、李秀钧（内分泌代谢科）、杨宇如（泌尿外科）、雷秉钧（感染性疾病中心）、严律南（肝脏外科）、张肇达（胰腺外科）、匡安仁（核医学科）、裴福兴（骨科）、谭天秩（核医学科）
第二届	2019年	4人	欧阳钦（消化内科）、杨志明（骨科）、王家良（循证医学与临床流行病学教研室）、李幼平（循证医学研究中心移植免疫研究室）

2.推动"海纳人才计划"

以解决临床问题为导向，根据不同人才类别提供一流的资源支持。面向全球招贤纳才，抢抓人才机遇，依托综合性大学多学科优势，以"三中心一平台"为支撑，突出"高精尖缺"导向和"卡脖子"领域，聚焦精准医学、再生医学、高原医学等前沿方向，对接重点学科需求，精准发力，靶向引才。创新人才引进机制，通过全职、非全职、联合引进、双聘等多种方式灵活引进人才。通过技术指导、项目合作等各种形式实现高层次人才资源共享，不求所有，但求所用。依托国内外各大网络平台发布引才公告，推动设立海外引才联络点和引才联络专员，充分发挥华西海外校友会、医（学）院非全职专家、医（学）院客座教授引才聚才的"磁场"效应，设立"伯乐奖"，鼓励校友、非全职专家、客座教授及医（学）院专家推荐优秀人才。积极争取中国驻英、美、德、比利时、澳大利亚等国大使馆的支持推广。依托四川大学一年一度的"全球青年学者论坛"华西临床医学院（华西医院）分论坛吸引海外人才，依托学校专家评审平台、第三方评审机构以及医（学）院引进人才推荐及评审专家委员会，克服"唯论文""唯帽子"等倾向，全方位客观真实地评价各类引进人才，真正做到聚天下英才而用之。

为吸引更多国内外高水平人才，保证引进人才顺利开展教学、科研和临床工作，医（学）院为符合相应人才层次标准的引进人才提供安家费及科研启动金，对高层次人才实行"一人一议"制度。鼓励引进人才带领优秀创新团队到院工作，医（学）院根据学科建设及其研究需求在分配实验空间、建立实验室、招聘 PI[①] 及不限额的博士后等方面给予大力支持，帮助其完善团队。完善人才服务保障，为引进人才提供过渡住房，协助安排其配偶工作与子女入学。

---

①principle investigator，学科研究员。

3.实施"高端人才支持计划"

2018年5月，医（学）院颁布《四川大学华西临床医学院/华西医院高端人才支持计划》，着眼于造就一批具有国际一流水平的"大师级"人物，重点遴选一批具有领军才能和团队组织能力的高端人才，给予每人每年200万元的特殊经费支持，用于自主选题研究、团队建设和人才培养等；为每位高端人才配备专职科研队伍、助理和博士后，在研究空间、重大仪器设备等科研硬件条件上进行倾斜。截至2021年底，已有45位人才入选。

4.推进"青年英才支持计划"

医（学）院历年来非常重视青年人才培养。不断落实人才强校、人才强院战略部署，对掌握关键核心技术、具有发展潜力的青年英才提供科研资源支持，激发青年英才的创新创造活力。结合前期工作经验，2018年7月，医（学）院颁布《四川大学华西临床医学院/华西医院青年英才支持计划》，旨在重点学科领域，每年重点培养扶持一批青年拔尖人才，培养造就未来学科所需要的青年科技骨干和学术技术带头人。该计划从经费、人员和科研资源三个方面对"青年英才支持计划"入选者给予为期三年的支持（引进人才为五年）。截至2021年底，已有44位（包括国重双聘）人才入选。其中吕粟和宗志勇在此支持计划期间成功由国家级青年人才专家入选国家级领军人才专家。

5.开展"访学计划"

医（学）院一直以来都鼓励和支持员工到医学水平发达的国家和科研机构访问学习，2000—2009年通过国家留学基金委、四川大学、海外基金、对方单位、自筹经费等共资助本院163位员工到美国、加拿大、英国、德国、日本、澳大利亚等国家访学。2010年，医（学）院设立人才培养专项（出国〔境〕）基金，资助学科建设规划所需人才的短期、中期出国（境）学习，鼓励青年职工及专业小组赴国内顶尖医疗机构进修、参加各类国家级学术会议和培训班等。截至2021年底，该基金资助青年员工赴世界一流医院与科研机构进行访学（3～12个月）共计250人次；资助各学科联合组建临床新技术、新业务专业小组出国（境）短期学习交流122人次；资助青年员工参加国际会议536人次。

6.开展"在职学历学位提升"

医（学）院长期重视职工在职学历学位提升，提高职工技能水平和综合素质。医（学）院于2002年根据川大人〔2001〕68号文件规定，结合实际情况制定了《我院职工参加在职学历/学位教育学习期间的管理和助学金发放办法（试行）》（川医人〔2002〕4号）。文件规定在医（学）院工作的在编职工，符合国家和省市有关高校（含成人）招生政策和条件，经科室和医（学）院同意，可在职参加国家教育行政部门承认的学历学位教育的学习，学习的专业原则上应选择与本人从事岗位工作相关的专业。2012年，为适应医院管理的新要求，进一步加强人才队伍建设，改善人才队伍的学历学位结构，全面提升医（学）院的医疗、教学、科研和管理水平，实现医（学）院的长期发展战略目标，医（学）院制定发布《四川大学华西临床医学院/华西医院职工在职提升学位暂行管理办法》（川医人〔2012〕1号），并于2021年再次修订。文件规定，医（学）院在职职工（包括医生集团员工）来院工作3年以上，可申请报考在职博（硕）士学位研究生，攻读博士学位可全脱产12个月、攻读硕士学位可全脱产6个月。

7.开展"青苗孵化计划"

2018年，医（学）印发《四川大学华西临床医学院/华西医院专职博士后建设实施办法》，博士后建设力度显著提升。2020年，印发《博士后建设实施办法（2020年修订版）》，用于规范博士后各类流程，进一步加强对专职博士后的全程管理。同时加大投入，改革薪酬，提高待遇，设立以标志性成果为导向的奖励模式，促进博士后群体成长为医（学）院科研生力军。截至2021年底，医（学）院在站博士后达660人。2021年度在站博士后获国家自然科学基金数占医（学）院获得总数的46.72%。

8.聚力"优质生源计划"

构建优秀住院医师队伍，打造以质量管理为核心的住院医师/专科医师规范化培训体系，培养具备岗位胜任力的高级应用型临床医学人才。以胜任力为导向构建住院医师招收考核评价体系，优质生源可免试入职。围绕重点工程推进全面质量培养体系建设，健全制度建设、深化内涵建设，提升院校人才临床实践能力，构建完备的毕业后教育培养体系，建成全国最好的住院医师/专科医师规范化培训基地之一。

（四）建立医生集团

2017年，医（学）院在全国率先建立医生集团，探索用人新模式，建立既能支撑医院多院区发展，又能引导人才双向流动的"蓄水池"和"分流器"，为上锦、温江和天府3个分院及13家领办医院储备和输送人才。医生集团聘用人员与华西科技健康有限公司签订劳动合同，工作地点在分院或领办医院，在薪酬、职称晋升、科研奖励、培训培养等方面实行同工同酬。医院本部聘用人员聘期考核不合格则分流到医生集团，表现优异的医生集团聘用人员可转为医院本部聘用。

医生集团聘用人员为华西天府医院、华西厦门医院、乐城医院等院区的开办与发展提供了强有力的人才支撑。为达到管理一体化和同质化要求，医（学）院建立了轮转培训机制，医生集团招录的医师、护师、管理、后勤保障等人员可到医院本部参加为期半年以上的轮转培训。

（五）健全员工继续教育体系

　　长期以来，医（学）院着力构建全生命周期的继续教育体系，每年组织各职能部门、临床科室系统开展针对各类人员、各个岗位的继续教育和培训，加强创新型、应用型、技能型人才培养，实施知识更新工程、技能提升行动，以提升岗位胜任力为核心，促进各岗位体系员工不断提高职业素养、专业知识与工作技能，以适应医学科技发展和卫生事业改革需求。部分继续教育和培训项目见表2-3。2018年，制定出台《四川大学华西临床医学院（华西医院）基于岗位胜任力的全员继续教育管理制度》，从制度上规范管理全院继续教育培训项目，全面构建起职工全生命周期继续教育培训体系。文件规定，成立继续教育工作委员会，实行院科两级管理，由人力资源部总牵头，其他职能部门分类制定业务技能规划和安排。对医（学）院继续教育实行严格的院内学分制管理，面向全院的培训活动计入院级院内A级继续教育项目，经继续教育工作委员会组织专家评估，确定相应的院内B级继续教育项目。每人每年参加院内组织的院级学术报告、院级专题讲座等院级院内继续教育活动不少于10次，并载入学分登记系统，纳入年度考核及人员岗位聘用、专业技术职务晋升等考评体系。

　　以在职护士的培训为例，2007—2021年，通过"内培外训"双轨培训机制，在全院开展基于岗位胜任力的在职护士分层、分类与专项培训，如新护士（双一流大学本科生及研究生）专项培训、护士急危重症能力培训、共情与关爱培训等，助力医（学）院高质量发展建设。同时，通过建设华西护理毕业后教育信息化平台，实现在职护理教育管理信息化、智能化，实现护士在职继续教育全职业生命周期覆盖、全层级覆盖、全类型覆盖与全护理单元覆盖。

　　2021年10月，医（学）院成立党委教师工作部，建立健全相关规章制度，全面持续推进全院教师的思想政治教育培训、师德师风建设工作，开展教师师德评价；持续推进师德师风建设，建立健全师德教育、宣传、考核、监督、奖惩相结合的师德建设长效机制。在新员工入职培训中加入"师德师风专项课程"，加强对新进人员思想政治素质和师德师风的综合考察。

表2-3　部分继续教育和培训项目

项目名称	负责部门
高端人才培训	人力资源部
"好医生"讲坛（综合类培训）	
"管理者"讲坛（综合类培训）	
新进员工岗前培训	
"三基三严"培训	医务部、护理部、各临床医技科室
新任教师教学能力培训	教务部
前沿医学华西讲坛	科技部
专职科研人员技能培训	
医学科研思维与方法培训	临床研究管理部、科技部
远程医学继续教育	公共事业发展部
感控大讲堂	医院感染管理部
暑期干部培训	组织部
思政直通车系列课程	宣传部
劳务派遣员工培训	人力资源部、劳务派遣公司

通过推进上述各项措施，截至2021年底，医（学）院专业技术人员占比升至85.0%。人才的分布、层次和类型等结构更加优化、日趋合理，人才素质大幅提高，人才竞争比较优势明显增强、竞争力不断

提升。人才发展体制机制创新取得突破性进展，人才辈出、人尽其才的局面基本形成。

人才总量不断增长。人才资源总量从2007年的4 861人增加到2021年的11 714人，增长140.98%，具体情况见表2-4。其中，专业技术人员数量增长迅速，从2007年的3 518人增长至2021年的9 957人，增长183.03%，具体情况见表2-5。

表2-4 2007年、2021年各岗位人数统计

岗位	2007年人数/人	2021年人数/人	增长率/%
医师	683	2 229	226.35
护理	1 643	4 041	145.95
医技	553	1 320	138.70
科研	124	611	392.74
管理	231	684	196.10
技术	284	1 072	277.46
工勤	1 343	1 757	30.83

表2-5 2007年、2021年专业技术人员各级职称人数统计

级别	2007年职称人数及占比		2021年职称人数及占比	
正高	218人	6.20%	539人	5.40%
副高	331人	9.41%	874人	8.78%
中级	982人	27.91%	2 922人	29.35%
初级及以下	1 987人	56.48%	5 623人	56.47%

学历结构持续优化。在多项政策激励下，全院具有博士学位人才

的比例由2007年的6.44%提高至2021年的19.93%，具有硕士学位人才比例从9.28%提高至15.55%，具体情况见表2-6。

表2-6　2007年、2021年各学位人数统计

学位	2007年人数及占比		2021年人数及占比	
博士	313人	6.44%	2 335人	19.93%
硕士	451人	9.28%	1 821人	15.55%
学士	785人	16.15%	4 953人	42.28%

年龄结构持续优化。医（学）院人才队伍已形成以中青年为主、老中青相结合的梯次结构，见表2-7。

表2-7　2007年、2021年各年龄段人数统计

年龄段	2007年人数及占比		2021年人数及占比	
60岁及以上	21人	0.43%	34人	0.29%
50～59岁	456人	9.38%	1 197人	10.22%
40～49岁	1 089人	22.40%	2 140人	18.27%
39岁及以下	3 295人	67.78%	8 343人	71.22%

高端人才增长势头良好。2007—2021年，通过全面实施人才战略，医（学）院人才队伍结构进一步优化，已逐步建立起以事业发展为核心的团队。截至2021年底，全院有中国科学院院士1人，国家级领军人才26人，国家级青年人才49人（含国重），爱思唯尔/科睿唯安高被引学者4人。国家级学会或协会任职总人数425人，四川省学术技术带头人193人（在职，含国重）。

二、建立完善分类评价人才机制

医（学）院积极探索人才高质量发展的价值评价体系，结合新时代国家与学校、医（学）院的发展战略，系统推进更加精准、更具针对性的人才分类评价标准和评价办法，构建分类明确、激励约束并重的人才评价体系。开展科技人才评价试点工作，围绕"评什么、谁来评、怎么评、怎么用"积极推进基础研究类、应用研究和技术开发类、社会公益研究类、承担国家重大攻关任务类等四类科技人才评价。探索医学人才个性化的评价机制，积极推进职称制度改革，探索建立医学人才在医疗、教学、科研分系列职称晋升体系中申报及评聘的实施办法和分系列的管理机制。

树立以品德、能力、业绩为导向的评价标准，更加注重业绩成果和实际贡献，以实绩论英雄，力克唯学历、唯资历、唯论文、唯奖项倾向。解决评价体系阻碍科技创新的机制性难题，遵循科技人才发展和科研规律，精准设计科学的评价要素及其组合方式，建立起与新时代科技发展相适应的、科学的人才评价体系。在评价标准上，针对学科特点、专业特点，构建差异化的人才评价标准；在学术水平上，立足科研成果的原创性和影响力以及人才的发展潜力；在评价内容上，突出学术能力、学术态度、团队培养，注重实际贡献和作用发挥。探索建立人才医疗、教学、科研等综合积分评价体系，构建起差异化的人才评价标准。

（一）创新引进人才评价机制

医（学）院建立并不断完善专门的引进人才评估体系，探索推行引进人才的国际同行评价机制，建立包括世界知名高校和科研机构专家在内的人才推荐与评审专家委员会，推行国际专家在线评审，聚焦"医学+"，客观科学、全方面地评价引进人才。制定引进人才标准化管理制度，围绕"卡脖子"和"高精尖缺"专业领域，对标一流学科（群）战略规划和"三中心一平台"建设的专业方向，加强人才精准引留。将引进人才细分为科研型人才、临床科研两栖型人才和特殊临床技能型人才，分别制定相应的评估原则，并提供配套扶持条件。

（二）深化职称制度改革

1.分类健全职称评聘标准

长期以来，医（学）院坚持分类健全职称评聘标准，明确人才评价以德为先的价值导向，建立完善临床医生执业能力评价指标，突出业绩水平和实际贡献评价，实行成果代表作制度，鼓励卫生专业技术人员扎根防病治病一线，钻研医术，服务人民群众健康。建立健全更加细化和多元化的职称评定标准。教研系列着重于解决复杂疑难问题和研究创新能力的考核评价；卫技系列侧重于对解决常见病、多发病、新技术的推广应用和服务基层能力（执行国家重要任务、应对突发公共事件、援疆、援藏、援外等）的考核评价。

2.开通职称院内资格聘任

2012年，为进一步推动学科建设、提升学术影响，医（学）院对部分符合相应职称申报条件但因学校指标限制而未获学校聘任的人员，满足科研业绩要求但未满足出国、下乡、学历等要求的人员实施院内资格聘任，院聘资格可用于门诊医师级别调整、研究生导师遴选、社会任职等。

3.建立优势技能型主任医师系列

2014年，在四川大学的支持下，医（学）院进一步对"一刀切"的人才评价方式进行改革，探索出一类针对长期从事临床工作的医疗卫生人才的全新评价方式。打破学历、科研业绩等条件限制，重点评价其临床医疗技术水平、临床工作质效，对其教学、科研业绩的要求略低于传统意义的主任医师系列，另设临床工作年限和临床工作质效的指标要求；通过组织院内外同行专家评议、现场答辩、考核测评等方式进行客观评价、严格推荐。把真正热爱临床工作、长期服务临床一线、医疗水平高、深受患者喜爱、同行认可、专业特色明显、具有优势技能的临床医师甄选出来，鼓励扎根临床一线的优秀医师在高质量完成医疗任务工作的同时，也能通过职称晋升实现自身价值。

4.完善职称评审机制

医（学）院在职称评聘工作中，不断完善评审机制，统一申报条件，明确评聘纪律，保证信息公开透明，健全工作程序与评审规则，强化结果运用，努力营造学术共同体自律文化。突出立德树人导向，对申报人的师德师风、医德医风进行全面考察，规范师德医德失范问题及学术造假问题的核查处置机制，并严格落实"一票否决制"。申报人有重大标志性成果，尤其是研究领域的重大突破以及被行业广泛应用的颠覆性发明创造等，可不受任职年限、论文、项目等量化成果的限制；面向优秀青年人才开通高级职称晋升绿色通道，拓宽竞争平台，为优秀青年人才脱颖而出创造良好氛围，为培育重大创新成果和快速培养青年人才提供制度保障。制定外派人员、援外人员管理办法，在任职年限、业绩认定等方面对援疆、援藏、援非等人员给予适当政策倾斜。2008年，打通行政后勤职工晋升通道，实行双轨制，行政后勤职工既可以开展职员职级评聘，也可以进行党务研究系列职称申报，进一步完善管理人员的职业生涯发展规划。

第四节　医联体建设

一直以来，医院深入贯彻党中央、国务院关于医疗卫生体制改革的决策部署，切实践行以医联体为抓手促进分级诊疗有序发展的医改方针，积极推动区域医疗卫生事业的健康发展。在既往远程医疗联盟的基础上，因地制宜，逐步探索托管型医联体、领办型医联体、学科联盟、远程联盟、城市医疗服务联盟等五维一体的医联体组织模式，构建分级协同医疗服务体系，服务区域基层患者。

2021年底，医院有以一体化运营管理模式为核心的托管型医联体2个；有以府院合作为基石，跨区域"华西医院+城市医疗集团（县域医共体）"的领办型医联体13个；有以优质学科资源为支撑，临床研究为纽带的学科联盟39个；有以慢病防控为突破点，深入联动基层的城市医疗服务联盟114家；有以一网双模为载体，辐射国内以西部地区为主的25个省、自治区、直辖市的远程联盟696家。

一、医联体建设发展阶段

2007—2021年医联体建设发展，可分为三个时期。

2007—2011年为华西远程联盟持续发展期。这一时期主要以推进远程医疗协作网建设为核心。在既往远程医学建设的坚实基础上，2008年7月，卫生部办公厅批准医院开展远程医疗会诊和远程继续医学教育培训。同年11月，全国继续医学教育委员会同意医院成为远程继续医学教育试点单位。医院自此开展每周五天的常态化、实时直播远程继续医学教育。2011年12月，医院通过全国继续医学教育委员会复评，正式成为国家级远程继续医学教育机构。2007—2011年，医院新增网络联盟医院102家，开展远程会诊5 014例次，远程教育培训

897 030人次，较2007年之前分别增长306.06%、181.69%、341.28%。这一时期远程医学事业的持续发展，为医院随之而来的医联体多元建设打下坚实基础。

2012—2016年为华西医联体多元探索期。医院基于前期探索，结合2015年《全国医疗卫生医疗服务体系规划纲要（2015—2020年）》《国务院办公厅关于推进分级诊疗制度建设的指导意见》以及2016年《国家卫生计生委关于开展医疗联合体建设试点工作的指导意见》《国务院办公厅关于推进医疗联合体建设和发展的指导意见》等相关政策精神，医院医联体发展进入多元探索阶段。这一时期医院开始积极探索多层次医联体组织模式，启动建立托管型医联体、城市医疗服务联盟、领办型医联体、学科联盟等多种医联体类型。

托管型医联体是指托管医院与华西医院本部实行一体化运营管理模式，医疗、护理、管理团队主要骨干均由华西医院派驻，制度、标准、规范、流程均与华西医院保持一致。

城市医疗服务联盟是指华西医院在成都市主城区内探索建立的联盟管理服务模式。构建区域协同转诊平台，建立上下联动的"$N+1+n$"（临床科室—分级诊疗暨双向转诊平台—基层医疗机构）三级组织管理模式。

领办型医联体是指与地方政府建立起高层次府院合作办医关系，以公益性质与功能定位不变、行政隶属与资产权属不变、职工身份与财政渠道不变为基础，通过"管理输出+技术输出"领办地方政府所辖龙头医疗机构，并向下辐射带动区域内各级医疗机构服务能力提升。

学科联盟是指以优质学科资源为支撑，学科协作为纽带，进一步加强联盟单位学科内涵建设，在联盟内推广专科诊疗规范，推进疾病分级诊疗，建立专科医疗团队同质化培养体系，加强临床科研合作，通过医、教、研三维一体帮扶，实现区域学科优势互补、协同发展，促进西部地区学科整体能力提升。

2017—2021年为华西医联体全面发展期。这一时期，基于医院五维一体医联体建设布局已形成，重心转为医联体内涵建设。伴随健康中国战略的提出，以2017年《国务院办公厅关于推进医联体建设和发展的指导意见》为指引，医院将医联体建设作为区域发展战略的主要载体，建设方向从规模扩张转至提升质量效益。2019年，医院提出"三个统一与共享"（业务管理统一与共享、资源管理统一与共享、信息统一与共享）紧密型医联体发展战略，统筹部署5G环境，在领办型医联体中启动自然人群队列研究，基于区域居民健康大数据，探索全方位全生命周期的健康服务新模式。2020年突发新冠肺炎疫情，医院基于五维一体的医联体优势，迅速构建包括领办型医联体物资调拨互助、检验学科联盟应急提升基层核酸检测能力、远程联盟"5G+四川省新冠肺炎医疗救治信息平台"、城市社区联盟基层兜底的疫情防控协同体系。2021年，领办型医联体结合学科/专病联盟启动"肺结节及肺癌全程管理专病联盟项目"，发布《医联体上消化道出血急救SOP手册》，构建以全程管理为核心的高质量协同医疗服务体系，推进以多中心临床研究为纽带的专病医联体建设。同年，医院积极响应国家战略部署，促进优质医疗资源扩容，服务国家级新区、自贸港建设，稳步推进厦门国家区域医疗中心建设。

二、托管合作一体化管理模式的发展

2012年，医院率先探索多元化办医格局，托管由社会资本投资建设的成都上锦医院，开启"条块结合"一体化管理的托管型医联体实践。2019年，医院与天府新区管委会签订合作协议，全面托管由天府新区管委会作为办医主体举办的四川大学华西天府医院。托管医院与华西医院本部实行一体化运营管理模式，医疗、护理、管理团队主要骨干均由华西医院派驻，制度、标准、规范、流程均与华西医院保持一致。2021年10月13日，华西天府医院正式开业运行。2021年，上锦医院成功创建成为三甲医院。截至2021年底，上锦医院累计服务门急诊患者超387万人次，住院病患超30万人次，完成手术超16.8万台次；累计组织千余人次医务人员开展公益活动，使上万名群众获益。

根据国家区域医疗中心建设试点工作要求，依托自身作为输出医院的功能定位，按照"按重点病种选医院、按需求选地区、院地合作、省部共建"的工作思路，2020年，四川大学华西厦门医院获批成为国家发展改革委第二批区域医疗中心试点单位。医院积极推进厦门医院筹建工作以及与海南省、西藏自治区的区域医疗中心申报工作。

三、跨区域领办型医联体分级协同医疗服务体系的创新与发展

2015年，为促进优质医疗资源扩容下沉，服务区域医疗卫生事业，医院陆续与省内地市级/县区级地方政府建立起高层次府院合作办医关系，探索在华西医院高层次引领帮扶下的"华西医院+城市医疗集团/县域医共体"分级协同医疗服务体系。

截至2021年底，华西医院领办型医联体辐射2省(四川省、海南省)、6个地市、1个少数民族自治州、5个区县，共计13家领办医院。2020年按照省政府、省卫生健康委员会要求，与营山县人民政府建立起府院合作办医关系，参照领办模式开启对营山县人民医院的对口帮扶工作。外派管理人员42人，从学科建设、人才队伍、医疗技术、科研能力及医院管理等方面对领办医院实行系统帮扶，力争将领办医院打造成为区域医疗中心；外派学科主任122人、常驻医疗组长14人，从学科声誉、技术水平、学术水平、科研能力、学科人才等方面对专科实行整体帮扶，惠及区域内3 000万人。具体情况见表2–8。

表 2-8　四川大学华西医院领办型医联体建设情况

序号	合作办医方	具体合作时间	领办医院
1	广安市人民政府	2015-6-1—2020-5-31（一期） 2019-7-28—2029-7-27（二期）	广安市人民医院/四川大学华西医院广安医院
2	资阳市人民政府	2016-3-16—2019-3-15（一期） 2019-11-21—2029-11-22（二期）	资阳市第一人民医院/四川大学华西医院资阳医院
3	金堂县人民政府	2016-7-1—2019-6-30（一期） 2019-7-1—2029-6-30（二期）	金堂县第一人民医院/四川大学华西医院金堂医院
4	成都市龙泉驿区人民政府	2016-11-30—2019-11-29（一期） 2019-12-1—2029-12-1（二期）	成都市龙泉驿区第一人民医院/四川大学华西医院龙泉医院
5	中共四川省委办公厅、四川省卫生和计划生育委员会	2017-1-23—2022-1-23	四川省第五人民医院/四川大学华西医院老年医学中心
6	绵竹市人民政府	2017-6-8—2020-6-7（一期） 2020-6-8—2030-6-7（二期）	绵竹市人民医院/四川大学华西医院绵竹医院
7	宜宾市人民政府	2019-1-17—2029-1-16	宜宾市第二人民医院/四川大学华西医院宜宾医院
8	雅安市人民政府	2019-1-18—2029-1-17	雅安市人民医院/四川大学华西医院雅安医院
9	甘孜藏族自治州（简称"甘孜州"）人民政府	2019-5-10—2029-5-9	甘孜藏族自治州人民医院/四川大学华西医院甘孜医院
10	眉山市人民政府	2019-7-3—2029-7-2	眉山市人民医院/四川大学华西医院眉山医院
11	成都市双流区人民政府	2019-7-29—2029-7-28	成都市双流区第一人民医院/四川大学华西空港医院
12	营山县人民政府	2020-12-29—2030-12-28	营山县人民医院/四川大学华西医院营山医院（对口帮扶）
13	三亚市人民政府	2021-1-8—2031-1-7	三亚市人民医院/四川大学华西三亚医院

　　通过府院合作办医机制的持续深化，协同管理体系的不断完善，信息化平台的互联互通，领办型医联体服务基层能力明显提升。领办期间成功创建3家三级医院，4家领办医院三级公立医院绩效考核的全国排名跨越式提升（2018—2019年平均上升185位），新增省级重点专科4个，省级及以上科研项目立项35项，荣获亚洲医院管理金奖2项。较合作办医前，领办医院诊疗质、量明显提高，如广安市人民医院2021年门急诊人次、手术台次、三四级手术台率较合作办医前的增幅分别为81.73%、103.37%、65.41%。2021年资阳市区域就诊率为92.88%，较合作办医前一年（2015年）增长6.96%，同期区域外转率降至7.12%，降幅为45.90%。

　　创新自然人群队列研究，探索全生命周期健康服务新模式。依托优质科研平台，医院联动合作办医的各地方政府，根据区域疾病谱构成情况，以区域人群慢性病为靶向，开创自然人群健康队列研究，建立全方位大数据平台，对其中的疾病队列患者开展全程管理，探索"联医院—联专病—联健康"的全生命周期健康服务新模式。2019—2021年，医院联合领办医院，相继在成都市龙泉驿区、绵竹市、甘孜藏族自治州启动自然人群队列项目，入组4万余人，涉及16种疾病。2019年起，在5G技术赋能下，通过信息平台的互联、影像云平台的开发，至2021年底已实现9家领办医院与医院大数据平台的互联互通，启动领办医院与医院全程管理系统对接，支撑医联体患者全程协同管理，实现以治病为中心向以健康为中心的医疗服务模式转变。

　　2021年10月，在中国医院协会、四川省医院协会的领导下，医院作为主委单位，牵头成立全省首个以推进医疗联合体高质发展的行业平台——四川省医院协会医疗联合体工作委员会，为中西部地区医联体高质量发展贡献华西力量。

四、学科联盟发展

2016年，医院以优质学科资源为支撑，学科协作为纽带，逐步探索学科联盟医联体模式，组建以西部地区为主、辐射全国的特色专科医联体。

截至2021年底，医院已牵头成立39个学科或专病联盟，来自全国30个省、自治区、直辖市共计812家兄弟医院2 458个兄弟科室加入其中，具体情况见表2-9。

表 2-9　四川大学华西医院学科联盟区域辐射情况

序号	成立时间	学科联盟名称	覆盖省份数量/个	覆盖地级城市数量/个	联盟医疗机构数量/个
1	2016年	华西医院心血管内科学科联盟	3	19	132
2	2017年	华西医院脑卒中学科联盟	1	15	40
3	2017年	华西医院急诊学科联盟	5	27	136
4	2017年	华西医院精神卫生学科联盟	10	37	81
5	2017年	华西医院疼痛学科联盟	4	18	52
6	2017年	华西医院耳鼻咽喉头颈外科学科联盟	2	18	49
7	2017年	华西医院康复学科联盟	27	58	163
8	2017年	华西医院泌尿外科学科联盟	5	28	79
9	2013年	华西医院血液学科联盟	1	17	37
10	2018年	华西医院临床营养学科联盟	17	47	123
11	2018年	华西医院皮肤学科联盟	4	22	71
12	2018年	华西医院检验学科联盟	13	50	302

续表

序号	成立时间	学科联盟名称	覆盖省份数量/个	覆盖地级城市数量/个	联盟医疗机构数量/个
13	2017年	华西医院感染性疾病学科联盟	8	32	78
14	2018年	华西医院消化学科联盟	2	18	65
15	2018年	华西医院烧伤学科联盟	2	17	29
16	2018年	西部乳腺疾病联盟	11	40	95
17	2018年	华西医院骨科学科联盟	11	45	145
18	2017年	华西医院呼吸与危重症医学学科联盟	2	18	77
19	2018年	华西医院西部视光学学科联盟	4	16	26
20	2018年	华西医院重症医学学科联盟	12	38	116
21	2019年	华西医院肾脏内科学科联盟	8	29	98
22	2019年	华西医院消化外科学科联盟	3	7	11
23	2019年	华西医院神经精神影像川黔联盟	2	6	9
24	2019年	华西医院神经外科学科联盟	5	28	111
25	2019年	华西医院创伤学科联盟	26	64	248
26	2019年	华西医院胸外学科联盟	3	14	27
27	2019年	华西医院肝胆外科学科联盟	1	6	11
28	2019年	华西医院肿瘤学科联盟	7	35	68
29	2020年	华西医院小儿外科学科联盟	3	12	14
30	2020年	华西医院包虫病学科联盟	1	8	17
31	2020年	华西医院肝脏影像学科联盟	—	—	—
32	2020年	华西医院肾脏移植学科联盟	2	17	18

续表

序号	成立时间	学科联盟名称	覆盖省份数量/个	覆盖地级城市数量/个	联盟医疗机构数量/个
33	2021年	华西医院肺结节及肺癌全程管理专病联盟	1	8	12
34	2021年	华西医院慢性肾脏病专病联盟	1	10	19
35	2021年	华西医院超声医学学科联盟	1	19	31
36	2021年	华西医院全科医学学科联盟	3	10	14
37	2021年	华西医院胆道外科学科联盟	1	1	3
38	2021年	华西医院整形美容学科联盟	2	12	17
39	2021年	华西医院内分泌代谢病学科联盟	11	33	58

通过共建学科病种标准化管理流程，专科重大疾病救治能力得到提升。例如，2018年6月，华西医院消化学科联盟成立，联盟遴选专科常见急危重症——上消化道出血，基于临床诊疗数据采集与系统循证分析，探讨医联体架构下共建出血急性处理的多学科协同诊治，侧重诊疗路径的标准化建立。项目实施后，患者从入院到治疗耗时缩减61.01%，急诊内镜或介入治疗占比由1.02%提升至7.33%，相应等待时间缩减48.60%，平均住院日缩减24.05%。编写形成医联体《上消化道出血患者急救标准化管理手册》，本地已有超过15家成员医院急诊科、消化科、介入中心医护100余人获得有效培训。华西医院作为牵头医院于2020年获得中国急诊专科医联体"急性上消化道出血救治快速通道"首批5星级"示范中心"认证，作为成员医院之一的资阳市第一人民医院于2021年获得第二批4星级"救治基地"认证。

建立专科线上协同平台，形成在线在位区域一体化学科提升解决方案。2018年12月华西医院重症医学学科联盟成立，依托华西重症医学专科联盟临床信息系统，形成"在线为主，在位为辅"的联盟运行模式。在医疗质量管理上开创联盟内24小时远程临床服务，基于临床信息共享加强重症救治过程与核心支持技术的远程质量控制，指导联盟医疗质量提升。在线教育方面建立联盟单位人才队伍培养体系，分职系（医师、护理、呼吸治疗师）开发职业胜任力与核心技能培训课程及认证办法；线上常态化共享高端学术交流活动。在线科研方面建立联盟临床研究网络，建设重症综合征、重症支持技术系列数据库，开展多中心临床研究。在学科建设方面派遣学科主任，协助成员单位开展中远期学科发展规划；促办以成员单位为核心的区域学术会议，巩固所在地学术引领地位。联盟已形成19个重症医学分中心，116家成员单位，分布于四川、重庆、新疆、山西、安徽等12个中西部省、自治区、直辖市。2021年常态化开展远程会诊及疑难病例讨论207例次，直播教学182堂次。

五、远程医疗协作网发展

多年来，华西医院持续推动远程医疗协作网发展，积极开展远程医疗服务，培训基层医疗机构人员，坚持构建全面的远程医疗协作网，为广大西部地区提供优质的医疗服务。截至2021年底，华西远程医学网络已覆盖以西部地区为主的全国25个省、自治区、直辖市696家医疗机构，其中地市级医院120家、县区级医院408家、乡镇卫生院166家，累计培训各级各类基层医疗机构医务人员1 200万余人次，为基层医疗机构提供疑难疾病远程会诊咨询服务突破5万例，远程网络转诊3 086例次。

（一）打通远程会诊网络转诊渠道

2014年，为提高优质医疗资源使用率，医院在远程系统中增设转诊功能，向华西网络联盟医院全面开通。以远程网络信息平台为支撑，合理有序开展双向转诊。凡疑难重症患者经医院专家会诊确认存在转诊指标，均可借助远程医学网络平台实现平诊转诊，真正实现将常见病、多发病留在基层，危急重症转往华西，建立起华西与基层医院间的上下联动、分工协作机制。

（二）构建四级防控体系

2014年，医院将甘孜藏族自治州人民医院建设成为华西远程医学分中心，形成"华西医院—甘孜州人民医院—20家县级医院—40家基层医疗机构"四维一体、分层分级的远程医疗服务网络。针对困扰甘孜地区的包虫病，精准施策创新华西—涉藏地区"一网双模"包虫病防控体系，成功培养本地7位关键技术人才、2个包虫病手术团队，实现90%患者留在当地治疗。

（三）开创"华西云课堂APP"移动教育新模式

在原有华西远程医疗协作网的基础上，2019年华西云课堂APP继续医学教育平台正式上线。医院将"华西云课堂APP+华西远程医疗协作网+华西医院远程联盟公众号"三个载体互相关联，形成以继续医学教育培训为主，在线协同业务为辅的远程继续医学教育综合培训体系，为华西医联体成员单位医务工作者，尤其是边远地区的基层医务工作者提供多维度、开放式特色远程医学教育服务。2020年，华西云课堂APP成为全国首个与省级继续教育行政管理平台联通的教学平台，实现远程继续教育"选课—学习—考核—申领学分"全流程管理。截至2021年底，华西云课堂APP注册用户累计15.6万人，覆盖1 200余家医疗机构，在线提供临床二、三级学科，全科医学及医院管理课程3 000余堂，为华西特色"三师融合"（医师、药师、技师）培养奠定坚实基础。

历经汶川地震、芦山地震、九寨沟地震等应急灾害事件，以及在新冠肺炎疫情医疗救治、援外医疗等工作中，华西远程医疗协作为在位救援提供及时补位支撑，为各级医疗机构提供高效医疗救治平台。

六、城市医疗服务联盟发展

2014年医院立足基层，在成都市主城区内试点发展联盟社区医疗机构，开始建立华西城市医疗服务联盟（又称华西双向转诊社区联盟、华西城市社区联盟），探索"小病在基层，大病到医院，康复回社区"的分级诊疗格局。2015年，医院在门诊部下成立分级诊疗暨双向转诊管理办公室，推动构建上下联动的"$N+1+n$"（临床科室—分级诊疗暨双向转诊办公室—基层医疗机构）三级组织管理模式，助推基层服务能力迈上新台阶，打造院地医防融合新模式，发展高质量协同转诊新基建，升级检验同质化新服务，重构家庭医生服务新体验。

医院在华西城市医疗服务联盟内，结合城区特色和发展规划，进一步与成华区、高新区合作，先后于2016年和2018年建立"华西—成华城市区域医疗服务联盟""华西—高新城市区域医疗服务联盟"，实现辖区居民足不出区享华西优质服务，群众满意度在95%以上。相关实践经验得到省政府肯定，被国家卫生健康委员会纳入典型案例，立项省重大医改研究课题1项。截至2021年底，华西城市医疗服务联盟单位达114家，涵盖区属医院、社区卫生服务中心与乡镇卫生院，辐射四川省7个地区、成都市19个区县。

（一）强化三级组织管理模式

建立华西医院与区卫健系统组成的联盟三级管理体系和分工协作机制。领导小组由华西医院院长和成华区、高新区政府领导挂帅，完善顶层设计，协商联盟建设重大问题。工作推进小组定期召开联席会议，督进、研究、协调联盟各项目工作。项目工作组推进事项执行，形成"华西下派专家任职相应管理岗位，分片管理、联系基层医疗机构"的组织模式。

（二）助推基层能力再上新台阶

制定基层门急诊量和病种数"双提高"目标，医院选派全科驻点医师、专科巡诊医师下沉基层，以专题授课、病案讨论、适宜技术培训、情景教学等方式，为超7 000人次提供定制培训。接收区基层骨干上挂进修超1 800人次。开展基层医疗机构医生联盟专家认定，授予"华西全科联盟医生""联盟高血压管理社区首席医生""联盟糖尿病管理社区首席医生"等称号。

（三）发展高质量协同转诊新基建

基于网络联合门诊平台实现门诊特殊、疑难疾病在线诊疗及门诊、检查检验、住院预约，服务约6 000人次。基于华西区域协同转诊平台拓展日间手术、普通门诊、线上门诊转诊预约，服务2万余人次。基于区域统一医疗信息共享系统实现心电图、心动图、影像远程阅片及会诊。探索在基层医疗机构部署自助服务终端，让居民在联盟基层即可完成华西自助预约、缴费和检验检查报告打印。

（四）升级检验同质化新服务

依托区属龙头医院成立成华区域检验中心，上联华西，下接区内各基层医疗机构，完善标准化服务流程，开展同质化人员培训，进行区域检验中心和基层医疗机构全程质控，实现"一次检查、全域互认"，让居民以基层收费价格享受华西医院医疗标准服务。截至2021

年底，区域检验中心检验量达33万余份，送华西外检量5万余份，累计为居民节约就医费用1 800余万元。

（五）重构家医服务新体验

探索"华西全科医生参与、专科医生支撑、基层医生实施"的个性化家庭医生签约服务模式，组建78支"全专基"（全科医生参与、专科医生支撑、基层医生实施）家庭医生团队，制定以居民需求为导向的慢病管理服务包，推广应用高血压、糖尿病慢病患者信息管理系统，对签约患者制定个性化健康管理方案，覆盖38.55万人。

第五节　财务管理

医院历来重视财务工作，结合多年发展经验形成一套高效、安全、可靠的财务管理系统。多年来，医院为不断提升患者就医体验与财务管理质效，在深化财务管理体制改革、强化财务内控、防范化解财务风险、提高财会工作质量和管理水平等方面开展了大量改革和创新工作，实现财务管理"大局化"、财务分析"精准化"、财务决策"指引化"，充分发挥财务管理的战略支撑作用，助推医院管理在医改进程中转型优化，保障医院内涵健康发展。

一、预决算管理改革与创新

伴随2009年新医改政策的落地实施，医院主动破局，开展全面预算管理体系建设，积极推进内部预决算机制改革。2016年，构建"预算决策机构—预算管理机构—预算执行机构"的三级预算责任体系，建立"院级—二级归口职能部门预算管理—三级科室预算执行"的三级预算管理体系，持续完善全面预算管理制度，自主研发预算管理系统，提高预算管理时效和精细化水平，实现全院全员、全口径、全流程的全面预算管理。

建立多维度的财务报表分析体系，通过自主研发为主的信息化改造，打破信息壁垒，有效实现业务数据与财务数据在部门内及部门间的双向循环，为医院运营管理提供数据支撑；通过狠抓政府会计制度的落实，从源头确保会计信息质量，医院预算、决算管理工作逐步从粗放演变为精细化管理模式。2013—2021年，华西医院多次获得国家卫生行政主管部门授予的部门预算、决算管理及全国卫生健康财务年报一等奖。

二、财务核算精细化管理

2007年，医院在已有基础上，改革各项账务报销流程，完善经济合同及财务报销授权签批权限，改革职工公积金办理流程、科研基金的报销流程等；完成了医院往来账款、药品、材料等的建账、对账工作，完善会计核算的基础管理。2012年初，随着新的医院会计制度、医院财务制度的实施，医院新旧会计制度顺利衔接。2019年政府会计制度全面实施，财务部开展全院资产清查，个性化配置科目核算方式，开发全新核算系统，同时，科学设置"平行记账"模式，实现大部分预算会计凭证自动生成；创新建立往来核销池，实现项目核算、往来核销、双基础自动凭证等多项业务一体化集成，多系统耦合。

三、信息化建设

2016年，华西医院自主研发预算管理系统，获国家软件著作权，开启全面预算管理新格局。2018年9月26日，医院成功开出全国首张医疗财政电子票据，财政部官网、《健康报》等20多家媒体均进行了专题报道，在全国卫生经济领域引起较大反响。财政部邀请医院代表在全国财政电子票据培训中心作经验分享，四川省财政厅邀请医院代表在全省医疗收费电子票据管理改革工作会议作经验交流。各级财政部门、多家医院代表到院参观交流。同年，医院自主研发基于图像技术的精准银行对账系统，实现医院资金的精准对账管理，对账准确率达100%，在全国医疗卫生领域中属首创，获计算机软件著作权；创新构建SCI配套经费自动批量上账程序优化科研经费管理方式，使工作效率实现跨越式提升；自主研发研究生导师经费管理系统，提高教学资金使用效率。2021年，院外劳务费申报系统成功上线，规范劳务费填报和计税，提高劳务费发放效率和准确性。

医院不断推出各类便捷系统，大幅减少患者排队等待和反复往返的情况，有效改善患者的就医体验。构建以华医通、扫码支付、自助机等为主的多元化线上支付体系，开发多项系统，主要包括：入院自助办理系统实现入院全流程线上办理；医疗票据证明查询系统为票据遗失患者提供便捷的票据查询；门特诊、急诊预交金系统实现在诊间或病房直接计费；门诊术前检查自动合账退费系统将住院患者可纳入医保报销的术前门诊检查通过系统自动并入患者住院费用中，出院结算时一站式完成退费。2017年9月，住院快捷结算项目荣获国家卫计委"改善医疗服务行动计划"全国医院擂台赛总决赛"铜奖"及主题五"改善住院服务流程"十大价值案例第一名。

四、成本管理体系建设

医院借助信息化工具，在科室全成本核算的基础上，纵深推进医疗服务项目成本核算，并在此基础上推进病种成本核算，建立了完整的成本核算体系，2021年制定《四川大学华西医院成本管理制度》，医院成本管理逐渐由成本核算向成本控制转型。成本分析方面，2014年开始形成医院成本效益分析长效机制，拟定医院成本效益分析方案，在开展成本效益"日常分析"工作的基础上，针对不同管理需求进行各项"专项分析"，形成院科两级经营效益分析、院科两级病种成本效益分析等较为完善的分析体系。2021年，着手推进结合医保支付数据的病种成本分析，成本核算分析结果为医院成本管控、调整优化、资源配置等提供数据支撑，为医院新增医疗服务项目价格申报等提供数据依据，为省管公立医院价格动态调整等提供重要数据支撑。

第六节　医保管理

随着国家医保管理制度改革的深入，华西医院医保业务及医保管理体系也同步做出系列改革。2007年，财务部物价组与医保组整合组建为新的物价医保科。2011年成立医保管理科，隶属于财务部。2013年，正式成立部级建制的医保管理职能部门——医保办公室。医院成立由院领导牵头、职能部门共同参与的医保管理委员会，负责医保政策的解读研究及医保管理策略制定、执行情况的监督、考核等。

医保业务领域，2009年争取到省内首家日间手术纳入基本医疗保险统筹基金报销、市医保参保患者在特需医疗中心发生的符合基本医疗保险政策规定的住院费用纳入医疗保险支付范围的政策。2010年争取到全国首家门诊术前检查费用纳入基本医疗保险统筹基金报销的政策，有效推动日间手术的开展。2014年、2015年分别在省内首批实现省内异地、跨省异地联网结算。2017年启动智慧医保服务体系建设，通过信息化手段和大数据管理有效提高医保服务质效，保障患者权益，减轻医保业务给医务人员带来的负担，保障医保基金使用安全，提高医保基金使用效率。医保相关内容编入国家医疗保障局组织编撰的《中国医疗保障基金监督管理发展报告》，医保智能服务系统和监管系统项目成果转化获得销售收入3 000余万元。

一、医保智能服务体系建设

智能服务系统以患者为中心，主要围绕医保业务经办，包括互联网+医保服务系统和智能推荐、咨询、引导系统，与医院整体的线上服务协同，内嵌在医院公众号、华医通APP上，患者在线上线下均可便捷操作。2018年上线互联网+医保服务系统，通过清除、简化、整合、自动化等方式从患者端、医生端和审核端对业务流程进行优化，所有医保业务线上申请、后台审核办理，实现医生一次性简化操作、后台审核"秒审秒办"、患者现场零排队。同时，建立智能推荐、咨询、引导系统，让患者在不断增多的医保报销政策种类和医保业务经办流程中，准确了解自己可享受的医保政策和便捷地办理医保业务，有效改善患者的使用体验。2020年，全面实现门特、出院、特药全线上办理，患者实现线上"一站式"报销申请。自系统运行以来，实现年均患者线上办理业务48万余次，主动推送审核结果通知及引导信息279万余条，实现患者办理业务"0跑路""0排队"。

二、医保智能监管体系建设

基于临床实际的医保控费体系建设。医院结合原有医保监管体系，以医疗合规合理性为基础，结合地区报销政策，形成"三位一体"知识库。以智能引擎为抓手，2014年建立覆盖医疗全过程的智能化、多方位、精细化动态监管体系。截至2021年底，该系统共建立医疗合规知识库和临床合理知识库共计16万条规则，建立医保报销知识库共计30万条规则，实现对95%以上的项目进行智能审核和监管，相对人工审核效率提高80%。在促进医院业务流程再造、合理控制医疗费用的同时，保障医保基金安全与患者权益。

DPG[①]的质效评价管理体系建设。2019年、2020年国家先后启动DRGs和DIP[②]付费，为积极应对支付方式改革，医院从2014年就开始筹建病组质效评价体系，2019年形成基于DRGs的质效评价体系并基于此建立支撑成本分析、绩效分配等应用的医保精细化管理体系。2021年进一步对质效评价管理体系进行优化，回归疾病本身特征，以疾病的解剖学特征、病因学特征、病理学特征、基因组学特征等作为分组依据，而治疗方式、资源消耗、医疗结局等只作为分组评价因素，不作为DPG的分组依据。DPG组内病例同质性高、可比性强、差异度小，基于各DPG分组，梳理、建立质效评价指标体系，针对相同治疗方式的病例从质量和费用两个维度对评价对象（科室、医疗组、医师）进行综合评价，找到异常病例及不合理费用。剔除异常病例后，再针对相同疾病画像细分组下的不同治疗方式进行评价、对比，挖掘出该细分组下性价比最优的治疗方式，即最合理的临床路径，并为确定医保支付标准提供依据。该体系不仅可有效解决当前DRGs分组存在的问题，与医保支付分组体系（DRGs、DIP等）无缝衔接，用于医保费用的监管与分析，还可根据管理需求动态调整，以适应不同医院绩效评价、临床路径管理、成本核算管理等更多的应用场景。在此基础上，结合院内质量与评价建立7大维度37项细化综合评价指标，涵盖医疗质量、运营效率、医保基金使用效率等维度，具有普适性、针对性和可比性，确保评价指标的客观性和全面性。

基于疾病画像分组的质效评价管理系统能最大程度确保价值医疗

---

① disease-profiled groups，基于疾病画像分组。
② diagnosis-intervention packet，按病种分值付费。

和医保价值支付的融合，对促进医保从购买服务项目转变为购买医疗价值、医院从局部管理转变为系统管理、医疗从经验医疗转变为循证医疗有重大意义，有利于实现在可控成本下提升人民群众健康水平和加强医疗效果的目标。

基于大数据的患者异常就医行为监控。要保证医保基金的安全使用除了对医疗行为的合理合规性进行监管外还包括对患者端主观欺诈骗保的异常行为识别。将同类患者过往就医行为序列作为输入变量，基于临床路径、诊疗常规预测再次入院就诊的原因及可能的治疗方案，通过比对模型输出和患者本次就医行为的差异程度判断是否存在欺诈骗保的可能性，从而实现对异常行为的及时监控与干预。

通过以上三个体系健全医保监管体制，实现对医保基金合理使用的全方位识别与监管，筑牢医保基金安全防线。

第七节　国有资产监管改革

华西医院历来重视国有资产管理工作。党的十八大以来，公立医院改革逐步深入，加强国有资产管理工作成为深化医药卫生事业改革，推动健康中国建设的内在要求。2013年，医院将原国有资产管理科从财务部剥离，正式成立国有资产管理部，作为专职资产管理部门对全院国有资产进行监督管理。

国有资产管理部成立后，按照"加强顶层设计、坚持整体推进、注重重点突破"的工作思路，围绕完善医院国有资产管理体制、深化院属企业改革两个重要方面，开始在全院有序开展国有资产监管工作改革。逐步建立"统一领导、归口管理、分级负责、责任到人"的国有资产管理机制，医院连续多年获得国家卫生行政主管部门授予的"资产决算先进单位"和"企业决算先进单位"称号。

一、完善医院国有资产管理体制

2007—2013年，华西医院开始摸索建设国有资产管理体系。2007年，医院参与中国卫生经济学会第八批招标课题"医院资产管理制度研究"，拟定"构建医院资产管理中心"方案并中标。2008年，医院制定了《医院对外投资监督管理方案》，颁布了《医院对外投资管理暂行办法》。2009年，华西医院协助卫生部拟定《卫生部国有资产处置工作实施细则》，出台华西医院内部资产管理的三个文件:《医院国有资产管理暂行办法》《医院固定资产管理办法》和《医院国有资产处置管理暂行办法》。

2013年以来，医院制定系统性的国有资产管理制度，主要包括《医院国有资产使用管理办法》《医院国有资产处置管理暂行办法》《医院接受社会捐赠设备物资实施细则》及《医院合同管理办法》。2015年，全院推行资产分级管理模式，在业务科室逐级设立资产管理员和属地资产管理员，强化使用部门责任。明确科主任是科室设备使用管理的第一责任人；护士长负责全科设备的调剂交接、应急调配、日常管理；专科经营助理担任设备资产管理员，负责全科设备的购置论证、使用效率分析、报废申报；科室属地资产管理员是资产的具体管理人员，负责组织科室资产的盘点管理，定期完成科室各类报表需求的汇总统计。2018年11月组织实施专项资产清查工作，进一步清理核实和归类统计资产数据。同年，医院ERP[①]资产管理系统也进行接口升级，完善资产卡片基础信息，确保与行政事业单位资产管理系统（三期）同步对接。健全的监管体系进一步提升医院管理效能，推进医院国有资产管理科学化、现代

---

①enterprise resource planning，企业资源计划。

化、规范化的探索进程。

医院针对国有资产管理中的重点领域予以专项规范。2017年以后，随着医院对外投资事项逐步增多，先后制定《医院对外投资管理办法》《医院科技成果作价投资成立公司的国有股权监督管理办法（试行）》等制度文件。针对医院报废资产数量巨大，积压严重的情况，2018年，依托政府公开交易平台——四川省政府政务服务和公共资源交易服务中心，实行通过残值评估和公开举牌竞价的方式确定资产回收单位并回收报废设备资产。

在规范管理的同时，注重便民设施的建设。2019年，启动院内投放第三方共享自助设施项目，向业务区域投放共享充电设备、共享轮椅、自助口罩机及自助复印机等共享自助设备，提升患者的就医体验。截至2021年底，便民共享设施设备累计服务超24万人次。

二、深化院属企业改革

自1999年华西医院成立第一家国有独资公司——成都华西天使宾馆有限责任公司开始，院属企业数量、规模不断扩大。截至2021年底，医院各级院属企业增至38户，涉及医药卫生、互联网医疗、药效评估、健康管理、药物非临床研究评价、临床研究服务、科技成果转化等诸多领域，产业资产规模超60亿元。成都华西海圻医药科技有限公司、成都青山利康药业有限公司和成都华西公用医疗信息服务有限公司等院属优势企业开始走向资本市场，正式启动上市工作。

（一）完善现代企业制度为主的改革

企业成立之初，医院即高度重视企业制度建设，督促院属企业逐步建立和完善现代企业管理制度，建立健全内部监督管理和风险控制制度。重点完善法人治理结构，建立KPI绩效管理体系、SOP工作流程等科学管理制度体系。同时，强化对院属企业的投资收益管理和财务监管，保证医院依法依规及时收回投资收益，并按照预算管理等要求纳入医院预算，统一核算、统一管理。医院坚持依法治企，督促院属企业规范董事、监管、高管行为，充分发挥董事会的决策作用、监事会的监督作用、经理层的经营管理作用、党组织的政治核心作用。2014年，医院开展"企业法人结构治理"专项工作，通过与第三方会计师事务所、律师事务所合作，深入梳理企业各项管理制度与业务流程，全面剖析院属企业整体治理结构框架，促使院属企业不断完善法人治理结构，逐步建立起权责对等、有效制衡的决策、执行、监督机制。

（二）院属企业逐步实现转型升级

随着国企、医疗改革的不断深化，医院所投资的传统的医疗实体行业模式已经不能满足服务社会、服务大众的基本要求，创新和供给侧改革成为产业发展的主旋律。2015年，医院对院属企业开始进行整体战略布局调整。2016年，经国家卫生和计划生育委员会批准，成都华西天使宾馆有限责任公司实施改组，将原宾馆业务下放为二级子公司，原公司正式更名为"四川华西健康科技有限公司"。改组后公司作为医院国有资本运营平台开展业务，具备"投资公司监督管理平台""产业项目孵化运营平台""科技成果转化孵化平台"和"投融资平台"四大平台功能，致力于医疗相关产业投资开发经营、科技成果孵化及转化，围绕医药生物、健康管理等领域先后成立多家参控股企业。

2017年，成都华西精准医学产业技术研究院有限公司、四川华西康圣达医学检验有限公司先后成立，标志着医院在对外投资企业的创新之路上迈出重要一步。

2018年，为响应国家"医药分家""药品零加成"政策，医院对成都利康实业有限责任公司下属的以传统医疗器械和药品批发零售为主的控股子公司——四川省国嘉医药科技有限责任公司实施战略转型，引入上药控股公司进行股权重组，整合资源、减少风险，实现控制权的转让。

2019年，医院成立成都华西精准医学产业创新中心有限公司，作为国家精准医学产业创新研发、成果转化和产业化运营平台。

2020年，成立成都华西生物技术研究有限责任公司，投资建设P3实验室、疫苗抗体研发及中试基地，开展新发展或重大传染病性疾病的病原学研究，进行诊断产品以及疫苗、抗体、细胞治疗、小分子药物等预防和治疗产品研发及产品转化。同年，成立成都华西临床研究中心有限公司作为国际临床研究中心的运营实体，从事临床研究服务。

2021年，成立成都华西细胞治疗研究院有限公司，作为国家精准医学产业创新中心旗下开展细胞与基因治疗技术及产品研发、孵化及产业化落地的核心载体。

截至2021年底，医院科技成果转化投资成立公司达7家，打通了科技与经济结合的通道。同时，为强化科技成果转化公司投后管理，减小监管风险，防止国有资产流失，2021年医院出台《四川大学华西医院科技成果作价投资成立公司的国有股权监督管理办法（试行）》，进一步明确监督管理职责，厘清医院各职能部门和院属企业的相关职责，确定重大事项决策权限，理顺监管工作流程。

第八节　医院信息化建设

2005年9月18日，华西医院设立计算机中心。2010年5月10日，计算机中心更名为信息中心，同时成立医院信息建设管理委员会，由院长任主任委员。

2007年，医院启动数字化医院建设。2008年，HIS系统上线，依托"集成平台"，建立以"临床业务"服务为导向的多系统联动的网络结构。2009年，BI①系统上线运行，开始构建数据仓库，开发数据集市、数据统计表、数据产品等，打造统一的信息服务平台，为医院的各类人员提供数据服务。2012年开展医院信息平台互联互通标准成熟度试点示范工程。2014年，该工程通过互联互通标准成熟度4星水平测评。

2015—2019年，医院完成HIS系统升级换代工作，开展数字化全面转型建设。医院数字化医院建设周期主要分为三个阶段：

第一阶段，选择与患者距离最近的门、急诊诊疗服务等临床医疗服务领域切入，以满足高达每日2万人次的门、急诊需求。2018年，医院正式获批"四川大学华西医院互联网医院"作为第二名称，成为全国首家互联网落地医院，实现线上、线下诊疗服务一体化，极大地改善了患者的就医体验。2020年，医院荣获四川省智慧医院4星评级。

第二阶段，重点建设医学信息、数据、知识与医学研究能力的数字化。一方面，建立管理数据仓库，为门诊管理、住院管理、手术管理等提供智能化的数据支撑。同时，基于医疗数据研判患者需求的变化趋势，及时调整医院的服务模式。另一方面，部署基于医疗大数据的科研平台，让医生可以更加便捷地应用临床数据。2021年，医院荣获国家电子病历应用功能水平5级分级评价。

第三阶段，在大数据仓库建设不断深入的同时，2020年逐步开始从数字化到智慧化的提档升级。第一个层级基于物联网、可穿戴设备等重要的感知器官，快速、全面地采集患者的诊疗信息；第二层级是数字大脑的建设，对感知器官所收集的数据进行高效处理和分析；第

---

①business intelligence，数据分析。

三层级是以数字大脑的分析结果指导实际应用。

一、以业务系统能力提升为核心的数字化医院建设

1.5G应用

2019年5月14日，医院与四川大学华西医院龙泉医院、遂宁市中心医院三地同时连线，进行全国首次多地联合远程会诊及实时纤维支气管镜手术演示指导。2019年7月4日，医院联合四川电信通过5G技术对马边彝族自治县人民医院开展国内首例"5G+AI远程消化内镜"诊断。2020年1月26日，医院与成都市公共卫生临床医疗中心进行了全国首次关于新冠肺炎急重患者的5G远程会诊。同年2月20日，医院首次利用5G远程会诊系统，对武汉前方的新冠肺炎危重患者进行多学科病例会诊和病例讨论。当月24日，医院放射科、信息中心利用"5G双千兆+远程CT扫描助手"，为甘孜藏族自治州3例新冠肺炎患者进行远程CT扫描，为患者病情诊治提供了有力支撑。这是全国首个通过远程CT进行新冠肺炎病情检查的案例，也意味着远程医疗将由传统的会诊模式逐渐过渡到实操模式。2021年7月，医院应用5G技术开展院前急救。同年8月，获得由四川省通信管理局、四川省人力资源和社会保障厅、四川省总工会共同举办的四川技能大赛——四川省第二届5G创新应用大赛一等奖，医院的参赛项目成为此次大赛中唯一获奖的医疗项目。

2.物联网应用

2021年，开展智慧病房物联网平台的试点建设工作，包含医疗设备资产定位系统和多参数生命体征监控系统等。在特需病房、手术室和温江院区部分护理单元设立试点区域，初步实现基于多种无线物联网通信协议的医疗设备的精准定位和多种体征参数的实时监护。同年，医院信息中心联合设备物资部开展基于蓝牙技术的资产定位系统的建设，并在信息楼、急诊科和部分手术室开展了测试工作，实现了

对医疗设备的房间级定位、精准查询和电子围栏管控；联合护理部、特需病房和胆道外科等科室开展了无线多参数生命体征监护系统的测试，临床反应良好。监护系统减少了临床的护理工作量，有效提升了试点区域的护理效率。

3.临床辅助决策

以电子病历分级评价为指导，建立高级医疗决策支持体系，助力医院智慧管理。2020年，引进临床决策支持系统。2021年5月，上线单病种环节质控系统，帮助科室有效提升临床单病种过程质量管理，减轻人为工作压力，降低医疗风险。同年8月，上线临床辅助决策。同年9月，上线VTE[①]智能防治系统，辅助医生高效完成评估工作并开展预防，降低VTE院内发生风险。

4.建设智慧病房

2019年8月，根据临床科室需求进行应用的丰富化建设，心脏大血管综合病房和心脏外科病房率先试用护理电子白板、智能输液终端、床旁平板系统。截至2021年底，老年病房、日间手术病房、特需病房安装智能输液终端，全院安装智能输液终端524台。同年11月，床旁平板系统上线床旁预交金缴纳功能，缓解结算窗口压力。

5.护理管理系统化

2017年10月从漏项登记、错误登记等角度展开设计，实现体温单质量控制，为诊疗提供更加准确的信息，防范医疗纠纷。2018年2月，上线护士长手册质控。2019年7月，伴随HIS系统全面升级，临床信息系统优化创新服务流程、服务模式，提高了护理效率和管理效能。先后建立医疗安全（不良）事件上报审核、护理病历评估、非PDA[②]医嘱执行、撤销医嘱质控、护理会诊、护理排班等质控规则，建立起质

---

①venous thrombo embolism，静脉血栓栓塞症。
②personal digital assistant，个人手持设备。

控标准维护、质控结果处理、质控结果统计分析三大模块。通过系统加强各环节质控，严格执行护理质量管理程序，实现护理质量的实时控制，全面提升医院的护理管理水平。

6.手术管理系统化

2015年构建麻醉医生工作站，改麻醉医生手工记录为系统自动采集记录患者的生命体征，减少麻醉医生的书写工作量，提高麻醉医生工作效率。2018年新版手术麻醉系统上线，实现手术申请、审批、安排通知等信息在手机上的发布与查询，实现麻醉费用自动识别，减少医保扣费。2019年实现结构化麻醉风险评估，系统会根据患者病史、检查、检验等信息自动评估麻醉风险，并自动生成麻醉风险评估报告。同年实现通过移动平板进行麻醉访视，提高访视效率。最终构建起以围手术期临床业务为核心，为麻醉手术中心提供全流程、信息化、自动化、智能化的临床业务综合管理平台，有效规范手术流程，解决患者诊疗信息的电子化记录问题，保障了医疗安全。

2019年5月，介入手术开启数字化系统建设。7月，实现电子化手术申请单流程、手术患者手环扫描功能、介入影像数据统一存储、手术DSA[①]信号视频信号统一采集、转播，与HIS医生工作站客户端无缝对接，实现HIS系统一键调阅查看DSA影像。11月进行手术视频转播改造，实现院内外视频直播、转播功能，实现会议室手术直播教学。

7.重症管理系统

2010年上线重症临床信息系统工作站，包含病患管理、重症医疗、重症护理、数据统计等项目，减少医护人员评估、记录工作，实现无纸化办公。2015年上线云服务版，主要解决多病区需求多样性、医疗质量控制等问题。2017年上线元数据版，解决需求多元化快速实现，实现部分HIS系统数据融合，评估数据自动填充、自动计算。2019

①digital subtraction angiography，数字减影血管造影。

年上线物联网版，加入呼吸治疗，重症超声、护理质量控制、院感管理、人员管理等功能，主要解决床旁设备数据采集问题，实现与HIS系统的全面融合、智能提醒、临床数据二次分析利用、床旁数据自动填充，提高工作效率，真正实现辅助医疗决策。

二、以数据集成能力提升为核心的数字化医院建设

1.大数据平台的建设

第一阶段为BI系统应用阶段，2009年开始上线IBM cognos系统，开发300多张业务报表，为全院20多个职能和业务部门提供数据服务。第二阶段为数据平台建设阶段，2017年获批国家财政专项项目"四川大学华西医院大数据集成及应用平台建设"，打造并发布集医疗数据资源中心、医疗数据算力中心和医疗数据算法中心为一体的医疗大数据集成与应用平台。该平台整合华西医院和医联体医院的数据资源，集成超过2 000万的患者、超过7 000万的就诊人次的信息，数据范围涵盖电子病历、检验、检查、医嘱、费用等各领域，数据时间周期超过10年。该平台通过医疗业务过程数据的集成，反哺卫生诊疗业务的发展，为医疗研究的探索创新提供基于数据层面的科学依据；反哺医院管理业务的发展，更好地拓展医疗服务模式和医院管理方式。

2.超算平台的建设

2020年开始上线私有HPC①集群，总体计算节点包括4路计算节点、大内存节点、GPU节点三种类型，总体算力达到1 614.953 2 TFLOPS②。可适配不同的科研分析需求，支持基因组学分析、大型科学工程计算、数值模拟等场景。平台以任务模板提交作业方式使用，共享资源，用完释放。2021年，已经可以支撑疾病的智能预警及预测干预研

---

①high performance computing，高性能计算。
②teraFLOPS，万亿次。

究、多组学数据智能医学研究、健康服务与医学工程研究、大健康数据挖掘与应用研究、医院管理与卫生政策咨询等5个方面的研究工作。

第九节　后勤精细化管理

2007年12月，医院对后勤组织架构进行调整，成立采供维保部、基建运行部、安全保卫部3个职能部门，单独列出营养膳食科、园林绿化科、洗浆房、中央厨房等后勤系统效益成本中心，将既往以行政管理为主的后勤组织架构调整为强调服务功能的新架构。2008年"5·12"汶川地震后，医院后勤应急保障快速响应，迅速建立快速抢救通道，及时采购、供应医疗物资、药品、维修材料、应急设备及食品和饮用水，排查抢修建筑及消防、水、电、气设施，医院后勤应急保障体系逐步成形。在此后的玉树地震、芦山地震、九寨沟地震、新冠肺炎疫情等历次自然灾害及公共卫生事件中，无论是赶赴前线的应急救援医疗队还是作为伤病员救治基地的医院本部都得到了坚实的后勤保障。

2011年8月，医院启动新一轮后勤人事绩效改革，重新制定了后勤人事层级划分方案及绩效标准，进一步激发了后勤工作人员干事创业的积极性。"十二五"到"十三五"期间，伴随着事业发展平台的进一步拓展，后勤管理在关注数量的同时，更加注重质量、效率的提升。技术节能和管理节能并举的能耗管控，基于信息技术的耗材溯源和智能化库房，依托物联网技术的医学装备管理，以"医工结合"为特色的医疗装备研发，智慧化的安防体系建设等更多现代化、科学化、智慧化的管理模式和先进技术运用于医院后勤管理。以服务一线、服务"内部客户"为理念，后勤精细化管理工作紧跟医院的高质量发展步伐。

经过长期实践与总结，医院牵头编制5项医院后勤领域的国家卫生行业标准，率先在国内为医院后勤保障系统的运行管理提供指导。2013年9月发布《医院电力系统运行管理》《医院医用气体系统运行管理》《医院二次供水运行管理》《医院供热系统运行管理》，2016年11月发布《医院中央空调系统运行管理》，这5项卫生行业标准适用于各级各类医院和有类似后勤保障系统的其他医疗机构。

一、医院基本建设

1.医院事业发展平台进一步拓展

2007—2021年，医院总建筑面积从38.83万平方米增长到50.30万平方米，建设发展情况见表2–10。2007年4月，第二住院大楼重新装修投入使用，医院实际开放床位为4 176张，成为当时世界单点规模最大的医院。2007年9月，四川大学华西临床教学楼（厚德楼）正式投入使用，该大楼在面向各层级学生、医师开展医学模拟教学的同时，还成为国家级、省级医师实践技能考试的场地。同年9月，院区地下停车库及中心绿化工程完工，为医院新增1 100个地下停车位及近2万平方米绿化面积。2013年5月，集预防、治疗、康复功能为一体的温江院区正式投入运营，编制床位200张，定位为国家级康复疾病中心、运动医学中心、肺癌中心。2015年6月10日，国家卫生和计划生育委员会下发《关于四川大学华西医院总体发展建设规划的批复》（国卫规划函〔2015〕117号），正式通过医院总体发展建设规划，华西医院由坐落于成都市武侯区国学巷37号的院本部、温江区永宁镇芙蓉大道三段363号的温江院区、锦江区三圣乡的锦江院区和高新区科园四路1号的科研院区组成，编制床位由4 300张增至4 900张。2016年8月，医技楼完成竣工验收并投入使用，进一步缓解了医院医技空间紧张的难题。

2020年6月，锦江院区正式动工，规划床位1 300张，规划承担国家紧急医学救援基地的职责，建设创伤医学中心、急救中心、神经疾病中心、感染性疾病中心、批量伤员救治中心等功能模块。2021年7月，转化医学国家重大科技基础设施（四川）的临床研究核心基地——四川大学华西医院转化医学综合楼正式投用，成为全国首个生物治疗转化医学国家重大科技基础设施，也是全国第二个启用的转化医学国家级重大设施，致力于在创新药物研发、疾病防控等"卡脖子"领域培育孵化具有世界影响力的重大原创科研成果和临床诊疗技术。

表2-10 2007—2021年医院基础设施建设发展情况

时间	建设项目	建筑面积/平方米	建设情况
2007年8月	临床教学楼（厚德楼）	27 434	竣工验收
2009年1月	第六住院大楼（心理卫生中心）	32 959	竣工验收
2009年9月	科研院区GLP①公共技术平台	17 061	竣工验收
2011年8月	水塔楼、八角亭改造	9 128	竣工验收
2012年12月	温江院区	64 139	竣工验收
2016年8月	医技楼	9 912	竣工验收
2020年6月	锦江院区	179 000	正式动工
2020年12月	转化医学综合楼	50 480	竣工验收

注：①good laboratory practic，药物非临床研究质量管理规范。

2.能耗管理成效显著

2018年4月，在全面推动节约型社会建设和绿色节约型医院建设背景下，医院建筑能耗监管系统正式上线投用，通过技术节能、管理节能并举，有效地提高了医院用能效率。同年，医院能耗监测平台通过国家卫生健康委员会正式验收。2018年、2019年、2020年、2021年在全国三级公立医院绩效考核中，华西医院"万元收入能耗支出"指标连续4年获得满分。

二、平安医院建设

医院长期重视安全保卫工作，采取多类措施保障医院安全，防止危险事件发生。2009年，医院与成都市公安局联合开展了安保反扒专业培训，在反扒专家的指导下成立了20人的便衣反扒队伍，有效保护了患者人身及财产安全。2012年，在成都市公安局武侯分局和辖区派出所的指导下，医院成立30人规模的武侯区应急处置机动大队华西医院中队，防范打击涉医违法犯罪、维护医院正常秩序及处置涉医群体性事件。2014年与武侯公安分局合作成立华西坝派出所，在急诊科设立警务室，及时处理院内涉医案件；与警方协同完善对医疗纠纷突发事件的处置预案，不定期对预案进行演练。2018—2021年，通过开展扫黑除恶专项斗争，医院在打击医托、号贩子方面取得明显成效；联合警方破获利用恶意软件绕过常规验证机制非法抢占号源、高价倒卖的案件，是四川省破获的首例"网络倒号"案件。

2020年，医院全面推进智慧通道建设工作，在全院各大楼入口和楼层的门禁处安装闸机和人脸识别一体机，实现用设备代替人工核查体温和健康码，在确保精准核查的同时也保证了通畅率，对病区的秩序管控起到积极作用。响应国家关于在大型医院重点部位安装安检的要求，先期在急诊运行安检，排查和甄别管制刀具、爆炸物等违禁物品。

2020年，在成都市政府和交管部门的大力支持下，医院依托周边大型停车场分流、内部停车场管理优化及外部交通合理调整，实现华西医院周边交通优化，解决困扰医院近二十年的交通拥堵难题，受到央视等多家媒体的广泛报道。

三、设备物资管理

1.设立手术室物资分库房

2006年，为适应医院高速发展对耗材、物流供应的需求，医院打破传统手术物资管理模式，对重点科室（手术室）医用耗材管理从人员构架、仓储管理、配送等方面进行全流程改造，建立医用耗材采供一体化管理模式。在手术区域建立手术分库房，实行专人专管，低值耗材配送到手术间，高值耗材对应到每个患者，实现高值耗材扫码计费，保证耗材安全、合理使用。

2.建立EMT[①]应急库房

2018年5月，由华西医院牵头筹建的中国国际应急医疗队（四川）成为全球第一支最高级别的非军方国际应急医疗队（EMT）。全队标准配置下占地面积约9 000平方米，全布局下配备帐篷95顶，总装备1 827件，能独立完成28天的临床医疗工作。应急医疗队设备仓库位于成都双流航空港经济区，紧邻成都双流国际机场，储存各类医疗和民用的设备及物资，采用现代化的管理手段，能在最短的时间内完成物资的集成、出仓和装运，并且精准显示每个物资在库内库外的位置信息。

3.建立医学装备物联网管理平台

2016年，医院启动智慧物联现代化管理体系搭建工作，基于各类呼吸机等医学装备数据传输协议开发数据采集器，建立医学装备物联网数据平台，实现设备可视化定位、实时监测，显示设备使用状态、报警状态、使用率和运行数据等信息，为设备管理、动态调配、购置

---

①emergency medical team，国际应急医疗队。

决策提供数据支撑，进一步提高医学装备的使用效率。

4.固定资产实现精细化盘点

2020年，通过低功率蓝牙定位技术，医院在全国范围内率先开展基于信息化的固定资产精细化盘点。通过信息化定位手段将资产的位置信息实时传输至管理员端，实现资产设备一键定位，实现精细化盘点，进一步提升资产管理效率。

四、后勤综合管理

医院于2009年成立后勤调度中心，设立24小时专用服务电话，该中心归属于采供维保部采供科。2013年，更名为"后勤呼叫中心"，归属于基建运行部物业管理科。为了更好地提供后勤一站式服务、满足多院区同质化发展需要，2018年，呼叫中心业务独立，升级为后勤一站式服务平台，纳入后勤综合管理科统筹。后勤系统正式形成矩阵式组织架构。后勤一站式服务业务涉及的职能部门由最初的后勤4个部门扩展到全院职能部门及30余家第三方服务厂商；服务内容从单一的物业维修调度转变为全方位后勤服务处理与业务咨询；服务范围由主院区扩展到所有院区；报修渠道由单一的线下电话报修优化为线上APP、小程序、微信群等多报修渠道。2016年，在互联网+设备网上采购平台的基础上，实现科研设备分类采购管理，平均采购周期由原来的3~6个月缩短至1~3个月，采购效率提升显著。医院进一步完善溯源管理，低值耗材贴码管理已覆盖全院所有在院医用耗材供应商。同年，采用首问负责制提高运行维修的处理效率，实行主动巡查巡检和定期专人回访的措施。在信息化系统的加持下，后勤一站式服务平台的建立使服务效率大大提升，实现服务的全程追踪以及闭环管理，服务响应率达100%，服务应答时间缩短至半分钟。

第三章

医疗工作

20世纪90年代起，随着改革开放的深入，我国医疗改革步入"快车道"，先后印发《关于加强医疗质量管理的通知》《关于开展"以病人为中心，以提高医疗服务质量为主题"的医院管理年活动方案》等，要求医务人员提高医疗质量意识，明确提出卫生工作的奋斗目标和指导思想。2009年，国家先后印发《关于深化医药卫生体制改革的意见》《国务院关于印发医药卫生体制改革近期重点实施方案（2009—2011年）》等，推动医疗服务向基层延伸，着力解决群众反映较多的"看病难、看病贵"问题。党的十八大以来，我国医疗卫生事业历经"十二五""十三五"的发展和完善，迎来"十四五"建设的新时期，要求全面推进健康中国建设，深化医药卫生体制改革，持续推动发展方式从以治病为中心转变为以人民健康为中心，为群众提供全方位全周期健康服务，不断提高人民健康水平。

华西医院作为中国西部疑难危急重症诊疗国家级中心，始终以

"让西部地区的人民就近能获得国内一流的优质医疗服务"为愿景，坚持以患者为中心，不断优化医疗服务、创新医疗技术、改进医疗管理、加强行风建设，从多个方面实现医疗工作的进步与发展。在成人活体肝移植、肺癌早诊早治、心脏介入治疗、脑神经外科及功能神经外科、中西医结合治疗重症胰腺炎、胃肠微创手术、临床麻醉、功能磁共振、核医学等多个领域处于国内乃至世界领先水平。

第一节　医疗服务模式创新

医院秉持"关怀·服务"的理念，持续推动医疗服务模式创新，设身处地地站在患者角度考虑问题，完善各类医疗服务措施。医院创新门诊诊疗服务模式，针对患者就医需求开设多项服务，为患者提供更为便捷、高效的服务，切实改善患者就医体验，提升患者就医满意度。

一、创新门诊诊疗服务模式

长期以来，医院围绕患者就诊需求，在挂号、疑难重症诊疗、罕见病诊疗、慢病管理等领域开展系列模式创新，同时高度关注质量与效率。2018年4月，医院创新人力资源配置模式，设置门诊医生助理专职岗位，开展"医护助一体化"门诊服务，提升门诊看诊质效，使优质医疗资源得到充分合理利用。2019年5月，建立门诊医疗质量管理委员会，制度化、规范化提高门诊医疗质量，保障医疗安全。2021年5月，设立门诊患者服务中心，提供诊前、诊中、诊后综合一站式服务。

（一）门诊预约服务体系建设

1.挂号服务体系

2008年，随着门诊诊间信息系统上线，预约挂号体系趋于完善，解决了患者通宵排队挂号的问题。2009年6月，实行实名制全预约挂号。同年9月11日，《健康报》头版发表《十四年求解预约挂号之结》；11月26日，《人民日报》发表《华西医院如何破解"挂号难"——预约挂号敞开号源》，《半月谈》发表《一份预约挂号的民生样本》，肯定并推广华西医院经验。针对老年人、省外患者、重大阳性结果患者、婴幼儿等特殊群体，提供线下专用窗口、绿色通道等便捷挂号服务渠道。截至2021年底，已构建完善的涵盖社会公共服务平台预约挂号、网络预约挂号、医院现场预约挂号的三类12种建卡或预约挂号方式的预约诊疗平台，预约挂号比例在95%以上，医院预约诊疗平台实现社会的全覆盖、均可及、公平保障。

2.医技检查集中预约

2016年10月，医院上线辅助检查自动预约功能，实现超声心电图、骨密度等相对单一的检查自动预约，即缴费后就自动为患者预约检查时间。2020年9月18日，医院正式上线"检验检查集中预约平台"，实现超声、消化内镜、放射（部分）、核医学、心内、呼吸内镜等九大类检查自助机具（移动终端）的自助预约，并实现多种检查预约时间最短、时间最集中、自主选择等功能。

自推行完善的预约诊疗模式和辅助检查预约以来，医院有效改善了患者的就医体验，得到社会各方的高度评价。2012年，承办卫生部组织的"全国预约诊疗项目"培训班。2015年，在"改善医疗服务行动计划——全国医院擂台赛"（简称"全国医院擂台赛"）第一季中有两个案例入选"全国最佳案例"十强案例。

（二）疑难重症诊疗服务模式

为最大限度地发挥中国西部疑难危急重症诊疗国家级中心的作用，有效整合与调度医疗资源，保障疑难重症患者的诊疗服务，门诊部构建"三位一体"疑难重症诊疗平台，包括疑难疾病会诊、多学科联合门诊（MDT）、重大阳性检查结果及重大疾病绿色通道。

1.疑难疾病会诊

2008年12月，门诊部成立疑难疾病会诊中心，开展疑难疾病单科、多科会诊业务。2021年5月，疑难多科会诊打破院际壁垒，与四川大学华西第二医院（简称"华西第二医院"）合作，实现院际会诊。截至2021年12月底，会诊中心共服务疑难疾病患者超3万人次。

2.多学科联合门诊

2013年，门诊部创建MDT。2018年，MDT发展形成时间固定、地点固定、医师固定的"三固定"及新MDT申请流程标准化、患者就诊流程标准化的"两标准化"模式。截至2021年底，MDT共形成以肿瘤为主的58个MDT病种，服务患者超2万人次，参与医生近8万人次。

3.重大阳性检查结果及重大疾病绿色通道

2013年，门诊部开通重大阳性检查结果绿色通道。2016年4月，为更好地帮助重大阳性检查结果、重大疾病患者及时就诊治疗，门诊部会诊中心畅通了"十类重大疾病"绿色通道。截至2021年底，绿色通道服务患者近7万人次。

（三）罕见病诊疗服务

2016年，医院成立罕见病诊治中心，同年开通罕见病绿色通道。2017年，中心制定跨学科交叉管理办法，建立常态化的、核心科室牵头、MDT的工作模式。2018年，上线"华西罕见病"微信服务平台，开通罕见病专科门诊。2020年，建立罕见病5G远程会诊室。2021年，增设罕见病咨询窗口，上线第二批罕见病专科门诊，打通产前诊断绿色通道并进一步完善罕见病患者诊疗服务流程。

2021年初，中心整合全院医教研资源成为具有专属组织机构代码的罕见病诊疗与研究中心。中心建立一体化组织架构，汇聚37个临床医技科室，纳入精准医学中心、生物治疗国家重点实验室、循证医学中心等10个研究所（室），以及信息中心、国际合作与交流办公室、医保办公室3个职能部门，拥有45位首席科学家、100余位专家，并与英国伯明翰大学建立起华西—伯明翰健康与生物医学信息联合研究院。

自成立至2021年底，罕见病诊治中心累计服务患者3.6万余人次。淀粉样变、神经内分泌肿瘤等5种罕见病MDT累计开展693台。2021年9月，中心荣获中国罕见病领域第一个奖项"金蜗牛奖"中的"罕见病医学贡献奖"。同时，在医院的牵头推动下，2018年成立四川省医学会罕见病协作组。2019年，成立四川省罕见病诊疗协作网，极大地提高了四川省罕见病诊疗同质化水平。2020年，协作组升级为四川省医学会罕见病学专业委员会。

（四）慢性病连续性健康管理服务

随着现代医学的发展，慢性病连续性健康管理变得十分重要。医院在前期鼻炎皮下脱敏治疗与连续性健康管理、风湿免疫性疾病连续性健康管理、腹透长期连续性健康管理等慢性病连续性健康管理的基础上，于2018年11月，构建了慢性病连续性健康管理体系。2019年4月，成立慢性病连续性健康管理办公室，负责全院临床各科室慢性病单病种连续性健康管理工作。慢性病连续性健康管理服务建立单一病种一体化临床路径为基础的连续性医疗服务及质控体系，健全"预防—治疗—康复—长期护理"服务链。通过医、护、技、管多方合作形成团队，为慢性病患者提供全流程、全周期、个性化、连续性的循环式服务，提高医疗服务的连续性、有效互动，普及疾病防治健康知识，提高患者的依从性，有效控制慢性病病情的发展。通过系统、规范化的管理，达到减少患者医疗费用，提高患者生活质量，改善患者就医体验，提升患者满意度等预期效果。

截至2021年底，全院共计20个临床科室开展慢性病连续性健康管理项目，已立项82个单病种（140个服务包），累计签约服务患者9 719人次。该项目受到北京市政协和全国多家三甲医院的肯定，吸引多批次医院管理者赴医院交流、学习。

（五）分级诊疗暨双向转诊服务

医院较早探索分级诊疗暨双向转诊服务。1999年10月，医院第一家具有跨时代意义的社区卫生服务中心在中央花园正式成立。2005—2014年，医院的双向转诊服务不断拓宽完善，与成都多家社区合作，逐渐打通了体检中心、放射影像、病理、超声、检验等科室的绿色通道，为重大阳性结果的患者提供转诊、疑难会诊及远程会诊等服务。2014年12月，在前期工作的基础上，成立以院领导为组长、多部门共同参与的分级诊疗工作领导小组，设立分级诊疗暨双向转诊管理办公室，配备专职人员。2015年以来，逐步形成"线下+线上"一体化双向转诊服务的全新模式。

1.优化线下转诊流程

2015年以来，持续建立和完善转诊制度，制订转诊服务流程，预留优质号源和住院资源，全面畅通门急诊、检查、住院等双向转诊患者绿色通道，建立四川大学华西医院双向转诊社区联盟，完善线上线下交融互促的转诊服务体系。

2.构建线上华西区域协同转诊平台

2015年，开通医联体单位门诊转诊服务。2016年，建立紧密型医联体线上转诊入院绿色通道，先后纳入领办型医联体和成华区区属医疗机构，加强联盟转诊患者入院服务的便捷性和高效性。2020年，面向城市医疗服务联盟、领办型医联体、远程联盟和华西健康惠民工程合作医联体单位逐步推广"华西区域协同转诊平台"。截至2021年底该平台已覆盖约260家单位。2021年，上线"日间手术医院社区一体化"转诊服务，与青羊区、成华区卫健局合作，纳入区属医疗机构。

3.开通华西医院网络联合门诊

2015年，开通网络联合门诊，运用互联网区域服务网络，采用"机构对机构"的方式，开展线上合作诊疗、检验检查及入院医嘱开具。根据线上就诊需要提供线下门诊转诊预约服务，实现线上线下联动转诊管理。2017年，创新开通网络联合门诊特殊疾病认定绿色通道。2020年，上线网络联合门诊电子病情证明书开具功能，为特殊疾病认定的患者提供线上一站式服务。截至2021年底，共有69家医疗机构接入服务。

（六）老年患者线上线下适老化就医模式

从2009年开始，医院逐步探索并形成独具特色的适老化就医模式，基于全流程闭环布局，以线上线下相融互促模式展开老年就医流程优化和再造，引导和帮助老年人充分融入信息化医疗，维护老年人在信息时代下的合法权益，帮助老年人跨越"数字鸿沟"。

1.在线就诊适老化改造

互联网医院线上专项为老年患者打造"老年专区"，为老年人使用提供便利。诊前环节，通过介入人脸识别技术及AI语音辅助技术，简化注册电子健康卡填写字段，增加语音录入功能。同时，运用AI智能导诊技术为老年人提供在线导医服务。诊中环节，专门为老年人设计操作简便、放大字体的显示界面，同时简化问诊流程，借助AI语音辅助技术实现全过程文字语音朗读和语音录入转写，使老年患者能便捷获取和录入信息。诊后环节，提供亲友代付链接，辅助老年人便捷实现在线支付。

2.线下建立"三专三优"人文关怀服务模式

"三专"服务是指专人指导、专用通道、专用窗口，重点梳理老年患者线下就诊流程，专设现场挂号、缴费、静脉采血、检验报告打印等老年专用窗口（通道），特意为老年人保留电话预约、人工挂号、就医指导等服务，与线上就诊紧密融合形成全流程闭环式服务布局。"三优"服务是指优先咨询、优先办理、优质服务，医院为老年人优先提供咨询服务，优先办理挂号、缴费、采血、入院等业务，提供友善的医疗服务。

2021年，医院老年患者移动端全年注册总量有28万多人次，比2020年增长15%；老年患者线上移动端预约挂号量为664 340人次，比2020年增长7.7%；老年患者线上诊疗及自助检查开单总量为7.9万人次，比2020年增长11.5%；线上互联网医院在线诊疗服务，老年患者日均使用量600例/天。2021年7月，"'智慧助老'互联网医院适老化改造"项目荣获2021年首届CHITEC"英特尔杯"数字医疗健康创新服务优秀案例大赛一等奖，在业内获得极高评价。

二、四川大学华西互联网医院

2015年10月，医院率先在全国将"互联网+"模式应用于医疗服务中，构建了"华医通"（大众端），该平台开通就诊卡绑定、预约挂号、就诊提醒、候诊查询等服务。2017年4月，医院尝试在信息楼8楼采用医生固定场所、固定时间远程视频的方式开展网络门诊，四川大学华西互联网医院（简称"华西互联网医院"）初具雏形。同年8月，九寨沟发生7.1级地震，医院启动在线医疗援助。

2018年12月，华西互联网医院上线试运行。2019年9月，医院成立互联网医院管理委员会。10月，医院获批互联网医院牌照，医疗机构执业许可证增加"四川大学华西医院互联网医院"作为第二名称。华西互联网医院发展开启新篇章。

2020年1月，新冠肺炎疫情蔓延全国，为积极防控新冠肺炎疫情，医院微信公众号上线疫情专项心理干预咨询电话与抗冠义诊专区，开辟在线疫情防控专项通道，由医院医生提供免费在线义诊服务。同年2月，华西互联网医院线上业务全面上线，全方位助力疫情防控，并逐步形成线上线下互联互通服务闭环。同年3月，设立互联网医院管理办公室，该办公室整体协调医疗质量安全管理部、临床药学部、财务绩效管理部、信息技术服务部、对外拓展部及服务支撑部的互联网医院业务推进工作，医院线下相关部门履行线上相同业务的管理职责。

2021年6月，医院发布《四川大学华西医院互联网医院管理办法》（川医院〔2021〕25号）。截至2021年底，华西互联网医院诊疗平台有注册用户900多万人，医务人员1 300余名。线上门诊业务日均线上接诊5 000余人次，累计线上诊疗205万例，处方开具14万份，线上办理入院证1.3万张，药品配送覆盖全国300多个城市。2020年，华西互联网医院获"全国十大互联网+医疗创新服务医院"称号。

截至2021年底，华西互联网医院相继开通线上慢病连续性管理、MDT门诊、康复咨询、用药咨询、护理咨询及智能导诊等服务，形成线上诊疗与健康管理的服务闭环。通过四川大学华西医院微信公众号和"华医通"APP两大平台，华西互联网医院将患者与医疗服务连接起来，让患者随时随地享受优质、高效的专业医疗服务，便捷、放心的健康管理服务。

三、日间手术

2009年10月，医院建立日间手术中心，是国内最早成建制开展日间手术的医疗机构之一。2010年，在国内最早提出将加速康复外科理念和技术应用于日间手术实践，加强围手术期疼痛管理，以病房医护为主导，组建包含外科、麻醉、护理、营养、康复等学科在内的加速康复团队，建立日间手术的加速康复和疼痛管理的规范和实施指南。2012年，在国内率先探索并成功构建成熟的日间手术医院—社区一体化合作模式，制订双向转诊机制，日间患者术后随访观察机制和社区医护人员培训机制。2013年设置独立科室，更名为日间服务中心（简称"中心"）。2015年，在国内率先构建基于质量管理的结构—过程—结果（SPO理论）三个维度的日间手术质量安全指标监控体系和基础质量保障体系（基础质量保障制度、日间手术病种或术式的临床规范和路径、患者的出院管理、出院后保障机制等）。2017年经医院批准，设置病房住院总岗位，进一步提升病房医疗质量和安全保障能力。2018年9月，按照"循序渐进、因地制宜、优化结构、规范服务、医管并重"的原则，在国内首次提出"日归手术"（same-day surgery）概念，开始尝试将过去需要住院1天的日间手术缩短为当天住院、当天手术、当天出院的模式。

医院是国内日间手术领域最早开展甲状腺癌、腔镜肺癌、腔镜结直肠癌等四级手术的医疗机构之一。截至2021年底，除心脏大血管外的所有临床外科和部分内科（内镜/介入手术）均已开展日间手术模式，涉及300余种手术方式。2009年10月至2021年12月，全院累计完成日间手术225 146台次，患者满意度高达99.49%；中心累计完成手术93 151台次，见表3-1。无一例与日间手术直接相关患者死亡，无一例严重并发症。2021年度，全院完成日间手术29 607台次，占当年全院择期手术的25.37%；日间服务中心共完成日间手术13 104台次，其中日间手术占比40.82%。

表3-1 2009—2021年日间服务中心手术量

年度	2009	2010	2011	2012	2013	2014	2015
手术量/台次	386	2 672	4 521	4 481	4 643	4 621	6 712
年度	2016	2 017	2018	2019	2020	2021	
手术量/台次	8 345	9 363	11 112	12 666	10 525	13 104	

2015年，《大型综合医院日间手术质量安全保障体系的研究与应用》获得中国医院协会医院科技创新奖一等奖，成为获得该奖项的两家医院之一。2020年参与行业标准《日间手术评价指标体系》的制定与发布。日间手术华西管理模式作为国内行业标杆已成为华西医院的一张名片，先后有全国31个省（自治区、直辖市）的上百家医疗机构代表赴医院参观交流。

四、综合医院精神卫生服务模式

（一）阳光医院建设

2012年，针对我国综合医院精神卫生服务的现状，医院创新提出开展"阳光医院"项目。该项目目标是在综合医院中，改变原有的服务理念、模式和流程，在日常的诊疗中整合心理服务的内容，以增强临床医护人员提供心理社会性关怀的能力，为患者提供更高品质的服务，真正实现生物—心理—社会的医学模式。项目服务对象包括患者、患者家属和医务人员。2013年，开始在临床一线为患者提供临床心理服务。

2014年，项目组成功研发具有自主知识产权的综合医院患者快速心理筛查工具——"华西心晴指数（HEI）"问卷，以及患者心理状况的分级处理制度。逐步建立由医疗副院长领导的"院—部—科"三级心理服务管理体系，由"主管医护—阳光天使—精神科医护"构成的综合医院精神卫生服务三级体系，构建医护心一体的"入院评估—分级处理—床旁干预"的临床心理服务新模式，该模式得到国家卫生健康委的高度赞赏。2017年1月，医院在国内首次提出把患者的心理状态作为"第六大生命体征"进行评估，并率先建立对非精神科住院患者快速心理评估体系和分级处理流程。"阳光医院"项目建立了适宜我国国情的综合医院精神服务体系，医院成为我国首个综合医院心理健康服务综合标准化试点单位。

2016年3月，由医院联合中南大学湘雅二院、武汉大学人民医院、上海同济医院（同济大学附属同济医院）等国内几家大型综合医院作为盟主单位，共同成立"中国阳光医院联盟"，将临床心理服务新模式在全国医院中进行推广，近30家医院成为首批联盟医院。新冠肺炎疫情暴发，"阳光天使"们发挥对新冠患者心身同治的优势作用，项目组也采取各种方式为医务人员提供心理支持，为抗击疫情贡献华西力量。

（二）社区精神康复项目建设

2008年汶川地震后，医院联合香港青年发展基金会等多个机构，招募600余名有专业背景的社会志愿者，组建灾后社区心理康复服务团队，开展持续三年的灾后社区心理康复培训与服务。灾后社区服务完成后，由于当时国内普遍缺乏社区精神康复服务，医院继续输送参与灾后社区精神康复训练与实践的人员、团队，并转向常态下的社区精神康复服务，构建起医院社区"一体化"精神康复服务平台。

2012年，医院与玉林社区卫生中心合作，建立初期的社区精神康复项目。2014年，转同青羊区残疾人联合会合作建立了"希望之光"社区精神康复实践基地。在此平台上，医院与香港嘉道理慈善基金会合作，正式引进针对成人精神障碍患者的国际会所康复模式，建立"希望之光"会所，会所于2017年获得最高级别国际认证。2015年，医院与香港青年发展基金会合作，建立了亚洲地区第一个专门针对大中学生的"翱翔天空"复学项目。在上述成人与青少年康复项目的基础上，"希望之光"会所根据康复群体的不同需求，参考国际精神康复先进理念，形成适合本土特点的康复新技术，并以此为基础建立相关康复项目，包括："精神复元365""讲我的故事吗？""多家庭小组""远程精神康复"等疾病管理、朋辈支持、远程服务等项目。这些社区康复服务与院内康复相互联系，有利于医院社区一体化的服务与研究培训实践的展开。

截至2021年底，会所康复项目服务成人精神障碍患者每年9 000人次，长期会员247名，独立就业率达83.7%；复学项目开展复学训练班24期，服务学生人数270名，达成复学率为82.62%；接待实习见习345人；接待政府部门指导及社会各界参观访问106批次，总人数747人。会所成员发表相关SCI论文7篇，中文学术期刊文章14篇。2014年，会所获得希尔顿人道主义奖。2019年，"医院社区一体化精神康复技术建设与推广应用"获得四川省医学会科技奖成果推广类二等奖。

医院社区精神康复建设项目探索了不同技术的有机结合道路，依照"康复服务随患者年龄和需求变化提供"的原则和计划开展，实现了医院社区一体化康复，技术难度和复杂程度为国内少见，可与国外同类指标相比。这一项目建设超越医疗系统本身，充分利用医院的专业优势，与民政部、中国残联、社会民间组织等多种资源形成有机的合作机制，这一创新性的构建方式，为国内社区精神康复项目的构建提供了可借鉴的发展模式。这一项目为2017年10月民政部、财政部、国家卫生计生委和中国残联印发的《关于加快精神障碍社区康复服务发展的意见》提供了康复技术支持，为精神疾病康复领域提供了成套的长程康复技术。

五、加速康复外科

2005年，医院胃肠外科结直肠专业组率先医护一体开展加速康复外科。实践证明，加速康复外科在缩短住院时间、减少并发症、降低治疗费用及增加患者满意度等方面具有突出优势。2009年，四川大学华西医院在《中国普外基础与临床杂志》上发表我国加速康复外科领域的首部指南《四川大学华西医院肛肠外科·结直肠外科快速流程临床指南》。该指南围绕术前、术中、术后、出院及随访五个关键时间节点，梳理医院肛肠外科开展加速康复外科的快速流程，为加速康复外科在我国外科亚专业医疗护理中的推进提供了模板，也奠定了基础。

2010年，医院开始推行医护一体化工作模式，骨科成立疼痛管理、术后康复、抗菌药物合理应用、退药管理、VTE防控、伤口治疗、围术期输血管理七个医护一体化合作项目，并成立工作组开展工作，旨在规范患者围术期用药用血管理、降低围手术期各类并发症的发生、促进患者早日康复。

2012年，骨科开始进行加速康复外科的应用与探索，医护协同首先在髋膝关节置换术中围绕止血与抗凝、疼痛管理等方面进行前瞻性临床研究。

2013年，医院全面推广加速康复外科，在外科各亚专业病种开展加速康复外科的围手术期创新技术与管理方案的系列研究，实施各病种手术的加速康复外科临床路径，进行与传统手术临床效果的随机对照研究。

2014年，华西医院加速康复工作组正式成立，建立了完善的组织架构，形成了标准工作流程。

2015年初，骨科开始在腰椎微创手术中应用加速康复外科，成功将腰椎微创手术患者的住院时间缩短了3~4天。

2016年，通过研发与完善骨科患者围手术期营养餐，有效缩短了患者术前禁食时间，保障了患者术后早期进食的安全性。同年以营养管理为主题的品管圈，荣获第四届全院医院品管圈大赛唯一特等奖。

2017年，肝脏外科以品管圈为工具，开展"1+1+1"bundle care[①]模式（呼吸道管理+消化道管理+疼痛管理），降低肝切除术后肺部感染发生率。该模式获得四川省医院品管圈大赛一等奖、第五届全国医院品管圈大赛三等奖。2020年，在加速康复外科理念下，肝脏外科团队积极改善医疗服务行为，打破传统"教条式""被动式接受"的健康宣教模式和理念，构建加速康复外科理念下teach back[②]联合移动医疗服务健康宣教创新模式，开展对肝部分切除术后患者自我报告结局指标影响研究，减少患者术后症状负担，促进患者功能康复，改善术后患者自我报告结局指标，降低患者的术后并发症，加速患者术后康复，提高护理服务质量和患者满意度。

2013—2021年，加速康复外科在医院得到快速应用，其中肝脏外科、骨科、胸外科、胆道外科对加速康复外科模式的应用成为典范。肝脏外科的腹腔镜肝脏切除术术后平均住院时间为5天，较之前缩短1.75天。同种异体肝脏移植术平均住院时间缩短到10天，平均为患者节约住院费用7 000元，其康复质效位居中国医界榜首。

骨科方面，率先在膝髋关节置换术与脊柱微创术应用加速康复

---

① 集束化护理。

② 医务人员对患者阐述医疗信息后，请患者用自己的语言重新复述其中的关键内容。

外科模式。关节置换术中应用加速康复外科模式的病例累计达4 528例，平均住院时间为6.5天，缩短3.5天。脊柱微创手术中应用加速康复外科模式的病例累计达2 500余例，平均住院日为4.5天，术后仅1天即出院。2019年，医院骨科成为国家卫生健康委加速康复外科骨科试点专家组办公室所在单位。

胸外科方面，建立起加速康复外科肺癌手术流程、术前肺手术高危患者肺康复方案。应用加速康复外科模式的病例数达2 500例，他们的术后住院时间缩短了2～3天，出现术后并发症的概率比到原来降低1/2～1/3，节约住院费用5 000～10 000元。

胆道外科方面，推行病房日间化管理，住院时间为1天的LC手术[①]占全年LC手术总量（2 000例）的40%。完成加速康复外科管理的肝内外胆管结石患者达150余例，肝门胆管癌患者60例。这些患者的平均住院时间缩短2天，并发症发生率降低8.33%，平均住院费用节约近3 000元。

加速康复外科模式在华西医院成功应用，实现了患者、医护、医院、政府的共赢。

六、一站式入院服务模式

2011年11月，在门诊部下设立入院服务中心，通过整合医院内部资源，调整医院内部组织构架，建立统一的、集中的床位资源管理与入院流程优化的一体化服务模式，实施全院床位资源统筹管理，进一步简化入院流程，提高床位使用效率。入院服务中心负责住院患者的预约登记、咨询、入院排程、入院办理等业务。同时在急诊科、二门诊、特需门诊（原金卡门诊）及各分院设置入院管理分站，分站工作在入院服务中心指导下实施属地化管理。建立以患者为中心，以医院资源的内部循环为基础的服务模式，简化患者在医院多点往返行程，

---

①laparoscopie cholecystectomy，经腹腔镜胆囊切除手术。

提高患者的满意度。

2013年，进一步优化入院服务标准化流程，完善并规范入院中心制度。2014年，为有效提高医院优质资源的运行效率，结合医院精细化管理需求，进一步规范转科及转院流程，变更可用床位资源的分类统筹模式，缓解急诊入院滞留，提高急诊入院率。2015年，逐步建立符合国家政策、医院与学科发展需要、患者满意的分层次入院管理制度。分层次入院管理制度旨在从医院入院层面对患者进行分级，在入院管理中实现危急重症能优先入院、常见病与慢性病能自然分流到基层医院的一种分级服务模式，实现医疗资源与疾病诉求相匹配，进一步提升医院的资源利用效率。2016年，建立预计候床时间模块，有效公示预计候床时间。开发入院服务手机APP，实现自助预约。同年，"'从外循环到内循环'破解出入院服务困局"获全国医院擂台赛铜奖和年度十佳案例。2018年，建立报床系统，术前检查前移项目正式运行，实施计划出院管理并将其纳入绩效考核。2021年，AI智能客户应答系统上线，持续改善患者就医体验。

一站式入院服务模式是医院业务流程中的一个重要组成部分。一站式入院服务模式的建立，不仅简化了入院流程动线，也提升了医院资源管理效率。有利于改善患者就医体验，提升患者满意度；有利于医院资源优化配置，提升床位使用效率；有利于践行国家分级诊疗政策，加快多院区发展战略落地。

第二节　医疗技术创新

自20世纪90年代以来，医院密切关注国内外医疗新动态，持续推动诊疗技术创新，建立临床新技术应用领导小组，促使临床诊疗水平和医疗质量不断提升。2007年起，华西医院相继制定《四川大学华西医院临床新技术管理实施细则》《十八项医疗质量安全核心制度——新技术和新项目准入制度》《四川大学华西医院临床新技术基金管理办法》等管理规章制度。对临床新技术管理进行细化与分类管理，进一步推进临床新技术、新项目顺利开展，涌现出一批国际领先的医疗技术。

2007年至2021年底，全院共计申报临床新技术项目1 667项，立项开展798项，具体情况见表3-2。

表3-2 2007—2021年四川大学华西医院申报临床新技术项目数量统计

科室	申报数/项	立项开展数/项
病理科	37	11
超声医学科	34	17
胆道外科	15	6
第二综合病房	1	0
第三综合病房	2	1
耳鼻咽喉－头颈外科	54	26
放疗科	26	16
放射科	39	32
肺癌中心	9	3
风湿免疫科	11	1
腹部肿瘤科	39	13
肝脏外科	24	11
感染性疾病中心	23	15
骨科	82	33
核医学科	20	10
呼吸与危重症医学科	49	25
护理部	1	0
患者全程管理中心	1	0
急诊科	37	8

续表

科室	申报数/项	立项开展数/项
甲状腺外科	22	6
健康管理中心	9	6
介入诊疗中心	7	4
精准医学研究中心	2	2
康复医学科/康复医学系	71	45
老年医学中心/干部医疗科	17	11
临床营养科	18	6
麻醉手术中心	87	54
美容整形/烧伤外科	23	14
门诊部	1	1
泌尿外科	50	21
内分泌代谢科	16	9
皮肤性病科	45	20
日间服务中心	9	6
乳腺外科	15	11
神经内科	16	10
神经生物检测中心	6	6
神经外科	38	14
肾脏内科	51	32
生物治疗科	4	0
实验医学科/医学检验系	135	73
输血科	6	0
睡眠医学中心	1	0
特需医疗中心	11	0
疼痛科	15	6
头颈肿瘤科	38	8
胃肠外科	39	16

续表

科室	申报数/项	立项开展数/项
洗浆消毒供应中心	1	0
消化内科	39	19
小儿外科	33	11
心理卫生中心	38	11
心脏大血管外科	24	11
心脏内科	61	21
胸部肿瘤科	40	13
胸外科	14	8
血管外科	17	9
血液内科	20	7
眼科	48	32
药剂科	5	1
胰腺外科	10	5
中西医结合科	11	7
重症医学科	50	34

一、临床新技术一站式服务平台

2007年，医院开始对院内临床新技术、新项目进行系统化管理。2007—2018年医院共计开展临床新技术项目658项。其中内科性质科室265项，外科性质科室236项，医技平台科室157项。随着医院、科室、个人越发重视对临床新技术的申报，临床新技术的申报数量逐年上涨，原有申报形式与流程已不能满足新技术管理需求。2018年医院上线"临床新技术一站式服务平台"，完成临床新技术申报、多部门审查、专家评审集成在线平台，医务人员申报临床新技术更加便捷，可一次性上传全环节所需申报材料，申报流程、进展全程可视化。2021年，设计完成临床新技术追踪系统并将它嵌合到院内HIS系统中，此后新技术申报人可直接在HIS系统中提取新技术项目开展病例情况并填报提交进展报告，同时管理部门可动态监控临床新技术进展情况。

同时，医院根据《医疗技术临床应用管理办法》（卫医改发〔2009〕18号）的内容，将临床新技术分为三类管理。I类临床新技术（成熟技术）是指安全性、有效性确切，技术难度低、风险低、几乎不存在伦理风险的医疗技术，包括已经在国内其他医院开展，但未在我院开展过的成熟医疗技术，各类检查、检验技术等。II类临床新技术（国内领先）是指安全性、有效性确切，存在一定伦理风险的医疗技术，包括在院内已开展的成熟医疗技术基础上做出改进或延伸的医疗技术等。III类临床新技术（国际领先）是指安全性、有效性不确切，存在伦理风险的医疗技术，通过完全自主创新或从国外引进、吸收、消化的诊断、治疗、手术、康复、护理的临床医疗技术。其中I类临床新技术采用备案管理，II类、III类临床新技术必须进行专家评审且通过后才能立项。通过对临床新技术项目进行分类管理，大幅度节省了临床新技术立项时间，提高了审批备案效率。申报人可随时通过网络查询临床新技术申报的进展情况。申报各环节均可通过短信、"华西微家"等多种方式向项目评审专家投送项目信息、评审信息，并将专家评审模式由线下函审改为线上评审，大幅减少专家评审时间，同时实现无纸化办公。

二、临床新技术的运用情况

医院在医疗业务量持续上升的情况下，及时引进当今世界上先进的医疗技术，积极鼓励并实现部分原始创新或技术进步，创造出一系列原创性的世界领先的医疗技术，涌现出众多中国首例临床病例。

（一）肝移植

自1979年普外科成功开展了中国西部第1例肝移植手术以来，医院在肝移植临床病例数和预后方面保持在全国前列，尤其在成人活体肝移植方面达到国际先进水平，创下了一系列将世界先进技术首次在国内用于临床，国内原创技术首次用于临床的纪录。

2011年7月，肝移植团队成功开展亚洲第1例活体肝移植供者手辅助腹腔镜肝脏切除手术。2014年2月，肝移植团队和血管外科团队成功开展当时世界上难度最大的离体肝切除联合拼合肝脏自体移植手术治疗晚期肝包虫病。2015年10月，肝移植团队与胰腺微创团队成功开展中国第1例活体肝移植全腹腔镜下右半供肝切取手术，当时同类手术全世界仅见2例报道。2019年7月，肝移植团队成功为一名78岁的高龄患者实施肝移植手术，创国内成功接受肝移植手术患者最高年龄纪录。2020年，肝脏外科主任医师王文涛荣获第十二届"中国医师奖"。同年，王文涛当选为中央宣传部、国家卫生健康委评选出的10名2020年"最美医生"之一。2021年1月，医院王文涛教授团队完成第100例离体肝切除联合自体肝移植术，手术数量在当时位居世界第一位，手术安全性及预后相关指标均达到世界领先水平。

（二）腹腔镜下胰十二指肠手术

自1994年5月普外科在国内首创并成功开展中国第1例胰十二指肠上动脉插管化疗及胆、胃转流术治疗不能切除的壶腹周围癌以来，医院腹腔镜下胰十二指肠手术一直处于世界先进水平。2014年1月，胰腺外科为一位89岁高龄的胰头癌患者成功开展了腹腔镜下保留幽门的胰十二指肠切除术，为当时国内外报道的最高龄患者。同年5月，胰腺外科成功开展中国第1例腹腔镜下保留幽门、保留脾脏的全胰加十二指肠切除术。2015年12月，胰腺外科为胰头癌侵及肠系膜上静脉的患者成功开展中国第1例全腹腔镜下联合血管切除重建的胰十二指肠手术。2017年12月，胰腺外科成功开展国际首例联合门静脉–肠系膜上静脉血管切除合并肝圆韧带自体血管重建的全腹腔镜保留幽门胰十二指肠切除术。2018年1月，肝胆胰微创中心完成国际首例采用扩张再通的肝圆韧带作为血管移植物的完全腹腔镜下联合血管切除重建的腹腔镜胰十二指肠切除术。2020年4月，医院实施国际首例荧光腹腔镜保留十二指肠全胰头切除术，并在外科及肿瘤学领域顶级期刊发表相关研究成果。同年12月，医院完成国际首例新辅助化疗后联合肠系膜上静脉切除合并人工血管重建的腹腔镜胰十二指肠切除术。

（三）中西医结合治疗急性重症胰腺炎

医院以中西医结合科为主体，联合胰腺外科、ICU、消化内科，在中医"热病理论"的指导下，构建中西医结合"一体化"治疗模式和体系，成为全球最大的急性胰腺炎治疗中心。2007年，四川省急性胰腺炎中西医结合防治中心成立并挂靠在医院，年均收治急性重症胰腺炎患者500人。该中心为全世界规模最大，以中医学科牵头、西医多学科协同的单病种治疗中心。2003—2015年，医院治疗急性重症胰腺炎 5 756例，病死率降低至4%，手术率降低至8.2%，总体疗效居国际领先水平，是中医药治疗危急重症的典范。2021年医院中西医结合科牵头制定《急性胰腺炎中西医结合诊疗指南》（编号TCAIM007—2021）。该指南由中国中西医结合学会通过全国团体标准信息平台正式发布，并成为该学会首次发布的团体标准。

（四）结直肠癌外科治疗

2000年以来，周总光教授带领团队，以低位直肠癌技术的盲区和禁区为突破点，探索肿瘤微转移与手术区域淋巴结廓清的关系。率先在国际上开展腹腔镜直肠癌TME[①]超低位保肛术，首次提出了远端系膜及肠壁的安全切除长度，手术疗效、患者的保肛率及五年生存率

①total mesorectal excision，全系膜切除。

得到显著提高，患者的复发率降低。该项技术已作为我国中低位直肠癌的常规术式广泛应用于临床，每年数以万计结直肠癌患者从中获益。研究成果得到国内外同道的肯定，王存根据该成果撰写的《直肠癌系膜区域转移与微转移的研究》入选2007年"全国百篇优秀博士论文"。关键技术纳入欧洲内镜学会（EAES）直肠癌外科手术指南，日本结直肠癌学会（JSCCR）结直肠癌治疗指南，并载入欧美多部结直肠癌专著及北美结直肠外科（ASCRS）住院医师培训教材。

（五）胸部肿瘤重建外科

周清华团队在国际上创立了"胸部肿瘤重建外科学"，开创了多种胸部器官恶性肿瘤切除和重建技术，突破了胸部肿瘤外科的许多手术治疗禁区，首创并实施40多种外科手术；治疗了3 000多例侵犯心脏大血管的ⅢB期肺癌，使原如果采用内科治疗、平均生存6~8个月的ⅢB期肺癌患者的术后5年生存率达到30%，这改变了国际上对ⅢB期肺癌的治疗模式和治疗指南。

（六）胸腔镜技术创新

自2001年胸外科刘伦旭教授把胸腔镜技术引进医院以来，经过医院多年探索实践，以及刘伦旭教授对该项手术技术进行改进、创新，使这项手术技术逐步完善。2006年，刘伦旭教授开创的单向式胸腔镜肺叶切除术把肺癌微创诊断治疗水平提升到一个新高度。该技术创新点为：改进切口，使器械进出流畅、操作角度好，减少损伤心脏大血管的风险；创新方法，探索出在肺根的新解剖路径，以单点单向、层次推进为核心，使胸腔镜肺癌切除术的成功率大大提高；建立无抓持整块淋巴结清扫术，使对肺癌淋巴结的清扫完整彻底；创立无血化游离方法，使手术出血大幅减少；创立胸腔镜吸引器侧压止血法，解决了胸腔镜下大出血的世界性难题。该技术自创立以来，短期内在国内500多家医院推广，包括数十家县级医院。刘伦旭团队对该技术体系不断进行丰富和继续创新，针对困难肺解剖处理、肺段切除技术、单孔技术等关键技术进行开发，并建立单向式胸腔镜肺手术等。单向式胸腔镜肺叶切除术的创立及其在肺癌诊治中的应用研究获得2011年四川省科技进步一等奖。2017年11月，美国约翰·霍普金斯医院学生来到医院学习高级内镜技术；同月，医院举办国际胸腔镜学习班（2017欧洲班），为来自英国牛津大学约翰格里夫医院、德国弗莱堡大学医院、荷兰依拉莫斯大学医学中心等6个欧洲医学中心的胸外科高年资主刀医生举办胸腔镜培训班。2018年11月，医院主办"一带一路"胸腔镜国际高级培训班，为来自俄罗斯、印度以及泰国的8名胸外科医师进行胸腔镜系统培训。

（七）肺癌早期精准诊断关键技术的建立与临床应用

从2001年起，李为民教授及其团队长期致力于肺癌的基础研究和创新成果临床转化，开展科技攻关、建立早筛早诊体系、突破诊治难题，实现了重大理论创新与技术突破，达到肺癌早期诊断率和5年生存率"双提升"的目标。早期精准诊断是改善肺癌防治效果、降低肺癌死亡率的关键。肺癌早期精准诊断关键技术的建立和临床运用从精准诊断五个关键技术即精准筛选危人群、精准采用筛查方法、精准检出肺部结节、精准评估结节性质、精准明确分子分型入手进行系统研究与临床转化应用。肺癌早期精准诊断技术揭示了年轻非吸烟肺癌独特的分子基因特征。该团队创造性地建立了针对我国40岁以上高危人群筛查肺癌的低剂量螺旋CT技术，破解了早期肺癌漏诊的难题，使低剂量螺旋CT筛查早期肺癌的漏检率降至2.11%（美国指南推荐的高危人群漏检率为90.85%，中国指南推荐的高危人群漏检率为74.65%）。肺癌早期精准诊断关键技术的建立与临床应用将肺癌高危人群（≥40岁）进行低剂量螺旋CT筛查写入《肺癌筛查与管理中国专家共识》，并被纳入"健康中国行动"计划，进行推广应用；创造性建立影像组学肺癌预测模型，建立中国首个智能肺癌病种库，研发肺癌（肺结节）人工智能辅助诊断系统，突破了肺癌早期精准诊断的技术难题；通过多组学特征解析肺癌演化分子机制，首次确定高准确率肺癌早期诊断分子标志物，解决肺癌早期分子分型靶向治疗的瓶颈问题。

通过集成创新，创立了"确立高危、规范筛查、系统评估、精准诊断"的肺癌早诊体系，使手术可治愈早期肺癌（IA1期）诊断率提高10倍至11.82%（全球仅为1.1%），IA期肺癌诊断率从2011年的26.48%提高至2018年的60.78%。肺癌早期精准诊断关键技术的建立与临床应用获得2020年国家科学技术进步奖二等奖。

（八）临床麻醉

医院自2000年率先在国内开展心血管手术的TEE①监测和诊断以来，2013—2021年，每年实施心血管手术3 000余例，是我国唯一的全部由麻醉科医师实施TEE的医院。TEE的开展大大提高了医院心血管手术麻醉的安全性和手术的治疗效果，使这两项达到世界先进水平。医院在全国逾800家医院普及TEE技术，培训中国麻醉医师逾千名和其他国家麻醉医师数十名。2017年，医院麻醉科在国际上首次提出脑顺行灌注联合下腔静脉逆行灌注（ACP+RIVP）技术，并成功应用于心脏外科的高危手术——全主动脉弓置换术。

2014年1月至2019年6月，医院完成麻醉115万例，麻醉死亡率小于1/100万（发达国家的麻醉死亡率为1/50万），这表明医院的临床麻醉医疗质量达世界先进水平。

（九）心脏瓣膜病的微创治疗

心脏内科陈茂教授、心脏外科郭应强教授先后率领团队在心脏瓣

---

①trans esophageal echocardiography，经食管超声心功图。

膜病的微创治疗上开展了系列开创性工作，形成了较大的国际影响，并吸引欧美发达国家患者前来华西就诊，成为高端医学领域难得一见的"华西现象"。

1.心脏内科团队

2012年4月，陈茂教授牵头组建华西医院心脏内科瓣膜病微创治疗团队，并完成西部地区首例经导管主动脉瓣手术。2016年10月，医院心脏内科瓣膜病团队前往阿根廷完成全球首例TAVR[①]干瓣人体植入。2017年5月，心脏内科瓣膜病团队助推我国首款自主研发的TAVR瓣膜上市。2018年9月，由医院心内科瓣膜团队与加拿大麦吉尔大学健康中心Nicolo Piazza教授联合提出的重要二叶瓣TAVR治疗策略"supra-annular sizing"在国际顶级心血管病学杂志 *JACC： Cardiovascular Interventions* 首次发表。12月，医院心脏内科瓣膜病团队联合西京医院刘丽文教授成功完成全球首例TAVR联合liwen术治疗主动脉瓣狭窄合并肥厚梗阻性心肌病。2019年4月，医院心脏内科瓣膜病团队成功为一名99岁的超高龄重度主动脉瓣狭窄患者完成经导管主动脉瓣植入术。2021年3月，心脏内科瓣膜病团队成功完成院内第1 000例TAVR，是国内单一团队TAVR例数首次达"1 000"，治疗水平全国领先。同年12月，医院心脏内科陈茂教授等组成的多学科团队，完成了亚洲首例经房间隔二尖瓣置换术，这也是应用HighLife TSMVR系统完成的亚洲首例经房间隔二尖瓣置换临床试验。

2.心脏外科团队

2014年3月，郭应强教授领导的华西心脏外科微创瓣膜团队成功实施了中国首例经心尖穿刺导管内主动脉瓣膜置换手术。同月，完成了中国首个主动脉瓣关闭不全和主动脉瓣狭窄双适应证的TAVR临床

---

①transcatheter aortic valve replacement，经导管主动脉瓣转置换术。

试验，是中国第一个提出的主动脉瓣关闭不全和狭窄的双适应证的临床方案，其研究成果先后发表在*JACC*、*IJC*和*ATS*等国际顶级心血管病杂志，并于2017年4月取得国家药品监督管理局（NMPA）注册证，成为世界上唯一一款既可用于主动脉瓣关闭不全又可用于主动脉瓣狭窄的TAVR产品。2014年11月，在中华医学会第十四次全国胸心血管外科学术会议上，放映了中国首个TAVR治疗主动脉瓣关闭不全的手术直播，是该年会历史上首次手术直播。2018年4月，为高龄美籍华人（86岁）成功实施经心尖主动脉瓣关闭不全TAVR手术，吸引了更多的国外患者到华西接受治疗。2018年6月，完成有文献报道、迄今最高龄患者（100岁）的心脏TAVR手术。2021年10月，成功实施了中国首例二尖瓣环中瓣（MViV）手术。

（十）3D打印技术的临床应用

3D打印技术辅助治疗。2014年10月，骨科成功开展国际首例在3D打印技术辅助下颈椎椎板单开门椎管扩大成形术。同年11月，血管外科与再生医学研究中心联合，在3D打印技术辅助下成功为一例复杂瘤颈腹主动脉瘤老年患者实施腹主动脉瘤覆膜支架腔内修复术（EVAR）。2015年10月，小儿外科在3D打印技术辅助下成功为一名罕见的左侧肱骨近端发育畸形伴肩关节脱位的患儿实施了手术治疗。

2018年，医院心脏大血管外科成功为一位78岁高龄高危患者分期实施了体外循环下冠状动脉旁路移植术+3D打印辅助下体外精准开窗多内脏分支支架植入胸腹主动脉瘤全腔内修复手术。冠状动脉旁路移植术是心脏外科最为精细的手术之一，且胸腹主动脉瘤全腔内修复对外科医生手术技能要求极高，分支动脉的重建与否直接决定了手术的成败，国内外关于分期实施冠状动脉搭桥和胸腹主动脉全腔内修复胸腹主动脉瘤的病例鲜有报道。

3D打印重建手术。2015年11月，骨科成功开展世界首例3D保留膝关节胫骨干金属骨小梁假体重建术。2016年5月，骨科成功开展3D打印生物型半腕关节金属假体重建桡骨远端肿瘤性骨缺损。2018年4月，骨科成功开展世界第1例3D打印髌骨假体重建术。2019年3月，胸外科成功完成胸骨肿瘤切除+3D打印胸壁重建手术。2020年8月，骨科骨与软组织肿瘤中心在精准化治疗方面再次取得突破，成功完成世界首例3D打印定制化次全骶骨支撑体植入手术。2021年10月，成功完成世界首例植入3D打印分区骨小梁生物型膝关节假体。

（十一）人工智能的临床应用

医院高度重视人工智能在临床工作的应用，积极引入最新科研成果并应用至医疗领域，开发出先进的人工智能医疗器械，并在临床一线采用人工智能产品开展手术。

2017年11月，医院消化内镜AI技术研发团队在设备化层面实现突破，首次完成了对临床实际病例的判定测试。2019年7月，消化内科通过5G技术对马边彝族自治县人民医院开展的两例人工智能消化内镜操作进行了实时远程指导，这是国内首例5G+AI远程消化内镜诊断。

2020年1月，医院牵头研发的人工智能上腹部CT扫描质控及辅助诊断技术实测发布，该技术是人工智能在辅助诊疗应用中的一大突破，并在该领域处于全国领先水平。同年3月，医院"肺部多病变CT影像AI筛查与辅助诊断系统"完成实测发布，这对于第一时间发现危及公共卫生安全的相关疾病具有重大意义。同年11月，医院核医学科与四川大学计算机学院联合研究成果"自动化核医学骨显像辅助诊断AI"发表在核医学与人工智能交叉领域重量级期刊

Medical Image Analysis。2021年，国家卫生健康委5G医疗卫生行业标准项目组公布首批5G医疗卫生标准行业应用优秀案例评选结果，医院是四川省内唯一获得"5G医疗卫生标准行业应用优秀案例甲级单位"荣誉称号的单位。

医院持续推动临床新技术研发，在多个方面实现新突破，取得新成果。除上述临床新技术的运用外，各个科室都开创或发展了一系列具有领先性的临床新技术。2008年，甲状腺外科成功救治一位晚期巨大甲状腺癌并发低氧血症患者；2010年，小儿外科、麻醉科、胸外科、烧伤整形科及肝胆胰外科等组成的多学科团队为出生仅40天的肝脏相连、心脏共用一根大血管的胸腹连体婴儿成功开展分离手术；同年，血管外科完成国内首例马凡氏综合征所致胸腹主动脉瘤逆行全内脏动脉重建杂交手术；2012年11月，泌尿外科成功开展中国西部第1例儿童双供肾成人移植手术；2014年4月，消化内镜中心采用内镜隧道技术成功开展世界第1例巨大食管憩室（直径5厘米）内镜手术；同年，心脏内科治愈一例长QT综合征2型致反复室性心动过速的患者；2016年，胸部肿瘤科率先在国内开展PD-1敲除工程化T细胞治疗晚期非小细胞肺癌的单臂、开放、前瞻性研究；肾脏内科成功治愈一例舒尼替尼所致血栓性微血管病变及肾病综合征的患者；2017年，胆道外科开展全国首例腹腔镜胆囊癌扩大根治术加扩大右半肝切除术；2018年，呼吸内镜中心完成亚洲首例在电子气管镜下热蒸汽肺消融术；胃肠外科完成西部地区首例单孔腹腔镜减重手术；神经外科成功完成西南地区首例机器人辅助下立体定向脑深部电极植入术；泌尿外科创新性开展泌尿系腔道狭窄的系统化腔内治疗手术；2019年，眼科在全国率先开展YAMANE式巩膜层间无缝线后房型人工晶状体固定术；2020年，心脏大血管外科率先在国内提出3D打印技术辅助下全腔内微创、精准化治疗原发性或继发性胸腹主动夹层/动脉瘤的方法；

2021年，日间服务中心运用华西逆序腔镜重建法，率先在国际上开展日间完成的腔镜下乳腺重建手术，打破了日间不能做重建手术的传统。

三、医学装备更新

（一）精准医学装备

自2007年开始，医院陆续购置二代测序仪12台（包括华大MGISEQ–2000，吉因加Gene+Seq–2000，泛生子GENETRON S5，Illumina MISEQ、NextSeq 550、NextSeq 1000、NextSeq 2000、NovaSeq 6000等），三代测序仪1台（Oxford Nanopore GRIDION），并配套购置单细胞建库系统（10X Genomics）和高性能服务器，顺利建成国内顶尖国际一流的高通量测序、单细胞测序及生物信息分析三大平台，为开展以全基因组、全外显子组、基因panel测序为主的科学研究和临床检测提供服务，为医院10万自然人群队列研究的全基因组测序任务提供了强有力的装备支撑。

（二）杂交手术室装备

2012年，医院建成杂交手术室，配备了先进的医疗成像设备和外科复合设备，将外科手术治疗与内科介入治疗有机结合，达到多科室协调手术的目的。该杂交手术室为医院创立了多项标志性成果：2019年12月，心外杂交手术室产生了一项新的全国纪录——单中心经心尖TAVR手术总例数突破150例，并且成为当时全国唯一过百的杂交手术室；2020年10月，肝脏外科多学科团队完成国内首例经肝动脉荧光染色腹腔镜下解剖性肝段切除杂交手术。2020年改造升级，杂交手术室可支持多个科室如心脏、神经、泌尿的介入手术。

（三）大型医学装备

1.核医学科装备

2007年核医学科购置了飞利浦公司的Gemini GXL 16 PET/CT，以及住友公司的HM-10医用回旋加速器，成为成都市第二家完成建设PET/CT核医学影像的医疗单位。2019年启用了西南地区第一台PET/MR GE Discovery。自运行以来，已运用该设备解决了多种恶性肿瘤、心血管疾病、神经系统疾病部分突出的疑难重症诊疗问题，开展多项临床新技术；2021年IBA Cyclone KIUBE回旋加速器顺利完成吊装，具备全球首个规模化生产68Ga放射性核素的能力，对核医学临床诊断新技术，放射性新药的创制、评价、临床转化有重要意义。

2.放射科装备

2009年第一代双源西门子DEFINITION落地医院。它独特的高时间分辨率特性，使得医院在高心率心脏成像方面取得突破。同期西门子Magnetom TRIO 3.0T磁共振投入使用，为开展精神影像科研提供了强大支撑。2015年，西门子Magnetom Skyra 3.0T磁共振安装完毕，解决了先前机型腹部弥散偏差的问题，通过压缩感知技术还可完成部分体位的快速成像。2020年联影uCT960装机，医院在低剂量、心脏、卒中等高级成像领域普遍使用。2021年，随着对CT及MRI设备的大力投入，医院先后引入各品牌的顶级CT、MRI设备，GE APEX、西门子FORCE、GE SIGNA Premier 3.0T、飞利浦Elition 3.0T等先进CT、磁共振设备开始投入使用，使医院医学影像水平得到进一步提升。

3.放射物理技术中心装备

2017年，医院先后引进瓦里安Edge、医科达Versa HD直线加速器，实现了多模态影像实时引导下的高精度立体定向放射治疗、高剂量率快速容积旋转调强放疗等多项先进的放射治疗技术的临床使用，每年有超过2 500名癌症患者获益。2020年引入医院第一台模拟定位CT，GE Revolution ES，依托该设备的心电门控扫描技术和4DCT扫描技术，结合Edge医用电子直线加速器，医院率先在国内开展了立体定向心脏消融放疗，该疗法处于国际领先水平。

4.伽玛刀中心装备

2021年，医院正式投入使用具有革命创新意义的Perfexion TM伽玛刀。该设备是世界上最先进的立体定向放射外科治疗设备，可调控多束子流和动态实时的靶区设置使它具有更好的适形性和更高的选择性，能有效地减少放射性副作用的发生。

5.3D打印系统

2014年，医院再生医学研究中心先后购置Stratasys Objet 260 Connex 3D快速成型打印系统和Envision TEC 3D-Bioplotter 3D快速成型打印系统。这些系统可以同时打印多种模型材料以及具有精确内部、外部结构的3D支架，用于满足组织工程和药物控释的需要；也可以打印具有可控机械性能和细胞黏附性的生物材料，并通过精密孔洞来改善营养基的流通性。3D打印系统为医院其他科研及临床科室提供多个组织或器官模型的打印，为科研工作者及临床医生提供多项帮助。

6.达芬奇手术机器人

2015年4月，医院引进第一台达芬奇手术机器人（第三代：IS3000），开启了医院外科手术机器人时代。2020年6月，医院引入第二台达芬奇手术机器人（第四代：IS4000），进一步提高了开展疑难手术的能力。自引入以来，达芬奇机器人广泛运用在泌尿外科、胸外科、普外科、小儿外科等外科手术中，实施手术量超5 000例，成功开展多例国内外首例的疑难手术切除术。

7. EMT装备

2018年，由医院牵头筹建了中国国际应急医疗队（四川）。该医疗队配备了指挥通信模块、门急诊装备、手术装备、急救装备、医疗保障装备、后勤保障配套装备。所有装备均选用国内外先进的便携式、智能化设备，这些用于急救、检验、通信等的设备，便于储运和快速展开使用。指挥通信模块可实现救治中心内部无线组网，借助卫星系统和4G网络与外部进行视频会议、远程会诊。门急诊装备可满足6~8人的小分队第一时间徒步进入灾害现场展开现场急救、复苏、紧急手术、快速检验等。手术装备采用最先进的呼吸麻醉一体机以及国内最先进的负离子净化设备。

8.大数据平台、超算中心装备

2019年，医院开始搭建精准医学信息平台，包括超算中心、大数据基础平台和应用平台，实现健康医疗大数据的统一安全存储、集中管理。依托精准医学信息平台的存储和计算能力，医院成为西南地区疑难重症、罕见病的数据资源中心和超算服务中心，全方位提升医疗服务效率和质量。

四、重点医疗技术管理

医院重视医疗技术管理，在原有的《医疗技术管理方法》基础上，按照国家卫生部于2009年印发的《医疗技术临床应用管理办法》（卫医政发〔2009〕18号），医院对医疗技术实行分类、分级管理。医疗技术主要分为三类：第一类医疗技术、第二类医疗技术和第三类医疗技术。第一类医疗技术是指安全性、有效性确切，医疗机构通过常规管理在临床应用中能确保其安全性、有效性的技术。第二类医疗技术是指安全性、有效性，涉及一定伦理问题或者风险较高，卫生行政部门应当加以控制管理的医疗技术。第三类医疗技术是指当涉及重大伦理问题、高风险、安全性、有效性，尚需经规范的临床试验研究进一步验证、需要使用稀缺资源或卫生行政部门规定的其他需要特殊管理的医疗技术。

2011年，医院启动并制定了各临床/医技科室诊疗规范。 2015年，国务院推行"放管服"等改革措施，上级卫生行政部门取消了第三类医疗技术和第二类医疗技术的准入审批制度，医疗技术管理模式发生改变，医院承担了更多的医疗技术临床应用管理工作。2018年，医院开始实施医疗技术负面清单管理，同时强化了限制类医疗技术临床应用备案管理的主体责任。2019年，医院以各临床医疗单元为主体，建立了相对应的医疗技术目录，进一步对技术进行细分和归类，促进技术管理的科学化和规范化。

2015年，医院启动医疗技术备案工作，按照技术负责人申请—医院伦理委员会—医院医疗技术临床应用管理委员会—上级卫生行政主管部门审批的流程开展医疗技术备案工作。2015年底，医院在四川省医学会共备案27项医疗技术，其中国家级限制临床应用的医疗技术4项，省级限制临床用的医疗技术23项。2016年，医院在四川省医疗卫生服务指导中心备案国家级限制临床应用的医疗技术共5项。2019年10月，四川省卫生健康委员会发布《四川省卫生健康委员会关于印发口腔颌面复杂种植技术等4项省级限制类医疗技术目录及管理规范的通知》（川卫规〔2019〕5号），按照文件要求，医院先后于2020年8月、2021年3月在省医疗卫生服务指导中心开展了12项国家级限制类医疗技术和2项省级限制类医疗技术的备案工作。

医院主要针对国家级、省级共14项限制类医疗技术、12项内镜诊疗技术和4项介入诊疗技术的开展实行授权管理，按照技术负责人申请—医务部资质材料初审—医院医疗授权管理委员会审核的流程开展授权工作。截至2021年底，医院开展了811人次的授权管理工作，其中限制类医疗技术426人次、介入诊疗技术248人次、内镜诊疗技术137人次。

第三节　医疗质量安全管理

医院医疗工作自1994年起开始推行目标管理法和标准化管理法，先后成立医疗质量控制（简称"质控"）办公室，设立医疗质量管理委员会，制定《医疗质量考核标准系统》等，使医疗质量管理和控制逐步走向规范化管理。2007年以来，医院持续强化医疗质量安全工作。在围术期质量安全管理、单病种及临床路径管理、合理用药管理及耗材合理使用等方面建立相关规章制度，确保医疗质量安全。在全院推行"医生跟着病人走"的医疗组长负责制，加强对医师行为和医疗技术应用的监管。2008年起，医院组织临床科室和相关职能部门申报四川省医疗质量控制中心（简称"省级质控中心"），以规范医疗服务行为。2021年医院成功申报30所省级质控中心，数量位居全省第一。2013年6月，医院在全国率先成立护理质控科，强化对护理工作的管理。针对医疗安全（不良）事件管理，医院已制定多项规章制度加强管理，实现多种报告方式并行机制。

一、围术期质量安全管理

2011年12月14日，根据《中华人民共和国执业医师法》《医疗机构管理条例》《医院管理评价指南（2008版）》并结合医院的实际情况，制定《四川大学华西医院手术分级和手术医师资格准入管理办法》。

2014年1月23日，医院根据《三级综合医院评审标准实施细则》，制定《四川大学华西医院非计划再次手术管理制度（试行）》。自2015年开始，医院通过多部门协作健全非计划再次手术监控体系，具体包括实时信息化监控、人工定期督查，基于HIS系统和手术排程、手术麻醉系统中的数据优化，非计划再次手术考核纳入了医师手术权限考核及再授权指标。围绕医院围术期安全管理发展战略，对非计划再次手术采用多学科、多部门MDT的方法进行管理，通过信息化手段更好地管理及避免非计划再次手术的发生，对围术期重点环节的诊疗流程进行规范，减少因诊治过程中的不规范行为导致的非计划再次手术。

2019年，根据新手术排程与手术麻醉系统需求，完成约9 000条手术医嘱名称与手术分级库中术式的一一对应工作，完成手术排程系统关键点的质控设计，设计统一的规则对数据完整性、有效性做出提示和强制控管。同年，完成拓展日间手术项目、优化日间手术预约流程等工作，继续践行医院日间中心管理和病房日间管理并行的同质化管理模式，增加了医院日间手术的病种种类。

2021年，更新手术分级目录及手术医师授权名单，完成手术医师库配置及授权管理方案，与信息中心共同完成医师库系统模块的设计。

二、单病种及临床路径管理

（一）单病种管理

1998年，医院开始实施单病种管理并积极探索单病种管理模式。2009—2012年，医院按照国家卫生部办公厅印发的单病种质量控制指标要求，开展单病种数据上报工作。2016年5月，实现单病种数据内网上报。2018年，全院各临床科室开展83个单病种SOP管理，进一步标准化病种诊疗流程，规范化病种诊疗行为。2019年，国家卫生健康委启动《三级公立医院绩效考核》工作，医院9个单病种纳入国考。

2020—2021年，在开展国考单病种及SOP单病种管理基础上，继续拓展院内单病种质量管理工作，共计纳入89个院内单病种进行质量精细化管理。2021年8月全面升级单病种上报系统，实现80%以上的上报数据由自动采集完成，大幅度降低临床医师工作量，有效提升数据上报质效。2021年10月，上线9个国考单病种及房颤环节质量控制系统，实时动态监测及规范临床诊疗行为，为继续开展单病种质量精细化管理提供技术支撑。2021年，医院报送的《推进单病种标准化管理，持续提升医疗质量与安全》被评为国家卫生健康委2021年度医疗质量持续改进典型案例。

（二）临床路径管理

2001年，医院在国内率先启动和开展临床路径，全院当时创定了28个病种的临床路径。2007年1月至2009年12月，全院临床科室持续推进临床路径管理工作。2010年1月，医院被卫生部列入首批临床路径管理试点工作试点医院名单，医院立即成立临床路径管理委员会和科室临床路径管理实施小组，设立个案管理员。2012年8月11日医院下发《四川大学华西医院临床路径及单病种质量管理工作实施方案（试行）》（川医〔2012〕57号）。2016年，医院使用质量管理工具——戴明环（PDCA）对临床路径管理工作进行了持续改进。医院自2016年1月起构建并实施了2年期2个PDCA循环周期的临床路径管理和持续改进工作，精细化制定《四川大学华西医院2016临床路径开展计划暨目标管理责任书》初步探讨PDCA循环应用于临床路径管理的实践价值，同时对临床路径管理机制、流程、系统等进行了持续优化。2016年新开临床路径86条，至此，医院共创建临床路径289条，涉及178个病种。2017年1月19日，受卫生计生委医政医管局委托，医院协助起草了7种胸外科临床路径（县医院版本）。2018

年，受四川省发展改革委和四川省卫生健康委委托，医院协助开展了101个病种的费用测算工作。同年，医务部开展SOP制订工作。2019年9月，医院被国家卫生健康委医政医管局列入第一批全国儿童实体肿瘤诊疗四川省协作组牵头单位。2020年1月，医院每月常态化上报儿童肿瘤病例数据至国家儿童肿瘤监测中心。截至2021年底，医院共创建临床路径414条，涉及254个病种。

三、合理用药管理及耗材合理使用

（一）合理用药管理

2006年5月，根据抗菌药物管理相关法律法规的规定和医院具体情况，医院制定了《抗菌药物合理应用管理制度（试行）》《抗菌药物临床应用指导原则实施细则》。在2007年、2008年，医院分别对相关管理制度进行修订。2011年，医院成立药事管理与药物治疗委员会，制订自购药、临购药、超说明书用药管理制度及流程。同年启动抗菌药物专项整治活动，制订《四川大学华西医院抗菌药物专项整治活动方案》《四川大学华西医院抗菌药物分级管理制度及实施办法》。组织对全院医师的培训和考核，授予1 761位医生抗菌药物处方权。2015年开发并上线特殊使用级抗菌药物会诊系统和急诊科越级使用管控系统，进一步落实对抗菌药物的分级管理制度。医院的"加强抗菌药物精细化管理，提高药物合理使用"入选2015年度全国医院擂台赛主题七"规范临床诊疗行为"的十大价值案例。2018年，开发并上线围术期抗菌药物管理系统，通过信息化管理规范围术期药品选择和疗程管控。抗菌药物管理由行政干预逐步转变为科学化管理，并就这一主题组建多学科团队，以问题为导向，深入科室开展多学科讨论。2020年1月，全院安全有序地推行取消头孢菌素类抗菌药物常规皮试，项目取得良好成效，并向院外推广。2020年，医院入选首批医疗机构抗菌药物管理评价研究基地。

（二）耗材合理使用

2006年以来，为适应医院高速发展对耗材物流供应的需求，医院打破传统手术物资管理模式，对重点科（手术室）医用耗材管理从人员架构、仓储管理、配送等方面进行全流程改造，逐步建立起具有华西特色的高值耗材合理使用管理控体系。2007年，医院制定和下发了《四川大学华西医院设备和高值医用耗材采购管理原则（试行）》，对低值医用耗材试行二级库房管理，在全院各护理单元建立了46个二级库房。建立《四川大学华西医院医用高值耗材使用管理办法》，规范高值耗材品规。每类高值耗材选唯一供货商，并进行招标管理。所有中标产品采用寄销方式，纳入设备物资部分库房管理，直接面向手术台供货。分库房严格按医院高值耗材管理制度执行日常管理。医院对高值耗材的管理在全国同行中处于先进水平。2020年起，根据国家《医用耗材合理使用点评制度》和医院管理现状，进一步优化了医院医用耗材合理使用管理体系，制订相关管理方案。形成以病种管理为切入点，建立单病种高值医用耗材数据监测系统（BI[①]），实现对特定病种、医疗组高值耗材使用异动情况的监控、预警。

2021年，医院建立了高值医用耗材合理使用管理体系，制定《四川大学华西医院高值医用耗材管理体系与工作制度》和《医用耗材合理使用点评制度》，从制度层面规范医用耗材合理使用管理工作。此外，充分利用通过三医监管、医疗纠纷、医保扣费等发现的耗材不合理使用问题线索，试点开展耗材合理使用点评工作，提高医院对医用

①business intelligence，商业智能。

耗材合理使用的管理水平。

四、医疗授权管理

医院通过构建医疗授权平台、实施医疗准入管理、落实岗位责任来加强对医师行为和医疗技术应用的监管，在医疗授权管理方面进行了探索与实践。医院于2005年试点开展"医生跟着病人走"即改变医生固定管理床位制的医疗组长负责制，试行一年后，手术台次、平均住院日、医疗服务、医患沟通、科室管理等方面均有显著改善，此后在全院正式推行。截至2021年，共计授权医疗组长953人，他们分别在各院区担任带组工作。

2006—2021年，院内搭建了医疗授权管理平台即医院医疗授权委员会，在医疗质量管理委员会下设立医疗授权分委会，由医疗院长担任主任委员，成员既包括管理职能部门的领导，又包括临床专家及学术带头人，专业涉及医务、质控、护理管理、临床内外科、麻醉、急诊、重症医学、实验医学等20余个专业。医疗授权委员会办公室设在医务部，承担管理授权申请、审批、调整和终止等工作，建立日常监督管理机制；制订被授权工作职责；对被授权科室和个人进行相关医疗质量和医疗安全培训；审查被授权科室和个人在医疗活动中有无行为失当或违规行为，并明确是否调整或终止授权等工作。医疗授权分委会实行例会制度，突出重点，分类分级进行准入授权管理：对医疗组长和总住院医师实施岗位授权管理；对手术进行分级管理；对新技术实施准入管理。

2007年开始实施住院总医师（简称"住院总"）授权上岗制度。截至2021年，共计授权本院医师正住院总及教学要求需要的博士研究生副住院总3 297人。

五、医师执业管理

（一）医师执业注册

根据《中华人民共和国执业医师法》和《医师执业注册管理办法》的相关规定，医院对医师进行了执业注册。截至2021年，注册在医院的医师共计4 514人，含本院医师2 784人，研究生1 086人，规培生644人。

（二）器官移植医师

根据《国家卫生计生委关于印发人体器官移植医师培训与认定管理办法等有关文件的通知》（国卫医发〔2016〕49号），截至2022年2月，医院认定了器官移植医师36人，含肺脏移植医师6人，肝脏移植医师13人，肾脏移植医师7人，心脏移植医师8人，胰腺移植医师2人。

（三）美容主诊医师

依据《医疗美容项目分级管理目录》（卫办医政发〔2009〕220号）和《医疗美容服务管理办法》，医院备案了美容项目、美容外科项目、美容皮肤科项目和美容主诊医师。截至2022年2月，医院美容主诊医师53人，含美容外科专业21人，美容皮肤科专业32人。

六、质量安全体系管理

医院根据发展的新方向、新趋势，不断探索完善医疗质量考核指标体系。2020年，医院启动了华西特色医疗质量考核体系探索工作，坚持定量化、专科化、导向性的科学原则。2021年底，初步形成了具有华西特色的医疗质量考核指标体系。其中非手术性科室和手术性科室分别形成了26项和33项共性指标，6项和4项专科指标，医技平台科室形成了14项共性指标和8项专科指标。

省级医疗质量控制中心是省级卫生行政部门根据实际情况合理规划设置，对辖区内医疗机构相关医疗专业进行指导与质量控制的机构。其核心目的是规范医疗服务行为，提高医疗服务质量。2008年起，医院组织临床科室和相关职能部门，积极申报省级医疗质量控制中心，截至2021年底，医院已获批成为30所省级医疗质量控制中心的挂靠单位，数量位居全省第一。具体情况见表3-3：

表3-3　挂靠在四川大学华西医院的四川省医疗质量控制中心情况表

机构名称	获批时间
四川省临床麻醉医疗质量控制中心	2008年
四川省病理医疗质量控制中心	2008年
四川省心血管疾病医疗质量控制中心	2009年
四川省普外科医疗质量控制中心	2011年
四川省放射医学医疗质量控制中心	2011年
四川省消化内科医疗质量控制中心	2011年
四川省神经内科医疗质量控制中心	2011年
四川省药事管理医疗质量控制中心	2011年
四川省重症医学医疗质量控制中心	2011年
四川省精神病与精神卫生医疗质量控制中心	2011年
四川省感染性疾病医疗质量控制中心	2012年
四川省临床营养医疗质量控制中心	2012年
四川省康复医疗质量控制中心	2013年
四川省老年病医疗质量控制中心	2016年
四川省呼吸内科医疗质量控制中心	2016年
四川省胸外科医疗质量控制中心	2016年
四川省泌尿外科医疗质量控制中心	2016年

续表

机构名称	获批时间
四川省神经外科医疗质量控制中心	2016年
四川省耳鼻喉科医疗质量控制中心	2016年
四川省血液内科医疗质量控制中心	2016年
四川省风湿免疫科医疗质量控制中心	2016年
四川省内分泌科医疗质量控制中心	2019年
四川省烧伤科医疗质量控制中心	2019年
四川省外周介入医疗质量控制中心	2019年
四川省消毒供应医疗质量控制中心	2019年
四川省日间手术医疗质量控制中心	2021年
四川省门诊管理医疗质量控制中心	2021年
四川省器官移植医疗质量控制中心	2021年
四川省高原病医疗质量控制中心	2021年
四川省静脉血栓栓塞症（VTE）防控质量控制中心	2021年

七、医疗安全（不良）事件管理

医疗安全（不良）事件是指在临床诊疗活动和医疗机构运行过程中，任何可能影响患者的诊疗效果、增加患者痛苦和负担并可能引发医疗纠纷或医疗事故，以及影响医疗工作正常运行或医务人员人身安全的事件。

医院长期重视医疗安全（不良）事件管理。2003年，麻醉科率先启动医疗安全事件上报工作。2009年，医院鼓励全院各科室报告医疗安全（不良）事件。2011年，医院制定《四川大学华西医院医疗质量安全事件报告制度》和《医疗安全（不良）事件与隐患缺陷的报告及奖惩制度(试行)》，将违反制度规定造成严重不良后果或有损医院声誉的过失行为纳入《医院缺陷管理条例》。2021年，医院修订发布《医疗安全（不良）事件管理制度（试行）》，结合管理实际，将医疗安全（不良）事件进行分级、分类，并对不同级别事件的报告时限、报告处置流程、职能部门的管理职责等作出明确规定。

在完善制度的同时，持续通过企业微信、科室晨交班、专题讲座等多种形式对全院医务人员进行培训、宣教，保证医务人员对医疗安全（不良）事件报告制度知晓率为100%。对漏报、瞒报进行考核评价，对积极报告的个人进行激励表彰，以营造良好氛围。

医院逐步完善医疗安全（不良）事件报告途径，实现多种报告方式并行机制。2010年以前，以书面报告和电话报告为主。2010年增加电子邮箱报告方式。2016年建立HIS系统报告途径，初步实现对医疗安全（不良）事件的信息化管理。2019年，经多部门协同、优化，医疗安全（不良）事件管理信息系统实现整合报告、查询、统计、案例共享等功能。现已形成以HIS系统报告为主，电话报告、电子邮箱报告为辅的多形式医疗安全（不良）事件报告机制。

对重点的差错不良事件，积极处理，降低对患者造成的损害后果。院科两级联动，讨论、分析造成这些事件的根本原因，用典型案例开展警示教育，定期分析与总结经验教训，寻找规律并识别异动情况，制定切实可行的改进措施。

八、病案首页管理

（一）标准化病案管理

医院病案管理在早期实行常规管理。2010年，医院上线病案流通管理系统，可完整记录病案使用情况，实现病历动态可追溯和病历全流程闭环管理。同年，医院自主研发智慧病案报表系统，通过数据抓取、智能审核、临床科室—病案统计人员交互审核等方式，实现全院每日病案报表的动态平衡，确保每位患者的入、出、转记录完整准确。审核后的出院患者也被作为病案流通的起点，为病案流通管理系统全程管理的完整性提供了保障。2019年，HIS系统升级，使病案流通管理系统得到进一步优化，也使病案涉及的医疗信息的采集、传输、记录等流程更加结构化、智能化，实现对病案流通过程的精密核查管控，使病历管理更加规范化。

（二）病案数字化项目

2012年，医院上线影研病案数字化系统，完成2012年以前历史病案的数字化扫描工作。2020年，医院再次启动病案数字化项目，完成所有历史病案和新出院病案的数字化保存工作。通过病案数字化系统，医院完成对病案信息的整合，避免病案在长期保存过程中可能面临的因各种因素遭到损坏的风险。通过数字化病案的实时推送功能，有效提升医院的病历检索效率，使病案更高效地服务于医院的医疗、教学、研究、管理等各方面工作。

（三）落实病案首页管理质控

2010年，医院正式上线病案编码系统。利用网络，医院将病案编码系统接入HIS系统，方便该系统抓取整合诊疗信息，同步嵌入部分编码审核规则，减轻疾病编码负担的同时也提高了编码质量。因国内编码库缺乏统一性、实用性，从2010年开始，医院引入了国际疾病分类思想，修订我院的疾病分类字典库以符合实际需求。基于充分的临床调研，在该库中建立满足管理要求的细分类，确保该库符合临床科研需求和医院的管理实际。同年，启动医疗组长负责制的病案首页主要诊断编码项目，由各科室临床医生完成对出院患者的主要诊断编码，再由病案编码人员对编码结果进行统计分析，医院根据分析结果对临床科室进行个性化培训，以此打通临床—病案交流壁垒，推动临床—病案在病案首页填写对话，最终达到合力应对时代对病案首页填写、编码质量的高要求，共同助力医院高质量发展。

2019年HIS系统升级至8.2版本，病案编码系统同步迁移，并进一步完善编码审核规则，增加关键诊疗信息提醒功能，实现编码质量持续提升。基于新版HIS系统，病案编码系统实现了首页数据直接采集于底层信息系统，并通过完善相关质控规则以保证首页数据的完整性、一致性和时效性。

随着国家进一步提高对病案首页填写质量的要求，医院在实现首页填写事中质控的基础上，积极完善病案编码系统底层规则，通过联动医嘱数据、疾病编码等多渠道信息，智能提醒诊断和手术操作中的漏填、误填，及时修正首页填写中的逻辑错误，逐步实现病案首页内涵质控。经过不断探索和实践，医院建立了闭环的、以事中质控为核心的病案首页数据全流程质控体系，同时满足本院对病案系统的绩效考核、DRGs/DIP支付、全流程档案管理、首页质控、病案统计、系统运维六大需求，实现智慧化、模块化管理。

2020年，医院上线数字化系统，工作人员回收病历后立即扫描上传至数据库，编码员不再需要纸质版病历，而是通过系统直接浏览已经分类上传的病案首页、出入院记录、医嘱单等项目，使病历浏览过程更加便捷。在进行编码工作时，工作人员可以同步开展如病历归档、病历上架等流程，实现无纸化办公，保证了病案科工作的时效性、准确性，节省了大量人力物力资源，也为推进电子签名应用等信息化政策奠定了良好基础。在加强病案质控的同时，2021年，医院上线病案线上预约复印邮寄功能，患者通过线上申请即可得到病案复印预约邮寄服务，极大地方便了患者。

第四节　护理工作

根据《医院管理评价指南（试行）》的要求，参照《关于开展"以病人为中心，以提高医疗服务为主题"的医疗管理年活动方案》，医院在国内较早启动优质护理服务工作，2006年就根据全院实际情况进行了护患一体的优质护理服务需求调查。长期以来，医院推动护理临床重点专科建设，持续完善护理成长路径，建立护理人才全职业周期阶梯式培训体系，不断推动护理工作发展。

一、护理组织架构

为了进一步整合护理管理资源，提升管理效能，2007年11月，医院将护理部、护理系合二为一。2018年8月，根据护理管理进一步精细化发展的需要及护理学科发展的需要，医院党政联席会决议将原有的护理部/系调整为护理部和护理学院两个职能部门分别独立运行。护理部下设护理质控科、护理毕业后教育科；护理学院下设护理教务科、护理科研科。同时，科护士长不再兼任病房护士长，并增设了24名专科正护士长（兼任护理单元护士长）和18名专科副护士长。

2007年以来，护理部/系的历任主任：成翼娟（2007—2011年）、李继平（2011—2013年）、胡秀英（2013—2018年）、李卡（护理学院执行院长、2018年至今）、蒋艳（2018年至今）。

二、护理临床重点专科建设

2010年12月3日，根据《关于做好2010年国家临床康复专科建设项目申报工作的通知》，护理部高效组织，高效应对，在69个小时内，顺利完成申报材料的准备工作，成功获批成为卫生部首批临床重点专科建设项目，并于2011年获批中央财政资金400万元。医院成立了由院领导和多部门协同的领导小组，出台了《关于加强临床护理学科建设的通知》，规划了项目建设重点和方向，并对临床科室的人才培养、经费支持、协作、奖惩、反馈提出具体要求，并按照专科护理建设相关要求自筹资金649.57万元，加上获批的400万元，建设资金共计1 049.57万元。这些举措使项目执行在组织、人力、制度、经费等方面得到保障。2014年，医院专科护理的重点专科建设项目中期考核成绩位列全国前列，2017年顺利结题。至此，医院形成以"医护一体化""医院—社区无缝延伸服务""多学科合作快速康复护理模式""优质护理""人才培养"为特色的项目和技术，成效显著。

三、建立护理人才全职业周期阶梯式培育体系

医院现已形成包括学历教育（本、硕、博教育）、毕业后教育、在职继续教育为一体的护理人才培训体系，源源不断地为我国输出优秀的护理人才，成为享誉全国的护理人才培养基地。

（一）护理人员的职业生涯规划管理

医院一直重视护理人员的职业生涯规划管理，为他们提供公平和可持续发展的机会、环境。护理人员可以按照个人特长和组织需要相结合的原则，从临床、管理、教学、科研四大方向进行职业生涯规划。2019年，护理部正式提出"四轨道五阶梯"华西护理职业生涯路径，作为华西护理人员职业生涯发展的顶层设计。"四轨道五阶梯"华西护理职业生涯路径，按照"基本层—成长层—中间层—骨干层—

专家层"的个人职业发展规律和医院"临床护理—护理管理—护理教学—护理科研"的护理发展整体规划而设计，为医院的护理人员提供了清晰的职业生涯蓝图。具体见图3-1。

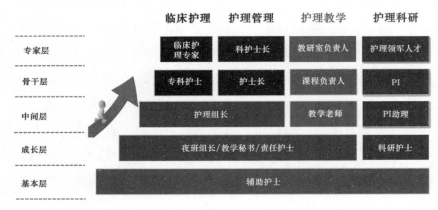

　　　　　　　临床护理　　护理管理　　护理教学　　护理科研

专家层	临床护理专家	科护士长	教研室负责人	护理领军人才
骨干层	专科护士	护士长	课程负责人	PI
中间层		护理组长	教学老师	PI助理
成长层		夜班组长/教学秘书/责任护士		科研护士
基本层		辅助护士		

图3-1　　"四轨道五阶梯"华西护理职业生涯路径

（二）护理人才分层培养

　　医院一直高度重视护理人才培养工作，按照毕业后护理人员职业成长规律，设计了从新手到专家的护理人员阶段培训体系。

　　2006年，为切实规范护理人员毕业后教育路径，医院根据护理人员职业生涯发展规划，首创并在全国率先开展毕业后护理人员在职规范化培训工作，将新护理人员作为护理培训的重要人员类别，把对他们的培训规范化、同质化、标准化地开展起来。培训创新性地运用网格化培训管理模式，以学员为单元，做到每个环节有人管，每个学员有人带。2016年，国家卫生计生委办公厅印发了《新入职护士培训大纲（试行）》，同年四川省开始在全省范围内建立首批护士规范化培训基地，医院成为四川省首批护士规范化培训基地之一。2019年医院"基于岗位胜任力的护士规范化培训模式创新与实践"在"寻找最佳医疗实践·中国医院管理案例"评选中被评为护理管理组十大价值案例之一。为进一步规范化地引领青年、服务青年，2020年，护理部申请获批成立规培护士团支部，加强对学员思想教育及意识形态管理。2021年，医院自主研发的护士规范化培训电子系统上线，提升了学员培训与管理的便捷化与智能化程度。截至2021年底，已结业护士规范化培训学员达3 982人，在训800余人。经过十余年的探索与打造，医院构建了完善的护士规范化培训组织架构，建立了标准化、系统化的工作体系，并在实践中坚持对该体系进行不断创新。

医院从2007年开始贯彻执行全院护理人员专业技术层级体系，在职护士以岗位胜任力为核心、按照"新手护士—熟练护士—资深护士—护理专家"能力层级开展分层培训。不断优化"护理部—大科—护理单元"三级培训组织架构，保证全院分层培训能够在广度、深度上进行横向扩展和纵向延伸。2019年起，医院开始探索在职护士培训信息化系统的建设，提高了护士分层次培训的便利性和在职护士培训的质效。2021年，医院在职护士培训系统顺利上线，使对在职护士的培训实现突破。

（三）专科护士培养

医院为提升护理服务质量，在2004年以静脉治疗专科护士为切入点开始探索专科护士培养道路。2006年，医院启动院内专科护士培养，在重症、急诊、精神等专业领域探索院内专科护士培养之路。2007年，卫生部印发《专科护士领域护士培训大纲》，在重症监护、手术室、急诊科、器官移植、肿瘤科等临床护理技术性较强的5个专科领域开展专科护士培训，医院积极跟进相关工作。2010年，四川省启动专科护士培养，医院重症监护、急诊、精神科等10个专科获批四川省护理学会首批专科护士培养基地。2019年，医院急诊专科、安宁疗护专科成为中华护理学会首批专科护士京外临床教学基地。

伤口治疗师是医院专科护士培养的品牌之一。2008年，医院学习欧洲伤口治疗先进经验，在国内率先成立伤口治疗中心，为患者提供专业化、规范化的伤口治疗服务。伤口治疗中心的建立，在提升医疗质效的同时，还能促进护士职业生涯发展走向专科化、专家化，实现发展护士、解放医生、实惠病人的多重目标。2010年3月，中国第一所获得欧洲质量认证的国际伤口治疗师培训学校在医院成立，开始为我国培养伤口治疗师、专科护士及伤口护理硕士。2010年，"中—德"伤口治疗师培训学校在医院成立，医院在西南地区率先探索专科护士培训的国际合作机制。截至2021年底，共培养22届、合计423名国际伤口治疗师，共培养22届、合计1 037名伤口专科护士。

经过多年建设发展，截至2021年底，医院已有四川省护理学会专科护士基地24个，中华护理学会专科护士临床教学基地18个。2007—2021年累计培养专科护士11 870人，其中四川省专科护士11 340人，中华护理学会专科护士524人，中华护理学会专科护士师资6人。专科护士培养不仅为医院专科护理发展提供了保障，也向全国输送大量优质护理人才，起到了区域辐射和引领作用。与此同时，医院自20世纪50年代起开始招收进修护士，累计结业的进修护士达万余人；现每年招收进修护士已超过1 000人次，覆盖全国31个省（自治区、直辖市）。截至2021年，医院招收进修护士的专业涵盖39个专科，有97个临床护理单元承担进修护士带教工作。2007—2021年累计招收进修护士9 487人。

（四）高级实践护士培养

高级实践护士（advanced practice nurse，APN）是医院对培养护理专家型人才的一个重要探索。APN是指拥有深厚的专科知识、复杂问题的决策能力及扩展临床实践才能的注册护士，发挥着保障护理质量与安全管理的重要作用。APN模式的推广，在提高病人照护质量、促进护理专业发展、降低医疗成本等方面具有重要作用。2021年10月，四川大学华西医院APN项目正式启动。首批APN岗位共30个，设立在外科、内科、肿瘤科，这标志着医院成为国内首家引进并全面落地国外APN护理模式的医院。华西APN培养项目旨在培养一批业务精、能力强、素质高的临床护理专家，探索具有华西特色的中国APN培养、实践和管理道路，丰富护士职业发展路径，促进高级护理实践发展。

四、护理质量管理

1995年，医院护理部就在全国内率先成立护理质量控制办公室（简称"护理部质控办"），负责全院护理质量管理。2013年6月，医院在已有护理部质控办的工作基础上，全国率先成立护理质控科，持续加强护理质量的控制管理。

（一）加强薄弱环节管理

2007年，医院重新审阅和修订了华西医院护理质量评价标准。同年8月，建立并完善了《2007年质量管理手册》和《临床护理工作手册》。2008年"5·12"汶川大地震发生后，护理部质控办对全院收治地震伤员的科室进行感染控制指导、护理质量专项检查，提高对地震伤员的护理质量和院感防护水平。同年10月，护理部确立"加强医院感染管理，确保病员安全"为中心工作。

2009—2018年，在常规督查的基础上，医院针对高风险、高频率的薄弱环节，开展专项督查，内容涵盖夜间护理工作质量、电子病历书写质量、核心制度执行、新成立病房护理质量专项督查等。督查标准参照"百日医疗安全""医疗质量万里行"及《三级综合医院评审标准》《优质护理服务评价细则（2014版）》等检查标准不断优化完善，使护理质量综合评价标准在贴合医院实际的同时，也与国家政策规定更加契合。每年11月，护理部开展年终检查，采用大科间互查的形式，确保达到深入检查、发现问题和隐患、发现亮点、相互学习、共同提高的目的。2019年，组建12个护理质量安全专项工作小组，包括患者安全、转运管理、VTE风险管理、管道管理、环境管理、礼仪规范、疼痛管理、护理文件书写、基础护理、血管高危药物管理安全、围手术期管理、护理信息化建设等方面，以专项小组工作形式提升专项护理质量。

2020年，新增手术器械管理组、压力性损伤管理组、血糖管理组、PICC①管理小组共4个护理质量安全专项工作小组。在常规质控内容的基础上，针对重点护理安全（不良）事件开展了专项管理。新冠肺炎疫情发生后，门禁管理、陪伴与探视管理、疫情防控督导也被纳入常规质控工作。

随着信息技术的快速发展，医院逐步加强护理工作信息化过程中的薄弱环节。38个科室分别于2010年1月和2010年11月使用掌上电脑，标志着医院护理信息化工作的进一步推进。2016年5月，临床护理电子病历新系统上线，标志着医院护理病历从传统的信息孤岛式的电子病历向结构化电子病历迈进。2018年，护理部配合医院开展智慧病房试点初步工作，协助筹建智慧病房，床旁平板交互系统、护理白板、输液监控系统等内容上线试用；配合信息中心收集临床建议与需求，完善护理方面的信息需求；配合完成环境改造，并试点智能药柜、生命体征自动采集等智慧医学装备。

（二）持续改进护理管理质量

2007—2021年，医院改进护理管理质量主要在过程改进、持续

①peripherally inserted central catheter，经外周中心静脉置管。

改进和预防性改进三个方面开展。具体在加床管理、归档病历书写质量、引流管/袋/瓶管理、压疮管理、手术室工作流程、泵雾/氧雾管理、深夜护士值班情况、交接班质量、口服药发放、基础护理质量等多方面开展了质量管理与改进。在此过程中，全院涌现出大量高水平护理质量改进案例。2016年12月，医院参与并选送的案例《供给侧改革引领伤口管理模式创新》入选全国医院擂台赛（第二季）主题六"深化优质护理服务"的"十五大价值案例"。2017年，医院参与并选送的案例《您的疼痛我知道，您的不痛我之道》入选全国医院擂台赛（第三季）主题六"深化优质护理服务"的"十五大价值案例"并获得年度银奖，该案例还荣获《中国护理管理》杂志的2018年"护理管理创新奖"和2018年亚洲医院管理奖医疗技术项目创新优秀奖。医院还荣获"2017年度国家卫计委优质护理服务'表现突出医院'"称号。2019年，医院运用质量管理方法医疗失效模式与效应分析对PDA执行用药医嘱流程进行风险梳理，并实施信息系统管控和针对性改进，实现了用药过程全院、全员、全流程、全覆盖的无缝管理。临床护理人员对PDA使用依从性大幅提升，同时利用信息化管控和全院公示，对查对制度进行闭环管理，2020年度全院因身份识别错误导致的用药错误事件数量为"0"。该项改进还以"信息助力百分百，患者用药零差错"为题被国家卫生健康委医疗管理服务指导中心推荐为"2020年患者安全案例"。

五、优质护理服务

2010年1月22日，卫生部办公厅印发了《2010年"优质护理服务示范工程"活动方案》的通知。该通知明确要求各地应坚持"以病人为中心"切实加强基础护理，改善护理服务，提高护理质量，保障医疗安全，努力为人民群众提供安全、优质、满意的护理服务。通知发出后，医院积极投入到该项活动中。

（一）推行"一把手工程"

2010年3月，医院将优质护理服务作为"一把手工程"，成立由院长任组长的"优质护理服务示范工程"领导小组。护理部于当月确立第一批"优质护理服务示范病房"19个。各示范病房对优质护理工作的开展模式进行了初步探索，并结合专科特色开展健康教育、专病管理等，不断丰富护理内涵。3月30日，医院推出"优质护理服务示范工程"活动专刊。7月7日，卫生部网站以"四川大学华西医院优质护理服务示范工程工作赢得患者满意"为题介绍了医院"优质护理服务示范工程"开展情况。同年7月，医院确立第二批"优质护理服务示范病房"32个。当年，全院优质护理服务的开展率达到76.19%，位居卫生部72家重点联系医院第十位。通过对比示范病房开展优质护理后（2010年10月）人均临床护理工作时间分布数据与优质护理服务开展前（2010年2月）的数据发现：示范病房对患者的生活护理时间较开展前上升6.90%；护理文件书写所占时间较开展前下降了12.05%；健康教育花费的时间较开展前增加了3.50%；在患者满意度方面，全年住院患者满意度持续保持在高于95%的水平，被患者单独提名表扬的护士934人次，被表扬"全病房护士都好"的护理单元共计60个、242个次。

基于前期工作成效，医院在2010年被卫生部、总后勤部卫生部评为"2010年优质护理服务考核优秀的医院"，部分病房和个人是考核优秀的病房和优秀的个人。

2011年3月起，医院在总结示范病房经验的基础上，在全院全面推进优质护理服务，把推广优质护理服务作为"一把手工程"列入重要议事日程，并将2011年优质护理服务工作落实作为各科室医护管理小组考核的重要内容。至此，医院优质护理服务工作全面推开。在优质护理服务工作中，医院获得多项荣誉。具体情况见表3-4，表3-5。

表3-4　四川大学华西医院因优质护理服务工作获得的集体荣誉

颁发年度	获奖单位	荣誉名称	颁发单位
2011	肝胆血管外科	2010年优质护理服务考核优秀的病房	卫生部、总后勤部卫生部
2011	肛肠外科病房	2010年优质护理服务考核优秀的病房	卫生部、总后勤部卫生部
2011	内分泌病房	2010年优质护理服务考核优秀的病房	卫生部、总后勤部卫生部
2011	小儿重症监护	2010年优质护理服务考核优秀的病房	卫生部、总后勤部卫生部
2012	胃肠二病房	全国第一批优质护理示范病房	卫生部、总后勤部卫生部

表3-5　四川大学华西医院工作人员在优质护理服务工作中获得的个人荣誉

颁发年度	获奖人员	荣誉名称	颁发单位
2011	胡秀英	2010年优质护理服务考核优秀的个人	卫生部、总后勤部卫生部
2011	龚仁蓉	2010年优质护理服务考核优秀的个人	卫生部、总后勤部卫生部
2011	王垭	2010年优质护理服务考核优秀的个人	卫生部、总后勤部卫生部

（二）推进"医护一体化"工作模式

2012年医院开展"医护一体化"工作模式的临床科室比例达98.4%。2012年6月，在原有制度基础上，医院对护理规范进行修订完善，纳入各类护理工作制度、规范和标准等，以发挥制度、规范的引领作用，并不断完善规章制度，促进优质护理长效机制建立。通过每月护理质控检查、每日护士长巡查、节前及节中检查、回访患者、第三方满意度调查等多种形式开展检查，以便客观评价医院开展优质护理服务的实际效果。从护理人员数量及质量、制度标准完善、职业行为规范、人员培训考核等方面加强临床护理质量管理。2014年，医院制定《2014—2017年深化优质护理服务工作方案》，以"改革护理服务模式"和"落实责任制整体护理"为核心，围绕"加强护士队伍建设"和"提高护理服务能力与水平"两条主线，全面加强临床护理工作，持续、深入开展具有华西特色的优质护理服务，建立优质护理服务长效机制。2016年，研究制定《四川大学华西医院护士行为指南》，以指南为标准规范华西护士行为。

（三）创新护理服务模式

医院一直致力于深入完善护理服务，通过创新改革，不断优化流程模式。创新"矩阵式"健康教育模式，提升健康教育效果；继续推进医护一体化工作模式，深化服务内涵；延伸护理服务，拓展优质护理，探索构建"医院—社区—家庭"一体化模式、"患者出院—社区管理"流程、基层医疗机构双向转诊机制等模式。

医院一直重视科学管理，多次组织护理人员学习护理质量管理工具及手法，鼓励各科室运用品管圈等管理工具进行护理工作流程及护理质量进行改进。科学管理工具的使用为临床护理服务质量的改进起到了助力作用，进一步深化优质护理服务内涵。各科室运用品管圈在院内感染控制、患者心理照护、营养管理、疼痛管理、康复活动、血栓预防、流程改善等多方面进行改善，均取得较好效果，使患者受益。医院总结相应经验并在全国医院品管圈大赛、国际品管圈大赛等比赛中进行分享，获得比赛佳绩。2018年，医院被中国医院品质管理联盟授予"全国医院多维管理工具示范单位"的称号。医院获奖的具体情况见表3-6。

表3-6 四川大学华西医院在历届全国医院品管圈大赛及国际赛获奖项目一览表
（2013—2021 年）

年度	圈名	主题	科室	奖项	比赛名
2013	守卫圈	提高医务人员手卫生依从性	胃肠二病房	一等奖	首届全国医院品管圈大赛
2014	彩星圈	降低呼吸机相关性肺炎发生率	小儿重症监护	一等奖	第二届全国医院品管圈大赛
2015	护脑圈	降低颅脑择期手术患者手术部位感染率	神经外科	一等奖	第三届全国医院品管圈大赛
2015	心晴圈	提高综合医院住院患者常见心理问题的识别率	心理卫生中心	三等奖	第三届全国医院品管圈大赛
2016	骨物圈	基于ERAS骨科协同创新营养管理模式构建	骨科	特等奖	第四届全国医院品管圈大赛
2016	同行圈	提高肿瘤患者疼痛缓解率	胸部肿瘤病房	一等奖	第四届全国医院品管圈大赛
2017	石榴圈	降低胃癌化疗患者中重度营养不良发生率	腹部肿瘤病房	一等奖	第五届全国医院品管圈大赛
2017	感动圈	预防肝切除术后患者肺部感染1+1+1 Bundle Care 模式构建	肝脏外科及肝移植中心	三等奖	第五届全国医院品管圈大赛
2018	石榴圈	降低胃癌化疗患者中重度营养不良发生率	腹部肿瘤病房	金奖	首届国际医院品管圈大赛
2018	同行圈	提高肿瘤患者疼痛缓解率	胸部肿瘤病房	一等奖	第三届亚洲质量功能展开与创新研讨会暨2018中国质量奖交流会亚洲医疗质量创新项目发表赛
2018	幸福圈	提高腹部大手术患者术后早期下床活动达标率	胰腺外科	一等奖	第六届全国医院品管圈大赛

续表

年度	圈名	主题	科室	奖项	比赛名
2018	速递圈	缩短STEMI患者急诊停留时间	急诊科	一等奖	第六届全国医院品管圈大赛
2018	e栓圈	髋部骨折VTE e栓系统构建	骨32（血管外科+骨科综合病房）	三等奖	第六届全国医院品管圈大赛
2019	幸福圈	提高腹部大手术患者术后早期下床活动达标率	胰腺外科	亚洲医疗改进与创新优秀案例	第四届亚洲质量功能展开与创新研讨会暨第五届中国质量功能展开与创新案例大赛
2019	速递圈	缩短STEMI患者急诊停留时间	急诊科	亚洲医疗改进与创新优秀案例	第四届亚洲质量功能展开与创新研讨会暨第五届中国质量功能展开与创新案例大赛
2019	e栓圈	髋部骨折VTE智慧防控e栓系统构建	骨32（血管外科+骨科综合）	亚洲医疗改进与创新优秀案例	第四届亚洲质量功能展开与创新研讨会暨第五届中国质量功能展开与创新案例大赛
2019	爱汝圈	降低乳腺癌患者相关淋巴水肿的发生率	乳腺外科	一等奖	第七届全国医院品管圈大赛
2019	夕吸功复圈	基于ACE预防住院老年患者失能活动方案构建	老年医学中心	二等奖	第七届全国医院品管圈大赛
2020	温芯圈	降低腹部手术患者围术期非计划性低体温发生率	胆道外科	一等奖	第八届全国医院品管圈大赛
2020	复能圈	重症患者早期康复信息化平台体系的构建	中心ICU	一等奖	第八届全国医院品管圈大赛
2020	同行圈	降低肿瘤患者导管相关性静脉血栓发生率	胸部肿瘤科	二等奖	第八届全国医院品管圈大赛

续表

年度	圈名	主题	科室	奖项	比赛名
2020	爱汝圈	降低乳腺癌患者相关淋巴水肿的发生率	乳腺外科	亚洲医疗质量改进与创新优秀案例	第五届亚洲质量功能展开与创新研讨会暨亚洲质量改进与创新案例大赛"亚洲医疗质量创新项目赛"
2020	夕吸功复圈	基于ACE预防住院老年患者失能活动方案构建	干部医疗科三病房	亚洲医疗质量改进与创新优秀案例	第五届亚洲质量功能展开与创新研讨会暨亚洲质量改进与创新案例大赛"亚洲医疗质量创新项目赛"
2021	觅月圈	降低乳腺癌术后化疗患者中重度心理痛苦发生率	头颈肿瘤科	一等奖	第九届全国医院品管圈大赛
2021	清畅圈	提高住院患者结肠镜检查肠道准备合格率	消化内科	一等奖	第九届全国医院品管圈大赛
2021	速递圈	缩短危险性急性上消化道出血确定性治疗时间	急诊科	一等奖	第九届全国医院品管圈大赛
2021	复能圈	构建重症患者肠内营养管理的可视化技术体系	中心ICU	三等奖	第九届全国医院品管圈大赛

经过多年的建设，优质护理服务已经在医院得到了蓬勃发展，通过优质护理工程的建设，医院护理在医教研管各个领域均得到了长足的发展，也涌现出数个先进护理集体和个人。2008年，护理团队获得卫生部主办的全国卫生系统护士岗位技能大赛银奖；2009年，护理部获得卫生部、全国妇联、总后勤部卫生部共同授予的"全国卫生系统护理'巾帼文明岗'"称号；2013年，成翼娟荣获第44届南丁格尔奖章，并由习近平总书记亲自为其颁发奖章；2021年，呼吸与危重症医学科护理团队被中华全国总工会授予"全国五一巾帼标兵岗"；小儿

外科护理组被共青团中央授予"第20届全国青年文明号"称号。

第五节　行业作风建设

医院历来重视行业作风建设（简称"行风建设"），切实落实"管行业必须管行风"的要求，持续开展了"治理医药购销领域商业贿赂""纠正行业不正之风"等专项工作，逐步形成了以落实"四项机制"（健全制度保障机制、深化预警教育机制、强化考评奖惩机制、强化投诉回馈机制）为核心的行风建设管理经验，取得了较好成效。2016年11月，医院成立行风建设工作小组，进一步加强对全院行风工作的统筹管理。2018年，按照纪检监察机关"转职能、转方式、转作用"的要求，医院在医务部下设行风办公室（副部级建制），配备专职人员，负责开展全院行风建设的日常管理工作。

一、医德考评工作

2007年，医院开始探索开展第三方患者满意度调查工作，以客观评价医院医疗服务、行业作风。2008年，建立行风信息集中报送机制，每月开展全院行风信息分析。同年，在行风信息集中报送的基础上，探索为每位医务人员建立医德档案的工作。2009年底，开始对全院医务人员开展医德考评，并将之与个人年度考核、职称晋升等挂钩。经过对医德考评制度及实施方法的不断修订和优化，医院医德考评工作已实现常态化，每年规范开展。

二、重点领域的规范和整治

2013年，国家卫生计生委制定并颁布《加强医疗卫生行风建设"九不准"》（简称"《九不准》"），2021年《九不准》升级为《医疗机构工作人员廉洁从业九项准则》（简称"《九项准则》"）。按照国家要求以及行业部署，医院持续针对行业作风重点领域开展整治并不断予以规范。

2006年，医院启动"治理医药购销领域商业贿赂"专项工作并持续开展。2008年，进一步完善礼品礼金登记管理制度。2011年，会同省预防腐败局、省纪委、省治贿办、省工商局举行了关于规范捐赠资助行为的专题研讨会，对社会捐赠、学术资助进行了专项规范，以有效预防腐败、防止商业贿赂。2012年，上线运营防统方系统，严格加强本院信息系统管理，以技术管控防范针对药品、医药耗材用量的统方行为。2015年，实施医务人员与患者双签《不收不送"红包"协议书》，并对院内红包上交流程、时限等予以了再次规范。2016年，按照国家统一部署，医院全面取消药品加成。2018年，又全面取消了耗材加成。2020年，聚焦人民群众反映强烈的"大处方、泛耗材、乱检查"和医保基金使用中出现的典型问题开展系统治理，明确18类问题的专项推进工作。2021年，深入推进对医院中存在的行业领域突出问题的专项治理，开展不合理医疗检查治理专项工作。为引导合理用药和合理使用耗材，率先在国内成立医药费用控制专项工作小组。通过临床路径和单病种质量控制，建立科室目标责任和考核制度，严格准入、使用和评价机制，发挥"机管"和"人管"的互补作用，引导和规范医师合理选用药物、合理选用材料，控制不合理费用。积极依托四川省医疗"三监管"平台，建立多部门联动机制，建立院内标准化的自查整改流程。对于认定存在问题的事件，严格按照《四川大学华西临床医学院（华西医院）缺陷处理办法》，将它与医务人员职称晋升、评优评先等挂钩，且全部纳入对科室的年度考核，还在医院电视晨会、全院医师大会等活动中作为案例出现以进行全院警示教育。同时为强化事前、事中监管，医院建立了特殊药品（精麻药品、抗菌药物）使用权限系统管控，搭建了处方审核干预系统、重点监控药品实时提醒系统等。通过以上举措，2018—2021年，四川省医疗"三监管"平台上，与医院相关的疑似问题线索数量逐年下降，未发生违法违纪案件，全院医务人员规范执业意识稳步提升。

第六节　医院感染管理

2007年，医院感染管理科为医院行政职能部门的二级科室，隶属于医务部。2010年，医院成立职业防护委员会血源性防护分委会。2013年，医院感染管理科成为独立科室。2016年，医院感染管理科更名为"医院感染管理部"。医院是全国感染防控专项能力培训项目首批培训基地，获"WHO感染病流行病及控制合作中心卓越中心"称号、亚太手卫生杰出奖。医院感控团队获"中国十佳感控研究团队"、全国医院感染监控管理培训基地"最佳团队奖"。医院感染管理部与四川大学华西公共卫生学院联合，在预防医学专业下增设医院感染管理方向，这是国内首创，并获评为四川大学"跨学科专业–贯通式"人才培养平台专项项目。

一、医院感染监控体系

2007年，医院在卫生部与亚太感控学会组织的医院感染控制促进项目（ICCP）的支持下，在国内率先开展了医院感染的目标性监测项目，此后该项目得到不断完善和发展。2008年，医院组织实施《探讨超大型医院的医院感染预防控制模式项目方案》。2010年，医院成功举办第一届"华西感控宣传周"活动。2020年新冠肺炎疫情发生后，医院及时采取系列有效措施，为国内大型医院的院感防控工作提供

"华西经验"。医院先后获得国内首个"WHO感染病流行病及控制合作中心卓越中心"、中国医院协会医院感染预防与控制能力建设项目"优秀项目医院"等荣誉。

（一）监控管理体系

医院在原有感染监控体系的基础上，自2012年起，建立ICU防控、SSI①防控、多耐防控、职业暴露等亚专业组，并根据医院的发展进行动态调整，使医院感染监控工作不断专业化、精细化。2012年启动"兼职感控护士工作模式改革试点项目"，实现兼职感控人员定人、定岗、定责，从运营管理上保障兼职感控人员的人力，从排班机制上保障其从事感控工作的时间，从工作安排上保障其监控工作的饱和度，使其深度参与医院感染监控工作，充分发挥前线哨点的作用。

（二）医院感染监测项目开展情况

2007年，医院在国内率先开展了SSI监测项目、重症医学科导管相关性血流感染（CLABSI）监测项目、全院耐甲氧西林金黄色葡萄球菌（MRSA）感染监测项目。2010年3月，医院首次开展院内血液透析（简称"血透"）相关感染的调查项目。2013年，医院在国内率先开展呼吸机相关事件（VAE）监测。2014年，医院在国内率先开展血透事件监测。

1. 多重耐药菌（MDRO）监测推动耐药菌感染防控

2008年，医院根据国内外最新研究进展，新增多重耐药鲍曼不动杆菌、产超广谱-β内酰胺酶的细菌以及耐万古霉素的肠球菌的监测。2015年，医院加强MDRO防控，增加主动筛查、限制病室人员、

①surgical site infection，手术部位感染。

加强清洁消毒等措施。2016年，医院参照危急值管理，在MDRO防控中新增转移床位、评估终末消毒效果等措施。2018年，医院将MDRO筛查前移，在急诊科、急诊ICU（EICU）开展耐碳青霉烯肺炎克雷伯菌（CRKP）及耐碳青霉烯鲍曼不动杆菌（CRAB）的主动筛查工作；引入汽化过氧化氢消毒机进行终末消毒；规范MDRO患者到公共平台性的医技科室（简称"平台医技科室"）检查流程。2019年，由医院主导，在11家三甲医院的16个ICU开展多中心研究，检测水槽中耐碳青霉烯类革兰阴性菌的环境污染情况，探讨其对MDRO院内防控的影响。

2.SSI目标性监测

医院自2008年起对目标监测手术围手术期预防性抗菌药物的使用进行干预。2014年开展神经外科SSI干预项目，通过改变备皮方式和增加术前洗必泰洗头等干预措施，使得颅内手术后的感染率下降了50%。2015年新增腹腔镜结直肠切除手术和烧伤患者感染监测。2018年针对医院开展的新技术，新增胰腺切除术、机器人辅助前列腺癌根治术及肾上腺肿瘤切除术SSI监测。

3.重症医学科医院感染目标性监测

2007年，医院启动ICU的CLABSI监测。2008年，启动呼吸机相关肺炎监测。2009年4月，启动MDRO感染/定植筛查项目。2009年7月，开展导尿管相关尿路感染监测。2013年，医院与原卫生部国际交流与合作中心合作，启动"ICU医院感染预防控制项目"，采用驻点ICU干预模式，使ICU内医院感染发生率下降70%。

二、手卫生工作

2008年10月，医院开始实施手卫生项目，并于2009年采用世界卫生组织推出的五项手卫生促进策略全面改进本院医务人员手卫生工作。经过努力，2013年，医院荣获由世界卫生组织和亚太感控协会颁发的"亚太手卫生杰出奖"，是迄今为止国内（除港澳台地区）唯一一家获此殊荣的医院。

医院综合措施打消医务人员开展手卫生的顾虑。医院逐步将全院各住院大楼诊疗区域洗手池的水龙头更换为感应式或脚踏式，将肥皂更换为洗手液，并配置擦手纸、宣传画、垃圾桶等；速干手消毒液放置位点逐步从治疗车增加至走廊再增加至每床床旁；全院所有的手卫生相关用品均由医院购买，不再计入科室成本，使科室从原来的不敢用、不愿用转变为放心用、规范用。同时，加强手卫生培训，通过感控宣传周、世界手卫生日等活动加强宣传，并辅以多种培训形式，不断提高全院工作人员的手卫生意识、手卫生知识和技能。采用WHO推荐的直接观察法每月观察全院各科室的手卫生依从性，对观察结果进行现场反馈和专题反馈；在ICU等重点科室引入电子监控系统进行实时监测；同时，自2009年起定期反馈各科室速干手消毒液和洗手液的领用量。手卫生依从性及正确率从2009年的45.9%和66.2%，提高到2020年的97.0%和99.1%；全院速干手消毒液领用量从2.2 mL/床日提高至21.0 mL/床日。

第七节　药学管理

随着医院综合能力不断提升，医疗环境不断改善，服务功能不断增强，业务范围不断扩展，2007—2021年，临床药学部（药剂科）部门建设经历多次调整。

2007年，根据医院统一安排，公行道二病区药房撤销，其药品供应由住院药房统一配送。2007年、2010年医院中药制剂实验室（二级）通过了国家中医药管理局委托省中医药管理局组织的换证评估。2010年12月，静脉用肿瘤化疗药物调配室（PIVAS）正式建成并投入使用。2012年8月，中药煎药室由中西医结合科划归药剂科统一管理。同年9月，药剂科更名为"临床药学部（药剂科）"。2013年成立临床药学与药品不良反应教研室。2014年9月，门诊药房回归医院药剂科。2019年7月，六住院药房与二门诊药房合并为心理卫生中心药房并正式运行。2020年2月，门诊药房开通华西医院互联网医院"门特专区"药品网上开具及配送业务；11月急诊发热药房正式开通并运行；12月开通药师药物应用咨询门诊/呼吸咳喘门诊。2021年9月，开设线上用药咨询门诊。

医院作为四川省药事管理质控中心（华西片区），在四川省卫生健康委对于省级医疗质量控制中心开展的年度工作考核中，连续5次（2013—2018）获得"医疗质量控制工作优秀单位"。临床药学部（药剂科）同时也是四川省药品不良反应监测技术中心的挂靠单位，多次荣获"四川省药品不良反应监测工作优秀集体"，2011年被国家食品药品监督管理局评为"全国药品不良反应报告与监测先进集体"。

一、药事管理与药学服务

（一）药品遴选与采购

药品遴选是药事管理的一项重要内容，在医院的统一领导下，该项工作在原有的基础上不断完善，形成了具有华西特色的管理模式。医院的药品遴选由院办、医务部、纪委、药剂科、临床科室等多部门参与，实现多环节把控，同时扩大专家库范围，临时、随机抽取专家参与初评，最终由医院药事管理与药物治疗学委员会集体讨论决策，公布遴选结果。遴选过程全程接受监督。医院国家基本药物品规比例从2011年的20%提升到2019年的42%，金额比例从6%提升到39%，成为医院药事管理工作中卓有成效的内容之一。

在药品日常采购工作中，实现由计算机信息系统根据前期用量和设定的警戒线自动生成购药计划，并远程发送给药品供应商。这样做降低了人为影响因素，提高了工作效率，保证了在医院用药需求不断扩大而库房面积紧张的情况下，提高药品周转率，满足药品供应要求。

（二）药品质量控制

药品质量控制是医院药学工作的重点内容。为确保患者使用的药品质量安全可靠，药剂科于2013年建立了科室管理制度体系，制订9本质量手册。手册内容包括76项工作职责，225条管理规定，113个操作程序，覆盖科室所有业务工作。2007年以来，在医院质量管理年检查和等级医院评审中，药品质控工作均获得好评。

调剂部门实行精细化管理，加强对药品盘点误差和调剂差错的控制。门诊药房药品月盘点（实数盘点、金额不对冲）不明原因金额误差率已低至0.000 02%，月均账物相符率达到99.75%，药品调剂出门差错率（以发药笔数计）低于0.001%，处于国内顶尖水平。

（三）合理用药

《卫生部办公厅关于进一步加强抗菌药物临床应用管理的通知》（卫办医发〔2008〕48号）中首次提出医疗机构要加强围手术期抗菌药物预防应用的管理。医院于2009年起持续开展对围手术期抗菌药物应用的监测、点评、沟通工作；Ⅰ类切口手术预防用药率从2009年的90.45%降至2020年的40.51%，Ⅰ类切口手术预防用药疗程控制24小时内比例从2009年的14.65%提升至2020年的69.88%，改变了过去依赖抗菌药物预防手术感染的现象，规范了抗菌药物应用。

医院药剂科持续开展院内药品使用动态监测和预警工作。重点针对用量大、金额高、增长速度快的品种进行分析；对有风险的临床科室和厂商进行预警，并在后期持续进行监测；定期上报药事管理与药物治疗学委员会等。这些举措有效地促进了药品的规范使用。

自2012年起，医院建设并完善合理用药信息系统。系统从最初的进行抗菌药物管理、药品配伍禁忌拦截，到后来实现辅助药师开展门诊处方和住院部医嘱缴费前审核、处方点评、沟通反馈等工作。该系统提高了工作效率，提升了服务质量，为助力临床合理用药做出应有贡献。

自2013起，医院开展超说明书用药管理，建立相关流程和管理制度，并针对临床科室的超说明书用药申请开展循证评价工作，为委员会讨论决策提供有效的证据支持，促进超说明书用药的规范实施。

（四）临床药学服务

医院药剂科专职专科临床药师从2008年的8名发展到2021年的41名，覆盖大部分临床科室，数量居于全国前列。积极开展临床药学服务，包括药学查房、患者监护、药学会诊、药学门诊、患者教育、用药咨询等。临床药师积极配合临床医疗团队，加强用药宣教与沟通，提供药学专业意见，助力临床科室提升合理用药水平、降低患者用药费用且成效显著。

（五）"互联网+"门诊药学服务

2020年2月，门诊药房开通华西互联网医院"门特专区"药品网上开具及配送业务。医院是全省首家基于互联网开展远程处方审核、送药上门服务、远程用药咨询等工作的医院。在此基础上，实现了用药交代通过手机远程自动推送文字和语音版本（普通话和四川话两个语音版本），极大地提升了工作效率和服务质量，提升了患者满意度。这项服务获得各级各类奖励十余项。

二、药学教育与培训

在学历教育方面。临床药学部（药剂科）深度参与华西药学院临床药学与药事管理学系教学工作，包括本科教育和研究生教育，参与授课的老师十余名，负责的课程有"药物警戒""药学服务（Ⅱ）""临床药物治疗学（Ⅰ）–2""临床药学服务（Ⅱ）"等。

在毕业后教育方面，2006年起，在医院统筹规划下，临床药学部（药剂科）借鉴国外"4+2"临床药师培养方法，结合当时我国临床药学教育的基本情况，在全国首创以毕业后教育模式来培养临床药学人才的新路——临床药师规范化培训。该培训主要招收高校应届本科或硕士毕业生，培训时间为两年。临床药学部（药剂科）通过改革现有的临床药学教育方法，研究和探索在两年时间里将药学毕业生转变为合格专科临床药师的培养方案和考核办法，并不断自查自评和修正培训方案，最终形成了具有自身特色的专科临床药师的培养模式——华西模式。2007—2021年，医（学）院共培养临床药师118名；2009年开展四川省医疗机构调剂药师两年制规范化培训，2017年优化为一年制的规范化培训，截至2021年共培养调剂药师257名。

在继续教育方面。医院作为首批原卫生部临床药师培训基地，于2005年开展一年制临床药师培训，2007—2021年，共培养临床药师123名。

在远程教育方面，医院于2013年开展药学远程教育工作，联盟医院60余家，覆盖四川省大部分地区，并逐步发展至西部其他地区，如重庆、甘肃、新疆、广西、贵州、西藏等地。截至2021年，共开展国家级、省市级远程教育课程100余场。

学术交流方面。 2018年华西药学协作网（WCCP）成立，由四川大学华西医院牵头，联合华西药学院、华西第二医院、华西第四医院及华西口腔医院共同发起。同年，举办第一届"华西药学协作网中美药学学术交流大会"，并联合美国临床药师学会共同举办抗感染临床药师高级培训项目。2019年举办第二届"华西药学协作网国际药学学术交流大会"，并联合美国临床药师学会共同举办肿瘤临床药师高级培训项目。2020年举办第三届"华西药学协作网国际药学学术交流大会"。这些都极大地提升了华西药学的学科建设和学术影响力。

第四章
医学教育

　　自1914年私立华西协合大学医科创办，到1993年华西医科大学医学院与华西医科大学附属第一医院进行实质性合并，实行两块牌子、一套班子"院院合一"的领导管理体制，再到如今，百余年发展历程，学院始终秉承"厚德精业、求实创新"的院训和"严谨、勤奋"的教风学风。党的十八大以来，学院全面贯彻落实《国务院办公厅关于加快医学教育创新发展的指导意见》等，坚持把立德树人作为根本任务，把思想政治工作贯穿教育教学全过程。实施以"胜任力为导向、整合为策略"的医学人才培养战略，创新提出基于研究型医院的新时代"医学+"教育理论，通过厚植育人文化、强调教研协同，建立从"合格医生"到"卓越医生"再到"医师科学家"的"两个递进"的人才培养范式，构建了覆盖在校教育、毕业后教育、继续教育于一体的"卓越医学生培养体系"。学院作为中国著名的高等医学学府，为西部地区培育了大量的医学人才，获批教育部、卫生部首批"卓越医生教育培养计划"试点高校（2012年11月）、教育部第二批

"三全育人"综合改革试点院（系）（2019年1月），荣获"全国教材建设先进集体"荣誉称号（2021年9月）。在教育部第五轮学科评估中，学院的护理学和医学技术均获评A+，临床医学获评A，中西医结合获评B+。

第一节　本科教育

学院历来高度重视本科教育，持续深化在教学管理、专业建设、教学内容等方面的改革，形成具有华西特色的医学教育体系。2012年，临床医学入选首批 "卓越医生教育培养计划"改革试点项目；2019年临床医学、护理学、康复治疗学入选首批"国家级一流本科专业建设点"，2020年医学检验技术入选，2021年医学影像技术、眼视光学入选。

一、教学管理概况

（一）完善教学规章制度

2007年以来，学院在总结多年教学管理经验的基础上，建立健全了一整套教学规章制度。学院分别于2009年、2012年、2015年整理修订《管理制度汇编》。2018年，为迎接教育部本科教学审核评估、临床医学专业认证，教务部牵头对本科教学规章制度进行整理，形成学院《本科教学管理文件汇编》，其内容包括教学计划与课程管理、考试管理、教学资源、实践教学管理、学生管理、师资建设、教学质量管理、科学研究8章，共收录规章制度86个。2021年，教务部牵头再次对全院教学规章制度进行梳理，形成包括教学综合管理、本科教学计划和课程管理、教材管理、考试管理、实践教学管理、本科毕业论文管理、学籍管理、师资激励与质量管理、本科教学国际化、学生工作管理、临床技能中心工作管理、研究生工作管理、毕业后培训工作管理的13章汇总稿，共收录制度184个，由学院统一印发。

（二）完善教学质量监控体系

学院历来重视提升教学质量，从多个方面强化教学质量监督。学院根据办学定位和人才培养总目标，遵循普通高等学校本科专业类教学质量国家标准，结合华西医学教育教学文化传统和长期实践经验，完善了《本科课程教学基本要求》《本科实习教学基本要求》等，明确了各重要教学环节的基本规范要求；积极探索建立覆盖教育计划、教育过程和教育结果，由本科教学指导委员会、院领导、教学督导组、本科教学职能部门工作人员、相关系、教研室（组）、科室教学负责人等组成的本科教学质量保障队伍，开展督教、督学、督管工作。

建立多维度、多渠道的评价反馈系统，重视评价结果的即时反馈。2007年，学院将教学人员分成教学主任、教师和教辅人员三大系列，分别建立和制定了管理考核的办法与标准。2008年，学院与各教学单位签订目标任务书，定期抽查和张榜通报任务开展情况。2010，制定并实施《本科教学质量分类评价实施办法》，推行"课程负责人制"。2015年，创新实施基于"问卷星"在线问卷系统的学生课程教学期末评教、实习教学出科评教。全面实施领导干部、督导专家、基层教学组织同行教师听课评教的三级听课制度。2016年，教务部工作人员自主开发在线课程评价系统，实现通过"华西微家"企业微信号进行手机端在线评教、评教结果在线反馈。2018年，自主研发本科课程即时评教系统，从评价每门课到评价每节课，实现了精细到教师的实时教学反馈，促进基层教学组织与课程组自主落实教学改进闭环。

学院对课程教学与实习教学的全过程开展常规教学检查，包括：开学前集体备课及试讲抽查，开学首周首次开课介绍情况巡查，教学管理人员课前巡查，教室中控系统远程巡课，基层教学组织教学研究活动开展情况巡查，基层教学组织实习教学管理情况巡查，实习教学活动周课表日常巡查，试卷复审，课程阅卷评分和成绩管理巡查，课程考试考核资料归档情况巡查，毕业论文、毕业实习与毕业综合考试巡查等。2009年起，学院每年印发《教学工作年度报告》，对常规教学运行与质控数据、教学检查结果及教学研究与教学改革（简称"教研教改"）成果进行公示。

通过学院、职能部门、系（教研室）、学生等教学信息的多方反馈和常态化教学检查，学院逐步形成对教学质量的常态监测，针对教学运行过程管理中发现的问题，修订了对教学相关缺陷的认定与处理办法。学院不断对教学工作加强内、外部评估和认证，及时诊断、了解教学工作中的问题，推动教学工作持续改进。2018年，学院接受并通过教育部本科教学审核评估、临床医学专业认证。

二、专业建设

经过多年发展演变，截至2021年，学院本科在校教育阶段开设的专业有：①临床医学专业，包含五年制、八年制及六年制医学学士和外科学学士（MBBS）留学生三种学制；②护理学专业；③医学技术类专业，包含医学检验技术、医学影像技术、眼视光学、康复治疗学四个专业。具体情况见表4-1。

表 4-1　四川大学华西临床医学院本科专业设置一览表（截至 2021 年）

学科类别	专业名称	基本学制	专业方向	授予学位
临床医学类	临床医学①	五年制		医学学士
		六年制	来华留学生MBBS	医学学士
		八年制		医学博士
护理学类	护理学	四年制	助产方向②	理学学士
医学技术类	医学检验技术③	四年制		理学学士
	医学影像技术	四年制	医学影像技术方向、放射治疗技术方向、超声医学技术方向④	理学学士
	眼视光学	四年制		理学学士
	康复治疗学	四年制	呼吸治疗方向、物理治疗方向、作业治疗方向、听力与言语康复方向⑤	理学学士

注：1. 2006级妇幼保健医学专业系该专业的最后一届，于2011年毕业，该专业于2007级起停招。

2. 2021级起新增五年制"医学技术+智能制造"交叉创新班（双学士学位项目）。

3. 2021级起新增五年制"护理学+管理学"交叉创新班（双学士学位项目）。

①2004级临床医学七年制系该专业该学制的最后一届，于2011年毕业，2005级起该专业该学制停招。

②2015级起增设。

③2014级起医学检验专业五年制调整为医学检验技术专业四年制。

④2016级起增设。

⑤2015级起增设。

　　上述专业各具特色，吸引了众多学子就读，培养出的学生较好地适应了用人单位和"健康中国"建设的需要。2007—2021年，学院本科各专业在校及毕业人数情况见表4-2。

表4-2　四川大学华西临床医学院本科各专业在校及毕业人数统计表（2007—2021年）

年度	2007	2008	2009	2010	2011	2012	2013	2014
在校人数	2 435	2 329	2 221	2 425	2 155	2 179	2 173	2 283
毕业人数	374	486	509	592	470	479	492	410
年度	2015	2016	2017	2018	2019	2020	2021	
在校人数	2 430	2 553	2 670	2 875	2 810	2 850	2 593	
毕业人数	423	442	440	458	560	547	543	

（一）临床医学专业（五年制、八年制）

　　临床医学专业是教育部首批国家级特色专业。学院历来重视临床医学专业发展，持续推进临床医学专业的建设与改革工作。2008年，学院对临床医学专业五年制、八年制进行了教学计划的修订工作，在八年制教学中探索系统整合临床教学的方法。2009年，以《教育部、卫生部关于加强医学教育工作提高医学教育质量的若干意见》为指导，对临床医学专业的实习教学进行改革。2010年，将"以问题为基础的学习（PBL）"和"以团队为基础的学习（TBL）"两种教学方法应用于系统整合临床课程中，并逐步将系统整合临床课程推广到临床医学五年制和非临床医学类专业。同年，在专业英语中为八年制学生开创"生物医学英语阅读和写作"课程，此举为国内首创。2012年，临床医学专业入选教育部、卫生部首批"卓越医生教育培养计划"改革试点项目，并获得"拔尖创新医学人才培养模式改革""五年制临床医学人才培养模式改革"两个试点项目立项。学院和华西基础医学与法医学院联合启动八年制"基础-临床"器官系统教学改革。2017—2018年，根据

《中国医学教育标准–临床医学专业》（2016版）修订临床医学教学计划，恢复八年制部分基础医学学科课程，并启动"临床教师跨基础"项目，鼓励临床教师根据基础医学课程需求前移到基础阶段参与教学。2018年11月，学院接受了由教育部临床医学专业认证工作委员会组织的临床医学专业认证。最终，学院以优异成绩通过教育部临床医学专业认证（有效期8年，为认证标准规定的最长有效期）。2019年，学院按教育部本科教学工作审核评估和专业认证意见对临床医学专业进行整改完善，强化规范化、标准化的专业建设，完善并实施2018版人才培养方案；2020年，临床医学专业获准成为教育部首批国家级一流专业建设点。

（二）护理学专业

学院护理教育历史悠久，是我国高等护理教育的发源地之一。学院护理学专业在1993年经教育部、卫生部批准后，恢复本科招生；1998年，获批护理硕士学位授权点；2009年，成为国家级特色专业；2011年，获全国首批护理学一级学科博士学位授权点。2012年，护理学博士后科研流动站正式成立，学院建成了完整的本—硕—博—博士后护理高端人才培养体系。2016年，四川大学华西护理学院正式授牌成立；2017年至今，连续6年位居"中国医院科技量值"护理学全国第一；2019年入选首批"国家级一流本科专业建设点"；2020年至今，连续3年在上海软科教育咨询有限公司（简称"软科"）"中国最好学科"护理学中排名第一；2021年在QS世界大学学科排名（护理学）中首次进入前150强；在教育部第五轮学科评估中获A+，在教育部专业学位水平评估中获A+。

学院护理教育始终以培养"具有中国自信、理想信念坚定、职业道德高尚、专业能力笃实、创新意识强烈、国际视野广阔"的护理卓越领军与创新拔尖人才为目标，在"院院合一"的特色组织架构下，依托国家级实验教学示范中心、国家级虚拟仿真实验教学中心、护理学四川省重点实验室、四川省护理与材料医工交叉研究中心等国家级和省部级平台，以四川大学护理学院和各附属医院的师资力量与实践资源为支撑，打造以素质教育为先、岗位胜任力为重、科技与教学共促的护理本科人才培养模式，致力于培养德智体美劳全面发展，维护全人类健康的仁爱、精业的卓越护理人才。

学院于2021年与四川大学商学院合作，开设护理学与管理学双学士学位专业，该专业是依托护理学、管理学博士学位授权学科，秉承"高起点、高标准、高质量"的原则，在国内开办的"医管融合"双学士学位专业，是对国家卫生事业发展和人民健康需求背景下推进"新医科"建设的川大华西实践的响应。该专业是面向未来社会和健康事业发展需要打造的"跨学科–贯通式"人才培养体系。

（三）医学技术类专业

2007年以来，学院医学技术教育在医学影像技术学、康复治疗学、医学营养学、眼视光学、呼吸治疗学等专业和专业方向的基础上进一步发展壮大。2008年，康复治疗学专业根据实际需要进一步发展为作业治疗、物理治疗和假肢矫形三个方向，2015年增设听力与言语康复方向；医学影像技术学专业结合临床需要，于2013年增设放射治疗技术方向，2016年增设超声医学技术方向；2018年，医学检验技术正式纳入医学技术类专业目录。至此，学院医学技术类专业共开设11个专业方向，具体情况见表4–3。四川大学也因此成为当时医学技术类专业方向最为广泛、最为完备的综合性大学。2020年，面向健康中国行动，以医学发展及社会、经济发展对"医学+X"多学科背景复合型人才的需求为导向，学院在国内率先探索了"医学技术与智能制造"双学士学位专业，于2021年首届招生19人。截至2021年，学院康复治疗学、医学检验技术、医学影像技术、眼视光学4个专业已全数入选"国家级一流本科专业建设点"。

表4-3　四川大学华西临床医学院医学技术类专业方向一览表

专业（方向）		开办时间	备注
医学检验技术专业		2014年至今	1988—2013年为五年制，2012年国家本科专业目录修订后，改为理学四年制本科
眼视光学专业		2000年至今	1997年开办中专层次，1999年开办大专层次，现为理学四年制本科
医学影像技术专业	医学影像技术方向	1997年至今	
	放射治疗技术方向	2013年至今	
	超声医学技术方向	2016年至今	
康复治疗学专业	物理治疗方向	2008年至今	1997—2007年统一为医学技术（康复治疗），未分方向
	作业治疗方向	2008年至今	
	假肢矫形方向	2008—2018年（2019年至今暂停本科培养）	
	呼吸治疗方向	1997年至今	
	听力与言语康复方向	2015年至今	
医学营养专业		1997—2016年（2017年至今暂停本科培养）	
"医学技术与智能制造"交叉创新班（双学士学位）		2021年至今	

1.医学检验技术专业

学院医学检验技术专业被誉为中国医学检验的"摇篮"。该专业于2010年获评首批次卫生部临床重点专科及四川省特色专业；2014年起学制转变为四年制，更名为"医学检验技术"，授理学学士学位；

2016年，聘请美国梅奥医学中心Joseph D.C. Yao担任客座教授；2020年成为"国家级一流本科专业建设点"。

2.眼视光学专业

2012年，眼视光学系在原有教学基础上，正式成立。经过20余年的教学实践，学院已建立起一套覆盖本科教育到硕士和博士研究生培养、博士后流动站、毕业后教育的完整的眼视光学教学培养体系。学院为国家和社会提供了可供借鉴和复制的眼视光学理学四年制培养模式，同时也为国内输送了大批优秀的视光师及眼视光学师资力量。本专业与三所境外视光院校签订了实习协议，每年选派10余名本科生出国、出境交流实习。该专业在软科2021年6月发布的"中国大学专业排名"获"A+"的评级，排名全国第二。

3.医学影像技术专业

学院医学影像技术专业现有医学影像技术、放射治疗技术、超声医学技术三个专业方向。

医学影像技术方向。学院医学影像技术方向开办于1997年。该专业方向依靠功能与分子影像四川省重点实验室、"双创"多模态影响像技术创新训练中心、四川大学华西磁共振研究中心等平台优势，通过与我国台湾地区，以及美、韩等多家知名院校及医学影像设备公司长期合作，被打造为以医工结合为特色的一流医学影像技术本科专业。开办至今，已为国家培养理论扎实、技术全面的影像技术人才500余人。医学影像技术专业类课程采用仿真模拟技术和VR显示技术，实现课堂教学与临床影像检查实时互动，真实呈现影像检查中的图像质控、辐射防护、人文关怀等场景，提高了学生主动学习的兴趣，培养了学生探究临床问题的能力，拓宽了学生的科研视角，把课程理论知识和前沿技术实践有机地结合了起来，建成了完善的医学影像技术学科管理体系。该专业方向适应我国医学发展需求，引领学科发展与人才培养，逐步成为医学影像技术高质量人才培养高地。

放射治疗技术方向。学院放射治疗技术方向于2013年开始本科招生，以四川大学华西医学放射物理技术中心为依托，通过与四川大学物理学院、香港理工大学、美国德州西南医学中心等学院、高校的长期合作，为国家培养理论扎实、技术过硬的肿瘤放射治疗物理师及治疗师。该专业方向是典型的多学科交叉的专业方向，经过不断发展，形成多学科融合的新理论、新概念和新方法来更好地研究和实施人类肿瘤疾病的预防、诊断和治疗。该专业方向在图像引导放射治疗（IGRT）、图像引导自适应放射治疗（IGART）、容积旋转调强治疗（VMAT）、立体放射治疗（SBRT）、呼吸运动管理、难治性心动过速立体定向放射治疗、MRI定位等相关技术研究及临床应用领域处于国内领先地位。

超声医学技术方向。该专业方向于2016年设立，是国内第一个本科超声影像技术专业方向。2018年，在医（学）院临床技能中心可视化超声模拟训练平台开设模拟实训课程。2018年，和美国托马斯·杰斐逊大学（TJU）合作，采用国内外师资联合培养、跨学院共同开课、跨专业课程设置的方式，建立了国内首个超声技师本科教育的课程体系。本专业方向毕业生可直接报名参与美国注册诊断超声技师协会认证考试，通过后具有多个国家就业资格。2019年，在中国超声医学技术教育院/校际协助组任组长单位。

4.康复治疗学专业

截至2021年本专业包含物理治疗、作业治疗、呼吸治疗、听力与言语康复四个专业方向。

物理治疗方向、作业治疗方向。学院物理治疗方向、作业治疗方向于2008年开办。这两个专业方向依托四川大学华西医院康复医学中心，物理治疗方向、作业治疗方向分别于2013年、2014年获得国际认证，并分别于2017年、2020年再次通过最高标准国际认证复审。拥有三维步态分析、上下肢机器人、IsoMed –2000等速肌力测试训练系统、肌骨超声、模拟仿真测试训练系统等教学资源，拥有康复医学四川省重点实验室、物理医学与康复临床研究室、康复医学研究所等科研平台。截至2021年底已经形成了骨科康复、神经康复以及心肺康复三个成熟的康复研究团队，涵盖康复基础研究、临床研究、再生研究、人工智能、大数据以及康复转化研究等方向。

呼吸治疗方向。学院呼吸治疗方向的本科教育开办于1997年，为国内最早开办该专业方向的医学院。经过20余年发展，该专业方向依托华西医院呼吸与危重症医学科、重症医学科等优势学科，已形成涵盖本硕博到毕业后教育的多层次呼吸治疗人才培养体系。建成1个专业实验室和1个机械通气情景模拟教室，满足本科生教育培训的需求。专业方向开办以来，累计培养约400名呼吸治疗师。新冠肺炎疫情发生后，呼吸治疗专业的毕业生奋战于抗疫一线，并参与制订多项新冠肺炎患者呼吸支持治疗专家共识，在抗击疫情过程中发挥了重要作用。2020年2月，国家人力资源社会保障部与市场监管总局、国家统计局认证呼吸治疗师为新职业，同时认可呼吸治疗的业务范畴，自此呼吸治疗师成为正式职业。

听力与言语康复学方向。该专业方向2015年开始正式招生。四川大学是全国首个在医学技术下培养"听力与言语康复学"专业人才的"双一流"高等院校。该专业方向自成立以来，一直为本科学生开设一门暑期于英国卡迪夫城市大学修习的全英文必修课程，以积极推动国际交流与合作。依托医院耳鼻咽喉头颈外科听力中心，经过多年教育实践，该专业方向已建立起从本科、硕士、博士到毕业后教育的人才培养体系，为听力与言语康复行业培养了大批高质量专业人才。专业团队以学科平台为依托，设立了四川省新生儿听力障碍诊治中心，并协助卫生管理部门积极推动全省听力障碍诊治服务网络建设，极大提高了省内新生儿听力筛查覆盖率。

5."医学技术与智能制造"交叉创新班（双学士学位）

2020年起，学院与四川大学机械工程学院合作，依托医学技术和机械工程两个拥有博士学位授权点的学科，秉承"高起点、高标准、高质量"原则设立医工融合双学士学位项目，旨在培养医学技术与先进智能制造技术深度融合的创新型、研发型、复合型医工人才。该专业方向的学制为五年，下设"医学检验技术+智能制造""医学影像技术+智能制造""眼视光学+智能制造""康复治疗学（物理治疗方向）+智能制造""康复治疗学（呼吸治疗方向）+智能制造"五个专业方向。毕业生将被授予医学技术类理学学士学位和机械设计制造及其自动化工学学士学位。2021年，该项目首届招生19人。

三、教学改革

（一）培养方案的修订与实施

临床医学专业的培养方案中明确了对医学毕业生的思想品德、职业道德、人文素养、医学知识与临床技能、健康意识和社会责任等方面的具体要求。学院持续定期优化临床医学专业培养方案，修订课程教学大纲，完善各教学环节的质量管理，坚持"精英教育、精致教育、精品教育"的教育理念，培养卓越医学领军人才。

2007—2008年，结合学院在全国率先提出的"医学毕业生胜任特征模型"（获2014年高等教育国家级教学成果奖二等奖）和我国《本科医学教育标准——临床医学专业（试行）》，学院修订完成了2008版的临床医学专业培养方案，逐步构建完善"以胜任力为导向、整

合为策略"的临床医学课程综合改革。学院对照标准，基于"院院合
一"的管理体制优势、医疗和科研领域的学科整合基础，积极稳妥
地研究与试行基于器官系统的整合课程改革，在临床医学专业五年
制、八年制中建立了系统整合临床课程（由"内科学""外科学"课
程整合）、基础—临床系统整合课程体系（包括"人体稳态与疾病基
础""疾病诊疗基础""感染性疾病""肿瘤学基础与临床""循环
系统疾病""消化系统疾病""呼吸系统疾病"等12门基础—临床器
官系统整合课程），减少大课讲授，增加见习、小组讨论和探究式学
习，加强后期临床实践和科研训练。

　　2012—2016年，按照《教育部、卫生部关于实施临床医学教育
综合改革的若干意见》《教育部、卫生部关于实施卓越医生教育培
养计划的意见》等文件精神，学院落实具有四川大学特色的本科
"323+X"创新人才培养体系，修订出2013版临床医学专业培养方
案，明确临床医学专业五年制以培养适应医药卫生事业发展需求，具
备良好人文素养和职业操守，掌握医学基本理论、知识和初步临床工
作能力，并具有终身学习能力、创新意识和发展潜力的应用型医学专
门人才为目标；临床医学专业八年制以培养合格的具有栋梁型和领导
型人才素质及成长潜质的临床医师为目标。该方案强调"通识教育基
础上的个性化培养""人性化管理，个性化教育，国际化培养"，同
时结合医学教育的特点和多样化教育的要求，打造"学术研究型、创
新探索型、实践应用型"三大课程体系，将"医学新生研讨课""实
践与国际课程周""创新教育学分"等作为修读要求，将"志愿服
务""外科医师美学艺术与直感培训""普通外科学漫谈：历史与人
文""医学人文英语影视鉴赏"等人文关怀类选修课程纳入培养方
案，将再生医学、精准医学、医学大数据、医学3D打印、医学人工
智能、灾害急救、介入医学、微创外科、新药研发等内容加入相应课

程。2016年，为确保人才培养质量，按照学校推进"一流专业"建设的工作精神，使专业的人才培养与最新的学科动态接轨，加强对应用型人才、复合型人才的培养力度，学院按照"一流专业"的建设目标，对2013版临床医学培养方案进行了微量修订。

2017—2018年，根据《国务院办公厅关于深化医教协同进一步推进医学教育改革与发展的意见》和《中国本科医学教育标准——临床医学专业(2016版)》，在四川大学建设"一流人才、一流学科"整体要求下，学校制定了《四川大学医学教育改革与发展实施方案》，提出新一轮2018版教学计划修订的总体要求及基本原则：突出"以社会主义核心价值观引领人才培养全过程、全课程，将创新创业教育贯穿人才培养全过程、全课程，培养方案在满足国家专业质量标准和专业认证/评估要求的基础上，进一步深化通识教育、强化学科交叉、国际化教育和实践教学"。在修订完成的2018版临床医学专业教学计划中，对跨学科课程学习、创新创业教育等提出了明确的修读要求，集全校学科优势建立的通识教育5大课程群体系也更加完善。为了持续推进临床医学专业整合教学的改革，基于师生意见，学院对临床医学专业八年制基础—临床整合课程模式等进行了优化调整：通过"临床教师跨基础"项目，鼓励基础课程邀请临床医师前移参与基础大课教学、病案讨论，鼓励临床课程邀请基础教师联合教学，帮助学生复习回顾基础知识；同时根据要求，将"口腔医学概论""全科医学概论""医学遗传学""临床肿瘤学"等调整为必修课；根据学生日益增长的境外交流学习需求，增加"境外临床实习"选修学分。通过修订，对多学科交叉联合培养、临床实践能力培养、高端国际化教育等方面进行强化，着力培养具备崇高理想、优秀品质、独立人格、面向未来、具有全球竞争力的医学拔尖创新人才。

（二）课程体系与教学内容改革

1.诊断学课程改革

诊断学是连接医学基础学科和临床专科的桥梁，是开启临床各学科大门的钥匙。它本质上是一门整合课程，由多学科构架组成，涉及物理诊断、实验诊断、心电诊断，内镜诊断等方面，课程教学涉及多个组织机构和科室协调合作。学院诊断学课程面向多个专业（临床医学五年制、临床医学八年制、口腔医学、预防医学、临床药学、医学检验技术、基础医学、法医学、康复治疗学、临床医学六年制MBBS来华留学生等），每年向1 000余名学生开课。临床医学专业的诊断学课程总课时达192学时，非临床医学专业的诊断学课程总课时为80学时。随着医学科学的不断进步，为顺应临床医学教育培养高素质临床医生的要求，学院在诊断学教学方面不断提出改革举措，并取得了较好的成果。

1）诊断学课程改革历程及成果

教学团队以《诊断学》《临床诊断学》、*Clinical Diagnostics*（《临床诊断学》）《图解诊断学》系列教材为引领，深入贯彻"以学为中心"的教学理念，大力开发开放式在线教育和智能化教学。积极开拓网络资源，在南方医科大学考易网络题库与在线考试系统（简称"考易题库"）中建设并维护了9 000余题量的诊断学题库，联合多所全国知名医学院校建设并维护了6 000余题量的人民卫生出版社中国医学教育题库（简称"人卫题库"）。2016年与企业合作研发"心电图"APP，与巨成公司合作研发心肺腹电子模拟人英文版，并在全国医学院校推广。诊断学课程于2016年获批教育部首批来华留学英语授课品牌课程，2020年11月获首批国家级线下一流课程。"诊断学——心电图篇"2017年获批教育部首批精品在线开放课程。作为课程负责单位，组织全国14所高等医学院校联合拍摄制作诊断学慕课，并于2019年3月在人卫慕课平台上线。成功承办第15届、第21届全国高等医学院校诊断学教学改革研讨会，受到全国兄弟院校的高度赞誉。教学成果辐射全国各高等医学院校，影响深远。

2）标准化病人教学

1993年，中国第一批标准化病人（简称"SP"）在华西诞生，SP作为特殊"模拟教学"手段，已成为华西临床教学的特色之一。学院SP教学主要用于问诊、体格查体的教学与评估，也应用于客观结构化临床考试（OSCE）、人文医学课程等。2015年开始，SP教学面向全国开班，先后开展了9次SP师资培训。截至2021年，有3期SP师资班为国家级继续教育项目，合格培养SP师资171人。2017年4月中央电视台到我院专题采访华西SP项目，并制作30分钟纪录片《医学模特》在CCTV-1频道播放。2021年5月，SP团队被《四川日报》采访并进行专版报道。

为提高临床医学专业留学生的培养质量，2016年学院开始探索英文SP的培训和应用，首届遴选培训合格英文问诊SP13名，现已扩充到31名，在留学生诊断学教学中发挥了作用。

学院SP培训管理由诊断学教研室—临床技能中心共同合作完成，截至2021年12月，SP规模为73人，SP案例库也在不断完善和更新，现有案例中有问诊45个，OSCE 30个，医患沟通10个。学院在SP教学方面持续进行探索创新，2017年万学红教授带领诊断学团队启动虚拟SP研发，初步实现移动终端自主问诊训练和评估，并获得国家级软件著作权；2019年技能中心沿用此思路与相关企业合作，立项研发出"智能标准化病人教学培训系统"，用于SP问诊训练和考核、SP管理以及SP师资培训，惠及国内庞大的专业学习群体。

2.系统整合课程改革

学院历来重视系统整合课程改革，久久为功，推动系统整合课程完善。2007—2008年，学院修订完成了2008版临床医学专业教学计划，逐步构建完善"以胜任力为导向、整合为策略"的临床医学课程综合改革。2008年3月，李为民、刘伦旭教授主讲了肺癌整合课程。同年，学院在教务部设立系统整合教学专职岗，并由临床医学院和基础医学院联合组建器官系统整合课程核心教学团队，通过梳理教学内容，改编教学纲要，组织主编整合课程系列教材7册。该系列教材在2009—2010年先后由人民卫生出版社出版，是国内首套这类性质的教材。在考易题库中建设并维护了10 000余题量的系统整合课程题库。先后在2010年对临床医学专业八年制、2011年对临床医学专业五年制和2012年对其余专业开设三个层次、以"内科学""外科学"为基础的系统整合临床课程。

2012年系统整合课程进入器官系统整合1.0阶段。特点是在临床医学专业八年制进行器官系统从基础到临床的跨院系跨学科体系改革，涵盖临床医学专业核心课程1 300余学时，涉及呼吸、循环、消化等全身各器官系统疾病。教学方法更加科学多样，在充分融合各器官系统专业特点之余，强调胜任力导向，让学生早接触临床，在实践中巩固知识技能。产出一系列教改教研成果和教学论文，2014年，万学红教授牵头的整合教学改革荣获国家级教学成果二等奖。2015年，"系统整合临床课程""血液与免疫系统疾病""感染性疾病"三门课程获批四川省精品资源共享课程。

2020年整合课程改革进入器官系统整合2.0阶段。其中临床医学专业八年制器官系统整合从单系统整合调整成为临床基础双向跨越的螺旋整合，整合基础医学学科课探索"临床教师跨基础"，每年有近百位临床教师将案例和思维带到基础课程。

2021年面向临床医学专业五年制的"系统整合临床课程Ⅱ"获评为四川省一流本科线下课程，并被推选参与国家级一流本科课程评选。

2012年以华西护理教师为主编的《成人护理学》由人民卫生出版社出版，开启了国内以系统为单位的护理整合课程教材之路，也为护理整合课程改革奠定了基础。为解决内科、外科、妇产科、耳鼻喉科、眼科、口腔护理学等多门护理核心课程间教学内容的专业分割和重复问题，护理系启动新时代护理教育改革：打破固有课程界限，将6门专业课程整合为一门"成人护理学"，以器官系统为中心，将教学内容进行有机整合，形成呼吸、循环、感官、生殖等系统，并在同一系统中融合多学科知识；创新采用"课程负责人+器官系统模块负责人"的教学管理模式，以系统为单位选定系统负责人协助牵头各系统的教学工作，增强系统间教学融合度，以华西4所附属医院为课程见习基地，保障教学的实践性、科学性和前沿性。

3.实习教学改革

学院历来重视对学生临床实践能力和职业素养的培养，高度重视并不断提升各专业的实践教学质量。2007年以来，在实习教学领域进行了很多有意义的探索，不断完善与实践教学相关的管理制度和运行、质控机制，促进各专业实践教学质量的持续提升。

1）设置实践教学专职教学岗

该岗位是学院自2015年秋季起为各临床科室有教学热情的教师设立的与医疗组长同等级别的教学组长岗位。教学组长主要面向实习生、研究生、规范化培训学员、进修学员开展临床实践教学工作，包括组织开展好实习生入科教育、小讲课、教学查房、临床技能训练、出科考核等临床实践教学活动，做到各类学员"入科有人管、过程有人教、出科有考核"。岗位从最初在36个科室设置37个，逐渐增加到2021年在42个科室设置45个。学院每年投入专项经费数千万元支持实践教学专职教学岗队伍建设，打造出一支结构合理、基本功扎实、带教意识强、有活力的实践教学师资队伍。这支队伍在教学顶层设计、学员全程管理、疫情期间的在线实习教学等方面发挥了重要作用。

2）修订临床医学专业实习轮转计划

学院根据医学教育标准将临床医学专业的实习时长确定为48周。2015年起，在临床医学专业五年制实习中固定设置8周机动实习（总实习时长延长至"48+8"周），在此期间，学生可根据兴趣自选科室进行实习，也可根据自身就业、深造计划安排个性化自主学习。2019年和2021年，学院根据教育部临床医学专业认证专家组意见、对标《中国本科医学教育标准——临床医学专业（2016版）》，对临床医学专业实习轮转计划进行两次修订；修订后的实习轮转计划既满足必转科室全覆盖，又给予学生主动规划自主选择的空间，体现出师生共同制定教学计划的先进理念。

3）更新实习手册

2007年以来，学院坚持为每届临床医学专业实习生印发《实习手册》，其内容包括实习教学要求、实习教学管理办法、实习大纲、"三基"训练基本操作指南等。2011年起，增加《实习生考核手册》，由各临床实习科室按统一模板编制并在学生入科时发放，以加强实习过程质量管理和量化考核。2021年底，学院教务部启动临床医学专业2022版《实习教学大纲》《实习医生考核手册》的修订工作，进一步规范实习教学目标、教学内容及临床教学活动安排，使考核内容更全面、实习评价更完善、成绩构成更合理，激励学生主动学习、加强反馈改进提高。

4）改进实习岗前培训

为了帮助学生更好地适应从课堂教学到实习教学的转变，学院为临床医学专业学生设置1~2天的岗前培训。自2014年起，将实习岗前培训固化为为期一周的课程，包括业务主题讲座培训2天和基本临床技能培训3天。业务主题讲座培训内容包括职业素养、实习管理制度、医疗核心制度、院感防控、职业暴露防护、病历书写、医患沟通、HIS系统使用等；基本临床技能培训内容包括临床执业医师考试大纲规定的24项基本临床技能操作项目。2021年起，结合新版实习轮转计划和二级学科实习教学中的基本临床技能教学安排，对岗前培训中的基本临床技能培训项目数进行了精简，以减少重复、提高培训质量。

（三）教学方法改革与实施

1.针对专业知识和职业素养的教学方法

1）以问题为基础的学习（PBL）

PBL是起源于医学教育领域的一种"以学为中心、以问题为基础"的小组讨论教学模式，学生通过讨论分析问题、自主设定学习目标，通过独立收集分析资料最终实现解决问题。长期以来，PBL在学院本科教学工作中得到充分应用与发展。2007年，PBL开始在学科课程和整合课程中运用；2010年，应用与学院这种以胜任力为导向的独立设课、跨学科并行式PBL被国内学者誉为"国内PBL两大主流模式之一"的代表；2013年，各专业课程中的PBL课时首次超过了独立PBL课程；2015年，PBL面向全院各专业（以临床医学专业五年制为主体）开设了PBL选修课程。截至2021年底，共有35个教研室80门课程使用了PBL教学法，合计786名教师参与。PBL在引导师生双方进行从"授之以鱼"到"授之以渔"的观念转变，在完善"以学生为中心"的教学和评估体系方面，起到了示范和引领作用。

在经典PBL的基础上，学院持续开展探索创新。2007年，引入非医学PBL案例；2011年开展基于真实病人的PBL；2012年在国际首创

SCRIPT量化教学模式①，将信息技术与PBL教学深度融合，并在之后的学生评教中连续9年获评"最受欢迎的教学方法"。四川大学开展"探究式—小班化"教学质量优秀奖评选以来，PBL课程连续6年获评该奖项。学院的PBL教学骨干先后在亚太地区PBL国际研讨会、欧洲医学教育协会（AMEE）年会、Ottawa Conference等国际顶级医学教育会议进行交流。2021年开始，为进一步推广PBL，发挥华西医学教育区域辐射作用，PBL教研组建设了线上平台，开设了华西PBL线上线下混合师资培训课程，向西部高校和周边社区提供免费导师培训，取得良好的社会效益。

2）以团队为基础的学习（TBL）

TBL是一种大班教学条件下开展小组探究式互动教学的方法，可与翻转课堂等教学模式结合使用，以促进学生对知识的分析、应用、评价、创造。2009年美国华盛顿大学Craig C. Scott教授来校进行了以TBL教学方法为主题的访问交流；2010年系统整合课程教研组率先在专业课程中尝试TBL教学方法，受到师生好评。截至2021年12月，学院共计23个教研组、63门课程、339名教师参与TBL教学，使之成为学院探究式教学方法的典型代表。学院学生将TBL理念和方法应用于全国高等院校大学生临床技能竞赛的备赛学习中，通过小组合作自主学习提高效率，取得了包括总决赛特等奖在内的多项佳绩。

3）以游戏为基础的学习（GBL）

GBL是通过游戏化（Gamification）的原理与技术来增强学生的学习体验和学习成果，加深其对知识的记忆、理解和应用能力。2017年，学院将GBL理念引入急诊医学课程的教学中，自主设计与急诊医学知识点（如分诊原则）相关的卡片、图纸、游戏软件等教

---

① 这一名称来源于 Script Concordance Test（脚本一致性测验）、Reasoning（推理）、Integrate（整合）、PBL（以问题为基础的学习）、TBL（以团队为基础的学习）等概念的首字母简写。

具，采用了桌面游戏和室内群体游戏等形式完成学习任务，有效调动学生的学习兴趣和参与性，促进了团队合作。GBL教学经验在全国医学教育会议上做了专题展示。

4）以任务为基础的教学（TBT）

2013年起，率先在"临床医学导论–1（新生研讨课）"中试行TBT。在教学过程中，鼓励医学新生分小组确定感兴趣的学习主题，然后进行学习任务分工并分头学习，再汇聚学习成果并合作完成汇报材料，最后抽选学生代表进行口头汇报答辩。在共同完成学习任务的过程中，锻炼学生团队协作、信息管理、分析推理、表达沟通等多方面的能力。此外，在系统整合临床课程中鼓励学生小组基于所学知识、检索出的资源等编写科普文章，其中的优秀作品被华西医院官方微信公众号选用，成为面向全国患者的健康教育材料；在职业素养拓展模块课程中安排学生分组合作，让他们对感兴趣的临床伦理问题进行深入研究、撰写论文，并随机抽选代表展示汇报学习成果；在专业英语课程中安排临床医学学生、MBBS留学生组队合作完成基于医学英文文献的视频制作和展示；在"组织学与胚胎学"课程中要求结合组胚知识进行医学文献进展阅读和报告等。

5）案例教学法（CBS）

CBS是临床医学专业核心课程最常用的教学方法，这一传统教学方法近年来得到了新发展。2018年"骨骼运动系统疾病"课程的小班授课中，通过邀请经知情同意的患者到课堂上与学生分享诊疗经过，来提高学生对疾病的全面认识；在同年启动的"临床教师跨基础"项目中，临床教师前移到基础医学课程的课堂中授课，例如"组织学与胚胎学"课程教学中邀请妇产科学教研室教师使用妇产科临床病案进行联合教学，帮助学生建立早期临床思维，从临床医学角度更好地理解和掌握基础医学知识。

6）影视教学法（cinemeducation）

2012年，我院开设"医学人文英语影视鉴赏"选修课，精选医学相关影视作品作为教学素材和问题来源，组织学生采用PBL的形式学习疾病诊疗、医患沟通、临床伦理等感兴趣的话题。心理卫生中心建有心理与精神疾病相关影视资料库，将经典影视片段作为教学案例资料。

7）翻转课堂（flipped classroom）

该方法通过翻转课堂与课前、课后与课中的教学安排，促进学生在课前主动学习，并将宝贵的课堂时间用于在教师指导下运用新知识解决实际问题。2013年，翻转课堂教学改革在学院"病理学"课程中率先实践；2014年，学院基于校企合作开发了"华西—医友移动课堂教学与评估软件"（移动教学APP）支撑翻转课堂实施。此后，翻转课堂在"系统整合临床课程""诊断学""急诊医学""康复医学""救命与救伤""内科技能翻转训练课""医学英语—文献阅读"等41门课程中广泛应用。

8）混合式教学（blended learning）

混合式教学是将在线教学资源与传统线下课堂相结合的教学方式，其兴起与慕课等在线教学资源的建设密不可分。2014年，学院首门慕课上线；2015年，将慕课与校内公选课相结合，构建小规模限制性在线课程（SPOC），通过"在线自学+面授教学"的形式，减少线下课程的理论讲授，增加实践（实验）学时，引导学生深度学习。此后，"诊断学""生殖健康""医学人文影视鉴赏""检验路径与临床应用（双语）""死亡文化与生死教育"等课程广泛应用混合式教学方法。2017年，临床小讲课系列微课视频上线，探索将混合式教学理念用于临床实习教学。2020年，学院的"认识灾难 险中求生"混合式课程在"第二届全国高校混合式教学设计创新大赛"中从全国200多所高校选送的747个参赛作品中脱颖而出，进入前30名并最终荣获二等奖。截至2021

年，学院每年开设的混合式课程门数在25门次左右，学院支持为混合式课程配备助教，协助课程负责人高质量实施混合式教学。

2.针对操作技能的教学方法

模拟教学法（simulation based education）。华西医学模拟中心为首批国家级临床实验教学示范中心、国家级虚拟仿真实验教学示范中心，广泛应用包括基础解剖模型（basic anatomical model）、局部功能训练模型（part task trainer）、计算机辅助模型（computer based trainer）、生理驱动型模拟系统（physiology-driven simulator）、虚拟现实和触觉感知系统（virtual reality and haptic system）、虚拟病人（virtual patient）、标准化病人（standardized patients）等多种模拟技术开展模拟教学。2008年，麻醉科率先针对住院医师开展情境模拟教学和考核。2014年，临床技能教研组先后开发了"医患沟通训练课""内科技能翻转训练课"等一系列针对临床医学专业本科生的模拟教学课程，聚焦对学生临床技能、临床思维、医患沟通和团队协作能力的培养。其中，"智能化多模态临床综合技能虚拟在线自主训练课程"（院内开课名为"内科技能翻转训练课"）申报的项目获得了2018年教育部首批国家级、省级虚拟仿真实验教学项目及虚拟仿真实验教学创新联盟2021年实验教学应用示范课程。

（四）教学资源建设

1.课程建设

学院重视课程建设，在课堂建设方面持续完善，形成线上、线下形式多样、内容丰富的课程资源。2012年起，学院逐步打造五大通识教育模块中的"科学探索与生命教育模块""工程技术与可持续发展模块"课程，陆续组织申报成功42门各类课程。2013年，打造学院首门慕课"化妆品赏析与应用"，并于2014年在教育部认可、高等教育出版社运营的国家级慕课平台"爱课程·中国大学MOOC"上线，成为当年的"明星"课程，入选"最受欢迎的课程TOP20"。2015—2017年先后上线3门慕课。上述4门课程在2017—2018年被教育部认定为"国家精品在线开放课程"，后改称"国家级一流本科课程（线上一流课程）"。2018—2021年，学院累计在国家级平台上线慕课34门。

1）国家级课程建设

2007—2021年，学院共有3门课程被认定为国家级精品课程；1门课程被认定为国家级双语教学示范课程；6门课程被认定为国家级精品资源共享课；3门课程被认定为国家级视频公开课；2门课程被认定为国家级来华留学英语授课品牌课程；4门课程被认定为国家精品在线开放课程（国家级一流线上课程）；2门课程被认定为国家级一流线下课程；2门课程被认定为国家级虚拟仿真实验教学一流课程。具体情况见表4–4。

表4–4　四川大学华西临床医学院国家级课程建设项目一览表（2007—2021 年）

课程建设项目	课程名称	批准年度
国家级精品课程	循证医学	2007
	精神病学与精神卫生学	2009
	儿科学	2010
国家级双语教学示范课程	病理学	2007
国家级精品资源共享课	病理学	2016
	诊断学	2016
	护理学基础	2016
	循证医学	2016
	精神病学与精神卫生学	2016
	儿科学	2016

续表

课程建设项目	课程名称	批准年度
国家级视频公开课	急救技能在身边的应用	2012
	慢性病防治与社会保健	2014
	专家教你生殖保健知识	2014
国家级来华留学英语授课品牌课程	诊断学	2013
	妇产科学	2017
国家级精品在线开放课程、国家级一流线上课程	化妆品赏析与应用	2017
	生殖健康—性福学堂	2017
	诊断学（心电图篇）	2017
	eye我所爱——呵护你的眼	2019
国家级一流线下课程	诊断学	2020
	护理伦理学	2020
国家级虚拟仿真实验教学一流课程	智能化多模态临床综合技能虚拟在线自主训练课程	2018
	结核分枝杆菌实验室检测的虚拟仿真项目	2020

2）课程思政榜样课程建设

学院深入学习贯彻全国高校思想政治工作会议精神，按照学校统一部署，全面启动课程思政建设工作。2019年以来，学院在每月一度的教学工作例会上多次进行课程思政建设专题研讨，探索凝练课程思政基本概念，深入认识课程思政建设内涵，全面研讨课程思政建设路径，为开展好课程思政建设工作打下了坚实的基础。学院围绕"课程门门有思政、教师人人讲育人"提出课程思政建设100%全覆盖、各级课程思政榜样课程达本科课程总门数的10%~15%的建设目标。

2019—2021年，学院建成校级课程思政榜样课程45门、省级课程思政示范课程1门、省级课程思政示范专业1个。打造"华西课程思政教学案例库"，鼓励在真实课堂上结合具体知识点，总结凝练课程思政的鲜活教学实例，启迪和带动更多教师找准课程思政建设切入点。总结凝练出"抓好基层教学组织建设和教研活动开展凝聚育人共识""结合具体知识点挖掘课程思政元素""整合教学全过程构建课程思政教学案例""重视课程思政教学效果的评价与反馈"等典型经验。

2.教材建设

1）教材选用工作

2007年起，学院严格按照四川大学《教材管理办法》组织教研室针对课程开展教材及参考书等教学资料的选用工作。2014年起，学院根据学校要求，对选用为教材的公开出版物进行分类填报。2016年秋季学期开始，教务部基于本科教育数据平台设计了教材填报系统。2021年，学院先后制定了《四川大学华西临床医学院教材管理实施细则（试行）》（川医临医〔2021〕6号）和《四川大学华西临床医学院自编讲义管理办法（试行）》（川医临医〔2021〕9号），对学院本科课程教材的选用给予明确指导。学院设立教材建设与选用审核工作小组，建立教材选用"三级审核制度"，充分发挥各级党组织和基层教学组织在教材和自编讲义的选用全过程中的审批、把关、监督职责。

2）教材编写工作

学院是教育部"三全育人"综合改革试点院（系），长期重视教材建设，成立教材建设与选用审核工作小组。2007—2021年，学院教师担任主编的教材有254部，担任副主编的教材有115部，参编教材310部。具体情况见表4–5。

表 4-5 四川大学华西临床医学院教师编写教材数量统计表（2007—2021 年）

年度	担任主编的教材数量/部	担任副主编的教材数量/部	担任参编的教材数量/部
2007	14	1	26
2008	20	4	11
2009	14	5	16
2010	19	9	27
2011	43	3	21
2012	21	11	34
2013	14	10	11
2014	10	7	12
2015	17	10	26
2016	14	7	17
2017	16	17	22
2018	25	17	52
2019	3	5	14
2020	6	6	10
2021	18	3	11

3）从制度方面逐步完善教材建设工作

学院长期重视教材建设工作，根据学校工作安排，每隔一年即组织优秀教材建设项目申报四川大学教材建设立项并参与校级教材建设奖评选，积极参与学校教材建设研讨。为了进一步鼓励和加强教材建设，学院于2019年颁布了《四川大学华西临床医学院/华西医院教学成果奖励办法（试行）》（川医临医〔2019〕1号），对主编、副主编和参编"国家级规划教材的老师给予奖励"；2021年又颁布了《四川大学华西临床医学院/华西医院教材建设资助办法（试行）》（川医临医〔2021〕14号），解决教材编写出版过程中的人力和资金问题。此外，学院在结合学校规章制度的基础上，根据本院实际情况，于2021年颁布《关于印发四川大学华西临床医学院教材管理实施细则（试行）的通知》（川医临医〔2021〕6号）、《关于印发四川大学华西临床医学院自编讲义管理办法（试行）的通知》（川医临医〔2021〕9号）、《四川大学华西临床医学院教学工作中规范使用地图指南（暂行）》（川医临医〔2021〕12号）等多个文件，对教材建设工作进行了全面规范。

学院在教材建设方面取得优异成绩。全国教材建设奖是教材领域的最高奖项，每四年评选一次。2021年国家教材委员会发布《关于首届全国教材建设奖奖励的决定》（国教材〔2021〕6号），学院喜获"全国教材建设先进集体"荣誉称号。我院李继平担任主编的《护理管理理论与实践》（第2版）、唐承薇担任副主编的《内科学》（第9版）荣获"全国优秀教材（高等教育类）"一等奖；袁丽担任副主编的《内科护理学》（第6版）、母得志担任副主编的《儿科学》（第9版）、罗碧如担任副主编的《妇产科护理学》（第6版）荣获"全国优秀教材（高等教育类）"二等奖。

3.图书馆建设

学院图书馆是西南地区最大的医院医学文献信息中心之一，馆舍面积1 200平方米，有阅览座位200个，检索和服务终端70台，并设大量上网端口供读者自带笔记本电脑上网检索，周开馆时间50小时。截至2021年，馆藏书刊2.5万余册；馆藏纸本中文期刊1 000余种，纸本外文期刊200余种；数字图书馆含各类电子图书18万余册，可利用的生物医学类外文电子期刊超过5 000种。学院图书馆与校图书馆共建共享一批高质量的医学类电子资源，包括：爱思唯尔（Elsevier）出版集团推出的Science Direct全文数据库、电子书全文库、EMbase文摘库；斯普林格（Springer）公司推出的Springerbooks、全文期刊库、电子图书库；Wiley集团出版的全文期刊库、全文电子图书库；Karger电子图书；OVID平台的LWW电子图书以及Ovidbooks；美国SCI引文数据库、Incites及ESI；循证医学/临床事实型数据库（如Up To Date、Best Practice）等，为学院师生教学、科研、临床决策等提供高质量的信息支持保障。

（五）考试管理与方法改革

1.网络题库和计算机考试系统的建设和推广

2010年，学院教务部经多方考察对比，申请购买南方医科大学题库系统，以及对学院相关服务器进行建设。2011年秋季学期，学院成功购入考易题库，并在院内开展培训推广。2012年初，由教务部牵头建立了题库推广品管圈。之后学院考易题库的使用逐渐步上正轨。具体发展情况见表4-6、表4-7。网络题库的应用不仅使组卷过程更加科学便捷，更重要的是考后能标准、客观地完成试题试卷分析，并为每位考生生成考试反馈报告，对学生学习有显著的指导意义。同时经过对全体学生考试结果的分析，能对学生的薄弱知识点、学生常见误区等都进行针对性地提示，对试题的质量也是很好的检验，有利于教师改进教学质量和命题质量。

表4-6 四川大学华西临床医学院网络题库发展情况

相关参数 门类	不同时间段的发展情况					
	上线 4个月	品管圈 3个月	2015年	2018年	2019年	2021年
参与科室	3	19	37	49	70	69
参与教师	3	45	133	180	412	470
课程门数	3	16	63	86	135	159
试题数 （万）	0.015	5.5	10	11.5	13.8	14.9

表4-7　四川大学华西临床医学院在线考试系统发展情况

相关参数门类	不同时间段的发展情况					
	上线4个月	品管圈3个月	2015年	2018年	2019年	2021年
组卷份数	0	107	946	1 779	3 000	4 080
机考场数	0	12	299	481	711	909
机考学生数（万人次）	0	0.067 4	1.6	2.9	4.2	5.4

2.完善试卷复审指标，建立在线即时反馈机制

学院于21世纪初建立督导专家试卷复审机制，但彼时试卷复审指标尚不全面。2016年，根据学院考试管理办法，修订完善试卷复审指标，包含试卷及试卷袋格式、试卷是否贴近教学大纲、试题认知分级、AB卷重复率等。2018年春季学期起，组织各专业负责人、骨干教师、督导专家联合参与复审试卷，以小组形式完成试卷复审。为加强试卷复审结果的即时反馈和沟通，2020年春季学期，教务部自主研发了试卷复审结果即时反馈系统，以企业微信为依托，及时向课程负责人推送试卷复审结果及复审意见。

3.积极推进过程考核与形成性评价

学院积极推进过程考核，除个别课程存在需短期集中授课等客观困难以外，绝大部分课程的成绩不再由期末考试"一考定终身"，而是"过程考核"与"期末考试"并重，重视学生在整个学习过程中的投入和参与程度。2018年秋季学期起，学院严格按照学校要求，规定"过程考核"在课程总成绩中的比例不低于50%。上述改革措施不仅促进教师加强课程考核设计、采用多种形式开展过程考核，而且极大地调动了学生的学习主动性。多形式的平时考核（如病例分析与讨论、小组报告、社会调查、随堂测验等）从认知、情感、行为等多领

域刺激学生自主学习和主动参与课程教学；同时，大力强调过程考核结果即时反馈的重要性，一方面反馈给学生令其了解自身对所学知识的掌握情况，另一方面反馈给教师以促进调整和改进老师的教学，努力践行"形成性评价"的理念。学院多数课程都引入了丰富的随堂测验，借助现代计算机技术和移动互联网的发展、移动电子设备的高度普及，课堂中可方便地通过无线投票器、"问卷星"等途径快捷地开展随堂测验，并实现客观题答案即时现场反馈，促进师生互动讨论。

4.重视能力考查，推广非标准答案考试

重视对学生能力的考查，加强对高认知水平的考核，减少对单纯概念记忆的考核。学院制定的《本科课程考试命题基本要求》中"记忆"这一认知水平的试题分值比例逐年下降（2018年，分值比例小于50%；2019年，分值比例小于40%；2020年，分值比例小于30%）；鼓励学院教师积极探索应用非标准答案试题，通过非标准答案试题的启发和引导，使学生在学习与理解、应用知识的基础上，更大胆地去思考和探索，激发学生勇敢地"异想天开"、创新创造，在此过程中培养学生的独立思考能力、批判精神、创新理念。

（六）教学改革研究

1.教学改革项目

教学研究是一种有目的、有计划主动探索教学实践过程中的规律原则方法及有关教学中亟待解决的问题的科学研究活动。学院历来重视教学研究项目的申报与建设，积极开展各级各类教学研究与实践。2012—2021年，学院教师共获得国家级医学教学研究项目14项，省级医学教育研究项目17项，校级项目191项，院级项目112项，中国高等教育学会"高等学校立德树人与创新创业教育研究"专项课题5项，中华医学会医学教育研究课题27项，其他3项。具体情况见表4-8。丰富多样的教研教改项目为学院一流专业建设、一流课程建设、一流教材建设、教学成果的孵化打下了坚实的基础。

表4-8　四川大学华西临床医学院教学研究项目立项情况一览表（2012—2021年）

序号	项目名称	立项年度	级别	项目数
1	教育部、卫生部"卓越医师教育培养计划"项目	2012	国家级	2
2	2021年教育部第一批产学合作协同育人项目	2021	国家级	2
3	2021年教育部第二批产学合作协同育人项目	2021	国家级	8
4	教育部"医学人文课程思政教学指南编写"项目	2021	国家级	2
5	四川省2013—2016年高等教育人才培养质量和教学改革项目	2014	省级	3
6	四川省2018—2020年高等教育人才培养质量和教学改革项目	2019	省级	12
7	四川省第二批高校思政工作精品项目	2021	省级	2
8	四川大学新世纪教育教学改革工程（第六期）研究项目	2013	校级	37
9	四川大学培育和践行社会主义核心价值观专题研究项目（2015年）	2015	校级	3
10	2016年度四川大学拟实验课程改革立项建设项目	2016	校级	9
11	四川大学新世纪教育教学改革工程（第七期）研究项目	2015	校级	18
12	四川大学2017年思想政治教育专题研究项目	2017	校级	20
13	2017年度四川大学拟实验课程改革立项建设项目	2017	校级	4
14	四川大学新世纪教育教学改革工程（第八期）研究项目	2018	校级	35
15	四川大学跨学科专业—贯通式人才培养专项项目立项	2018	校级	14

续表

序号	项目名称	立项年度	级别	项目数
16	四川大学2017年创新创业专题研究项目	2018	校级	1
17	四川大学新世纪教育教学改革工程（第九期）研究项目	2021	校级	43
18	四川大学基层教学组织特色品牌工作项目	2021	校级	7
19	2016年院级教研教改项目	2016	院级	68
20	2018年院级教研教改项目	2018	院级	44
21	中华医学会医学教育分会和中国高等教育学会医学教育专业委员会2013年医学教育研究课题	2013	学会	9
22	中华医学会医学教育分会和中国高等教育学会医学教育专业委员会2016年医学教育研究课题	2016	学会	7
23	中华医学会医学教育分会和中国高等教育学会医学教育专业委员会2018年医学教育研究课题	2019	学会	5
24	中华医学会医学教育分会和中国高等教育学会医学教育专业委员会2020年医学教育研究课题	2021	学会	6
25	中国高等教育学会"高等学校立德树人与创新创业教育研究"专项课题	2020	学会	5
26	全国医学教育发展中心项目	2020	其他	3

2.教学论文

学院重视对教育教学改革的总结、反思与推进，鼓励教育教学论文的发表。2018年学院印发《华西临床医学院/华西医院关于进一步加强"教学论文"发表要求的通知》（临医〔2018〕2号），教学论文被列入我院本科教学质量核心指标，与各教研室/临床、医技科室的年终考评挂钩，列为学院教学系列职称（讲师、副教授、教授）申报的必要条件。2019年学院教学成果奖励办法中纳入教学论文相关获奖项目，形成了以奖促研、奖优罚劣的政策措施。在医学教育界最具影响力的中华医学教育分会、中国高等教育学会医学教育专业委员会公布的"2020年度中国医药院校医学教育论文发表数量排行榜"中，学院在全国671所附属（教学）医院中排名上升至第二位，再创历史新高。

3.学术交流与推广

学院高度重视本院教师与国内外知名高等学府、医学院校、教学医院之间的学术交流。长期以来学院积极组织学院教师参加院内外、国内外学术交流，学院教师多次在学术会议进行发言，在促进学术交流的同时进一步扩大了学院的学术影响力。2017年以来，学院共组织院内201位老师参与44项学术交流会议。2020年以来，学院组织教师教学发展区域辐射及学术研讨活动35场，覆盖382 463人次。学院教学专家分别以"临床教学考试方法""新冠疫情下医学在线教学的实践与思考""基于实践的跨专业教育"等为主题在全国各大医学教育学术会议上进行了分享交流；感染性疾病中心党支部书记兼副主任白浪以"感染性疾病课程思政建设与实践"为主题，为新华网"四川大学课程思政系列直播"作首场专题演讲，全网累计36.4万人次观看直播。此外，学院积极接待国内外兄弟院校来访专家。

（七）教学成果奖

根据《教学成果奖励条例》（中华人民共和国国务院令第151号），教育部每4年组织一次国家级教学成果奖评选，按校级、省级、国家级逐级申报推荐。2007年以来，学院共获得校级教学成果奖47项、省级教学成果奖13项，连续三届获国家级教学成果奖，共计3项。具体情况见表4-9。

表 4-9　四川大学华西临床医学院各级教学成果奖获奖情况（2008—2021 年）

奖项等级	2008—2011年 获奖次数	2012—2015年 获奖次数	2016—2019年 获奖次数	2020—2021年 获奖次数
国家级特等奖			1	
国家级一等奖				
国家级二等奖	1（参与）	1		
省级特等奖				
省级一等奖		2	3	
省级二等奖	3	1	1	
省级三等奖		2	1（参与）	
校级特等奖				4
校级一等奖	3	3	8	6
校级二等奖	6	6	2	2
校级三等奖			2	5

2007年以来，学院共有3个项目获得高等教育国家级教学成果奖。2009年，李幼平教授参与的"创建我国本科循证医学教学体系 培养高素质创新人才的探索与实践"获国家级教学成果二等奖。

2014年，学院万学红教授团队的"胜任力为导向、整合为策略的医学人才培养战略研究与实践"获国家级教学成果二等奖。该成果基于全球医学教育最基本要求，将教育目标分类学、管理学、成人教育学、循证医学、隐蔽课程等相关理论与医学教育实践充分结合，形成成体系的系列研究成果。

2018年，由谢和平院士牵头，学院步宏、胡娜参与的"以课堂教学改革为突破口的一流本科教育川大实践"获国家级教学成果特等奖。

2018年6月21日，新时代全国高校本科教育工作会在成都召开。

教育部部长陈宝生、副部长林蕙青与出席会议的400余位大学书记、校长和各地教育厅厅长，实地考察学院的医学教育。

四、教学条件的改善

（一）教室与智慧教学环境改造

随着教育教学改革不断深入，新的教学模式对教室类型提出了更高要求，信息技术支持下的教学环境改革势在必行。学院承担了包括临床医学专业在内的医科各专业的临床课程教学。2008年以来，学院在"以学为中心"教学理念的指导下，以信息技术为支撑，通过鼓励互动设计和信息化改造，推动本院教学环境整体升级。2013年，学院施行教室信息化改造，建成基于千兆教育网光纤的电子考场、基于交互式LED的探究式小组教室11间，在国内率先利用平板电脑实施在线考试、随堂测验；2015年将厚德楼201、301教室升级改造为网络教室，可同时供450人进行在线考试；2016年实现14间教室的多媒体设备升级，建成小组讨论室5间、临床示教室3间；2017年，在厚德楼建成公共休息讨论区400平方米，在启德堂建成探究式教学小组讨论教室5间，371座的多功能电子考场3间、100座的圆桌讨论室1间，CAI、急诊、神内远程示教室、精神科多功能讨论教室数间；2019年再次改造启德堂1楼多功能小组讨论室6间；2021年为厚德楼15间教室安装新风系统并持续做好管理维护；改造智慧教室2间，新增电力轨道、智能中控等设施，方便学生自主学习；改造教师休息室，配置软皮沙发、4米智慧听课大屏、备课电脑等；改造升级临床科室示教室1间，设置智慧设备、活动座椅等。教学环境的改造充分体现了学院"以学生为中心"的教育理念，同时实现了教育环境与信息技术发展的融合同行。

（二）临床技能中心建设

学院是国内率先研究和实践医学模拟教学的院校之一。2008年，学院全面整合临床实验教学与技能培训资源，于2009年7月正式成立临床技能中心（简称"中心"），该中心成为医（学）院独立运行的教学职能部门之一。2010年华西—强生模拟（大体）手术实验室、华西—爱尔康眼科手术技能实验室、华西—奥林巴斯内镜腔镜培训中心先后建成使用。2011年，中心先后获评成都市首批科普教育基地、美国外科医师学会（ACS）认证教育机构（亚洲首家）。2012年，中心获评国家医学考试中心心血管内科专科医师准入考试及心血管疾病介入诊疗试点考试基地，同年3月华西—唐氏虚拟仿真实验室建成启用。

2013年，中心先后获评国家级医师资格考试实践技能考试与考官培训基地（临床类别）、英国皇家外科学院（RCS）认证机构（亚洲首家）。2014年，中心获评教育部首批国家级虚拟仿真实验教学中心，次年10月获选四川省医学会医学教育分会临床技能学组组长单位。2016年6月，前沿智慧医学双创中心入选国家级双创建设项目。2017年4月，中心获选国家级实验教学示范中心临床/公卫学组组长单位，同年5月和9月分别牵头运行国家医师资格考试（临床类别）分阶段考试第一阶段实证研究和运行国家医学考试中心腹腔镜技术在临床执业医师实践技能考试应用研究模拟测试。2018年，由中心牵头，四川大学华西医院申报并获评首批国家临床教学培训示范中心。2020年1月，中心再次获评国家级医师资格考试实践技能考试基地（临床类别），并分别于同年5月、7月牵头运行国家医学考试中心医学院校临床医学专业（本科）水平测试及国家医师资格考试实践技能考试。

中心历来重视学术交流，主办多次重大学术会议，不断扩大学术影响力。2010年中心先后举办首届华西医学模拟教学工作坊、国家级实验教学示范中心临床/公卫学科组工作经验交流会，并与加拿大西安大略大学舒利希医牙学院的加拿大外科技术与先进机器人中心（CSTAR）签署合作备忘录，成立了华西—CSTAR联合办公室。同年10月，双方携手主办首期华西—CSTAR产业圆桌会议。2015年中心主办首届华西临床医学院/华西医院青年医师腔镜技能竞赛。2016年至2019年6月，中心连续主办了4届华西医学模拟教学研讨会。此外，中心长期滚动召开各类教学师资和教学辅助人员培训班，包括自2015年起每年2期的标准化病人师资培训班、自2017年起每年2期的医学模拟教学师资培训班、自2018年起每年2期的模拟中心建设运行与管理培训班，以及其他不定期开展的临床思维师资培训班等。

截至2021年底，中心利用仿真模型、虚拟系统、实验动物、SP等模拟教学手段，建立了系统、完善的各层级模拟教学课程体系，可开展658项临床医学类实验教学与技能培训工作。在管理与教学一体化的信息化系统的支撑下，中心每年平均完成院校教育约19万人学时，院内外毕业后教育和继续教育约270期（约1万人次），社会公益科普教育约1万人次。

（三）实践教学基地建设

学院有1家综合性医院（四川大学华西医院）、1家妇产儿童专科医院（四川大学华西第二医院）和3家社区卫生服务中心作为实践教学基地。自2010年起，学院安排临床医学专业学生前往社区卫生服务中心实习。为使临床实习的高标准、严要求能在社区卫生服务中心同质落实，学院全科医学中心统一拟定社区卫生服务中心实习教学大纲和考核方案，明确教学目标和主要内容，进一步加强与承担有本科实习教学工作的社区卫生服务中心的合作、沟通和教学指导。承担学院本科实习教学工作的社区卫生服务中心主要有玉林社区卫生服务中心、跳伞塔社区卫生服务中心（于2021年合并入玉林社区卫生服务中心）、望江路社区卫生服务中心等。前往各社区卫生服务中心实习的学生主要来自临床医学（含五年制、八年制）、护理学专业。全科医学中心于2012年左右率先尝试在这些社区卫生服务中心开设教学门诊，由学院全科医学中心教职工坐诊，加强对实习学生的教学指导和示范，同时，也为社区卫生服务中心的师资培养提供大力支持。2018年12月，经专家综合评议和公示，教育部、国家卫生健康委决定认定四川大学华西医院为首批国家临床教学培训示范中心。

（四）信息化建设

学院历来重视教育信息化建设，结合国际、国内医学教育改革发展趋势，开发或整合多款教学系统，推动教学信息化的快速发展。2009年，教务部自主设计开发了基于Excel模板的本科教学排课系统，大大降低了教研室排课的工作量并保证了信息的准确性，改变了沿用几十年、费时费力的传统排课模式，并将课程教学信息追溯梳理到2007年，实现2007年至今每节本科课程的教学信息准确可查。2011年，学院建立了教室中控系统，管理更规范，进一步提高教学服务质量。2012年启动课程中心建设，建成了网络题库与在线考试系统，有效提高了考试管理的质量和效率。2014年，所有本科必修课程全部建成课程中心网站，并持续为慕课、微课、精品视频公开课、资源共享课提供建设支持。学院自主研发了一系列移动教学APP，持续优化网络题库与在线考试系统，为落实学校的试卷公开政策、国家执业医师考试分阶段考试改革打下基础。

1）移动教学管理平台建设

2014年，基于网络题库和在线考试系统，建设学院本科教学网站。

2016年，学院开通"华西临床本科教学"微信公众号为师生提供基于电脑端、移动端的各类教学信息查询服务、上课提醒服务；推广"问卷星"电子问卷系统提高反馈质效，改变信息处理方式。2017年在"华西微家"企业微信开通"本科教学"应用。经过持续优化完善，"华西微家—本科教学"应用已成为集教室管理、教学评价、课程管理、教学信息统计与查询、通讯录管理等为一体，功能完善的移动教学管理平台。

2）积极开展移动医学教育技术的研究和实践

2011年，学院在国内率先将无线投票器运用到课堂互动教学中，被中央广播电视总台国际频道等主流媒体广泛报道；校企合作成立国内首个"移动医学教育技术实验室"，研发手机教学软件4个并获国家软件著作权证书，同时通过自主编程将华西本科教学网站用户系统与"问卷星"、微信、考易题库等商业软件进行关联整合，实现师生通过使用智能手机进行互动教学、随堂测验、师生互评与反馈等活动，将"形成性评价"从概念变为现实。在全国医学高等院校中率先实现学生用手机查询已考的在线考卷及答案、答卷分析、能力和知识结构分析等，学生可在"终结性评价"之后继续进行学习反思，真正将考试变成学习的一部分。

五、本科医学教育开放化

2007年以来，学院大力推动本科医学教育对外开放。2012年学院开始实施四川大学"国际课程周"教学项目。2013年学院通过美国加州卫生局认证，本院毕业生可以申请加州住院医师培训项目。2015年新增华西—托马斯杰弗森大学"6+2"八年制联合培养项目，同年护理和康复专业成功申请香港交流项目，加入港澳与内地高校师生交流计划（"万人计划"）。2019年，学院建成、建设海外实习实训基地11个。2020年，学院共68人次获得"四川大学国际语言能力提升激励计划"奖励。开放化教育项目的坚持实施和教学基地的扩展为本科医学教育提供了有力保障。

1）对外交流

为加大对本科生出国出境学习的支持力度，2012年学院制定了《四川大学华西临床医学院学生/学员出国（境）助学金实施办法》，并于次年对办法进行了修订，有效促进了本科生参与境外学术交流。截至2021年12月，共有本科生出国（境）学习交流项目34个，学院依托国家留学基金委与学院助学金，已累计资助1 561人次赴国（境）外参与学术交流。具体情况见表4-10。

表4-10　四川大学华西临床医学院本科生出国（境）交流人数一览表（2010—2021年）

年度	2010	2011	2012	2013	2014	2015
人数	17	36	41	52	75	84
年度	2016	2017	2018	2019	2020	2021
人数	126	160	216	284	240	230

2）实践与国际课程周

2012年以来，学院将春季学期期末考试后的2~3周定为"实践与国际课程周"，集中开设校内专业选修课、国外知名高校教师的全英文课程，由国外著名大学或研究机构的专家学者、社会知名人士、行业精英、企业管理者、技术骨干、政府机构管理干部、杰出校友等开设的校外专家课。这些课程均为创新探索型和实践应用型课程，丰富了学院的课程资源，促进学生创新创业和就业能力的提升。

六、师资队伍建设与教师教学发展

（一）师资队伍建设

以制度促进师资队伍建设。学院历来重视师资队伍建设，坚持以制度激励教师教学投入。2009年，病理学教学团队和循证医学教学团队获评"国家级教学团队"称号。周总光、步宏分别于2019年、2021年获评"国家级教学名师"称号；2019年，步宏获评"全国模范教师"称号。2019年，学院制定了《四川大学华西临床医学院华西医院教学成果奖励办法（试行）》，以此调动教师参与教研教改孵化教学成果的积极性。自2007年以来，学院共获得国家级教学成果奖3项，省级教学成果奖13项，校级教学成果47项。截至2021年，学院连续10年荣获四川大学"本科教学工作先进集体单位"。

教师培训与发展。学院高度重视医学教师的在职进修和在职学历提升，重视教师与国内外知名高等学府、医学院校、教学医院之间的学术交流，并设立专项基金用于教师的在职进修和在职学历提升，支持教师教学发展和培训，取得了显著成效。学院为新入职教师提供岗前培训，并在入职后统一组织新教师参加为期一个月的四川省高校新任教师职业技能培训，确保新员工教学能力达到基本要求；鼓励教师在国内顶尖高校、医学院校、教学医院进修学习，不断完善在职学历/学位提升助学金制度，对鼓励教师提升学历/学位起到了积极的推动作用；以国家留学基金管理委员会资助项目、四川大学资助项目、学会等其他资助项目和院级"人才培养专项（出国〔境〕）基金"为基础鼓励教师参加各类国（境）外交流项目；启动"杰出青年科学家海外培育计划"，鼓励扶持青年教师成长发展，为各学科培养储备青年科技骨干和未来学术技术带头人。自2017年起，学院依托四川大学教师教学发展中心·医学分中心办公室挂靠教务部的优势，不断做实做细教师教学能力发展工作，同年学院党支部、教务部开始开展"教学服务进科室"系列活动，根据临床科室和一线教师需求开展定制化的教学培训活动，同时积极组织开展各级教学竞赛。多样化的教师培训活动和发展服务工作为学院师资培养提供了有力保障。

师德师风建设。学院坚持以《四川大学关于进一步加强教风学风建设的若干意见》《四川大学关于"全课程核心价值观建设"的实施意见》《四川大学本科课堂教学管理办法（修订）》《四川大学教职工师德师风规范》《四川大学关于加强和改进新时代教师思想政治工作的实施办法》等制度文件为指导，落实提升教师思想政治素养。学院由院党委牵头，院内各级党组织、组织部、宣传部、人力资源部、教务部、学生工作部等共同参与的师德师风建设体系，充分发挥党代会、职代会在师德师风建设中的引领作用，发挥本科教学指导专委会、本科教学督导专家组以及同行教师评价在师德师风建设中的监督作用，加强对教职员工进行思想政治素质、师德师风、学术道德等方面的宣传、教育和考核，在教职员工的年度考核和岗位聘任中，始终把师德师风考核放在首要位置，凡师德师风考核不合格者，实行一票否决制，不予续聘、降低岗位级别续聘或缩短续聘合同期限。在教职员工的职称晋升中，同样将高尚的师德师风作为首要晋升条件。2017年起，组织评选"学生心目中最喜爱的教师"。2021年4月，在全院组织开展师德专题教育，并将每年9月定为师德建设宣传月。

（二）教师教学发展中心建设

2012年，四川大学教师教学发展中心获评国家级教师教学发展示范中心。依托示范引领作用，2013年底，四川大学教师教学发展中心·医学分中心（简称"分中心"）正式挂牌成立，分中心办公室挂靠教务部，是开展教师教学发展服务、提升教师教学水平的重要机构。学院设计构建起多维度、分层次的教师教学发展服务体系，为全院本科教师提供丰富多彩的教师教学发展活动。2013—2016年，分中心以多样化的教师教学发展培训为基础推动院内教师学习和发展，构建医学教师教学发展共同体，促进院内外医学教学发展资源共享和教师教学理念更新，提升全院教师教学能力与教学学术水平，打造追求卓越教学的医学教育质量文化。

2017—2021年，分中心累计组织开展各层次教师教学发展活动124期，培训教师7 703人次，打造了"新进教师教学能力培训""教师教学发展工作坊""探究式互动教学示范课""教学服务进科室""教学下午茶"等特色活动；组织教师参加校内外教师教学发展项目及培训活动82期（次）、参与教师519人次；举办教师教学发展辐射活动35场，受益教师37.9万人次，辐射校内医科各学院、中西部少数民族地区各对口帮扶院校及全国医学院校教师教学发展联盟各院校，产生了较大影响。

七、医学人文教育

学院不仅重视对学生的医学人文教育和素质培养的实践与探索，而且也从组织加强了医学人文教育的师资力量。

2010年，学院获评"中国医师协会人文医学执业技能培训体系基地"。为更好地进行医学人文教育，学院制定了医患沟通课程的总体方案，确定了各模块负责人，规范了教学课件、教学模式和手段，在PBL课程和留学生医学伦理学等课程中使用角色扮演的方法训练学生的交流沟通能力。

2015年，成立了医学人文教育中心，整合医学人文教学资源，推动医学人文学科建设，开展医学人文教育研究。大力推动学院医学人文教育的课程建设：加强构建"以胜任力为导向"的医学人文课程体系，推动"以学为中心"的医学人文课程教学方法改革，推动"以形成性评价为基础"的医学人文课程考核方式变革，打造全国知名的"健康川大"医学—跨学科系列通识慕课群，发展PBL、影视教学法等医学人文新型教学方法；加强建设物质空间、组织制度、文化心理等方面的医学人文"隐蔽课程"；积极推动医学人文领域的教育研究、学术交流和教师教学发展，加强医学人文教育中心专兼职教师队伍建设，形成具有华西特色的医学伦理学、医事法学、医学史、叙事医学等跨学科课程教学团队。

2021年举办"四川大学医学人文教育沙龙"并策划了"华西医学与人文大讲堂""'启德杯'医学人文艺术设计大赛"等系列品牌活动。医学人文教育中心密切结合新医科、新文科建设，邀请医学、哲学、社会科学等领域的名师大家，通过"医文交叉"的缤纷主题，启发医科师生重新思考医学的人文属性，培育具有"华西特色"的卓越医学领军人才，以严谨的科学态度、精湛的医学技术和温暖的人文关怀服务人民卫生健康事业。

第二节　研究生教育

研究生教育承担着为党和国家培养高层次人才的重要使命。随着导师队伍不断壮大、科研能力持续增强，学院教学水平也不断提高。研究生教育紧密围绕学院重点工作展开。通过培育增量、优化结构，使研究生招生规模稳步发展，生源质量不断提升，招生学科专业结构持续优化，保持研究生规模结构与学院一流学科建设进程相匹配。为切实提升学院服务国家重大战略的能力，加快推进研究生教育高质量发展，学院不断加强导师队伍建设，稳步扩大导师规模。通过严格规定导师遴选与招生条件、定期举行导师培训提升导师科技创新能力，全面落实导师立德树人根本任务；通过构建导师"七导"与辅导员"七促"协同育人机制，举办"未来医学+"等形式多样的学术论坛与讲座营造学术氛围，促进研究生树立崇高的学术理想；通过优化人才培养方案、加强课程与教材建设、完善授位标准、改革人才评价方式等举措，全面提升研究生培养质量，使研究生执业医师资格考试及规范化培训合格率稳定在较高水平，博士学位论文盲评通过率持续提升。完成稳就业促就业的工作目标，就业率稳中有升，一次性就业率在98%~100%。

一、研究生数量概况

（一）2007—2021年研究生招生规模（含留学生）

学院研究生招生规模不断增加，由2007年的612人增加到2021年的1 330人，具体情况见表4-11。面对新时代研究生教育的新问题，学院强化对研究生教学过程工作的管理，努力培养德、智、体、美、劳全面发展的高质量医学研究生。

表4-11　四川大学华西临床医学院研究生招生人数情况统计表（2007—2021年）

类型	2007	2008	2009	2010	2011	2012	2013	2014	2015	2016	2017	2018	2019	2020	2021	总计
硕士研究生	437	448	527	542	585	591	569	599	618	614	714	715	799	803	808	9 369
博士研究生	174	198	215	209	217	223	231	292	311	323	380	464	488	493	515	4 733
留学生	1	11	14	5	13	4	4	9	13	22	36	16	7	14	7	176
总人数	612	657	756	756	815	818	804	900	942	959	1 130	1 195	1 294	1 310	1 330	14 278

（二）2007—2021年毕业研究生人数（含留学生）

2007—2021年，学院毕业研究生人数总体呈现上涨趋势，为国家和社会培养了一批批优秀的医学人才。具体情况见表4-12。

表4-12　四川大学华西临床医学院毕业研究生人数（2007—2021年）

类型	2007	2008	2009	2010	2011	2012	2013	2014	2015	2016	2017	2018	2019	2020	2021	总计
硕士研究生	361	403	362	393	387	461	496	526	540	523	539	546	555	660	684	7 436
博士研究生	140	116	140	166	185	208	194	199	208	219	247	277	261	353	357	3 270
留学生	0	1	0	0	10	0	2	11	5	1	10	12	18	24	4	98

（三）2007—2021年研究生学位授予人数（含留学生）

2007—2021年，学院研究生授予学位人数总体呈现增长趋势，具体情况见表4-13。2011年最后一批七年制硕士毕业后，学院不再授予七年制硕士学位；2012年学院为第一批八年制博士授予学位。

表4-13　四川大学华西临床医学院研究生学位授予情况（2007—2021年）

年度	博士/人	八年制博士/人	同等学力博士/人	硕士/人	七年制硕士/人	同等学力硕士/人
2007	134	0	12	347	56	67
2008	79	0	7	394	156	47
2009	132	0	6	355	173	41
2010	138	0	9	383	165	55
2011	169	0	11	390	63	66
2012	207	73	6	466	0	40
2013	195	72	12	497	0	46
2014	200	73	17	531	0	61
2015	221	76	36	536	0	83
2016	207	75	45	524	0	79
2017	243	85	45	534	0	101
2018	274	79	52	551	0	128
2019	267	76	73	554	0	120
2020	348	71	98	678	0	170
2021	457	71	98	901	0	170

（四）2007—2021年研究生获得公派出国资格的情况

2007—2021年，学院获得国家公派出国资格的研究生人数总体增长，主要以联合培养博士为主，研究生国际化教育得到深入发展。具体情况见表4-14。

表4-14　四川大学华西临床医学院获得国家公派出国资格的研究生人数(2007—2021年)

类型	每年公派出国人数														
	2007年	2008年	2009年	2010年	2011年	2012年	2013年	2014年	2015年	2016年	2017年	2018年	2019年	2020年	2021年
CSC①联合培养博士项目	10	16	12	12	15	13	13	21	33	33	43	56	60	52	21
攻读博士学位	3	0	7	1	3	2	1	1	1	2	2	5	0	7	5

注：①国家留学基金管理委员会。

二、研究生教育的改革

（一）研究生管理改革

2013年，学校获批教育部、国家卫生计生委第一批临床医学硕士专业学位研究生培养模式改革试点高校，学院启动临床医学专业硕士学位培养与规范化培训有效接轨。2014年首次开展博士学位论文校外盲审制度。2015年起，全面实行"双轨制"临床医学硕士专业学位研究生培养模式，即所有新招收的临床医学硕士专业学位研究生，同步参加住院医师规范化培训。2016年，在全校率先试点实施申请考核制博士研究生招生改革。2018年成为首批医学技术一级学科博士点。2021年，临床医学学术学位、护理学、中西医结合以及医学技术的博士研究生学制调整为四年。

学院长期重视研究生教育改革，通过采取一系列符合学生发展的政策，使研究生培养质量不断提升。2007年国家留学基金管理委员会（CSC）设立公派研究生项目以来，学院已有454人获得CSC派出资格，其中联合培养博士生项目408人，攻读博士学位项目46人，分别赴哈佛、牛津、耶鲁、霍普金斯等全球知名医学院校深造，历年来派出人数位居全校第一。"全国百篇优秀博士学位论文"的评选从1999年开始，到2013年最后一次评选，此期间共进行15次评选。学院有3篇博士学位论文分别于2007年、2009年和2013年入选"全国百篇优秀博士学位论文"，具体情况见表4-15。教育部于2010年设立了"博士研究生学术新人奖"，分别于2010年、2011年和2012年进行了评选，学院有4位博士研究生获奖。

表4-15 "全国百篇优秀博士学位论文"入选情况

年度	作者姓名	专业	指导教师	论文题目
2007	王存	外科学	周总光	《直肠癌系膜区域转移与微转移的研究》
2009	李征宇	妇产科学	赵霞	《人子宫内膜癌比较蛋白质组学研究及癌相关蛋白Cyclophilin A的表达与功能验证》
2013	叶丰	移植科学与工程学	步宏	《HDAC1/2在少突胶质细胞分化发育中的作用和机制研究》

（二）提升生源质量的措施

为改善生源质量，优化生源结构，学院从2011年起，连续举办11届全国优秀大学生暑期夏令营活动，每年有来自30余所高校的1 000余名优秀本科毕业生申请。通过组织学科介绍、专家讲坛、营员与导师交流、优秀学长交流等丰富多彩的线上线下结合的活动，学院充分展示了本院医学教育特色优势，吸引优秀推免生报考，使学院优质生源率由2007年的34.9%提高到2021年的67.2%，推免生人数由91人增加到312人。

为更好地招收优质研究生生源，学院在全校率先试点实施申请考核制博士研究生招生改革。申请考核制主要指通过考生申请、专家推荐、学院招生工作小组评估、复试考核小组审定录取的方式招收部分博士研究生。经过三年的不断完善，经学校的逐步推广，全校从2019年起全面实行申请考核制博士研究生招生制度。学院从2017年开始实施硕士招生分类考试，临床医学类专业学位和临床医学学术学位硕士研究生业务课考试科目分别设置，在临床医学专业学位硕士研究生招生复试中首次增加了临床技能考核环节，并从2019年起首次招收了护理学非全日制专业学位硕士研究生。

（三）研究生全程培养质量管理工作

学院于2020年启动研究生全过程培养质量管理工作，制定研究生培养全过程管理行动方案，梳理培养质量管理关键节点，坚持质量检查关口前移，切实发挥资格考试、学位论文开题、进展报告和中期考核等关键节点的考核和筛查作用，完善考核组织流程，丰富考核方式，落实监督责任，提高考核的科学性和有效性。对进展报告不合格者，给予学业预警、制订专项帮扶计划，连续两学期不合格者，予以分流或退学；对中期考核优秀的硕士研究生，优先推荐进入硕博连读复试程序，不合格者予以退学；对因科研或实践创新能力无法达到考核要求者，可一学期后进行第二次考核，仍未通过者予以退学；博士研究生因课程不合格，重修后参加第二次考核，仍未通过者，统考博士研究生予以退学，硕博连读和直博生予以退学或转为攻读硕士学位。

为保障博士学位论文质量，学院于2021年3月建设完成研究生科研原始记录和学位论文院内督导评审系统，实现对研究生科研全过程的记录、监督和管理。导师、科室、督导、学院四级监督管理，加强对学位论文的质量审核；要求导师完成对研究生学位论文1稿、2稿、3稿的指导工作，科室完成学位论文交叉检查工作；根据学院实际情况制订了《华西临床医学院学位论文督导试行办法》，在此基础上学院组织督导专家完成对全院博士学位论文院内督导工作。系统推广应用后，学院博士学位论文国家盲评送审差评率从4.83%下降到3.61%。在学位授予工作中，充分落实学位评定分委会的责任，破除"五唯"①，建立科学的学术研究评价体系，将学位论文质量作为学位授予质量的重要抓手，在广泛调研和科学论证后，制订学院的学位论文规范要求，在保持美观的前提下使论文格式、内容、组成等体现出学院的学科特色和优势。

2021年1月5日首次启动研究生全程培养质量管理活动月系列活动，并于2021年10月28日以"夯实基层教学组织在研究生教育中的职责与管理"为主题开展系列活动。活动内容包括"5A博士论文"、研究生"优秀开题报告及优秀科研原始记录"评选、研究生学位论文公开开题报告和学期进展报告、研究生教育管理展示及学术诚信警示教育、"博士学位论文规范写作"讲座等。

第三节　毕业后教育和进修教育

医（学）院历来高度重视毕业后教育和进修教育，在毕业后教育和进修教育方面探索出具有华西特色的教学培养体系。医（学）院是全国首批开展住院医师规范化培训工作的大学附属医院之一，也是中国大陆地区第一家开展住院技师、药师和护士规范化培训的医院，推动中国住院医师培训制度迈出了从"为院育人"到"为国育人"的关键一步。医（学）院通过建立住培基地学分制课程、临床培训全过程质控和信息化建设等，持续推进规范化培训教育体系改革。医（学）院还积极开展进修教育，扩大进修招生规模，优化对进修培训过程的管理及督导，持续完善进修教育工作。

---

① 指唯论文、唯帽子、唯职称、唯学历、唯奖项。

一、毕业后教育

医（学）院于2003年率先在全国探索"社会人"住院医师规范化培训工作，是首批开展住院医师规范化培训工作的大学附属医院之一。2014年10月，医（学）院成功申报并认定为住院医师规范化培训基地，23个专业成为住院医师规范化培训专业基地，2020年重症医学科纳入国家住院医师规范化培训专业基地。2015年成为首批住院医师规范化培训示范基地。同年，由北京协和医院、北京大学第一医院、复旦大学附属中山医院、中山大学附属第一医院、浙江大学医学院附属第一医院、中南大学湘雅医院和四川大学华西医院共7家教学医院作为创始会员，共同成立了"中国住院医师培训精英教学医院联盟"。2020年通过了国家住院医师规范化培训评估。2020—2021年，麻醉科、精神科、全科、内科、外科、临床病理科、康复医学科、急诊科相继成为国家首批住院医师规范化培训重点专业基地。

2015年，医（学）院成为四川省首批专科医师培训基地，获批专科37个。2017—2018年，心血管病学、呼吸与危重症医学、神经外科学、普通外科学、内科老年医学、儿科麻醉学、内科危重症医学、外科危重症医学相继成为国家首批试点专科医师培训地。

2006年成为国内地区第一家开展了住院技师、药师和护士规范化培训的医（学）院。2016年成为四川省护士、药师规范化培训首批基地。2020年，在全国试点率先以"社会人"招生方式开展麻醉科护士规范化培训。截至2021年底，累计培养住院医师5 426人，专科医师1 115人，住院技师、药师1 462人，住院护士3 984人。具体情况见表4–16。

表 4-16 截至 2021 年底四川大学华西临床医学院（华西医院）规培专业及在训人数

规培专业	数量	具体专科	在训人数
住院医师规范化培训专业基地	24个	麻醉科、内科、临床病理科、外科、精神科、超声医学科、神经内科、外科（整形外科方向）、全科、外科（神经外科方向）、放射肿瘤科、皮肤科、儿外科、急诊科、耳鼻咽喉科、放射科、外科（胸心外科方向）、核医学科、骨科、检验医学科、眼科、外科（泌尿外科方向）、康复医学科、重症医学科	1 666人
国家专科医师规范化培训专业	8个	心血管病学、呼吸与危重症医学、神经外科学、普通外科学、内科老年医学、儿科麻醉学、内科危重症医学、外科危重症医学	104人
四川省专科医师规范化培训专业	29个	消化内科、内分泌代谢科、血液内科、肾脏内科、神经内科、感染科、风湿免疫科、骨科、心血管外科、胸外科、康复医学科、泌尿外科、烧伤整形科、小儿外科、耳鼻喉头颈外科、麻醉科（综合麻醉）、心血管麻醉科、疼痛医学科、急诊医学科、皮肤科、眼科、精神科、放射科、核医学科、超声科、临床病理科、检验科、肿瘤科、全科医学科	236人
住院技师规范化培训专业	22个	病理、超声、超声心动图、动态心电图、耳鼻喉、放射、放射治疗、灌注、核医学、呼吸功能、呼吸治疗、假肢矫形、康复物理治疗、康复作业治疗、科研、临床神经生理电生理、实验医学、听力、心电图、眼视光、营养师、动物实验	351人
药师规范化培训专业	2个	临床药师、调剂药师	54人
规范化培训住院护士	1	护士	873人

（一）推动国家住院医师规范化培训制度形成

在2000年开展住院医师规范化培训试点的基础上，医院麻醉科主任刘进在2003—2013年担任全国人大代表期间，连续10年提出"建立国家住院医师规范化培训制度，并将其费用纳入国家财政预算"的议案和建议，最终被国家采纳并在全国实施，使中国住院医师培训制度迈出了从"为院育人"到"为国育人"的关键一步。2021年9月27日，刘进主任捐款一亿元成立"刘进住院医师规范化培训发展基金"，用于激励住院医师、带教师资，提高住院医师临床能力。这也是我国首个由个人捐赠设立的专项规范化培训发展基金。

（二）持续推进规范化培训教育体系改革

医（学）院在原有规范化培训教育的基础上，通过建立住院医师规范化培训（简称"住培"）基地学分制课程、立足临床培训全程质控、加强信息化建设三大举措，严格住培管理，积极构建毕业后医学教育体系，培养住院医师的临床能力和综合素养。

1.建立住培基地学分制课程

自2018年起，按分层递进原则创新性地建立了住院医师学分制课程，包括基本知识和专业知识、基本技能和专业技能、医学人文与临床科研训练四个模块，每位学员在培训期间须修满25个学分。截至2021年，全院24个住培专业已建设学分制课程49门。学分制课程的建立提高了专业基地和师资对临床教学的重视度，加强了培训期间教学活动的规范性，实现了规培学员培训任务的定量化。

2.临床培训全过程质控

医（学）院持续推动住培高质量发展，以住培学员思政管理、轮转、考核三方面为抓手，促进临床培训全程质控。2018年，医（学）院通过规划系统的医学人文建设内容，开设内容丰富、形式多样的医学人文课程，开展医学人文社会实践、义诊、评优、征文大赛等活动，将思政教育贯穿于培训全过程。通过信息平台，实现智能化安排轮转培养，保证教学资源统筹和均衡。通过年度考核，将形式单

一、内容重复的住培年度考核，改成为各年级制定不同考核目标和考核内容的分层递进的考核模式。

3.加强信息化建设

2018年，医（学）院自主研发的"华创毕业后教育智能管理平台"是全国首家以住培基地为主研的住培智能化信息管理平台，它能对住院医师培训全过程开展智能化管控。为基地培养体系中学分制课程、临床培训全程质控等的落实提供支撑，将严格管理住培落到实处。

自2017年以来，住培基地共有7人次获得国家级奖项。具体情况见表4-17。

表 4-17   全国住院医师规范化培训五个"优秀"评选活动获奖情况一览表

年度	获奖人	具体奖项名称	颁发单位
2017	李为民	十佳住培基地负责人	中国医师协会
2018	苏巧俐	优秀专业基地主任	中国医师协会
	游蕖	优秀带教老师	中国医师协会
2019	叶辉	优秀带教老师	中国医师协会
	叶俊	全国住培优秀住院医师	中国医师协会
2020	程南生	优秀住培基地负责人	中国医师协会
	梁宗安	优秀指导医师	中国医师协会

二、进修教育

医（学）院从20世纪50年代开始招收进修学员，积累了丰富的进修培训工作经验，长期以来通过发挥学科、人才、技术、培训及管理优势，累计培养进修学员逾4万人。

2007年以来，医（学）院的进修招收规模持续扩大，2016年起每年招收进修学员超过3 000人次。具体招收情况见表4-19。在推进进修工作规范化的过程中，进修需求多样化、个性化的趋势日渐明显，与医（学）院管理相关的进修需求也日益增多，如医疗质控管理、医院感染管理等。进修学员类型包括医师、技师、药师、护士和职能部门工作人员，培训模式包括综合培训、专项技术培训。随着医（学）院专科声誉的持续提升，医（学）院进修教育的品牌影响力也在不断扩大，生源质量、学员素质稳步提高。四川省外进修学员的占比由2006年的30%提高至2021年的45.8%，2021年来自三级及以上医院进修学员的比例达77.5%，本科及以上学历进修学员的比例达95.7%，中级及以上职称进修学员的比例达67.1%。医（学）院2007—2021年历年招收进修人数情况见表4-18。

表4-18　四川大学华西临床医学院（华西医院）2007—2021年历年招收进修人数一览表

年份	招收人数	年份	招收人数	年份	招收人数
2007	1 133	2012	1 841	2017	3 087
2008	1 028	2013	2 175	2018	3 463
2009	1 323	2014	2 668	2019	3 833
2010	1 630	2015	2 951	2020	3 620
2011	1 794	2016	3 043	2021	4 267

医（学）院历来重视进修教育的开展，进修管理部门历经机构调整（2005—2011年隶属于毕业后教育部，2011—2018年调整至医教部，2018年至今隶属于毕业后培训部），逐步理清发展思路及管理职责，不断改进管理和培训模式，规范进修制度，逐渐提升培训质效。2020年，启动进修智能化平台建设，对招收进修学员、教学培训、结业考核等开展全过程信息化管理，并持续优化对进修培训过程的管理及督导。2020年，组织编制各科室进修培训方案，并推出了《四川大学华西医院进修学员管理指南》，对进修培训内容、科室带教任务进行进一步规范，为进一步提升培训质量奠定坚实基础。

第四节　学生管理与素质教育

学院高度重视学生教育管理工作，坚持把立德树人作为中心环节，把思想政治工作贯穿教育教学全过程。建立了党委统一领导，党政齐抓共管、全院紧密配合的领导体制。

学院构建了由"名誉班主任—本科生导师—兼职班主任—辅导员"组成的多位一体的学生思想政治教育体系，不断完善辅导员队伍的培训和激励机制，大力加强辅导员培训工作，积极组织学院辅导员参加各类培训班和培训项目，有力地提升了辅导员的思想政治素质、业务能力以及对学生心理问题的识别和干预能力，拓展了辅导员的职业发展空间。学院辅导员多次荣获各级先进表彰，其中两人获得省级优秀辅导员荣誉表彰。

研究生思政教育方面，学院于2010年起建立"一横三纵"研究生管理机制。"一横"指将相近学科与专业划分成片区进行横向管理，形成由学院安全网络建设、辅导员"九个一"①基本要求、重点关注学生帮扶三大基础工作组成的教育与管理基础；"三纵"包括贯穿于研究生党建工作的思想教育培养主线，可实现实时动态管理的规范化教育培养主线以及由研究生会指导的学生自主发展培养主线。构建"一横三纵"管理网格，确保在全方面关注研究生成长成才的同时，做到重点突出、主线清晰。

一、学生基础管理

学生基础管理是保障校园正常教学秩序的基石，学院坚持以辅导

---

① 建设好一个安全网络，每学年与所有学生谈话一次，每学期与重点关注学生及其家长交流一次，每个月走访学生寝室一次，每学期与所带学生的任课教师或科室沟通一次，讲好形势政策课程的一个专题，指导好一个学生社团的发展，指导好一个学生科研创新项目，写好一篇与本职工作相关的论文。这是对辅导员工作的基本要求，是辅导员常规工作的基础与考核底线。

员"九个一"为工作抓手，注重加强学生党建、干部队伍和班团组织建设。

（一）党团组织和学生干部队伍建设

学生党总支坚持"围绕中心抓党建，抓好党建促发展"的工作方针，坚持"党建工作零缺陷、党员发展零投诉"的高品质工作要求。加强党组织建设和党员先进性教育，认真履行"三会一课"制度，高度重视学生党员发展工作，坚持标准，保证质量，推进党建工作规范化、制度化。为提高党员素质，学生党总支对党员严格要求，规范党建工作流程，2011年设立"党务中心"，为各支部提供党务服务和汇总信息服务。

2007年，学院拟定《学生干部工作手册》，不断优化学生干部队伍组织构架，建设了一支寝室、班级、年级（系）、学院"四位一体"的学生干部队伍。2018年，学院全面实行班级团支部委员会与班委会一体化运行机制，学生团支部按照班级为单位设置，充分发挥团支部的政治核心作用、思想引领作用及模范带头作用。以"青年大学习网上主题团课"为载体，学院压实各级班团干部思想政治引领责任，构建高效文化宣传矩阵，持续推进全院基层团支部"三会两制一课"的落实。2020年，学院创办"学生发展中心""硕博发展中心"等特色中心，充分发挥学生自我管理、自我服务的能力，加强对学生的政治教育，同时开展思想动态收集、热点调研，协助辅导员开展学生服务与管理、心理健康教育。

（二）心理健康教育

学院充分利用临床资源，拓展"心理育人"+"临床资源"的学生心理健康教育新模式。在课堂教学、实践教学中融入心理健康教育内容，对辅导员进行心理健康教育理论和心理应急事件处置能力培训，建立贯穿学院、年级（系）、班级、宿舍的"安全网络"预警体系，组织寝室长和生活委员进行心理健康问题早识别、早发现、早干预的培训。2018年开始，利用医院开发的在线心理服务平台开展全院学生心理健康普查，采用大数据手段及时发现学生间存在的心理健康风险隐患。对心理筛查以及日常排查出的中高风险学生建立"一人一册"工作台账，实施学生心理健康动态管理，存在心理问题及心理疾病的学生建档立卡率达100%，干预率达100%。通过组织心理健康知识讲座、精神救援培训、心理情景剧等活动，帮助学生身心健康成长，调动学生的积极性，培养和挖掘学生的潜力，引导学生树立积极的价值观念，以良好的身心状态投入到学习和生活中。

（三）学生安全网络建设

学院始终把确保学生队伍安全稳定作为核心任务，以强化学生基础管理、打好校园稳定攻坚战为学生管理工作的重点。严格校园基础安全管理，针对意识形态、宗教问题、实验室安全、寝室安全和网络安全等，加强宣传教育，制定完善相关制度，以辅导员"九个一"为抓手落实各项工作，确保校园平安稳定，教学活动有序开展，为同学们提供一个安全和谐的学习生活环境。2014年，学院重点强化涉及学生工作的各项数据的采集、归纳和管理能力，修订完善了全院学生安全网络基础数据。经过多年的实践，我院在学生管理中逐步探索构建了以寝室长为核心，以学生干部为骨干的学生安全网络，不断加强学生安全意识的教育。

二、学生素质教育活动

学院以提升医学生胜任力为核心，围绕学生基础管理、思想教育和个性发展三大平台，聚焦建设思想教育、人文素养、科学思维、实践能力、国际视野融为一体的医学生综合素质培养体系。

（一）思想教育

除每年固定的思想政治教育形式外，学院利用各种载体，在多个时间节点持续开展各式各样的学生思想政治教育活动。2007年开展"实践先进性，当好先锋队"主题教育。2016年，依托"智慧团建"，学院有效推进组织建设，近年来学生社团衔接率均达100%。围绕党的生日、国庆节、医师节、护士节、教师节、校庆日、院庆日、纪念"一二·九"运动等，学院开展思想政治教育、职业精神教育、尊师重道教育、院史传统教育等，在植树节、重阳节等传统节日开展青年志愿者服务活动。2018年，学院主办了"全国高等医学院校'三全育人'工作研讨会"。在学生中扎实开展"不忘初心 牢记使命"、党史学习教育等主题教育，编印《学习正当时》学生理论文集。组建学生宣讲团，通过"形势与政策"教育课、年级大会、党团组织生活等方式，利用新媒体"熊猫小医生"等开展宣传教育，组织学生深入学习习近平新时代中国特色社会主义思想，不断加强学生思想政治教育。

积极探索理论学习的新途径、新模式，于2014年倡议和发起成立了四川省高校学生思想理论社团联盟，共同推进区域性思想理论建设工作。2016年，我院牵头成立的"四川大学思想政治理论读书会"荣获"四进四信"活动"全国百佳大学生理论学习社团"荣誉称号。

同时，学院形成了系列特色思想教育活动。2013年以来持续在全院学生中组织开展"学雷锋、学党章、践行社会主义核心价值观"（简称"双学一行"）活动，号召全体同学学习雷锋的奉献精神、

"钉子"精神、"螺丝钉"精神和艰苦奋斗的精神，要求全体学生党员"人人有党章、次次组织生活学党章"，通过组织微视频比赛、班会、团组织生活等方式，宣传社会主义核心价值观。2015年开始编印《我身边的医学生榜样》《华西临床医学院毕业生风采录》，荟萃模范人物、优秀集体、先进事迹树立榜样作用。新生一进校，学院就指导其在个人层面践行社会主义核心价值观，促使新生形成"班规""室规"的共识。2018年，制订《四川大学华西临床医学院践行社会主义核心价值观医学生公约》。

（二）人文素养教育

学院结合华西医学百年文化，抓住青年学生的成长特点和规律，制订《华西临床医学院"临医之风"学生素质教育规划手册》。近年来，学院持续加强对学生的素质教育和能力培养，着力形成以"临医之风"为品牌的系列学生素质教育培养活动，重点推动"我是医学生"主题素质教育活动的开展，以文体活动为基础，打造美育、体育类品牌活动，致力于培养德智体美劳全面发展的新时代华西学子。2020年，因为受到新冠肺炎疫情影响，在大多数学生春季学期未能返校的情况下，采取线上线下结合的方式开展各类素质教育活动，充分利用互联网平台，举行"妙笔生花"医学图谱绘画大赛、"一见寝心，医路有你"寝室文化节、"医者　向未来"深造寄语征集活动等。除了学院的品牌活动外，学院还积极组织学生参与学校的系列活动，例如"凤鸣川大"合唱比赛、"凤舞展翅"舞蹈大赛、校运会和华西五院杯球类赛事等。截至2021年，学院已蝉联校运会六连冠，并在多项赛事中取得优异成绩。多姿多彩的人文素质教育活动大大丰富了学生们的"第二课堂"，为培养德智体美劳全面发展的时代青年打下坚实基础。

（三）科学思维训练

医学生的科学思维训练是学院培养医学拔尖创新人才的重要内容，也是实现健康中国战略的重要举措。学院长期以来着力培育学生的创新精神，2018年以来不断总结成功经验，凝练集体智慧，进一步提炼出了"1+2+3"医学生创新创业教育体系，力求厚植华西特色的创新创业文化，培育新时代医学生的创新创业精神。

"1+2+3"医学生创新创业教育体系，借助华西临床医学院（华西医院）"院院合一"的特有办学模式，依托一流的科研平台和华西独具特色的创新创业文化氛围，以"厚植'双创'文化，培育'双创'精神"为目标，进行系统规划、统筹安排，以"一流平台支撑能力培养，两支队伍指导双创训练，三类育人项目孵化双创成果"为思路，积极建立和完善促进医学生创新创业的政策制度和服务体系。一流育人平台支撑能力培养即打造一流的课程平台，打造一流的科研平台，打造一流的学科平台。两支育人队伍指导双创训练即本科生导师制度和班主任制度。三类育人项目孵化双创成果即以全员参与科研项目为基础，以校级双创竞赛为载体，以高水平学科竞赛为目标。

学院学生近年来在各项高水平竞赛中取得了优异的成绩。2014级临床医学专业八年制创新班余泓彬带领团队参加2017年国际基因工程机器竞赛（iGEM），并获得国际级金奖。中国国际"互联网+"大学生创新创业大赛由教育部联合13个部委共同主办，是全国级别最高、最具影响力的大学生创新创业赛事。学院自2015年起，每年都积极组织学生参与该项赛事。2015—2020年，由学院学子主研的项目共获得国家级金奖8项，国家级银奖3项，国家级铜奖1项，获奖数量位列全国医学院校第一。

"挑战杯"系列竞赛是国内大学生极其关注的全国性竞赛，也是全国极具代表性、示范性、导向性的大学生竞赛。截至2021年底，学院学子获得国家级金奖2项，国家级银奖1项，国家级铜奖4项。

为提升医学生创新能力、实践能力和团队合作意识，全面提高医学生综合素质和人才培养质量，教育部医学教育临床教学研究中心及教育部临床医学专业实践教学指导分委会组织开展了10届"全国高等医学院校大学生技能竞赛"（2021年更名为"全国大学生医学技术技能大赛"）。学院参加了第一至第五届和第十届，并于2011年承办了"第二届全国医学院校大学生临床技能竞赛"西南西北分区赛，于2021年承办了"全国大学生医学技术技能大赛"护理赛道西南西北分区赛。在"第五届全国高等医学院校大学生临床技能竞赛"（2014年）中，学院学生荣获西南西北分区赛一等奖，总决赛三等奖。

此外，学院学子在科研项目、科研论文和专利申报方面表现突出。2007—2020年获得"大学生创新创业训练计划"项目2 682项，本科生申请获批的专利共50项，以前三作者的身份发表论文985篇。

（四）社会实践能力培养

社会实践教育是培养医学生社会责任感的重要渠道，学院于2000成立"杏林风"青年志愿者服务队，组织各类社会实践活动，引领和帮助广大青年学生在社会实践中受教育、长才干、做贡献，以青春建功的实际行动，积极投身到服务健康中国战略、服务脱贫攻坚战略的热潮中。2016年，学院"杏林橘井"院级实践团在"践行爱心服务，发现美丽中国"2016年全国大中专学生暑期"三下乡"新媒体公益传播力评选活动中获"优秀团队"称号。2018年，学院联合北京大学医学部、中山大学中山医学院组成全国知名医学院校联合学生服务团，以"求真务实学小平，知行合一践使命"为主题，赴广安开展科普宣传、医疗义诊、联合查房、"小平故里"红色文化教育等活动，在

2018年全国大中专学生志愿者暑期"三下乡"社会实践"千校千项"成果遴选活动中获"最具影响好项目"称号。

在先后经历了"5·12"汶川大地震、"4·20"芦山地震等重大自然灾害发生时，在席卷全球的新冠肺炎疫情暴发时，学院"杏林风"青年志愿者服务队积极动员全院学子参与到这些重大事件的志愿服务中去，建立具有华西特色的志愿服务体系，开展"阳光中国梦"志愿服务项目，包括"阳光中国——社会急救知识技能普及""生命干线——重大灾害应对志愿服务""安全校园——川大急救知识技能普及""益暖华西——门急诊导医陪护志愿"4个子项目，该项目在中央宣传部、中央文明办等主办的2016年学雷锋志愿服务"四个100"先进典型宣传推选活动中获"全国最佳志愿服务项目"称号。

"博士快车"专家博士医疗服务团是华西临床医学院知名的研究生社会实践团体。该团体组建于2002年7月，秉承"受教育、长才干、做贡献"的宗旨，组织专家、博士研究生医疗队深入基层、深入老少边穷地区为当地民众进行健康科普和常见病治疗，并在结合基层实际需求的基础上，为基层卫生组织开展专家讲座、教学查房、送医送药、卫生调研等实践活动，为他们带去华西力量。同时，该活动让医学博士研究生在深入社会、了解国情、接受锻炼的过程中接受爱国主义教育，践行社会主义核心价值观，坚定他们的理想信念，培养他们的社会责任感。2007—2021年，"博士快车"医疗服务团队走过四川阿坝藏羌族自治州（简称阿坝州）、湖北恩施、贵州遵义、江西赣南、广西百色等20余个省内外地区，多次获得"全国大中专学生志愿者暑期'三下乡'社会实践活动优秀团队""四川省大中专学生志愿者暑期社会实践活动优秀团队"等荣誉称号。

（五）开拓视野

学院积极开展同国（境）外院校合作交流，为学生提供了解国（境）外学术信息的渠道，帮助学生开拓视野。2007年以来，学院先后邀请了美国、英国、加拿大、德国、澳大利亚、法国、俄罗斯、瑞典、意大利、以色列、芬兰、罗马尼亚、瑞士、古巴、日本、新加坡、泰国等国家，以及我国港澳台地区的医学院校、科研机构、医疗机构和学术组织的医学教育专家、临床医学专家来院访问和讲学。截至2021年底，共接待来院访问和讲学的国外、境外专家超过2 000批次，5 900余人。依托四川大学每年在暑假期间开设的为期两周的国际课程周活动，邀请国外一流大学的教师参加"国际课程周"，并开设"全英语国际课程"；邀请国外一流大学学生参加"国际交流营"活动，与学院学生共同开展学术研讨、文化交流、校园参观、基础汉语学习、中国传统文化了解、临床观摩实习、创新创业实践等活动等。学院从2012年开始执行"国际交流营"，邀请外籍学生超过100人；从2014年开始邀请外籍教师授课，共邀请58名教师，开设65门全英文课程。

第五章

科研工作

　　在老一辈华西人的艰苦奋斗、拼搏实干下，自1996年之后的10年间，医（学）院科研工作实现了从小到大、从有到强的跨越式发展。2006年以来，伴随《国家中长期科学和技术发展规划纲要（2006—2020年）》和《中共中央　国务院关于深化科技体制改革　加快国家创新体系建设的意见》的先后颁布，医（学）院进一步聚焦学科发展，持续优化学科体系，坚持科研强院战略，不断取得创新突破。随后，医（学）院在2016年全国卫生与健康科技创新工作会议精神及国家相关政策文件的引领指示下，医（学）院坚持"面向世界科技前沿、面向经济主战场、面向国家重大需求、面向人民生命健康"，充分发挥整体规模大、学科门类齐全、重点专科多和强的优势，按照"突出重点、交叉融合、协同创新"的科研发展思路，深化科研体制改革，提升科技创新力，形成了若干引领前沿的学科方向，产生了一批具有重大科学意义或在应用价值上具有原创性、前瞻性的成果。如医（学）院相继获批多个国家级平台，并于2021年获批为首批"辅导类"国家医学中心创建单位，构建起从基础研究到以临床需求为导向的转化研究全覆盖的医学创新体系；各项科研业绩显著，科技创造力和影响力显著提升，截至2021年底，在复旦大学医院管理研究所发布的"中国医院排行榜"中"科研学术权重"一项连续13年得满分，在中国医学科学院发布的"中国医院科技量值综合排行榜"上连续8年排名第一，成为中国一流的医学科学研究和技术创新的国家级基地。这些成绩为医（学）院的高质量可持续发展奠定了更为坚实的基础，将有力推进我国医学科技自立自强和一流学科建设，为健康中国行动和增进人类福祉提供强有力的科技支撑。

第一节　学科体系发展

自1995年以来，国家先后实施"211工程""985工程"等重点项目，统筹推进世界高水平大学和学科建设，医（学）院积极贯彻落实国家战略方针，打造具有博士学位授予权的一级学科点，实现国家和省级重点学科零的突破。2007—2021年，在学校和医院的领导下，全院共同努力推进学科建设卓越发展，学科综合实力进一步提升。医（学）院现有具有博士学位授予权的一级学科点4个（临床医学、中西医结合、护理学、医学技术），国家重点学科9个，国家重点（培育）学科2个，国家临床重点专科34个。护理学入选教育部"双一流"建设学科。四川大学确定重点建设"以精准医疗（RAS）为导向的临床医学""全生命周期健康与疾病的精准护理学"两个学科（群），以及医学大数据、灾难医学等超前部署学科。以"医学+""信息+"为牵引，医（学）院推进以"三中心一平台"为核心的学科交叉融合建设，加快"新医科"建设。医（学）院通过实施"学科卓越发展1·3·5工程"，创建国际一流的交叉学科，创建全国一流的三级学科、亚专业、特色专病和专项技术。学科影响力方面，在教育部第五轮学科评估中，医（学）院的临床医学获评为A，护理学和医学技术均获评为A+，中西医结合获评为B+。在软科发布的"中国最好学科"排名中，护理学在2020年、2021年连续两年排名全国第一。

一、学科概况

截至2021年底，医（学）院共有一级学科4个，二级学科39个（含学校自主设置二级学科20个），有医（学）院学科参与的学校自主设置的交叉学科3个。一级学科为临床医学、护理学、医学技术、中西医结合。

临床医学。聚焦肿瘤疾病、老年疾病、危急重症三大优势学科集群，在国内率先开展成人活体肝移植，肿瘤生物治疗、肺癌外科、微创与介入、神经内科、神经外科、中西医结合治疗重症胰腺炎、麻醉、急救与重症、康复、罕见病诊治等领域处于国内或世界领先水平。

护理学。充分发挥华西护理学历史悠久和四川大学医工融合的优势，形成了五个特色鲜明的学科方向，即加速康复护理、灾害护理、老年慢病护理、妇幼护理、护理与材料交叉研究，多个研究方向均优势特色突出的优势。

医学技术。围绕医学工程技术、呼吸治疗、医学检验技术、医学影像技术学、临床营养、放射治疗物理技术、听力与言语康复学、康复治疗学、眼视光学等学科方向进行建设，其中呼吸治疗、康复治疗学最具优势特色。

中西医结合。重点学科方向包括以治疗重症急性胰腺炎等为特色的危急重症中西医结合治疗体系的构建，中西医结合慢病综合防治，生物方剂、天然药物研发的技术链构建及转化研究；循证中医药及其在临床中的应用。医（学）院学科设置的具体情况见表5–1。

表5-1 四川大学华西临床医学院（华西医院）一级学科、二级学科设置情况

一级学科	一级学科点获批年份	下属二级学科数量	二级学科	
			国家规定的二级学科	学校自主设置的二级学科
临床医学	2003年	25个	内科学（心脏病学、血液病学、呼吸病学、消化系统疾病、内分泌与代谢病、肾脏病学、风湿免疫病学、传染与感染性疾病）、儿科学、老年医学、神经病学、精神病与精神卫生学、皮肤病与性病学、影像医学与核医学、临床检验诊断学、外科学（普通外科、骨科、泌尿外科、胸心外科、神经外科、烧伤科、整形外科）、妇产科学、眼科学、耳鼻咽喉科学、肿瘤学、康复医学与理疗学、运动医学、麻醉学、急诊医学	疾病分子与转化医学、医学信息学（临床信息、信息与决策、信息系统、信息标准）、循证医学、移植科学与工程学、临床药物与器械评价学、人类重大疾病生物治疗、母婴医学、重症医学
中西医结合	2006年	2个	中西医结合基础、中西医结合临床	
护理学	2011年	3个		基础护理学、临床护理学、社区护理学
医学技术	2018年	9个		医学工程技术、呼吸治疗、医学检验技术、医学影像技术学、临床营养、放射治疗物理技术、听力与言语康复学、康复治疗学、眼视光学

医（学）院临床医学参与的、由学校自主设置的交叉学科共3个，包括人工智能、再生医学、应激生物学。

二、国家重点学科

2007年，外科学（胸心外科）、外科学（骨科）、内科学（消化系统疾病）、肿瘤学、影像医学与核医学、儿科学、妇产科学建设为国家重点学科，精神病与精神卫生学、麻醉学建设为国家重点（培育）学科。截至2021年年底，医（学）院共有国家重点学科9个，国家重点（培育）学科2个。

1.外科学（胸心外科）

该学科2007年获批教育部国家重点学科。2010年，为适应学科发展需要，扩展为胸外科和心脏大血管外科两个科室。2011年，胸外科和心脏大血管外科分别获批卫生部国家临床重点专科。胸外科在肺外科、食管外科、微创、加速康复等领域均居国内领先水平，以微创及快速康复为核心发展方向，形成了微创胸外科、肺及纵隔外科、食管外科、胸外科加速康复、肺移植、胸壁外科、创伤、气管外科等不同方向。近年来，胸外科大力推动教学、科研平台的建设，支撑学科持续发展，建立了健全的临床数据库及组织标本库，建有四川省肺癌分子重点实验室和胸部肿瘤研究所。心脏大血管外科是国内最早建立的心脏大血管外科中心之一，近年来在婴幼儿及成人复杂心脏及大血管疾病、微创外科治疗和研究方面取得突出成绩，成功开展了心脏移植、风湿性心脏病各种瓣膜置换、大血管疾病腔内治疗、经心尖穿刺微创主动脉瓣膜置换（TAVR）等数十种国际领先的医疗技术，多种术式为国际首创。

2.外科学（骨科）

该学科2007年获批教育部国家重点学科，2010年获批卫生部国家重点临床专科。现拥有关节外科、脊柱外科、创伤骨科、骨与软组织肿瘤、运动医学及足踝外科6个亚专科。率先在国内开展胸腰椎前路手术及围手术期加速康复临床研究和实践，是国家卫生健康委加速康复外科骨科试点专家组办公室所在单位。在国内较早开展复杂髋膝关节置换与翻修、颈椎间盘置换、复杂脊柱畸形矫正、复杂创伤急救与功能重建、骨肿瘤保肢及个性化定制假体、骨与肌腱非金属固定与生物修复、复杂足踝创伤与畸形矫正等先进技术，取得一批先进成果并在 *Lancet*、*Advanced Materials* 等国际权威期刊发表，获国家、教育部、原卫生部及省科技进步奖10余项。附设中国西部关节重建外科中心、国家卫生健康委脊柱内镜培训中心、西部创伤骨科中心、西部运动医学中心、西部骨与软组织肿瘤诊治中心、SICOT中国部西部足踝培训基地、中—德国际伤口治疗师培训学校等10余个诊疗中心和培训基地。

3.内科学（消化系统疾病）

该学科2007年获批教育部国家重点学科，2010年获批卫生部国家临床重点专科。该学科共设立6个亚专业组，包括肝脏疾病组、胆胰疾病组、炎症性肠病组、消化道出血组、内镜微创治疗组及消化介入治疗组。近年来开展了多项消化血管与非血管介入诊疗技术，包括肝硬化食管胃静脉曲张出血、布—加综合征、顽固性腹水、消化系统肿瘤、消化道出血、梗阻性黄疸等疾病的微创介入治疗，其中经颈静脉肝内门体分流术及球囊阻断逆行静脉闭塞术处于全国领先水平。消化内镜中心开展了多项国际先进、国内领先的内镜下微创诊疗技术，在消化道早癌及胆胰微创治疗方面取得了突出成就。2020年，该科成立"四川大学—牛津大学华西消化道肿瘤联合研究中心"，以高质量的基础、转化和临床癌症研究为基础，为胃肠道癌症等提供综合的癌症治疗计划，提高我院消化科在国际、国内的影响力。

4.肿瘤学

该学科2007年获批教育部国家重点学科，2013年获批卫生部国家临床重点专科。学科分设头颈肿瘤科、胸部肿瘤科、腹部肿瘤科、放疗科（含放射物理技术中心）、生物治疗科5个亚专业组。学科依托生物治疗国家重点实验室，致力于肿瘤的基础、转化以及临床的研究，是我国重要的肿瘤教育基地，是中国西部重要的肿瘤（疑难重症）诊疗中心、肿瘤专科医疗人才培训基地、肿瘤新技术引进研发推广和创新中心，也是肿瘤转化医学和精准肿瘤学研究的国家级研究中心。该学科已发展成为成熟高效、专业突出的肿瘤救治平台，肿瘤学的亚专业组覆盖主要瘤种，各亚专业组建立了科室间MDT协作诊治模式，多个亚专业学术带头人参与美国国立综合癌症网络（NCCN）指南中国版和原卫生部规范化诊疗指南的制定，是国内最早开展影像引导放疗（IGRT）和容积调强放疗（VMAT）技术的单位。

5.影像医学与核医学

该学科2007年获批教育部国家重点学科，2013年获批卫生部国家临床重点专科，现有放射科、超声医学科、核医学科3个亚专科。

放射科近年来在多个领域实现了从"0"到"1"的突破。神经精神影像团队在国际上开创了精神影像领域，主编北美放射医师培训教材*Psychoradiology*，率先开设了精神影像临床门诊，获得了国家自然科学二等奖和中华医学科技奖一等奖。腹部影像团队运用功能磁共振研究肝硬化肝癌的成绩突出，受邀参与国际肝脏磁共振检查指南的制定。学科特色研究方向包括精神影像学研究、肝脏疾病多模态影像学研究、心脏疾病磁共振研究、人工智能及影像组学应用研究。

超声医学科是国内最早开展超声医用及研究的单位之一，现已发展成亚专业门类齐全、超声诊断及治疗并重的科室，检查项目包括腹部超声、心血管超声、妇产科超声、儿科超声、介入超声、浅表与肌骨超声、临床POC超声。该学科率先在国内及国际上实行超声医师+超声技师的医技协同、三级诊疗模式；在国际上首先建立了涵盖超声医师及超声技师，分三类人员、四个层级的教学体系。

核医学科是全国首批建设的核医学专业医教研单位，在国内率先提出"大力发展核素治疗，全面发展核医学，走具有我国特色的发展核医学之路"这一具有方向性的提议。开设了全国首家碘–131规范化治疗病房，对我国核素治疗发展具有重要的影响和贡献。学科特色研究方向包括肿瘤多模态分子影像精准诊断、脑功能与分子影像精准诊断、放射性核素靶向治疗。

6.儿科学

2007年获批教育部国家重点学科，2011年新生儿科获批卫生部国家临床重点专科。现有儿童心血管、儿童肾脏、儿童内分泌、儿童呼吸、新生儿、儿童血液／肿瘤、儿童感染、儿童神经康复、儿童消化、儿童保健、儿童重症医学、儿童急诊医学等三级学科。学科业已形成以儿童疾病遗传资源平台为基石，以儿童疾病组织细胞重塑和发育重建为核心的研究群体，并在早期发育与损伤的可控因素研究、先天性心血管疾病早期干预、儿童血液病与肿瘤研究、儿童感染/传染性疾病研究、儿童血液净化及肾脏疾病研究等方向取得卓越成绩。先后多次获国家科技进步二等奖、三等奖，中华医学科技奖二等奖，教育部科技进步二等奖等荣誉。该学科是国家重点学科及国家精品资源共享课程获准单位，拥有教育部重点实验室和我国儿科学界唯一的教育部长江学者创新团队。

7.妇产科学

2007年获批教育部国家重点学科，2011年妇科和产科均获批卫生部国家临床重点专科。现已发展成为国内规模较大的集医疗、教学、科研和预防保健于一体的妇产科医疗中心和高级专业人才的培养基地。妇产科设置有妇科、产科、生殖内分泌计划生育科、生殖医学中心、产前诊断等亚专业。在妇科恶性肿瘤的发病机制和临床研究、妊娠重大疾病临床和基础研究、生育调控与产前诊断、女性生殖健康基础与临床研究等方向取得系列高水平研究成果。近年来，妇产科团队承担了国家高技术研究发展计划（"863"计划）、国家重点基础研究发展计划（"973"计划）、国家自然科学基金等多项国家级研究项目，获教育部自然科学奖一等奖。该学科是中华医学会妇科肿瘤学会前任主任委员、副主任委员及现任常务委员，中华医学会围产医学分会现任主任委员所在学科。拥有出生缺陷与相关妇儿疾病教育部重点实验室、四川省妇科肿瘤重点实验室等研究平台。

8.精神病与精神卫生学

该学科2007年获批教育部国家重点（培育）学科，2011年获批卫生部国家临床重点专科。该学科特色研究方向包括情绪及应激相关障碍临床及基础研究、生物精神病学、精神卫生服务模式创新等。近年来，该学科充分利用大型综合医院充足、完善的临床资源，与国际水准接轨的临床和实验研究技术平台，以及覆盖全国的华西远程医疗网络、精神专科培训及研究合作网络，形成以心理卫生中心为核心、多学科协同攻关的精神疾病研究网络及平台。在精神障碍的分子遗传、脑影像、抑郁障碍及焦虑障碍的病理机制及生物心理社会干预，成瘾行为的基础和综合干预模式，儿童神经心理发育及其相关障碍，心身医学（综合医院心理健康服务）等方面建立起系统完整的研究体系。先后获教育部创新团队、国家自然科学奖一等奖、科学技术进步二等奖、国家自然科学奖二等奖、国家自然科学基金委创新研究群体等荣誉。

9.麻醉学

该学科2007年获批教育部国家重点（培育）学科，2010年获批卫生部国家临床重点专科。该学科特色研究方向包括：全身麻醉机制、"高选择性"镇痛靶标和新药设计、重要脏器能量代谢与功能稳态机制等应用理论研究；围绕麻醉与疼痛评估和风险预测、连续、无创、可视化生命功能监测技术、靶向生命支持与个体化干预调控等麻醉共性技术研发；新药研发与转化、智能辅助系统设计开发、超声监测与教学培训设备研制等全链条模式转化研究；针对高龄、小儿、高危手术开展多项大型多中心临床研究和GCP研究。牵头国家迄今为止在麻醉学领域的2个主体科技计划项目，应用基础研究成果先后在国际顶级刊物发表。获得授权的药物发明专利约占我国麻醉新药化合物专利的34%，实现成果转化超3亿元。

三、国家临床重点专科

截至2021年底，医（学）院共有国家临床重点专科建设项目34个，数量位居全国医院第一，具体情况见表5-2。

表5-2　四川大学华西临床医学院（华西医院）国家临床重点专科清单

批准时间	国家临床重点专科
2010年	消化内科、骨科、重症医学科、麻醉科、检验科、病理科、专科护理专业
2011年	心血管内科、血液内科、内分泌科、神经外科、胸外科、心脏大血管外科、耳鼻咽喉科、精神病科、中医外科
2012年	呼吸内科、神经内科、肾病科、普通外科、泌尿外科、眼科、皮肤科、急诊医学科
2013年	肿瘤科、医学影像科、感染病科、康复医学科、风湿免疫科、器官移植科、疼痛科、老年医学科
2021年	烧伤整形外科、小儿外科

四、省级重点学科

截至2021年底，医（学）院共有四川省重点学科（一级学科）2个，四川省重点学科（二级学科）15个，四川省医学重点学科12个。具体情况见表5-3。

表5-3　四川大学华西临床医学院（华西医院）省级重点学科清单

省级重点学科	批准时间	学科名称
四川省重点学科（一级学科）	2008年	临床医学
		中西医结合
四川省重点学科（二级学科）	1995年	眼科学
		精神病与精神卫生学
	1999年	外科学（骨科）
		肿瘤学
	2004年	内科学（消化系统疾病）
		内科学（传染病）
		内科学（内分泌与代谢病）
		神经病学
		影像医学与核医学
		临床检验诊断学
		外科学（胸心外科）
		外科学（神经外科）
		麻醉学
		循证医学
		中西医结合临床

续表

省级重点学科	批准时间	学科名称
四川省 医学重点学科	2005年	心血管内科
		血液病
	2006年	康复医学
		护理学
		老年医学
	2007年	肾内科
	2009年	泌尿外科
	2013年	风湿免疫病学
		临床药学
	2015年	医学遗传学
	2019年	康复护理基础与应用研究实验室
	2020年	重症医学研究室

五、"211工程"和"985工程"

教育部"211工程"是面向21世纪重点建设100所左右的高等学校和一批重点学科的建设工程。在"十一五"期间（2006—2010年），医（学）院被列入教育部"211工程"重点学科建设的项目包括：移植、再生与修复重建的应用基础，重大疾病生物治疗基础与应用研究，重大疾病发病机制与现代综合诊断治疗。

医（学）院重大疾病的生物治疗科技创新平台获批"985工程"二期科技创新平台，建设周期为2005年7月至2009年7月，首席科学家为魏于全院士，批准经费为6 750万元。

六、"双一流"重点建设学科（群）

2015年10月，为提升我国教育发展水平、增强国家核心竞争力、奠定长远发展基础，党中央、国务院作出建设世界一流大学和一流学科（简称"双一流"）的重大战略决策。2017年9月，教育部公布首轮"双一流"建设高校及建设学科名单，医（学）院护理学进入教育部"双一流"学科建设名单，是全国护理学中仅有的两个"双一流"学科之一。四川大学确定医（学）院"以精准医疗为导向的临床医学与护理学"作为重点建设学科（群），建设周期为2018—2020年，首席科学家为李为民教授。

1.以精准医疗为导向的临床医学与护理学

立足华西医学特色和优势，以多学科交叉融合、创新重构医学为契机，重点建设以下5个学科方向：①以微创与介入、移植与再生为特色的外科学，②以基因组学为导向、生物治疗为特色的肿瘤学，③全生命周期临床护理学，④以老年与慢病为特色的内科学，⑤急救援医学。

2021年，教育部启动新一轮"双一流"建设，在四川大学学科建设总体规划部署下，确定医（学）院"以精准医疗为导向的临床医学"和"全生命周期健康与疾病的精准护理学"为重点建设学科（群），建设周期为2021—2025年，首席科学家分别为李为民教授和刘伦旭教授。

2.以精准医疗为导向的临床医学

以精准医学为导向，重点围绕肿瘤疾病、老年疾病、危急重症三大学科集群，大力发展高原医学、生殖发育与老年健康医学、微/无创医学、肿瘤精准医学、灾难与危急重症医学等重点学科方向，积极开拓医学前沿交叉学科领域。该学科将以医药、医工、医信交叉为抓手，以生物医学材料、器械设备、创新药物、大数据体系为支撑，中西医并重，加强高峰学科打造；持续提升人才培养质量，提高临床诊疗水平，加大科研创新，精准服务国家战略和经济社会高质量发展。

3.全生命周期健康与疾病的精准护理学

面向服务社会主义现代化健康强国战略，以全生命周期健康与疾病的精准护理学为核心内涵，以解决护理学科关键与瓶颈问题、提升护理理论与核心技术竞争力为导向，结合四川大学护理学优势特色，布局全生命周期快速康复的精准护理、老年与慢病精准护理、灾难急救与危重症护理、妇幼健康精准护理、"护理+材料"医工交叉研究五大重点领域。深入推进"护理学+临床医学"、材料科学与工程等交叉学科发展，布局并加快护理学一流学科集群建设，推行"强基础、厚通识、宽视野、多交叉"的方针，推进本学科内涵式发展，把本学科打造为护理学科世界学术标杆。

七、"双一流"建设超前部署学科

在国家"双一流"建设背景之下，为构建以世界一流大学为目标的学科体系，四川大学系统规划了优势特色学科、交叉融合学科、前沿探索学科、面向未来学科和超前部署学科"4+1"学科发展布局。在首轮"双一流"建设周期（2018—2020年），医（学）院医学大数据、灾难医学、老年康养医学、深地医学、艾滋病防控综合研究被确定为四川大学"双一流建设"超前部署学科。在第二轮"双一流"建设周期（2021—2025年），医（学）院医学大数据、灾难医学再次入选四川大学超前部署学科。

1.医学大数据

在全生命周期健康促进理念下，围绕健康管理、临床医疗、慢病管理、健康养老四个阶段，以学科交叉的创新途径开展研究，在医学基础与理论、预防、诊疗与康复服务等方面实现"体系创新、技术创新、模式创新和管理创新"。学科首席科学家为张伟教授和宋欢教授，主要研究方向包括：①全生命周期的智能预警及预测干预，②多组学数据智能医学，③健康服务与医学工程，④大健康数据挖掘与应用，⑤医学数据分析平台与质量安全体系研究。

2.灾难医学

通过顶层设计、跨学院协作，在防灾、备灾、救灾及灾后重建四个层面，开展灾难医学结合管理、教育、医工、信息学等领域的跨学科研究，创建灾难医学科研和教学平台。学科首席科学家为曹钰教授，主要研究方向包括：①灾难医学管理体系构建，②灾难医学教育框架与科普推广，③信息技术与灾难医学，④新兴材料与灾难医学，⑤紧急医学救援技术探索，⑥航空转运与航空救援。

3.老年康养医学

通过凝练老年及衰老相关重大需求和科学问题，以科技创新为本、转化服务为宗旨，加强学科交叉及国内外合作，开展基础—医学转化研究与防治结合研究，力争建立具有国际影响力的康养研究和示范平台。学科首席科学家为董碧蓉教授，主要研究方向包括：①衰老机制和抗衰老研究，②老年健康评估与管理体系建立，③健康促进与医养结合适宜性技术开发，④康养人居环境设计与示范，⑤医疗模式创新和康复新技术研发。

4.深地医学

从国家所需、着眼未来、超前布局出发，在国际上率先提出在深地空间开展医学研究。通过构建深地医学综合创新实验平台，连续、动态、系统地开展不同深地环境的原位生命体研究，研究深地环境因素对生命体的影响规律及其作用机制，建设世界上首个深地医学学科平台，推进深地医学学科从无到有、再到可持续发展。学科首席科学家为步宏教授，主要研究方向包括：①不同深度地下空间人居环境参数的模型构建、定量表征，②深地环境下生物机体应激响应和适应性机制，③深地环境下生物机体功能改变、稳态维持和生物节律模式，④深地环境生态位与生物机体微生境互作及机制，⑤深地作业环境与主动健康，⑥深地环境下疾病的发生发展、转归及干预策略，⑦深地医学模拟舱及深地环境下生物医学技术、设备研发。

5.艾滋病防控综合研究

以"扎根西部、强化特色、创新引领、世界一流"为指导理念，着力提升关键领域的创新能力和建设性社会影响效应，为艾滋病防治提供创新科研思路、创新临床技术、创新管理和宣教模式。学科首席科学家为冯萍教授，主要研究方向包括：①艾滋病个体化抗病毒治疗和创新管理，②艾滋病相关并发症的精准诊治，③艾滋病疫情智能分析、预警与干预，④艾滋病相关大数据分析与成果应用，⑤艾滋病健康宣教新媒介传播平台。

八、"新医科"建设

2018年，四川大学实施"医学+""信息+"双引擎交叉行动计划，明确提出医工融合、学科交叉、大力建设"新医科"的发展思路。2020年，学校正式启动了医工融合"三中心一平台"建设，即着力建设"医学+信息""医学+制造""医学+材料"三个交叉研究中心和5G医学转化服务平台。其中，医（学）院牵头建设"医学+信息"中心、"医学+制造"中心及5G医学转化服务平台。

"医学+信息"中心的研究方向包括：①全生命周期的智能预警及预测干预，②多组学数据智能医学，③健康服务与医学工程，④大健康数据挖掘与应用，⑤医学数据分析平台与质量安全体系研究。

"医学+制造"中心研究方向包括：①医疗装备智能化关键技术，②体外诊断微流控芯片技术，③数字诊断技术，④体外诊断试剂与装备的关键技术，⑤智能医用机器人关键技术，⑥应急医疗装备关键技术。

5G医学转化服务平台的研究方向包括：①互联网智慧就医、慢病、专病服务，②互联网健康管理、咨询服务，③互联网医学教育培训服务，④互联网协同医疗服务，⑤金融、保险、物流等产业开放服务，⑥医疗健康大数据产业开放服务。

2019年，医（学）院成立4个医工结合研究院：医学生物材料研究院、医学设备与制造研究院、医学分子诊断研究院、医学大数据与医学人工智能研究院。通过平台建设、项目支持、学术交流等途径，促进医（学）院在医工结合研究领域高质量发展，推动华西医学整体迈入世界一流水平。

九、学科影响力

1.教育部学科评估

学科评估是教育部学位与研究生教育发展中心按照国务院学位委员会和教育部颁布的《学位授予和人才培养学科目录》，对全国具有博士或硕士学位授予权的一级学科开展整体水平评估。2007—2021年，学院共参与5次学科评估。

2009年，在教育部第二轮学科评估中，医（学）院临床医学专业排名全国第五（参评高校共26所），中西医结合专业排名全国第三（参评高校共9所）。

2012年，在教育部第三轮学科评估中，医（学）院临床医学专业排名全国第六（参评高校共50所），中西医结合专业排名全国第四（参评高校共26所）。

2016年，在教育部第四轮学科评估中[①]，学院临床医学专业评估结果为A-（参评高校共86所），中西医结合专业评估结果为B+（参评高校共54所），护理学专业评估结果为A-（参评高校共59所）。

2020年，教育部启动第五轮学科评估。医（学）院临床医学专业评估结果为A；护理学专业评估结果为A+；医学技术专业首次被纳入学科评估范围，评估结果为A+；中西西结合专业评估结果为B+。医（学）院在五轮教育部学科评估中的结果见表5-4。

表5-4 四川大学华西临床医学院（华西医院）在教育部学科评估结果汇总

学科	各轮次评估结果				
	第一轮（2004年）	第二轮（2009年）	第三轮（2012年）	第四轮（2016年）	第五轮（2020年）
临床医学	10	5	6	A-	A
中西医结合	—	3	4	B+	B+
护理学	—	—	—	A-	A+
医学技术	—	—	—	—	A+

2.中国医院及专科排行榜

复旦大学医院管理研究所从2010年起，于每年11月公布上一年度"中国医院排行榜"和"中国医院专科声誉排行榜"，后者覆盖超过40个临床专科。

2009—2021年，四川大学华西医院连续13年位列"全国医院综合排行榜"第二名。

---

① 评估结果改为按分档方式呈现：排名在前2%为"A+"，排名在2%～5%为"A"，排名在5%～10%为"A-"，排名在10%～20%为"B+"。

2009—2021年，在"中国医院专科声誉排行榜"中，医院麻醉科连续13年在该专科排名中名列第一，麻醉科、放射科、急诊医学、康复医学、病理科、普通外科、神经外科、老年医学、超声医学、呼吸科、泌尿外科、重症医学、检验医学、核医学共14个专科入围对应专科排名的全国前三。具体情况见表5-5。

表5-5　四川大学华西医院各专科于"中国医院专科声誉排行榜"中排名情况一览表（2009—2021 年）

专科	2009—2021年排名情况												
	2009	2010	2011	2012	2013	2014	2015	2016	2017	2018	2019	2020	2021
麻醉科	1	1	1	1	1	1	1	1	1	1	1	1	1
放射科	3	3	1	2	2	2	2	2	2	2	2	2	2
急诊医学							3	2	2	2	2	2	2
康复医学				4	5	5	5	5	3	3	3	2	2
病理科	3	3	3	3	3	3	3	3	3	3	3	3	3
普通外科	5	3	3	5	5	5	3	3	3	3	3	3	3
神经外科	3	3	3	4	3	3	3	3	3	3	3	3	3
老年医学				5			3	3	3	3	3	3	3
超声医学						5	3	4	3	3	4	3	3
呼吸科	7	5	4	4	4	4	4	5	4	4	3	3	3
泌尿外科	2	4	5	5	5	3	3	3	3	3	3	3	3
重症医学							4	4	4	4	4	3	3
检验医学						3	4	4	4	4	5	4	3
精神医学	4	4	4	4	4	4	4	4	4	4	4	4	4
胸外科	6	4	4	4	4	4	4	4	4	4	4	4	4
神经内科	8	8	5	7	6	6	6	5	5	5	5	5	5
风湿科	10	9	8	8	7	7	7	6	6	6	6	5	5
传染感染科	未提名	11	11	9	10	11	11	10	10	9	7	5	6
骨科	7	7	6	7	7	6	6	6	6	6	6	6	6

续表

专科	2009—2021年排名情况												
	2009	2010	2011	2012	2013	2014	2015	2016	2017	2018	2019	2020	2021
消化病	9	11	10	10	10	8	8	8	7	7	6	6	6
核医学						3	4	4	4	4	6	5	7
内分泌	7	6	6	5	5	6	6	6	6	7	6	6	7
心外科	6	4	6	9	8	7	7	7	7	7	7	7	7
肿瘤科	未提名	未提名	9	8	9	8	8	8	8	8	8	8	7
心血管病	未提名	11	10	13	12	12	9	10	10	9	8	8	7
全科医学												8	8
健康管理									16	10	8	10	9
皮肤科	未提名	9	14	15	13	10	10	10	10	9	10	10	10
结核病												10	10
血液学	未提名	8	8	9	8	8	8	9	9	9	9	10	11
变态反应									10	11	11	11	11
肾脏病	未提名	11	10	12	12	12	12	11	11	11	11	11	11
耳鼻喉科	未提名	9	9	12	12	10	9	10	11	11	11	11	13
眼科	9	10	11	12	12	11	12	12	12	12	14	14	16
小儿外科	未提名	11	12	12	14	16	16	15	14	12	15	15	19
整形外科	未提名	未提名	未提名	未提名	未提名	21	未提名	24	未提名	27	21	21	19
临床药学						21	23	13	18	14	15	21	
烧伤科						16	未提名	16	未提名	未提名	未提名	未提名	未提名

注：空白部分表示该专科未开始排名。

2017—2021年，在"全国专科综合排行榜"中，麻醉科连续5年在该专科排名中名列第一，麻醉科、放射科、泌尿外科、超声医学、病理科、老年医学、普通外科、神经外科、呼吸科、康复医学、检验医学、重症医学、急诊医学、胸外科、核医学共15个专科在对应专科排名中入围全国前三。具体情况见表5-6。

表5-6　四川大学华西医院各专科于"全国专科综合排行榜"中排名情况一览表（2017—2021年）

专科	2017—2021年排名情况				
	2017	2018	2019	2020	2021
麻醉科	1	1	1	1	1
放射科	1	2	2	2	1
泌尿外科	2	3	2	2	2
呼吸科	4	3	3	3	2
康复医学	3	4	3	3	2
急诊医学	2	2	2	4	2
超声医学	4	3	4	2	3
病理科	2	2	2	3	3
老年医学	3	2	2	3	3
普通外科	2	3	3	3	3
神经外科	3	3	3	3	3
检验医学	3	3	4	3	3
重症医学	4	4	4	3	3
胸外科	4	3	4	4	4
精神医学	4	4	4	4	4
消化病	7	7	6	6	4
神经内科	5	5	5	5	5
风湿科	6	6	6	5	5
骨科	7	6	6	5	5

续表

专科	2017—2021年排名情况				
	2017	2018	2019	2020	2021
传染科	9	9	8	5	6
肿瘤学	7	7	7	7	6
全科医学				8	6
核医学	3	4	4	5	7
内分泌	6	7	7	6	7
心外科	8	7	8	8	7
心血管病	10名以外	8	8	8	7
健康管理	10名以外	10	8	10名以外	9
血液学	9	9	10	10	10名以外
皮肤科	10	9	10名以外	10	10
变态反应	10	10名以外	10名以外	10	10名以外
结核病				10	10
耳鼻喉科	10名以外	10名以外	10名以外	10名以外	10名以外
肾脏病	10名以外	10名以外	10名以外	10名以外	10名以外
眼科	10名以外	10名以外	10名以外	10名以外	10名以外
小儿外科	10名以外	10名以外	10名以外	10名以外	10名以外
烧伤科	10名以外	10名以外	10名以外	10名以外	10名以外
临床药学	10名以外	10名以外	10名以外	10名以外	10名以外
整形外科	10名以外	10名以外	10名以外	10名以外	10名以外

注：空白部分表示该专科为未开始排名。

在上述排行榜上，医（学）院专科保持高位求进的趋势。在2021年的"全国专科综合排名榜"上，各专科在各自的榜单中都取得了不错的成绩：麻醉科、放射科排名第一，泌尿外科、呼吸科、康复医学、急诊医学排名第二，13个专科排名前三，19个专科排名前五，29个专科排名前十。

3.中国医院科技量值（学科STEM）排名

中国医学科学院医学信息研究所从2014年起，于每年10月前后发布上一年度评估结果。评价结果分为两部分：一是综合科技量值；二是学科科技量值，涵盖超过30个临床医学二级学科及部分三级学科。

2013—2021年，四川大学华西医院连续9年在"中国医院科技量值（综合）"中排名第一。2020年度，在学科科技量值上，医院学科在各自的学科排名中都取得了不错的成绩：麻醉学、泌尿外科学、急诊医学、护理学、重症医学排名第一，普通外科学、神经病学、肾脏病学、变态反应学、传染病学排名第二，呼吸病学、肿瘤学、骨外科学、消化病学、结核病学排名第三，排名前三的学科由2020年度的13个增加到15个。具体情况见表5–7。

表5–7　四川大学华西医院各学科于"中国医院科技量值（学科STEM）"中排名情况一览表（2013—2020年）

学科	2013—2021年排名情况								
	2013	2014	2015	2016	2017	2018	2019	2020	2011
麻醉学							1	1	1
护理学				1	1	1	1	1	1
急诊医学				1	1	1	1	1	1
泌尿外科学		4	4	2	4	1	1	1	1
重症医学							2	2	1
普通外科学		3	3	3	3	3	5	3	2
神经病学		4	5	3	3	3	3	3	2
肾脏病学	9	7	6	7	7	7	4	3	2
变态反应学		10	8	5	6	7	6	6	2
传染病学	9	24	18	12	12	12	10	14	2
呼吸病学	3	3	2	2	2	2	4	3	3

续表

学科	2013—2021年排名情况								
	2013	2014	2015	2016	2017	2018	2019	2020	2011
肿瘤学	6	4	5	5	6	4	3	3	3
骨外科学	10	9	5	9	4	3	6	4	3
消化病学	6	4	4	6	3	7	5	4	3
结核病学			4	5	7	8	7	7	3
精神病学	4	3	2	4	3	2	3	1	4
胸外科学		4	4	3	5	3	3	2	4
神经外科学	6	6	8	8	7	6	6	4	4
内分泌病学与代谢病学	4	3	6	5	5	5	4	3	5
心血管外科学		4	4	5	9	10	5	6	5
风湿病学与自体免疫病学	5	9	7	5	6	5	6	6	6
耳鼻咽喉科学	10	14	12	16	13	13	14	8	6
心血管病学	6	12	10	12	15	10	6	8	6
血液病学	7	10	9	7	10	6	7	7	7
皮肤病学	12	9	9	10	11	10	10	7	8
儿科学	17	22	19	18	19	11	13	10	12
眼科学	18	11	13	12	13	11	15	19	14
整形外科学	17	12	16	15	32	34	27	15	21
烧伤外科学				27	14	23	18	23	21

注：空白部分表示该学科未开始排名。

4.自然指数（Nature Index）排行榜·医疗机构排名

自然指数（Nature Index）是由自然出版集团（Nature Publishing Group）推出的科研评价指数，依托于全球顶级期刊（2014年选定68

种，2018年调整为82种），定期统计各高校、科研院所（国家/地区）在国际上最具影响力的研究型学术期刊上发表论文形成的数据库，分别为机构、国家和地区范围的高质量研究成果和科研合作提供了近乎实时的间接信息。自然指数从2016年开始对全球各医疗机构进行排名。2016—2021年，医院在"自然指数排行榜"中的医疗机构排名呈逐年上升趋势。具体情况见表5-8。

表5-8　四川大学华西医院在"自然指数排行榜·医疗机构"中的排名情况一览表（2016—2021年）

年份排名	2016—2021年排名情况					
	2016	2017	2018	2019	2020	2021
国际排名	69	48	50	35	26	30
国内排名	1	1	1	1	1	2

5.基本科学指标数据库排名

基本科学指标数据库排名（Essential Science Indicators，ESI）是科睿唯安（Clarivate Analytics）基于Web of Science（包括SCI和SSCI）推出的衡量科学研究绩效、跟踪科学发展趋势的基本分析评价工具，是当今普遍用以衡量高等院校和科研机构国际学术水平及影响的重要指标。2018年3月，四川大学临床医学学科领域首次进入全球前1‰行列，全球排名第416位，后呈逐年上升趋势。截至2021年底，全球排名第291位，国内排名第11位。

6.软科"世界一流学科""中国最好学科"排名

在软科"世界一流学科"和"中国最好学科"排名中，医（学）院护理学表现突出，于2020、2021年位列"中国最好学科"全国第一。医（学）院学科在"世界一流学科""中国最好学科"中的具体排名结果见表5-9、表5-10。

表 5-9　四川大学华西临床医学院（华西医院）在软科"世界一流学科"中的排名情况（2017—2021 年）

学科	2017—2021年排名情况				
	2017	2018	2019	2020	2021
临床医学	301—400	301—400	401—500	401—500	401—500
护理学	—	—	—	201—300	151—200
医学技术	—	201—300	201—300	201—300	201—300

表 5-10　四川大学华西临床医学院（华西医院）学科在软科"中国最好学科"中的排名情况（2017—2021 年）

学科	2017—2021年排名情况				
	2017	2018	2019	2020	2021
临床医学	11	11	9	9	9
中西医结合	23	27	28	29	30
护理学	6	7	12	1	1

十、学科卓越发展"1·3·5工程"项目

2016年，为深入贯彻实施创新驱动发展战略，加快建设世界一流学科，推进学科卓越发展，医（学）院启动实施"学科卓越发展1·3·5工程"（简称"1·3·5工程"）。通过设立专项基金，鼓励和支持医（学）院各学科以临床为导向，持续开展系列化、高水平研究，加快建设高水平人才团队，进一步提升医（学）院核心竞争力。"1·3·5工程"的具体内涵："1"是创建国际一流的交叉学科，创建全国排名第一的三级学科、亚专业、特色专病和专项技术；"3"是创建全国排名前三的三级学科、亚专业、特色专病和专项技术；"5"是创建全国排名前五的三级学科、亚专业、特色专病和专项技术。

2016年，医（学）院出台《四川大学华西医院学科卓越发展

1·3·5工程管理办法》（川医院〔2016〕7号），确定"1·3·5工程"的5个申报类别：①交叉学科方向（体现跨一级学科交叉合作），②三级学科（为原国家卫生计生委重点专科建设项目的所列学科），③亚专业（为三级学科内的优势亚专业方向），④专项技术（国际前沿的诊断诊疗技术），⑤特色专病（多个三级学科交叉的专病方向）。2020年，为进一步规范"1·3·5工程"项目的管理，贯彻落实"放管服"改革，医（学）院重新修订了《四川大学华西医学学科卓越发展1·3·5工程管理办法》（川医科〔2020〕6号），根据支持的对象、范围和方向，确定了6类项目类别：①人才卓越发展项目，②交叉学科创新项目，③临床研究孵化项目，④专职博士后研发基金，⑤临床新技术项目，⑥护理学科发展项目。

2016—2021年，医（学）院"1·3·5工程"共资助1 165个项目，立项总金额达138 933.941万元，具体情况见表5-11。

表5-11　四川大学华西临床医院学（华西医院）"1·3·5工程"立项概况（2016—2021年）

立项时间	立项类别	立项数量/个	立项经费/万元
2016—2017年	交叉学科方向	6	6 800
	三级学科	4	5 100
	亚专业	2	1 050
	专项技术	4	1 200
	特色专病	6	1813.521
2018年	人才卓越发展项目	33	17 700
	交叉学科创新项目	48	17 820
	临床研究孵化项目	57	1 794.77
	专职博士后研发基金	85	1 265
2019年	临床研究孵化项目	74	2 160
	专职博士后研发基金	106	1 578
	护理学科发展项目	69	1 055

续表

立项时间	立项类别	立项数量/个	立项经费/万元
2020年	人才卓越发展项目	37	15 500
	交叉学科创新项目	2	21 000
	临床研究孵化项目	56	1 938
	专职博士后研发基金	181	2 425
	护理学科发展项目	59	1 010
	临床新技术项目	43	1 735.65
	三级学科亚专业项目	11	370
2021年	人才卓越发展项目	21	9 700
	交叉学科创新项目	88	22 480
	临床研究孵化项目	66	1 910
	专职博士后研发基金	38	510
	护理学科发展项目	69	1 019

第二节 科研平台建设

在科技部、教育部、国家发展改革委、国家卫生健康委等部门，省级政府部门和四川大学的支持下，截至2022年1月底，医（学）院国家级科研平台已获批建设10个（2007—2021年新增6个），省部级科研平台已获批建设32个（2007—2021年新增30个）。

围绕国家级、省部级科研平台的重点研究方向和经费配套支持，医院进一步加强顶层设计，截至2021年，建立包括生物治疗研究中心在内的院级研究机构151个。

医（学）院科研园区发展至2021年已启用五大科研园区，面积约23万平方米，专职科研人员1 300余人，科研设备13 688台件，总价值达5.4亿元。2013—2021年，投入专业设备、专业人员、专有空间建立10个公共平台。我院科技部2019年开始开发智能化科研基地公共平台管理系统，截至2021年已启用贵重仪器设备的网上预约排程、科研园区会议室预约、园区入室安全培训、部分园区人员进出数据的实时监控等功能。

2019年4月，医（学）院选送的"医院科研公共平台及临床研究室建设促进临床学科发展"案例在第三季中国医院管理案例评选中荣获赛事唯一金奖，这是该奖项自成立以来第一次由科研管理案例获得金奖。

2006年，医（学）院率先在国内启动规范化培训科研技师招录工作。截至2021年底，已有206名科研实验技师经培训毕业。自2017年9月至2021年底，来自全国120个医疗机构的309名人员参加医（学）院实验技术或进修。

一、国家级科研平台

2007—2022年1月，医（学）院新增6个国家级科研平台。截至2022年1月底，医（学）院共有10个国家及科研平台，具体情况见表5–12。

表5–12　四川大学华西临床医学院（华西医院）国家级科研平台

序号	国家级科研平台名称	批准时间	批准/认证部门
1	国家药物/医疗器械临床试验机构和临床试验中心（CTC）	1983年10月	卫生部
2	中国循证医学中心	1997年7月	卫生部
3	国家（成都）新药安全性评价中心/GLP中心	2000年2月	科技部
4	生物治疗国家重点实验室	2005年3月	科技部
5	生物治疗协同创新中心	2013年5月	教育部
6	转化医学国家重大科技基础设施（四川）	2015年9月	国家发展改革委

续表

序号	国家级科研平台名称	批准时间	批准/认证部门
7	国家老年疾病临床医学究中心	2016年7月	科技部
8	疾病分子网络前沿科学中心	2018年9月	教育部
9	麻醉转化医学国家地方联合工程研究中心	2019年1月	国家发展改革委
10	国家精准医学产业创新中心	2022年1月	国家发展改革委

1.国家药物/医疗器械临床试验机构和临床试验中心（CTC[①] ）

1983年获卫生部批准，医院成为全国首批14家临床药理基地之一，承接国内外新药、医疗器械的临床试验。2007年，更名为"国家药物/医疗器械临床试验机构GCP[②]中心"（简称"GCP中心"）。2021年，依托转化医学国家重大科技基础设施（四川）项目的落地，GCP中心搬迁入转化医学大楼，更名为"临床试验中心（CTC）"（简称"CTC中心"）。CTC中心负责全院的新药/医疗器械临床试验管理，开展高水平临床研究，并为全院提供临床研究服务平台。截至2021年，在国家药品监督管理局备案的专业达37个，覆盖了全院所有的临床试验专业，备案的主要研究者（PI）达277人，备案专业数及PI人数在全国名列前茅。CTC中心2021年获国家药品监督管理局"创新药物临床研究与评价重点实验室"称号。2020—2021年连续两年在中国临床研究能力提升与受试者保护高峰论坛（CCHRPP）发布、中国药学会药物临床评价研究专委会指导的"全国GCP机构药物临床试验量值排行榜"总榜排名第一，在牵头榜的综合医院中排名第二。临床试验中心下属临床研究专用病房占地约1万平方米，临床研究专用病床187张；临床药理研究室占地约2 000平方米，通过了中国合格评定国家认可委员会CNAS17025认证，现有各类检测仪器240余套。中心通过一体化的临

---

①clinical trials center，临床试验中心。
②good clinic practice，药物临床试验质量管理规范。

床研究管理系统、先进的临床研究仪器设备，打造一站式拎包入驻的创新型临床试验研究平台。CTC中心建有医、护、技、管一体化的专职研究团队，现有人员110人，其中高级职称9人，博士16人，具备开展首次人体试验（FIH）在内的各类新药的各期临床试验的能力。

2016—2021年，CTC中心承担科技部重大专项2项，省科技厅重大项目2项，国家自然科学基金4项，研究经费总计达2 000万元。全院承接GCP项目总数1 640项，研究经费总计达13亿元。牵头项目190项，牵头国际多中心临床试验3项，开展全球同步启动早期临床试验2项，国际多中心临床试验中国区牵头项目9项，支持国内创新药物境外申报品种3个，60个新药与医疗器械上市，发表SCI论文50余篇，获得发明专利5个，成为国内知名的临床研究平台。

2.国家（成都）新药安全性评价中心/GLP①中心

该中心是国家于2000年部署建设的5个国家级药物临床前安评中心之一，实验动物设施面积约8.1万平方米，每年可完成超过500个新药的非临床安全性评价。拥有符合国际GLP规范的管理体系；先进的分析检测装备，以及国际认可的数据管理系统，是目前国内规模及综合能力排名前三的新药安全性评价机构。组建近1 200人的科学技术与管理团队，其中拥有博士、硕士学位的工作人员达26%；拥有精通信息国际化及新药全球注册法规的专家队伍，涵盖国家药品监督管理局（NMPA）新药审评专家，国际认可的毒性病理、毒理学家，国际实验动物使用与管理检查专家。"十二五""十三五"期间，该中心承担科技部、国家发改委"新药临床前安全性评价技术平台""重大新药创制""国家重大新药创制成果转移转化示范基地"等重大建设项目、重点建设项目。该中心先后获国家科技进步二等奖（2013年）、四川省科技进步奖一等奖（2012年、2015年）、教育部高等学校科学研究优秀成果二等奖

①good laboratory practice，药物非临床研究质量管理规范。

（2015年）等7项科技奖励，累计申请知识产权37项，共计获得授权19项，含发明专利11项、实用新型专利7项、计算机软件著作权1项。

3.中国循证医学中心

四川大学华西医院临床流行病学与循证医学研究中心（中国循证医学中心），是我国临床流行病学和循证医学科的发源地。2021年，国家药品监督管理局批准在医院成立"海南真实世界数据研究与评价重点实验室"，同时由四川省科技厅批准建立"四川省真实世界数据技术创新中心"。中心现已形成"临床流行病学—循证医学—真实世界数据研究"的一体化学科，主办两本学术期刊《中国循证医学杂志》和*Journal of Evidence—Based Medicine*（*JEBM*）。中心现有华西医院终身教授2名，全职工作人员23人，其中正高级职称5人（含退休返聘2人），副高级职称5人（含退休返聘1人），目前是国内该领域中最大的专职研究团队。

2007—2021年，该中心承担了国家重点研发计划、国家自然科学基金及国家药品监督管理局、国家医疗保障局、国家中医药管理局资助课题等国家级、省部级课题，研究经费总计达2 000余万元。获教育部科技进步二等奖、国家计划生育委员会科技进步二等奖、四川省科技进步奖一等奖、国内首个《英国医学杂志》杰出研究成就奖、国际药物经济与结果研究协会杰出分会奖（中型组）等奖项。

4.生物治疗国家重点实验室

2005年3月，生物治疗国家重点实验室由科技部正式批准建设，2007年通过验收。2011年和2016年，该实验室在两轮国家重点实验室评估中均为"优秀"。实验室定位于生物技术、医学等多学科交叉融合领域，致力于重大疾病生物治疗的基础研究、应用基础研究、关键技术研究、临床转化应用与产品研发。研究团队是一支多学科交叉、以中青年研究人员为主的高水平研究队伍，包括固定人员、博士后、外聘人员、研究生等超过1 200人，其中固定人员206人，高级职称人员182人（包括院士、长江学者、国家杰出青年等86人），魏于全院士担任实验室主任。2007—2021年，该实验室承担国家研究项目超1 000项，研究经费在100万元以上的国家重大或重点建设项目400余项，单项经费在1 000万元以上的30余项，总研发经费逾15亿元。在*Nature*、*Science*、*Cell*、*Nature Medicine*、*Nature Biotechnology*、*Cancer Cell*、*Science Translational　Medicine*等国际杂志上发表SCI论文共计6 000余篇，影响因子大于10分的论文800余篇，其中在*Nature*、*Science*、*Cell*正刊及子刊上发表论文超200篇。研发的15个创新药和生物治疗产品进入临床研究，重组蛋白新冠疫苗完成Ⅲ期临床试验，4个组织工程产品上市。在药物设计、药物靶向递送、新分子标志物等方面的研究成果获得国家自然科学二等奖2项、国家科技进步二等奖3项、国家发明奖二等奖1项。

5.生物治疗协同创新中心

生物治疗协同创新中心是国家首批认证并重点建设的14家国家协同创新中心、首批4家重点建设的面向科学前沿的协同创新中心之一。中心以生物治疗交叉学科复合型与拔尖创新人才培养、生物治疗/生物药前沿研究领域的重点突破以及世界一流的生物治疗交叉学科建设形成的三位一体创新能力提升为核心任务。团队包含5个多学科交叉的协同攻关大团队，现有研究人员1 000余人，其中高级职称200多人，包括院士12人，长江、杰青等人才共133人。中心承担的国家重大、重点科研项目共150余项，其中由中心牵头且研究经费在1 000万元以上的重大项目有38项，由中心牵头且经费为2 000万元的项目16项。发表影响因子10分以上的SCI论文288篇，其中发表在*Nature*、*Science*、*Cell*及其子刊的论文共132篇，申请和获得授权专利160余项，100余项创新药物实现成果转化，20多个创新药/生物治疗产品进入临床研究。

6.国家老年疾病临床医学研究中心

国家老年疾病临床医学研究中心是2016年由科技部批准成立的技术创新与成果转化类国家科技创新基地。中心围绕4大研究方向：①衰老机制和抗衰老研究，②老年健康评估、功能促进、医养与康养体系建立，③老年肌少症、衰弱、失能预警与早期防控，④老年慢病、共病管理与用药安全。中心坚持"引领、集成、带动、推广"，其定位为老年疾病临床医学研究的"资源整合者""研究引领者""带动支撑者"及"成果转化联结者"，全力构建老年"智、医、康、养"创新研究生态圈，以"集成优势资源、引领老年领域研究、降低慢病/失能/失智发生率、减少卫生资源消耗，提高老人生活品质，助力'健康中国'"为核心目标。

中心依托医（学）院23个学科群和11个支撑平台，实现"重点关注2大健康问题、建立6大平台、3大队列、攻关数十项关键技术、数套针对慢病防控体系、1个行动计划"的一体化布局。中心承担国家重点研发计划项目7项，国家自然科学基金等重大项目11项，转让企业1类新药27项，荣获中华医学科技奖三等奖、四川省科技进步奖一等奖、四川省科技进步奖二等奖。

7.转化医学国家重大科技基础设施（四川）

该项目于2013年4月正式启动建设筹备。2015年9月，国家发展改革委批复项目建议书。2021年7月，大设施前置建设的华西医院转化医学综合楼正式启用。这是继转化医学国家重大科技基础设施（上海）启用后，我国第二家启用的转化医学国家重大科技基础设施。

华西医院转化医学综合楼，新建面积5.02万平方米，重点打造贯穿"基础发现——临床研究——成果转化——产业发展"全流程的精准成像及精准医学验证模块、"一站式"拎包入驻的创新型临床试验转化研究模块、"临床级细胞制备工厂"——生物制剂规模化制备模块三大功能区，配备生物样本库支撑技术模块。这些可显著提升我国转化医学研究的自主创新能力，将生物治疗成果从基础研究到临床应用的时间缩短30% ~ 50%，可以支撑50 ~ 100个自主创新研发的候选生物治疗产品实现转化。

8.疾病分子网络前沿科学中心

疾病分子网络前沿科学中心于2018年由教育部正式批准成立，为全国首批7个前沿科学中心之一。中心主体大楼位于成都前沿医学中心D5栋，大楼总建筑面积约4.2万平方米。中心依托四川大学华西医院临床大数据及生物样本资源，联合四川大学优质的人工智能研究技术与人才队伍，基于临床患者动态数据，开展多组学研究，并结合生物信息分析手段，对以恶性肿瘤、罕见病和免疫疾病等重大疾病发生发展为主的分子网络关系进行研究，为疾病个体化、精准治疗提供前沿科学基础。

截至2021年，中心共有科研人员包括教授（含研究员）和副教授（含副研究员）共160余位，其中硕士生导师84位，博士生导师63位，高端引进人才20位。承担国家自然基金重点类项目15项（含重大国际合作和区域创新重点）、国家优秀青年基金项目5项，国家重点研发计划6项，重大专项和重点研发参研级及分题级150项，累计获得纵向科研经费23 414万元。发表SCI论文数量逐年上升，累计发表2 012篇，其中114篇影响因子大于10分，已授权专利150余项。

9.麻醉转化医学国家地方联合工程研究中心

2019年1月，麻醉转化医学国家地方联合工程研究中心经国家发展改革委批准成立，是专门从事神经精神类重大新药创制、麻醉相关可视化设备和技术、模拟教学系统研发、血液保护相关临床指南及仪器设备研制的工程研究中心。

中心技术研发团队现有100人，包含技术带头人8人，研发平台专职研发人员76人，其中博士有46人，硕士有11人，占研发总人数的75%。刘进教授担任中心主任。

近年来，中心共获得国家专利授权32项，其中国家发明专利29项，实用新型专利3项；新型麻醉药化合物发明专利约占该类型专利全国总数的34%，实现转化超过5亿元，获国家重大新药创制项目资助2 500余万元。中心获国家科技进步二等奖1项、四川省科技进步奖4项；承担国家自然科学基金项目33项，发表SCI论文300余篇。

10.国家精准医学产业创新中心

2015年，华西医院精准医学研究中心建立，先后获批精准医学四川省重点实验室、成都精准医学产业技术研究院、四川省精准医学工程中心以及多个精准医学相关国家级平台项目，医（学）院成为我国精准医学领域倡导者、开拓者和引领者。2018年医（学）院牵头积极申报"国家精准医学产业创新中心"。2019年12月2日，医（学）院联合7家单位，共同出资注册成立"成都华西精准医学产业创新中心有限公司"备作国家精准医学产业创新中心的运营主体，公司注册资本为5亿元人民币。2020年7月获批"四川省精准医学产业创新中心"。2021年10月通过国家项目评审中心评审，2022年1月正式获批"国家精准医学产业创新中心"。

作为医药健康领域唯一获批的国家产业创新中心，国家精准医学产业创新中心面向国家重大战略部署，对标国际前沿技术方向，紧贴精准医学发展重大需求，构建"政医产学研资用"协同创新体系，重点建设精准诊断、精准治疗、精准评价3个关键共性技术平台和1个精准医学战略资源库支撑平台，旨在攻克一批"卡脖子"关键核心技术，推动成果转移转化和产业化，引领我国精准医学产业在全球竞争中占据未来医疗健康发展制高点。截至2021年，项目初期总投资10.52亿元。

二、省部级科研平台

从1995年起，医（学）院相继有多个实验室获批成为省部级重点科研平台。截至2021年已获批省部级科研平台32个。具体情况见表5–13。

表5–13　四川大学华西临床医学院（华西医院）省部级重点科研平台列表

平台类别	数量	平台名称	批准年份
四川省国际科技合作基地	1个	四川医药国际技术转移中心	2017
引才引智示范基地	1个	国家引才引智示范基地（四川大学华西医院）	2020
国家卫生健康委省部级重点实验室	1个	卫健委移植工程与移植免疫重点实验室	2002
教育部网上合作研究中心	1个	循证医学教育部网上合作研究中心	2002
教育部工程研究中心	1个	医疗信息化技术教育部工程研究中心	2013
四川省国际科技合作基地	1个	四川省转化医学国际科技合作基地	2015
四川省重点实验室	5个	康复医学四川省重点实验室	2008
		功能与分子影像四川省重点实验室	2011
		精准医学四川省重点实验室	2016
		护理学四川省重点实验室	2020
		药性组织导中药四川省重点实验室	2021
四川省工程技术研究中心	3个	四川省化妆品工程技术研究中心	2009
		四川省转化医学工程技术研究中心	2014
		四川省医学大数据应用工程技术研究中心	2019

续表

平台类别	数量	平台名称	获批年份
四川省临床医学研究中心	6个	四川省呼吸疾病临床医学研究中心	2017
		四川省老年疾病临床医学研究中心	2017
		四川省生物治疗临床医学研究中心	2019
		四川省麻醉医学临床医学研究中心	2019
		四川省急危重症临床医学研究中心	2019
		四川省精神心理疾病临床医学研究中心	2019
四川省工程研究中心/实验室	4个	四川省精准医学应用工程实验室	2018
		四川省干细胞临床转化工程实验室	2018
		四川省病理临床应用工程实验室	2020
		四川省骨与软组织修复重建工程研究中心	2021
四川2011协同创新中心	3个	肺癌早期诊断与综合治疗协同创新中心	2014
		中国西部重大脑疾病与脑健康协同创新中心	2014
		泌尿系统精准修复重建协同创新中心	2015
国家药监局的重点实验室	3个	创新药物临床研究与评价重点实验室	2021
		化妆品人体评价和大数据重点实验室	2021
		海南真实世界数据研究与评价重点实验室	2021
四川省技术创新中心	1个	四川省真实世界数据技术创新中心	2021
四川省卫生健康委甲级重点实验室	1个	四川大学华西医院重症医学研究室	2021

三、院内科研机构设置

2013年之前，医（学）院建成近36个院建基础研究室，主要依托于引进高端人才的新建实验室为主。2014年，医（学）院启动建设临床学科研究室，制订《临床学科研究所/研究室建设运行管理办法》。截至2021年底，医（学）院共建有院级研究机构94个。

四、成都市院士（专家）创新工作站建设

为积极落实院校两级提出的"双一流"建设目标，推进医（学）院学科建设，引领科研发展方向，促进各专业与前沿领域、国家重大需求紧密结合，培养优秀创新人才，医（学）院探索创新人才培养路径，开创"外请+内培"路径模式。

2018年3月，医（学）院组织申报成都市院士（专家）创新工作站（简称"院士工作站"），并于2018年9月正式获批建站。具体建站经过见图5-1。

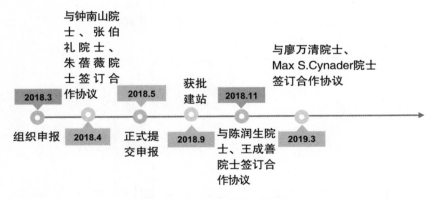

图5-1　院士工作站建站时间轴

建站以来，医（学）院对标国家重大关键技术需求与难题，积极引进两院院士，以院内科室（专业）为依托，组织院士团队与院内专

家团队开展联合攻关，进行战略决策咨询、技术指导以及创新人才培养。截至2021年，院士工作站共引进签约院士7位，在中医药研发、食品工程、生物信息学、脑科学等领域展开深入合作研究。

依托院士工作站平台，医（学）院以签约院士及团队为支撑，联合培养医（学）院急需的科技创新人才，给予专项科研经费资助，出台《四川大学华西临床医学院/华西医院院士工作站管理办法》，从经费到政策予以保障。医（学）院发挥"以才育才"效应，截至2021年，依托工作站提升学历、职称人数35人，其中博士研究生17人，硕士研究生17人；合作开展科技项目9项，其中国家级项目4项，省部级项目5项。签约院士及与其合作项目的情况见表5-14。

院士工作站的良好运行旨在多元化建设探索模式，构建多学科交叉机制，面向需求、面向未来，使引才聚才与自主培育优势互补，促进医（学）院各类人才自主培育能力。

表5-14　院士工作站签约院士及与其合作项目情况

序号	姓名	学术称号	院内合作单位	项目名
1	钟南山	中国工程院院士	呼吸与危重症医学科	呼吸系统疾病精准医疗方案的优化与应用、呼吸系统疾病临床研究大数据与生物样本库平台建设、真实世界冷冻肺活检安全性与有效性研究
2	朱蓓薇	中国工程院院士	中药药理研究室	花椒与健康产业协同创新关键技术研究
3	张伯礼	中国工程院院士	中药药理研究室	薯蓣属中药与健康产业协同创新关键技术研究
4	陈润生	中国科学院院士	华西生物医学大数据中心	恶性肿瘤药物靶向与免疫的研究
5	王成善	中国科学院院士	深地医学学科建设发展中心	深地医学前沿交叉科学新研究

续表

序号	姓名	学术称号	院内合作单位	项目名
6	廖万清	中国工程院院士	华西医院皮肤性病科	致病真菌菌种保藏库建立、新型抗真菌药物靶点筛选及传统抗真菌药物新型用途的分子机制研究
7	Max S.Cynader	外籍院士	老年医学中心	四川大学华西医院–MaxCynader脑科学院士工作站暨华西–UBC人工智能与大脑健康研究项目

作为医（学）院学科发展、人才培养的重要战略规划，自2018年3月开始，由医（学）院组织筹办"华西院士论坛"，制订了相关管理办法，邀请学科领域内院士等顶尖专家学者，以多种方式来院讲座指导。

医（学）院从2018年开始发出"华西院士论坛"邀请函，截至2021年，邀请中国两院院士共计47人次，成功举办品牌论坛共计27期，其中包含1期由诺贝尔奖获得者厄温·诺尔主讲的论坛。

"华西院士论坛"是医（学）院首次作为邀请主体，以品牌讲座为抓手，通过"外请"方式，搭建起的院内师生向顶尖专家面对面学习交流的桥梁。该论坛将医疗、教学、科研、管理最前沿资讯请进"家门"，以引导众人学习医学大家的经验智慧、研究思路及学术成就，达到启迪思维，助力开拓创新，全方位提升华西医院整体学科水平的目的，该论坛体现出"华西特色"。

五、科研园区的发展

（一）园区建设

医（学）院科研园区主要由5部分构成：第一科研大楼（华西科技园）、第二科研大楼（天府生命科技园）、第三科研大楼（医院本部、生物治疗转化医学大楼）、第四科研大楼（吉泰安中心）、成都前沿医学中心（新川科技园）。具体组成情况见表5–15。科研园区面积由2005年的约2万平方米发展至2021年的约23万平方米。截至2021年底，医（学）院专职科研队人员已达1 300余人。

表 5–15　四川大学华西临床医学院（华西医院）科研园区概况

序号	园区位置	科研大楼名称		启用时间	建筑面积/平方米
1	华西科技园（科园四路1号）	第一科研大楼		2005年	17 800
		动物实验中心大楼、动物实验板房		2005年	4 000
2	生物治疗国家重点实验室（华西校区）	生物治疗国家重点实验室		2010年	25 000
		生物治疗转化医学研究大楼		2021年	38 000
3	成都前沿医学中心（双流区新川路2222号）	疾病分子网络前沿科学中心大楼（D5）A座、B座		2020年	41 259
		精准产业创新中心大楼（E4）		装修中	14 263
		疫苗与抗体研发大楼（E5）		2020年	14 263
		动物实验楼（E6）		2022年	14 263
		五粮液健康产业创新研究院大楼(E7)		装修中	7 800
4	吉泰安中心（高朋大道17号）	第四科研大楼		2019年	13 051
5	天府生命科技园（科园南路88号）	第二科研大楼		2015年	17 000
6	医院本部科研区（国学巷37号）	第三科研大楼及其他（公行道及住院楼等）		1996年	2 000
		四川大学华西医院转化医学综合楼		2021年	50 220
7	天府生物国际城	华西国际生物学研究与转化中心	高等级生物实验大楼	在建	9 500
			疫苗、抗体研发中心大楼	在建	28 357
			动物实验中心大楼	在建	10 241
			办公等配套用房	在建	28 000
			感染研究中心大楼	在建	13 520

（二）科研公共平台建设

自2013年始，医（学）院以"建大家所需""为大家所用"为基本原则，设置专有空间打造10个科研公共平台，建立开放共享、运行规范、服务高效、功能齐全的公共实验技术平台服务体系，为医（学）院科研人员、医生及研究生提供全院共享的基本入室实验服务，解决日益增加的科研实验需求。同时，医（学）院还为公共平台和研究机构有序配置高精尖设备，避免重复购置设备和设备预约困难的情况；配备专业技术人员，保障高水平专业技术服务，推动前沿技术的应用与推进。截至2021年，医（学）院公共平台与研究机构的使用面积达26 916平方米，具体情况见表5-16。

表5-16　四川大学华西临床医学院（华西医院）公共平台及研究机构概况

科室名称	机构名称	启用时间	面积/平方米
动物实验中心	动物实验中心（华西科技园）	2005年	17 387
	动物实验中心（新川科技园）	2022年	
生物样本库	生物样本库（医院本部）	2016年	2 000
	生物样本库（天府科技园）		
公共实验技术中心	天府科技园细胞与分子平台	2016年	1 300
	新川科技园公共技术平台	2020年	3 800
	吉泰安公共贵重设备平台	2019年	120
	华西科技园病理与图像平台	2005年	556
	华西科技园动物影像平台	2005年	100
	天府科技园代谢与蛋白组学平台	2016年	300
	天府科技园药物合成平台	2016年	345
	新川科技园基因组学平台	2020年	200
	新川科技园质谱平台	2020年	500
	新川科技园反向蛋白芯片平台（RPPA）	2020年	308

从2020年开始，医（学）院着眼公共平台信息化建设，现已启用科研实验室公共平台管理系统，实现多园区入室人员培训、权限管理、会议室及设备线上预约等功能。至2021年底，该系统注册用户达3 000余人。医（学）院通过信息化建设提高了公共平台管理服务水平，提升了平台运行效率。

自2006年开始，医（学）院依托公共平台开展了全国首创的科研实验技师规范化培训，重在培养擅长基础实验、熟悉实验室管理体系的技术人员，并为全院各科室输送具备高实验素质、具备发现及解决问题能力的技术人员。至2021年底，依托医（学）院公共平台，已对252名科研实验技师完成培训。

1.动物实验中心

四川大学华西医院动物实验中心的前身归属于1958年原四川医学院附属医院（现四川大学华西医院）实验外科，由外科创建，位于医院本部，初期主要完成外科动物实验手术操作，肾移植、肝移植等及动物实验教学，主要服务于医院肾移植、肝移植等外科团队。2005年，华西医院科研基地建立，搬迁至高新区科园四路1号后更名为"四川大学华西医院动物实验中心"。中心在2008年取得四川省实验动物使用许可证。2021年12月31日，动物实验楼建成，建筑面积为14 000平方米。该中心先后属于外科、科技平台部、科技部和科研实验室管理部。具体发展情况见表5-17。

表5-17　动物实验中心的历史沿革

时间	地点	建筑面积/平方米	平台情况
2005年	华西科技园科研大楼附楼	1 000	动物实验室正式更名为"四川大学华西医院动物实验中心"，分为猪犬羊大动物平台、家兔/豚鼠平台、清洁级大小鼠平台
2007年			各平台饲养量开始逐渐增加，中心成立非人灵长类实验动物平台
2009—2010年			规划建设基因敲除小鼠中心，动物实验中心大楼扩建
2014年			基因敲除小鼠中心设施并入动物实验中心，SPF小鼠饲养量达到5 000笼
2016—2018年		1 800	中心对现有设施进行升级改造，各平台饲养量为SPF小鼠5 000笼，SPF大鼠450笼，家兔与豚鼠250只，犬100只，猪羊圈24个，非人灵长类158只
2020年			医院拟在成都市高新区新川科技园打造一个全新的西部一流、国内先进的动物实验楼
2022年1月	新川科技园	14 000	实验动物饲养量达到SPF小鼠29 000笼、SPF大鼠4 450笼，家兔豚鼠250只，犬100只，猪羊圈24个，非人灵长类158只

动物实验中心是科学研究的关键性技术服务平台，为教学和科研提供重要的服务支撑。中心不断强化公共服务技术，提高服务质量和能力。2013年成立动物伦理委员会，负责全院动物实验的福利伦理监督与审查。

2.生物样本库

生物样本库成立于2009年，致力于建设成为国际标准的高水平生物样本资源平台，为全院临床科研发展提供有力保障。生物样本库于2016年获科技部人类遗传资源"保藏"许可资质。截至2021年12月，生物样本库建设面积已达2 000平方米，拥有P2+生物安全等级实验室和完备的质量控制平台，−80℃超低温冰箱60台，气相液氮系统94台，样本深低温储存能力达1 000万份，生物样本库的总储存规模约有

1 600万份。

3. 公共实验技术中心

公共实验技术中心于2015年建成并运行，围绕园区分布与研究内容，建立十大特色技术平台，包括天府科技园细胞与分子平台、新川科技园公共技术平台、吉泰安公共贵重设备平台、华西科技园病理与图像平台、华西科技园动物影像平台、天府科技园代谢与蛋白组学平台、天府科技园药物合成平台、新川科技园基因组学平台、新川科技园质谱平台、新川科技园反向蛋白芯片平台（RPPA），面积达7 529平方米。科研设备资产价值约2亿元，其中50万元以上的贵重仪器设备122台/件；中心提供实验空间与技术服务，每日平均入室人数达270余人次；自培与引进50名技术骨干，保证高水平技术服务；多维度的技术培训与信息管理系统的启用，保障平台365天每天24小时的持续运行。中心还以实际科研需求为导向，建立多样化的公共服务模式，包括入室实验型、仪器使用型、送样检测型及合作实验型模式。

4.生物大数据中心

生物大数据中心成立于2016年，旨在凭借现代前沿科学技术，建立和践行"生物—心理—社会—环境"医学模式，构建新型（全生命周期）健康服务体系。截至2021年12月，中心整体算力已达Pflops级别，并于2017、2020年分别承担四川大学双一流超前部署"医学大数据"学科和四川大学"医学+信息"中心建设任务。中心于2019年获批四川省科学技术厅"四川省医学大数据应用工程技术研究中心"，2020年获批四川省发展和改革委员会"疾病流行病学大数据研究平台"。2014—2021年，中心连续牵头举办7届"生物医学大数据·智能技术应用峰会"，总计19 600余人次参会。2017—2020年，中心连续牵头举办4届"医学大数据与统计应用技术培训班"，共培训1 600余人次。2019年，中心开设研究生课程2门，稳步打造华西大数据品牌效应。

5.干细胞临床研究机构

2016年医院首批通过国家干细胞临床研究机构备案。2018年，机构优化干细胞临床试验学术审查委员会以及伦理专委会构架，完善包括质量授权人、放行检验、内审制度等管理措施。2020年骨科刘浩教授牵头并参与的三项治疗脊髓损伤的干细胞临床研究项目及2021年血管外科赵纪春教授牵头的3D打印人工血管干细胞临床研究项目在国家卫生健康委和原国家食品药品监管总局成功备案，实现了项目"0"突破。

6.中国临床试验注册中心

2007年经世界卫生组织认证，卫生部同意，授权四川大学华西医院管理中国临床试验注册中心。伴随国家、医院临床研究发展战略需要，2018年医院启动中国临床试验注册中心的管理重塑。2021年顺利完成中心网站及数据的管理重塑，并在国家卫生健康委的支持下，规范完成中心网站的合法备案。

（三）科研实验室安全管理

伴随科研基地的多园区发展、科研实验室面积和实验人员的急速增长、实验类型的复杂多变，实验室安全管理面临巨大挑战。医（学）院科研实验室经过多年实践总结，形成了一套完善的安全管理体系，包括制度建设、安全教育、安全检查及其他日常管理等。

明确组织架构，重视安全投入。在学校实验室安全与环保工作小组及医院安全生产委员会的领导下，医（学）院与各部门、实验室逐层签订安全环保责任书，主任为第一安全责任人，并指定安全环保管理员协助日常管理。医（学）院高度重视实验室安全管理，投入大量人力物力，每年投入超350万元用作实验室安全管理专项经费。截至

2021年，组建"5+105"名专职、兼职实验室安全管理人员队伍，为实验室安全保驾护航。

建立健全"三级"安全检查与整改制度。实验室安全检查实行"实验室自查、职能部门巡查、安全生产委员会督查"三级安全检查制度，落实"自查—监督检查—复查—整改销号"机制。不断探索安全检查新模式，做到专业化、高效化、信息化、智慧化。

强化安全宣传教育，提高人员安全意识。安全宣传教育达到新进人员入室安全培训全覆盖，培训考核结果与门禁系统联动，实现信息化管理手段。面向实验室安全管理员、规培技师、学生等不同人群开展多形式专项培训、安全生产月等宣教活动，有效提升相关人员的安全防范意识、自我保护意识与安全责任意识。

加强对危险化学品全生命周期管理。2019年，科研园区开展危险化学品专项整治工作，统一规划建设危险化学品、实验室废物暂存点，配备专人管理，有效控制安全风险，及时消除安全隐患。

六、图书信息中心

四川大学华西医院图书信息中心的前身是建于1953年的四川医学院附属医院（现四川大学华西医院）科技情报资料室。1995年，该资料室更名为图书馆，首次引进英文Medline数据库和中文生物医学文献光盘数据库（CBMdisc），实现计算机文献检索，极大地提升了对医（学）院医教研科技文献信息服务能力，开启了资源建设的新篇章。2003年，更名为"四川大学华西医院图书信息中心"。

2007年，图书信息中心搬至新临床教学楼，楼层面积达1 000平方米，设有阅读、研习座位200个，计算机60台，配置了有线及无线网络端口，极大地丰富了师生获取学科发展信息的途径，同时设采编室、信息检索及咨询室、办公室。2008年，开启数字化建设。2000—2015

年，大规模订购纸本书刊，其中图书以经典专著为主。2016年起停订纸质版书刊。2017年初，整合院校订购的全文数据库的数字化图书馆平台正式上线，图书信息中心实现线上与线下同步服务，并与国内200余家机构及图书馆建立合作关系。截至2021年底，数字图书馆注册用户已超2万人，登录次数超过60万次/年，阅览室服务近3万人次/年。

截至2021年，图书信息中心与四川大学图书馆协调共建共享信息资源，涵盖各种可利用的中外文文摘及全文数据库300余个，包括Web of Science、Embase、EI等重要数据库，Elsevier、Wiley、Springer等全文数据库，以及*Natrue*、*Science*、*NEJM*、*Lancet*、*JAMA*等全文期刊。承担本科及研究生信息素养教学，提供查重、查证查引、英文AI润色、学科专题等服务。中心已成为全院师生员工获取学术信息、文化信息、知识资源的主要途径，为师生员工提升个人业务技能素养和科学文化水平提供有力的知识保障，为创建高水平、国际知名的一流医院提供科技信息服务支撑。

第三节　科技成果及科研成绩

20世纪90年代以来，在科研强院战略的引领下，医（学）院科研实力持续提升，科研成绩屡创新高。2007—2021年，医（学）院在已有基础上，取得了丰硕的科研成绩。获批的国家自然科学基金项目和科技部项目持续增长；牵头项目获国家自然科学二等奖2项、国家科技进步二等奖1项；参与项目获国家科技进步奖5项；牵头项目获政府科技奖146项；高水平科研论文持续发表，在公认的国际顶级学术期刊（*Cell*、*Science*、*Nature*）发表论文6篇；医（学）院员工在多个学会担任重要职位，其中在国家级学会任副主任委员及以上职位的共216人次。

一、科研项目概述

2007年以来，医（学）院强化科研顶层设计，重视基础和临床的交叉结合，瞄准科技发展前沿领域，致力于推动高质量科研成果产出。在全院各级领导的带领下，全体科研人员攻坚克难，使医（学）院科研工作取得突破式进展，在中国医学科学院"中国医院科技量值（综合STEM）"排名中连续9年位列全国第一，在复旦大学"中国最佳医院排行榜"上，科研得分连续13年名列全国第一。

2007—2021年，医（学）院各级各类科技计划项目获批总量达7 903项，获批经费总额约38.4亿元。其中国家级项目2 758项，经费约26.9亿元；省部级项目2 911项，经费约8.4亿元；厅局级项目1 542项，经费约1.8亿元；其他各级各类计划项目692项，经费约1.3亿元。

二、国家级项目总体情况介绍

国家级项目主要涵盖国家自然科学基金项目、科技部项目［包括国家重点研发计划、科技重大专项、国家科技支撑计划、国家重点基础研究发展计划（"973"计划）、国家高技术研究发展计划项目（"863"计划）等］及军委科技委项目。

（一）国家自然科学基金

2007—2021年，医（学）院获批国家自然科学基金项目总计2 068项，经费约10.2亿元；2011—2021年连续11年获批项目数总量破百；2016—2021年获批项目数连续6年在单体医院中排名第一。

2007—2021年，医（学）院国家自然科学基金项目类别包括面上项目（986项）、青年科学基金（891项）、重点项目（36项）、重大研究计划项目（12项）、优秀青年科学基金项目（16项）、国家杰出青年科学基金项目（6项）、创新研究群体项目（2项）、国家重大科研仪器研制项目（3项）、海外及港澳学者合作研究基金（7项）、国际（地区）合作研究与交流项目（44项）、联合基金项目等其他项目（65项）。2007—2021年，医（学）院每年获批国家自然基金项目情况见图5-2。

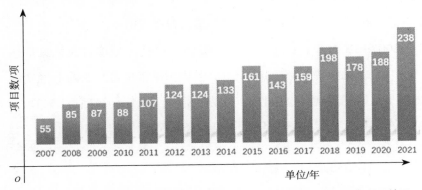

图5-2　四川大学华西临床医学院（华西医院）获批国家自然基金项目情况
（2007—2021年）

（二）科技部项目

2007—2021年，医（学）院获批的科技部项目总计675项，经费约16.5亿元；其中国家重点研发计划298项，重大科技专项90项，国家科技支撑计划103项，"973"计划项目47项，"863"计划项目80项，以及其他项目57项。

三、获奖科研成果

2007—2021年，医（学）院斩获一大批科技成果奖，共计276项。其中牵头项目获国家自然科学奖2项、国家科技进步奖1项；参与项目获国家科技进步奖5项；牵头项目获政府科技奖146项，其中一等奖36项、二等奖44项、三等奖64项、优秀奖1项、杰出青年科技人才奖1项；牵头项目获行业科技奖112项，其中一等奖32项、二等奖38项、三等奖38项、专项奖1项、人才奖3项。

2015年，由龚启勇教授作为第一完成人的"磁共振影像学分析方法对其重大精神疾病机制的研究"的成果荣获国家自然科学二等奖。本获奖项目属临床放射影像学（Radiology）之精神影像（psychoradiology）亚专业领域，涉及临床放射学、精神医学、神经病学、临床心理学、神经认知与脑科学等相关交叉学科。项目团队历经10余年努力，在神经精神疾病放射诊断方面做了大量系统性创新研究，在无创评价脑结构与功能和揭示精神疾病机理方面取得突破性成果。项目的实施推动了国际精神影像学发展，被国际放射学同行称为"Leader in the field of Psychoradiology（精神影像学领域引领者）"（*RSNA Daily Bulletin 2019*）。项目立足临床难点，面向重大精神疾病交叉学科前沿，提出精神影像理论，在此基础取得系列发现并建立精神影像技术体系，开创了放射学科新领域，奠定了我国精神影像学的国际引领地位，推进华西医院放射科精神影像临床亚专业走向国际一流。

2018年，由杨胜勇研究员作为第一完成人的"基于药效团模型的原创小分子靶向药物发现"的项目成果荣获国家自然科学二等奖。项目团队在国家多项重大课题的连续资助下，建立了一套新型的基于药效团模型的药物分子从头设计算法理论和方法体系，极大地提高了原创药物分子设计的效率和所设计化合物的成药性；发展了硫脲、伯/仲胺等多种有机手性催化体系，显著提高了手性先导化合物的合成效率。为验证上述新理论和新算法的有效性，项目将其应用于针对肿瘤、自身免疫性等重大疾病的小分子靶向药物研究，发现了100余种高活性和选择性的靶向小分子化合物，其中12个候选药物进入临床前研究，5个候选药物转让到国内知名制药公司，1个候选新药（化药1.1类）已进入临床试验。研究成果在*Leukemia*、*J. Med. Chem.*、*Angew. Chem. Int. Ed.*、*J. Am. Chem. Soc.*等本领域权威期刊发表SCI论文120余篇。8篇代表性论文的累计影响因子81.29，他引总次数993次，SCI他引次数770次。获发明专利19项，包括美国、澳大利亚、日本等4项国际专利。软件著作权6项。建立的PhDD、RASA等方法被诺华、罗氏等100余家制药公司或研究机构使用。

2020年，由李为民教授作为第一完成人的"肺癌早期精准诊断关键技术的建立与临床应用"的研究成果荣获国家科学技术进步二等奖。该项目历经20年艰苦攻关，创新建立适合中国人群的LDCT肺癌筛查方案，破解早期年轻非吸烟肺癌漏诊的难题；研发中国首个肺癌智能病种库及肺结节AI辅助诊断产品，突破肺癌早期精准诊断的技术难题；多组学解析肺癌演化分子机制，发现并鉴定了肺癌早期诊断高敏感性高特异性标志物，解决肺癌早期诊断及早期分子靶向治疗的瓶颈问题。创立"确立高危、早期筛查、系统评估、精准诊断、全程管理"的肺癌早诊早治体系，使早期肺癌（ⅠA1期）的手术可治愈率提高10倍至11.82%（全球为1.1%），ⅠA期肺癌从26.48%提升至60.78%。发表SCI论文100余篇，获发明专利11项，成果在155家医院推广应用。

四、科技论文发表

（一）论文发表情况

2007—2021年，医（学）院人员以第一作者身份在科学引文索引数据库（SCIE）收录的杂志上发表论文18 361篇，在国内核心期刊（中文核心期刊、中国科技核心期刊）发表论文22 230篇。具体情况见表5-18。

表 5-18　第一作者所在单位为四川大学华西临床医学院（华西医院）的
论文发表情况（2007—2021 年）

年份	SCIE收录论文数量/篇	国内核心期刊论文数量/篇
2007	215	1 846
2008	355	1 920
2009	491	1 818
2010	593	1 445
2011	721	1 322
2012	866	1 412
2013	981	1 378
2014	1 180	1 391
2015	1 247	1 475
2016	1 311	1 402
2017	1 557	1 537
2018	1 699	1 364
2019	2 019	1 317
2020	2 430	1 460
2021	2 696	1 143

据中国科学技术信息研究所每年度的统计，医（学）院科技论文的发表数量、质量在全国医疗机构中均长期名列前茅，被SCIE、MEDLINE收录、引用的论文数在全国医疗机构中连续多年排名第一。具体情况见表5-19。

表 5-19　四川大学华西临床医学院（华西医院）人员发表论文
在全国医疗机构中的排名情况（2012—2021 年）

序号	类别	2012年	2013年	2014年	2015年	2016年	2017年	2018年	2019年	2020年	2021年
1	SCIE数据库收录论文数量	1	1	1	1	1	1	1	1	1	1
2	国际论文被引用篇数	1	1	1				1	1	1	1
3	国际论文被引用次数					1	1	1	1		1
4	SCI学科影响因子前1/10的期刊论文	1	1	1	1	1	1	1	1		
5	高质量国际期刊论文									1	1
6	Medline数据库收录论文数量		1	1	1	1	1	1	1	1	1
7	国际会议论文数量	3						2	1	1	1
8	卓越科技论文数量	1	1	1	1	1	1	1	1	1	2
9	国内论文数量	3	2	2	2	2	2	2	2	2	2
10	国内论文被引用篇数								2	2	2
11	国内论文被引用次数	3	3	3	2	3	3	3	2	3	2

注：空白表示排名情况不详。

（二）高水平科技论文

医（学）院国际论文发表数量逐年攀升，其中高水平论文的占比也不断增加。2007—2021年，医（学）院员工以第一作者身份发表在相关学科领域排名前5%的期刊上的论文有965篇，占该时间段医（学）院员工以第一作者身份发表论文总数的5.2%；发表在相关学科领域排名前15%的期刊上的论文有3 177篇，占该时间段医（学）院员工以第一作者身份发表论文总数的17.3%。

中国科学技术信息研究所自2020年底开始发布全国各"高质量国际期刊论文"排行（各学科影响因子和总被引次数同居本学科前10%，且每年刊载的学术论文及述评文章数大于50篇的期刊，遴选为世界各学科代表性科技期刊，在其上发表的论文属于高质量国际论文），医（学）院蝉联医疗机构第一名。

2007—2021年，在业界公认的具有重大影响力的国际期刊[①]上发表以我院员工为第一作者的原创或集成类学术论文130篇，其中公认的国际顶级学术期刊（*Cell*、*Science*、*Nature*）论文6篇。

五、学会任职

2007—2021年，医（学）院员工在国家级学会任副主任委员及以上职位的共216人次，在省级学会任副主任委员及以上职位的共657人次。

第四节　科技成果转化

医（学）院积极响应国家战略部署，大力推动科技成果转化，2005年成立科技发展中心，2012年牵头成立四川西部医药技术转移中

---

① 指《四川大学高质量科研成果分类（2021版）》中A和A−类成果，及科睿唯安《期刊引证报告》中各学科排名第一的期刊。

心，转移中心先后获批国家技术转移示范机构、国家级国际技术转移服务机构。2018年，医（学）院成立成果转化部，组建专业化的成果转化机构和团队，成立成果转化工作委员会；先后出台"华西九条"和"华西三十六条"等成果转化激励政策及配套落实措施；建立成果转化标准化管理体系和技术转移标准化服务体系，并设立"科技成果转化基金"和"成果转化奖"；搭建全产业链创新转化平台并加强政医产学研协同创新，创新体制机制搭建公司运营的精准医学产业创新中心、临床研究中心、细胞治疗研究院等，大力推动科技创新、临床研究、成果转化和产业发展。医（学）院通过建团队、定政策、创体系、搭平台、加强政医产学研协同创新，形成了一套独特的成果转化"华西模式"，成为全国医疗机构成果转化的示范和标杆。

一、组建专业化机构和团队

2005年，医（学）院成立科技发展中心，主要负责医（学）院申请专利、成果转化、促进科技产业创新发展等工作。中心于2005—2014年先后发布了《四川大学华西医院知识产权管理规定》《四川大学华西医院专利管理暂行办法（试行）》《四川大学华西医院关于促进科技成果转化的规定》《四川大学华西医院科技创新基金管理办法》《四川大学华西医院横向课题管理办法》及《四川大学华西医院药物器械临床试验管理办法》。2012年，医（学）院牵头，联合省市区直属单位，共同组建具有独立法人资格的四川西部医药技术转移中心，大力推动科技成果转移转化。

2018年2月，医院作为国家卫生健康委科技体制改革试点单位，承担"制定科技成果转移转化院内激励政策"试点任务，按照国家卫生健康委《关于加强卫生与健康科技成果转移转化工作的指导意见》中的重点任务要求，医（学）院出台了全国知名的"华西九条"等系列激励政策，并正式成立成果转化部，负责医（学）院知识产权（专利、软件著作权等）、成果转化、横向课题科技合同、科技成果转化基金以及公司化运营的精准医学成果转化平台建设等方面的工作。医（学）院成果转化团队的工作得到国家高度认可，于2014年获批科技部"国家技术转移示范机构"，2015年获批"四川国际医药技术转移基地"，2018年获得科技部"国际技术转移中心"认定。医院于2020年牵头组建四川省医药知识产权运营委员会并获批"四川省知识产权市场化运营示范基地"。

二、科研成果转化体系

（一）成果转化系列政策

2015年8月全国人大常务委员会修订《中华人民共和国促进科技成果转化法》。2016年2月国务院颁布《实施〈中华人民共和国促进科技成果转化法〉若干规定》。同年4月国务院办公厅印发实施《促进科技成果转移转化行动方案》，形成了从修订法律条款、制定配套细则到部署具体任务的科技成果转移转化工作"三部曲"。此外，中共中央办公厅、国务院办公厅、国家卫生健康委、科技部、教育部、财政部、中国科学院及国务院国资委等多部委也陆续出台了一系列与成果转移转化相关的政策法规，初步形成了具有中国特色的促进科技成果转化的政策法规体系。但在实际操作中，科技成果转化仍然面临"落地难"的挑战，特别是如何走好科技成果转化"最后一公里"的问题备受关注。2018年，医院大胆创新，制定了《四川大学华西医院科技成果转移转化九条激励政策（试行）》（简称"华西九条"）和《四川大学华西医院促进科技成果转移转化实施方案（试行）》（简称"华西三十六条"）。

"华西九条"主要内容包括：允许成果完成人以个人的名义占有公

司股份；科技成果通过转让或许可取得的净收入，以及作价投资获得的股份或出资比例，医院提取80%~90%的比例用于奖励；扩大横向课题经费使用自主权，结余经费可用于持续研究，也可用于绩效奖励；成果转化纳入医院业绩认定和考核评价指标；设立成果转化基金支持和孵化具有转化前景的创新项目；允许科技人员兼职和离岗创业等。

该政策明确了对成果完成人的奖励机制，激发了科研人员创新热情，完善了成果转化考核评价体系，破除唯"论文论"的顽瘴痼疾，提出了在岗、兼职、离岗、创业的做法，打通了科技成果转化"最后一公里"——作价投资入股成立公司，极大地激发了我院职工开展科技创新和成果转移转化的活力。2018年5月，"华西九条"上报国家卫健委，作为全面推进落实改革的部署在全国范围内推广，受到了业内的广泛关注，《人民日报》《科技日报》《健康报》及《中国知识产权报》等主流媒体纷纷对此进行报道。

2018—2021年，医（学）院陆续发布《四川大学华西医院横向课题科技合同管理办法》《四川大学华西医院专利管理办法》《四川大学华西医院科技成果转化基金管理办法》《四川大学华西临床医学院（华西医院）"成果转化奖"实施办法》及《四川大学华西医院知识产权管理办法（试行）》，形成了系统的成果转化政策体系。医（学）院发布相关文件的具体情况见表5-20。

表5-20　四川大学华西临床医学院（华西医院）发布的促进科技成果转化的相关文件（2018—2021年）

规 章 制 度 名 称	文件编号	发布时间
《四川大学华西医院成果转化工作委员会制度》	川医科〔2018〕28号	2018年5月2日
《四川大学华西医院科技成果转移转化九条激励政策（试行）》	川医科〔2018〕5号	2018年5月2日
《四川大学华西医院横向课题科技合同管理办法》	川医科〔2018〕10号	2018年6月6日

续表

规 章 制 度 名 称	文件编号	发布时间
《四川大学华西医院专利管理办法》	川医科〔2018〕9号	2018年6月6日
《四川大学华西医院促进科技成果转移转化实施方案（试行）》	川医科〔2018〕11号	2018年6月28日
《四川大学华西医院科技成果转化基金管理办法》	川医科〔2019〕1号	2019年4月24日
《四川大学华西临床医学院（华西医院）"成果转化奖"实施办法》	川医科〔2019〕6号	2019年10月29日
《四川大学华西医院知识产权管理办法（试行）》	川医科〔2021〕6号	2021年6月16日

（二）成果转化基金

2019年4月，为鼓励医（学）院教职工积极开展医学科技创新和成果转化，医（学）院设立了科技成果转化基金，制定科技成果转化基金管理办法，对申报条件、组织管理、申报立项、管理验收、经费管理等进行规定。医（学）院每年出资2 000万元，支持有转化应用价值、创新性强、产权清晰的项目进行转化，一定程度改善了成果转化项目缺少资金支持的状况，有效推进医疗机构科技成果转化跨越"最初一公里"。截至2021年12月，该基金已累计支持26项具有转化前景的项目。

（三）成果转化奖

2019年10月，为进一步推动医（学）院科技创新和成果转化，充分调动职工的积极性和创造性，营造"对标先进、见贤思齐"的创新转化氛围，按照"华西九条"，医（学）院设置了"成果转化奖"，每年11月3日（华西创新日）表彰和奖励在科技创新、成果转化和产学研合作中做出突出成绩的职工，每人奖励现金10万元，并颁发证书。

三、建立成果转化标准化管理体系

为推进医（学）院管理质量内涵建设，成果转化部根据已有工作基础和医（学）院发展需要，从梳理管理流程、优化岗位体系、统一管理标准等角度入手，制定了成果转移转化标准化管理体系、内部控制手册等标准化管理文件，起草了系列科技合同标准模板，构建了从顶层到末端、从业务到岗位、从管理到服务的标准化管理体系，用标准把制度、职责、流程、规范等要素锁定在规定的管理路径范围内，确保成果转化工作高效、协同地开展和落实。

（一）成果转化管理架构

2018年，医（学）院在原技术转移办公室的基础上组建了成果转化部，业务范围涵盖专利等知识产权管理、对外科技合作、科技成果转化、转移转化平台等。医（学）院同时成立了由成果转化部主管院领导牵头，相关职能部门负责人、医（学）院法律顾问和专家组成的成果转化工作委员会，明确了委员会负责审议和论证作价投资、评估项目风险等重大成果转化事项，负责评估和认定科技成果转化相关利益关联、风险、公示异议及其处置等职责；通过组织召开委员会会议，集中、高效地讨论审议成果转化事项，为医（学）院决策提供参考与建议。

根据医（学）院整体发展战略和定位，成果转化部明确了本部门职责：①知识产权与成果转化工作组秘书处工作，②横向课题科技合作，③专利、软件著作权及除论著论文以外的作品著作权，④成果转化，⑤与政府共建的公司化运营的成果转化平台。同时梳理了部门组织构架，通过调研分析、合理设置岗位、制订全面细化的部门职责和岗位职责等标准化管理文件，明确成果转化部的业务范围、服务内容、人员配置、任职资格等，做到部门和岗位职责不重不漏、权责明晰，确保成果转化管理服务良性、高效运转。具体情况见表5-21、表5-22。

表5-21 四川大学华西临床医学院（华西医院）成果转化相关管理部门职责一览表

部门		职责
院办公会/院党委常务委员会	知识产权与成果转化工作委员会	
	成果转化部	专利、软件著作权、横向课题、成果转化与政府共建的公司化运营的成果转化平台
	国有资产管理部	联审科技成果转化协议 科技成果作价投资成立公司的资产管理
	医院资产经营公司	科技成果作价投资入股公司股权管理
	人力资源管理部	科技成果转化活动中科技人员兼职、离岗创业管理
	财务部	科技成果转化收益管理

表5-22 四川大学临床医学院（华西医院）知识产权管理部门职责一览表

部门		职责
院办公会/院党委常务委员会	知识产权与成果转化工作委员会	
	国有资产管理部	对医院知识产权等无形资产进行统筹管理
	院长办公室	医院名称、标志和以医院名义申请注册商标
	成果转化部	对专利、软件著作权及除论著和论文以外的作品著作权进行管理
	科技部	对论著和论文进行管理
	临床研究管理部	对人类遗传资源材料进行管理
	信息中心	对人类遗传资源信息进行管理

（二）标准化管理制度

为更好推动标准化管理体系建设，医（学）院先后制定了《成果转移转化标准化管理体系》《技术转移标准化管理与服务体系》《CRC标准化管理与服务体系》《内部控制手册》等标准化的管理制度；同时根据国家相关法规及技术合同分类原则，配套起草了与科技合作、专利管理、成果转化相关的22类标准化合同模板，从格式标准化、内容标准化等管理角度，实现了规范统一化的管理与服务，确保成果转化相关制度有效落实。

从科研转化人员体验的视角进行流程整合优化，在符合国家相关法规要求的前提下，最大限度缩减中间环节，提升办事效率。部门筛选出知识产权、成果转化的重点工作，梳理关键环节和防控措施，制订了包括横向课题科技合同签订、横向课题科技合同跟踪服务、专利管理、科技成果转让/许可、科技成果作价投资入股在内的5个标准化管理流程，明确了流程中各相关责任部门的职责分工、注意事项等，同时梳理可能存在的风险并制订相应的防控措施；通过定期归纳、总结、优化和标准化管理成效评估，及时修订相关管理文件，达到规范操作、提高效率、优化部门间的协作与流程衔接的目标。标准化管理流程的引入，既加快了办事效率，又通过实践对标准进行验证、修正，有效提升了成果转化管理服务工作的质量与效果。2018年，随着作价投资标准化流程的确立，经历"科技成果评估—项目对接—成果转化工作委员会会议—公示—签订《科技成果作价投资股权奖励协议》和发起人协议—医院党政联席会审议—注册公司"系列流程后，医（学）院顺利打通了科技成果作价投资入股成立公司的"最后一公里"，成果转化创新探索受到业界和官方媒体的高度关注和认可。

四、"政医产学研资用"协同创新的成果转移转化平台

（一）四川西部医药技术转移中心

2011年，为建设西部科技创新高地，四川省召开科技大会，将科技成果转移转化作为全省科技工作的"一号工程"部署。为积极响应政府号召，2012年1月10日，医（学）院提交关于"创建西部医药技术转移中心"的政协提案，2月21日获四川省科技厅批复；6月5日中心在四川省民政厅正式登记注册成立，它是由四川大学华西医院牵头，四川省科技厅、成都市科技局和高新区政府支持共建，具有独立法人资格的民办非营利性科技中介服务组织。

（二）华西精准医学产业创新中心有限公司

2018年，国家发改委发布《国家产业创新中心建设工作指引（试行）》，在四川省发改委大力支持下，华西医院牵头积极申报"国家精准医学产业创新中心"，按照国家产业创新中心建设要求，必须创新体制机制组建企业化运营的独立法人机构作为产业创新中心的运营主体。2019年12月2日，华西医院联合上海医药集团股份有限公司、成都高新投资集团有限公司、成都科技服务集团有限公司等7家单位，共同出资注册成立"华西精准医学产业创新中心有限公司"作为国家精准医学产业创新中心的运营主体，公司注册资本5亿元人民币。公司以国家级平台为支撑，整合联合行业优势资源，以创新研发、成果转化与产业化为目标，集中力量解决精准医学领域"卡脖子"关键核心技术和产业协同创新发展问题，根据业务方向不同下设公司化运营的研究院、中心或二级公司，开展精准诊断、精准治疗、精准评价和精准服务，并担负项目投资、企业孵化以及临床研究服务等任务。

2020年7月获批"四川省精准医学产业创新中心"，成为四川省首家省级产业创新中心。在此基础上，进一步申报国家精准医学产业创新中心，2021年10月通过国家项目评审中心评审，2022年1月正式获批"国家精准医学产业创新中心"。

（三）成都华西临床研究中心有限公司

为有效推动国家重大新药创制成果转移转化示范基地建设，2020年7月，四川大学华西医院与成都高新区政府联合牵头共建华西国际临床研究中心，并注册成立成都华西临床研究中心有限公司作为运营主体，股东单位由成都华西精准医学产业创新中心有限公司、四川华西健康科技有限公司、成都天府国际生物城投资开发有限公司、上海医药集团股份有限公司等8家公司组成，注册资本1亿元。

作为华西国际临床研究中心的运营主体，也是全国首家依托大型三甲公立医院优势临床资源建成的临床研究服务型有限责任制公司，成都华西临床研究中心有限公司通过创新体制机制整合"医政产学研资"资源优势，以建设国际标准的临床研究服务体系，促进我国医药健康产业高质量发展为目标；将加强临床研究团队建设、规范临床研究服务、提高临床研究质量、加速临床研究效率为己任；着眼于临床研究重点领域关键技术突破，推进区域生物治疗技术和重大创新产品临床转化研究及应用，支撑前沿临床研究技术升级，竭力为国家医药创新产品研发和临床转化提供临床研究全过程的高质效、专业化、职业化服务。

（四）成都华西细胞治疗研究院有限公司

医院积极响应国家高质量发展战略，为大力推动再生医学发展，华西医院牵头组建华西细胞治疗研究院，并创新体制机制于2021年2

月成立成都华西细胞治疗研究院有限公司作为运营主体。公司由成都华西精准医学产业创新中心有限公司、中源协和细胞基因工程股份有限公司以及成都华西临床研究中心有限公司作为股东单位共同组建，注册资本5 000万元，在成都前沿医学中心打造面积为5 000平方米的综合性细胞技术与产品创新研发与产业化平台。该平台涵盖细胞分子生物学平台、细胞质量评价平台、细胞制备平台、细胞资源存储库及细胞制剂应用平台，集干细胞和免疫细胞研发、存储、检测、制备及临床转化应用为一体，能大力推动再生医学成果转化。

五、成果转化成效

医（学）院促进成果转化的系列措施与举措激发了科技人员进行科技创新和成果转化的积极性和主动性，知识产权转让、许可数量明显增加，并打通了科技成果作价投资成立公司的通道。

医（学）院于2015年获批"四川国际医药技术转移基地"，获得"成都市科技成果转化组织推进奖"；2017年获得"中国医院管理奖·银奖"。2019年2月28日，科技部科技评估中心、中国科技评估与成果管理研究会、中国科学技术信息研究所发布《中国科技成果转化2018年度报告（高等院校与科研院所篇）》，这是中国官方首次发布中国科技成果转化年度报告，四川大学华西医院是唯一一家被列入报告作为经典案例的医疗机构。2019—2021年医院在三级公立医院绩效考核"科研转化"指标中均排名第一，被中国医院绩效改革研究院选定为《三级公立医院绩效考核》的优秀案例，向全国三级公立医院分享推广。

"华西模式"的成果转化受到业内广泛关注，被《人民日报》《科技日报》《健康报》《经济日报》《中国知识产权报》等主流媒体多次报道和转载，得到国家卫生健康委、科技部和国家发展改革委等部门及领导的高度认可与赞誉。医（学）院还多次受邀前往科技部、国家卫生健康委、中华医学会在北京、深圳、上海、澳门等地举办的有关展会作主题报告。"华西模式"的成果转化为推动医院和医药健康产业高质量发展做出了积极贡献。

（一）知识产权

2007—2021年，医（学）院申请专利5 144件，授权专利2 969件，其中授权国内发明专利543件，授权国外发明专利21件，具体情况见表5-23、表5-24。

表5-23　四川大学华西临床医学院（华西医院）专利申请情况统计表（2007—2021年）

类型	2007—2021年专利申请数量															总计
	2007	2008	2009	2010	2011	2012	2013	2014	2015	2016	2017	2018	2019	2020	2021	
国内发明	14	16	19	29	25	40	39	50	69	78	84	144	302	677	627	2 213
国内实用新型	7	9	5	15	33	63	38	105	180	317	283	334	182	689	551	2 811
国外发明	0	0	0	3	1	9	4	6	5	15	9	7	19	21	21	120

表5-24　四川大学华西临床医学院（华西医院）专利授权情况统计表（2007—2021年）

类型	2007—2022年专利授权数量															总计
	2007	2008	2009	2010	2011	2012	2013	2014	2015	2016	2017	2018	2019	2020	2021	
国内发明	3	11	7	6	10	23	19	31	22	25	32	36	47	89	182	543
国内实用新型	10	9	7	5	21	43	68	60	148	189	181	181	291	295	897	2 405
国外发明	0	0	0	0	0	0	0	0	5	3	0	3	2	4	21

（二）横向课题（不含转化）

2007—2021年，医（学）院共签订横向课题科技合同8 110项，合同总金额达30.12亿元，具体情况见表5-25。在2018—2020年三级公立医院绩效考核"每百名卫生技术人员科研项目经费"指标中排名第一。

表5-25　四川大学华西临床医学院（华西医院）横向课题统计表（2007—2021年）

统计项目	2007年	2008年	2009年	2010年	2011年	2012年	2013年	2014年	2015年	2016年	2017年	2018年	2019年	2020年	2021年
合同项数（项）	181	259	262	270	307	310	343	462	395	495	660	766	960	1 117	1 319
合同金额（亿元）	0.28	0.37	0.41	0.51	0.63	0.66	1.02	1.09	1.38	1.30	2.28	2.51	2.79	5.63	9.20

（三）成果转化

2007—2021年，医（学）院累计签订成果转化合同168项，转化金额10.2亿余元，具体情况见表5-26。其中32项科技成果作价7亿余元投资入股成立6家公司。在2018—2020年三级公立医院绩效考核"科研成果转化指标"中排名第一。

表5-26　四川大学华西临床医学院（华西医院）成果转化统计表（2007—2021年）

统计项目	2007年	2008年	2009年	2010年	2011年	2012年	2013年	2014年	2015年	2016年	2017年	2018年	2019年	2020年	2021年
合同项数（项）	2	4	3	5	6	2	5	5	9	4	7	7	45	32	32
合同金额（亿元）	0.010 9	0.008 1	0.004 5	0.233 0	0.019 7	0.000 2	0.211 3	0.161 2	0.273 0	0.011 2	0.113 1	0.023 9	0.485 4	7.549 8	1.061 3

六、部分重大转化成果介绍

（一）麻醉新药

截至2021年，医（学）院与麻醉药物研究相关的发明专利在全国同类专利中的占比为12.17%，共拥有18项国际专利，成果转化总金额近10亿元。

2020年6月，医（学）院"超长效局麻药LL-50"以2.5亿元和3%年销售收入提成实现转化，其中合作开发协议包括2亿元和3%的年销售提成，2项专利排他许可协议5 000万元。

2021年5月，医（学）院"新型骨骼肌松弛药"（代号"YJJS-71"）以5亿元和5%年销售收入提成实现转化，其中合作开发协议包括4亿元和5%的年销售提成，7项专利排他许可协议1亿元（中国范围）。

医（学）院与宜昌人福药业有限责任公司共同研发的1.1类新药注射用磷丙泊酚二钠获批上市。该药是我院首个获得自主知识产权的新药，它的转化是我院新药研发成果转化的里程碑事件。

医（学）院麻醉新药专利成果转化的具体情况见表5-27。

表5-27　四川大学华西临床医学院（华西医院）麻醉新药专利成果转化情况

时间	新药名称	转化金额	截至2021年研究进展
2006年	注射用磷丙泊酚二钠	1 000万元 +2.5%年销售收入提成	获批1.1类新药证书
2015年	甲氧依托咪酯盐酸盐	4 500万元 +3%年销售收入提成	Ⅱ期临床试验
2020年	超长效局麻药LL-50	2.5亿元 +3%年销售收入提成	临床前研究
2021年	新型骨骼肌松弛药物	5亿元 +5%年销售收入提成	临床前研究

2021年9月27日，刘进教授将因科技成果转化所得的个人奖励1亿元捐赠给医（学）院，用以设立"住院医师规范化培训发展基金"。

（二）新型冠状病毒肺炎疫苗

2020年2月，医（学）院重组蛋白新型冠状病毒肺炎疫苗（Sf9细胞）等21项科技成果作价5.116亿元投资入股成都威斯克生物医药有限公司。该公司注册资本7.9亿元，致力于重大疾病（包括传染性疾病、恶性肿瘤、心血管疾病等）的最新生物治疗技术研究，进行包括但不限于预防性及治疗性疫苗、细胞治疗药物、小核酸药物等的研发。尤其注重新型冠状病毒肺炎疫苗的研发，以及建设新型冠状病毒肺炎疫苗生产平台。2021年该公司已经通过A至C轮融资，市值100亿元。

截至2021年12月，重组蛋白新型冠状病毒肺炎疫苗已完成国际多中心、随机、双盲、安慰剂对照的Ⅲ期临床试验，在墨西哥、菲律宾、尼泊尔、肯尼亚、印度尼西亚等国家招募4万多名受试者，初步的分析结果表明其保护力数据达到国家和WHO上市标准，正在准备申请国内的紧急使用或附条件上市。同时，已在墨西哥获得疫苗的紧急使用批件。在日本已经完成240例Ⅱ期临床试验，完成相应抗体数据检测后可紧急上市使用。该疫苗是我国首个在发达国家进入临床试验的新冠疫苗。针对突变株的二代新型冠状病毒疫苗正在加紧研发中，2021年8月已经向药品审证中心滚动提交资料申请新药临床试验。初步的研究结果表明，该疫苗诱导出的针对Omicron以及Delta等突变病毒的中抗体达到上万水平。在非人灵长类动物上的保护力药效学研究表明，该疫苗可完全阻断新冠病毒的感染，在肺部无病毒残留。

（三）靶向小分子药物

2019年4月，医（学）院4项靶向小分子药物作价1.2亿元投资入股了成都赜灵生物医药科技有限公司。该公司注册资本2.3亿元，主要开展针对肿瘤（实体瘤及血液瘤）、自身免疫性疾病、新型冠状病毒肺炎引起的细胞因子风暴等的创新药物的研发。截至2021年12月，公司已完成1亿元融资，市值7亿元。

第五节　科技期刊

2006年，医（学）院将各临床科室或研究所室管理的8家中文期刊编辑部整合后，成立华西期刊社，将办刊目标明确为"走学术化道路，办一流期刊、支撑医（学）院学科发展"。2006—2011年，期刊社推动了一系列改革：将编辑和出版业务分离，各杂志编辑部只保留学术编辑，编务人员集中组建出版部；制定期刊社管理制度；统一编辑、出版业务流程；统一排版；统一印刷；统一发行；统一财务；统一质控。2008年，期刊社启动期刊数字化建设，建设了统一的门户网站和在线采编系统。2017年，期刊社引入生产流程管理系统，实现数字化排版和出版。2019年，期刊社启动"大刊论文解读"项目，精选医（学）院师生员工发表在学科排名前5%期刊的SCI论文进行解读，并邀请国内外同行专家进行点评。2021年，期刊社启动虚拟期刊平台项目建设，集成师生员工此前20余年发表的SCI论文，动态反馈，实时跟踪文章引用等情况，提供各类查询服务，以便更好支撑医（学）院学科建设。

一、中文期刊建设

截至2021年底，期刊社共创办9本中文期刊，这些期刊的基本情况见表5-28。

表5-28　华西期刊社中文期刊基本情况表

期刊名称	主管单位	主办单位	创刊年份	重要数据库收录情况（2007年以后）
《生物医学工程学杂志》	四川省科学技术协会	四川大学华西医院四川省生物医学工程学会	1984	EI[①]
《中华眼底病杂志》	中国科学技术协会	中华医学会	1985	Scopus[②]
《华西医学》	教育部	四川大学	1986	暂无
《中国修复重建外科杂志》	国家卫健委	中国康复医学会四川大学	1987	PMC[③]、Scopus
《中国胸心血管外科临床杂志》	教育部	四川大学	1994	CSCD[④]、北大核心[⑤]
《中国普外基础与临床杂志》	教育部	四川大学华西医院	1995	暂无
《中国循证医学杂志》	教育部	四川大学	2001	CSCD、北大核心
《中国呼吸与危重监护杂志》	教育部	四川大学华西医学中心四川大学华西医院	2002	CSCD、北大核心
《癫痫杂志》	教育部	四川大学	2015	EBSCO[⑥]

注：①工程索引（The Engincering Index，EI），美国工程信息公司创建，是世界著名的工程技术方面的综合性大型检索工具。

②Scopus数据库是爱思唯（Elsevier）公司于2004年推出的多学科文摘索引型数据库。

③免费生物医学数字化期刊全文数据库（Pub Med Central，PMC）。

④中文科学引文数据库（Chinese Science Citation Database，CSCD），由国家科学图书馆（原为中国科学院文献情报中心）承建开发，已发展为我国规模最大、最具权威性的科学引文索引数据库。

⑤《中文核心期刊要目总览》（简称"北大核心"），由北京大学图书馆和北京高校图书馆工作研究会等单位联合编制。

⑥EBSCO全文数据库，是EBSCO Publishing公司推出的全文检索系统，涵盖100多个全文数据库和二次文献数据库。

1.《华西医学》

《华西医学》2008年从季刊变更为双月刊，2009年从双月刊变更为月刊。2020年，中国知网影响力指数学科排序首次进入Q1区。IF从2007年的0.190提升至2021年的0.755，上涨0.565。

2.《生物医学工程学杂志》

《生物医学工程学杂志》于2008和2014年两次获评为"中国精品科技期刊"。2013年获评"百种中国杰出学术期刊"。2016年被EI数据库收录，2021年获评"川渝一流科技期刊"。IF从2007年的0.318提升至2021年的0.856，上涨0.538。

3.《中华眼底病杂志》

《中华眼底病杂志》于2009年获第二届"四川出版·期刊奖"二等奖，2012年获"四川省高等学校优秀科技期刊"。2020年由双月刊变更为月刊，同年被Scopus数据库收录。 IF从2007年的0.418提升至2021年的0.581，上涨0.163。

4.《中国修复重建外科杂志》

《中国修复重建外科杂志》于2011年、2014年、2017年和2020年获评"中国精品科技期刊"。2020年入选《中国高质量科技期刊分级目录》。2020年和2021年连续两次入选《世界期刊影响力指数（WJCI）报告》。在2020年版和2021年版《中国科技期刊引证报告》中，综合排名均位列烧伤外科学、整形外科学第一名。2021年被PMC全文数据库收录。IF从2007年的0.761提升至2021年的1.132，上涨0.371。

5.《中国胸心血管外科临床杂志》

《中国胸心血管外科临床杂志》于2010年获首届"四川省高等学校优秀科技期刊奖"，2014年获评"四川省高校科技精品期刊"

称号。2015年由双月刊变更为月刊，同年再次被CSCD收录。2021年被北大核心收录。IF从2007年的0.628提升至2021年的0.803，上涨0.175。

6.《中国普外基础与临床杂志》

《中国普外基础与临床杂志》于2010年获评"首届四川省高等学校优秀科技期刊"，2014年获评"第二届四川省高校精品科技期刊"，2011年和2014年连续两次获评"中国精品科技期刊"。IF从2007年的0.607提升至2021年的0.773，上涨0.166。

7.《中国循证医学杂志》

《中国循证医学杂志》于2011年、2014年、2017年、2020年连续四次获评"中国精品科技期刊"。2017年入选CSCD核心库，2016年、2017年和2020年三次获评"百种中国杰出学术期刊"。2018年入选北大核心期刊。IF从2007年的0.450提升至2021年的1.710，上涨1.260。

8.《中国呼吸与危重监护杂志》

《中国呼吸与危重监护杂志》于2014年被北大核心收录，2017年被CSCD扩展库收录。IF从2007年的0.590提升至2021年的1.753，上涨1.163。

9.《癫痫杂志》

《癫痫杂志》于2014年12月正式创刊，2015年7月正式出刊。2018年被CNKI收录，2021年被EBSCO收录。

二、英文期刊建设

2008年，期刊社创办了第一本英文期刊，截至2021年底，共创办5本英文期刊，这些期刊的基本情况见表5-29。

表 5-29　华西期刊社英文期刊基本情况表

期刊名称	主管单位	主办单位	创刊时间	重要数据库收录情况（2007年以后）
Journal of Evidence-Based Medicine（《循证医学杂志》）	暂无	四川大学华西医院	2008年	SCIE[①]、MEDLINE[②]、PubMed[③]、EMBASE[④]、Scopus、EBSCO
Signal Transduction and Targeted Therapy（《信号转导与靶向治疗》）	教育部	四川大学	2016年	SCIE、MEDLINE，PMC，Scopus、CSCD
Acta Epileptologica（《癫痫学报》）	教育部	四川大学	2018年	DOAJ[⑤]
Precision Clinical Medicine（《精准临床医学》）	教育部	四川大学	2018年	COPE[⑥]、DOAJ、EBSCO、EMBASE、Scopus、ESCI[⑦]
Psychoradiology（《精神放射影像杂志》）	暂无	四川大学华西医院	2020年	

注：①科学引文索引扩展版，是科学引文索引（Science Citation Index，SCI）的扩展库，由美国科学信息研究所创办。

②美国医学文摘，是美国国家医学图书馆建立的医学文献分析与检索系统（MEDLARS）中使用频率最高也是最大的数据库，是世界公认的权威的大型生物医学文献数据库。

③是美国国家医学图书馆所属国家生物技术信息中心开发的生物医学文献检索系统。

④Excerpta Medica Database，由荷兰爱思唯尔（Elsevier）公司推出，是生物医学与药理学文摘型数据库。

⑤开放存取期刊目录（Directory of Open Access Journals，DOAJ）在OSI（The Open Society Institute）支持下，由瑞典隆德大学图书馆与SPARC（The Scholary Publishong and Academic Resources Coalition）联合创建。

⑥国际出版伦理委员会。

⑦新兴资源引文索引（Emerging Sources Citation Index，ESCI）。

1. *Journal of Evidence-Based Medicine*（《循证医学杂志》）

该刊于2008年与Wiley–Blackwell合作创刊，2010年被MEDLINE收录，2021年已被SCIE收录。

2. *Signal Transducition and Targeted Therapy*（《信号转导与靶向治疗》）

该刊于2013年获"中国科技期刊国际影响力提升计划"D类项目支持，获批正式刊号。2016年1月与Springer Natrue合作创刊。2018—2020年，连续3年被评为"中国最具国际影响力学术期刊"。2019年1月被SCIE收录，同年6月获首个影响因子5.873。2019年，获"中国科技期刊卓越行动计划·领军期刊"项目支持。2021年，该刊的影响因子达到18.187。2021年7月，获"第五届中国出版政府奖·期刊奖"和"中国科技期刊卓越行动计划·2021年度优秀期刊"。

3. *Precision Clinical Medicine*（《精准临床医学》）

该刊于2016年获"中国科技期刊国际影响力提升计划"D类项目支持，获得正式刊号。2018年6月与牛津大学出版社合作创刊。2019年被DOAJ、EBSCO、EMBASE收录。2020年入选"中国精品期刊展"。2021年被Scopus、ESCI收录并入选"中国最具国际影响力学术期刊"。

4.*Acta Epilepedogica*（《癫痫学报》）

该刊于2018年3月正式创刊。2019年，与BioMed Central（BMC）合作在线出版。2020年被DOAJ数据库收录。

5.*Psychoradiology*（《精神放射影像杂志》）

该刊于2021年与牛津大学出版社合作创刊。

第六节　临床研究发展

我院临床研究是以临床试验机构（GCP）、伦理委员会（成立于1996年）及临床流行病学与循证医学研究中心（成立于1997）的成立为标志，它们持续推动着我院临床研究的发展。进入"十三五"后，我院以临床研究管理部的建立为契机，正式迈入现代化临床研究建设阶段。为大力推动医院临床研究高质量发展，医院于2018年设立临床研究管理部，负责全院临床研究体系构建、临床研究文化建设以及临床研究人才培养。部门下设临床研究办公室、伦理办公室以及生物样本库，2020年增设临床研究方案设计与统计办公室。临床研究管理部协同临床试验中心（CTC）、国家老年疾病临床医学研究中心、生物大数据中心、循证医学中心等临床研究平台，共同推动全院临床研究高质量发展。

2018年，构建全国首个完整的临床研究体系：从临床研究方案设计、临床研究专项基金支持、一站式电子系统服务、临床研究培训、临床研究资源扩容、流程手册等环节建立标准化流程和支撑。2021年，该体系作为国内第一个医院案例被国家卫健委纳入内部工作交流专刊中。

2019年3月，在全国综合医院中率先发布临床研究管理办法《四川大学华西医院研究者发起的临床研究管理办法（试行）》，激励全院开展临床研究工作。2021年，国家卫健委发布的《医疗卫生机构开展研究者发起的临床研究管理办法（试行）》中多处引用我院管理办法，我院管理办法成为全国IIT管理范本。同年，受国家卫健委科教司邀请，我院作为唯一的医院专家对海南省卫健委、广东省卫健委及各级医疗机构进行研究者发起的临床研究规范培训，培训人数超千人。在此过程中，我院开创多项全国首创的模式与机制：2018年，我院获批国家卫健委首批科技体制改革试点单位，主要任务为"临床研究创新评价体系构建建设"；2019年在国内率先实施分级伦理审查机制；2021年在国内率先实施分层学术审查机制等。在多重支撑举措与激励机制下，我院的IIT项目与GCP项目实现规模化发展，管理效率与研究项目数量实现了国内医疗机构"双第一"。具体情况见图5-3、图5-4、图5-5。

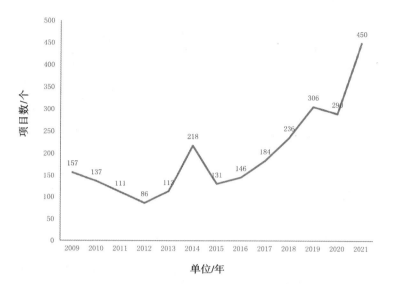

图5-3　四川大学华西医院GCP项目数发展情况（2009—2021年）

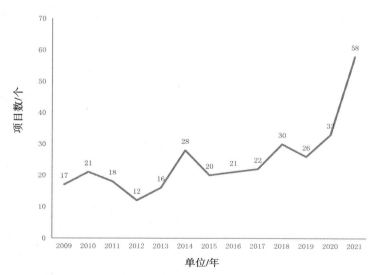

图5-4　四川大学华西医院牵头多中心GCP项目数发展情况（2009—2021年）

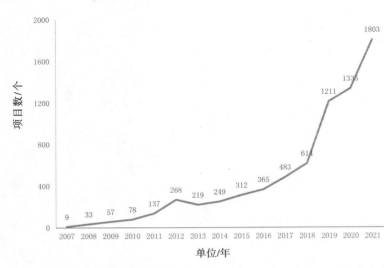

图5-5　四川大学华西医院IIT项目数发展情况（2007—2021年）

在国内医疗机构中，首设免费科研门诊。2019年1月，医院开设科研门诊服务，这在国内医疗机构中尚属首次。该服务旨在为全院临床研究者解决临床研究方案设计与统计问题，由循证医学中心、大数据中心等提供咨询服务。2020年，医院设立临床研究方案设计与统计办公室，开展包括常规门诊、金卡门诊、夜门诊等多种形式的"全天候"科研门诊服务，从源头上全面提升医院研究者的整体方案设计能力与统计能力。

构建"一站式"临床研究电子系统，实现智慧化服务。2019年，医院实现了院内临床研究项目电子化"一站式"服务，制作了"口袋式"的研究者手册，让研究者"不跑路"；实现了立项备案、伦理审查、文件管理、基金申请等信息化管理"一站式"服务。医院成为国内首批实现临床研究学术审查、伦理审查以及项目立项审查在线评审的单位，IIT项目的管理效率明显提升，伦理审查批准的时间得到有效缩短，研究者满意度得到有效提升。

　　组织临床研究培训，全面提升全院与区域临床研究水平与能力。2018—2021年，医院持续组织开展面向全院的临床研究培训课程，包括覆盖全院的研究者培训以及CRC、临床研究助理的培训。2018年开设国家级继续教育培训课程"'循证科学+医联体'临床研究管理培训班"以及省级继续教育培训课程"临床研究领导力培训班"。2020年，开设研究生学位教育培训"生物样本库概论及其在临床科研中的应用""医学科研伦理规范"两门课程以及本科生通识教育课程"新医科时代的临床医学研究与国际视窗"。上述培训课题均可通过"华西云课堂APP"实现回放，并向医联体单位开放，全面提升全院以及区域整体临床研究能力与水平。

　　院科共建高质量自然人群和专病队列。为解决科室和团队临床研究资源分散、质量普遍不高的问题，2019年开始，医院通过"医联体+"、院科共建的模式，利用5G+、车载CT、现代中医检测设备等技术手段，在华西紧密型医联体中开展健康惠民工程，启动实施不同海拔、不同民族、不同经济水平的长期随访大样本自然人群队列和专病队列的建设工作。截至2021年底，该项目已收集了龙泉驿、绵竹、郫都、甘孜等地超60 000例的生物样本与数据，院科共建16个高质量的专病队列，为区域人群健康管理与疾病谱探索研究奠定了坚实基础。

　　分层学术审查与分级伦理审查机制。2019—2021年，医院创新建立了分层学术审查与分级伦理审查机制，首次实现了研究者发起的创新临床研究项目的立项并通过生物医学伦理审查，推动数个国际国内首个人体临床研究落地医院。

第六章
国际及港澳台地区合作与交流

　　医（学）院历来重视与国际及港澳台地区的交流、合作工作，在中央、省、市重大外事决策部署的指引下，主动服务于国家和地区的交流与发展，在前期已有工作的基础上，于2013年专门设立国际合作与交流办公室·港澳台事务办公室。通过人力资源部、院办、特需医疗中心等多部门协同，医（学）院加强同国际著名医学院校、科研机构、医疗机构的合作和交流，积极推进来华留学生教育工作的开展。

　　伴随上述工作的深入开展，医（学）院建立院内国际及港澳台事务管理模式，主导并参与制定多项制度，梳理、防范涉外意识形态风险、强化院内国际及港澳台地区事务报备机制，为医（学）院高质量发展把好外事关。

第一节　因公短期出国

一直以来，医（学）院鼓励员工积极"走出去"，一方面引领科研人员、教师、医护及管理人员了解世界医学科研、教育、医疗技术及医疗管理的新思维、新理论、新技术、新方法，另一方面在国际舞台上展示医（学）院在医疗、教学、科研等各个方面取得的成就，扩大我院在国际的影响力和知名度。

截至2021年底，医（学）院陆续派出员工7 587人次（见表6-1）赴美国、加拿大、英国、法国、德国、瑞典、俄罗斯、澳大利亚、新西兰、以色列、新加坡、日本、韩国等70余个国家和地区访问交流，其中5 000余人次参加了国际性或地区性学术论坛、学术大会、年会等，累计发表学术演讲、汇报论文500余次，展示壁报270余次。多次派遣团队、专家赴国外顶尖院校或机构访问交流、合作科研、进修学习等，如梅奥医学中心、克利夫兰医学中心、匹兹堡大学医学中心、约翰斯·霍普金斯大学、亚利桑那州立大学、西安大略大学、麦吉尔大学、牛津大学、海德堡大学、舍巴医疗中心等。在此过程中，医（学）院多项先进医疗技术获得医疗界的认可，心脏内科、普外科等多个学科专家团队被多次邀请赴国外医院讲授医疗新技术或进行手术演示。2020年，新冠肺炎疫情在全球范围内暴发，医院先后派遣多个专家组分赴意大利、埃塞俄比亚、吉布提、阿塞拜疆等国指导当地的疫情防控工作，获得当地政府及民众的感谢和称赞。

表 6-1 员工因公短期出国（境）情况（2007—2021 年）

年度	数量/人次	年度	数量/人次	年度	数量/人次
2007	368	2012	666	2017	586
2008	479	2013	455	2018	804
2009	312	2014	696	2019	980
2010	240	2015	680	2020	28
2011	523	2016	756	2021	14

第二节　外宾来访和讲学

为加强学术交流，医（学）院先后邀请美国、英国、加拿大、德国、澳大利亚、法国、俄罗斯、瑞典、意大利、以色列、芬兰、罗马尼亚、瑞士、古巴、日本、新加坡、泰国等国家和地区的医学院校、科研机构、医疗机构和学术组织的医学教育专家、临床医学专家来院访问和讲学。截至2021年底，共接待来院访问和讲学的国外专家2 000多批次，人员5 900余人。来院访问形式包括研讨会、座谈、讲座、参观、学习培训等。来院外宾包含国家领导人、诺贝尔奖获得者、院士、著名教授、国际学术组织主席、国外大学校领导、医院院长等高级学术人才及管理专家。来院访问交流以及讲学的内容涉及医学教育、护理教育、临床各专业技术、临床医学试验、医学科研及管理等方面。

为积极推进国际化人才培养，医（学）院依托四川大学每年在暑假期间开设为期两周的国际课程周（University Immersion Program，UIP）活动，邀请世界一流大学外籍教师参加国际课程周并开设全英语国际课程；邀请国外一流大学外籍学生参加"国际交流营"活动，与医（学）院学生共同开展学术研讨、文化交流、校园参观、基础汉语学习、中国传统文化学习、临床观摩实习、创新创业实践等活动等。从2012年开始建立"国际交流营"，共邀请外籍学生140人。2014—2021年，共邀请外籍教师58名并开设65门全英文课程，为医（学）院打造全英文授课医学品牌课程体系起到积极作用。

第三节　客座教授

为加强学科建设、人才培养和交流合作，医（学）院设立客座教授、专家顾问、非全职特聘专家等头衔，以广泛吸纳国内外知名专家学者和社会知名人士参与医（学）院教学科研及管理工作。

截至2021年底，医（学）院先后聘请（包括新聘和续聘）来自美国、日本、德国、英国、澳大利亚、加拿大、韩国、新加坡、法国、芬兰、意大利、新西兰、比利时、马来西亚、瑞士、泰国、南非等国家和我国港澳台地区，以及国内著名医学院校、科研机构、医疗机构的专家254人次为客座教授、专家顾问或名誉教授，另有31人尚在聘期内。他们来院进行学术交流，开展临床讲学、临床指导或进行短期人员培训等工作，促进了医（学）院医疗、教学、科研水平的提高。

2017年起，医（学）院探索新的人才引进模式——非全职特聘专家。逐步建立健全国际专家引进机制，从短期来访交流合作意向、谈判合作计划到申报短期国际合作项目及促成签约非全职特聘专家合作协议，从孵化国际合作到高端人才国际合作启动资金配套，从单一课题合作到促成建立国际联合科研机构、引智基地为国际人才来院开展临床、科研、学科合作提供全程全链条式服务；截至2021年底，引进非全职国际高端人才40余名。推进建立"华西—牛津""华西—华盛顿""华西—加州""华西—马歇尔""华西—利物浦"等国际联合科研所室，培养提升全院的国际视野和大科学观，推动医（学）院的学科建设、人才培养、科技创新。

第四节　国际会议

自20世纪90年代末以来，伴随着国际影响力的日益提升，医（学）院举办的国际学术会议逐渐增多，积累了相当的办会经验。2007—2021年，医（学）院累计举办和承办117场国际顶端医学学术等方面的大型会议、峰会及论坛。通过承办国际学术会议，医（学）院医护人员、教师和科研人员加强与院外同行的学术交流，进一步了解国际医学科研、教学及临床的发展趋势，开阔视野，活跃学术氛围。除学科专业外，医（学）院举办的国际会议有：成都国际鼻科论坛、成都国际乳腺肿瘤多学科峰会、华西SBRT放射肿瘤国际学术会议、华西国际罕见病论坛、华西国际胰脾微创高峰论坛、华西精准放疗及肿瘤综合治疗国际学术会议、胃肠肿瘤腹膜转移治疗进展华西论坛等。

华西—梅奥国际重症医学大会：2016年，医（学）院与世界一流医学中心——梅奥医学中心联合举办首届华西—梅奥国际重症医学大会。截至2021年，大会已连续召开6届，成为医（学）院与梅奥医学中心的品牌会议之一，共邀请600余名国内外专家发言，超7 000名专家到场参会，累计超15万人在线观看大会直播。

华西—梅奥急诊论坛：2018年，医（学）院与梅奥医学中心举办首场华西—梅奥急诊论坛。截至2021年，已成功举办4届，并逐渐扩大影响力，于2021年更名为"华西急诊联盟论坛"，吸引到其他国内外知名大学如美国托马斯·杰斐逊大学的学者参会和发言。

成都精准医学国际学术论坛：2015年，医（学）院承办首届成都精准医学国际学术论坛。截至2021年，论坛已成功召开7届。在两院院士、诺贝尔奖获得者等多名国内外精准医学领域知名学者的加持下，论坛的影响力逐年增强，累计吸引上千名国内外医务工作者参与，极大地促进和推动了精准医学的发展。

华西国际骨科论坛：由医（学）院举办的华西国际骨科论坛，其历史可追溯到1998年。截至2021年，华西国际骨科论坛已成功举办了16届，上万名骨科领域专家及医务人员参加了该论坛。论坛每年收集骨科及亚专业等相关热点问题，邀请国内外专家切磋和交流新思想、新进展、新技术和新方法，极大地推动了区域内骨科学术交流。

第五节　国际及港澳台地区合作情况

通过与国际及港澳台地区的合作，医（学）院与牛津大学、梅奥医学中心、克利夫兰医学中心等50余所世界顶级院校建立长期稳固合作，涵盖学位联合培养、临床轮转、海外研修等医教研管多层次多领域；创新成立华西海外中心、学科联盟；紧跟国家发展理念，借国家"一带一路"建设契机拓展辐射力，与共建"一带一路"国家开展密切交流合作。

一、合作基本情况

2007—2021年，在扩大合作的思路下，四川大学华西临床医学院（华西医院）与境外47个机构签署合作协议（见表6-2），建立起8个联合科研中心（见表6-3）和5个华西海外中心（见表6-4）。

表6-2　签署合作协议的机构（2007—2021 年）

序号	国家/地区	合作机构	签署时间	合作领域
1	美国	匹兹堡大学医学中心	2019年	人才培养、学术交流、学科合作

续表

序号	国家/地区	合作机构	签署时间	合作领域
2	美国	托马斯·杰斐逊大学	2016年	MD联合培养、学生互访、学科交流、科研合作、海外中心
3	美国	密歇根大学公共卫生学院	2015年	大数据人才培养、学术交流、科研合作
4	美国	华盛顿大学	2018年	科研合作、住院医师培养
5	美国	亚利桑那州立大学	2019年	共建生物设计研究院
6	美国	托莱多大学	2020年	学生交换培养
7	美国	麻省大学医学院	2013年/2018年	学生联合培养、海外实习基地、联合研究
8	美国	哈佛大学医学院Joslin糖尿病中心	2015年	内分泌合作科研、人才培养
9	美国	杜克大学	2019年	学生访问，科研合作
10	美国	美国医学教育学院	2019年	医学教育、学生访问
11	美国	杜肯大学	2016年	康复医学人才培养、合作科研
12	美国	克瑞顿大学	2016年	康复医学人才培养、合作科研
13	美国	内布拉斯加大学医学中心	2020年	药学人才培养、科研合作
14	美国	西部健康大学	2017年	眼视光学生培养、科研合作
15	美国	太平洋大学	2018年	眼视光学生培养、科研合作
16	美国	肯塔基大学	2017年	放射物理学生培养
17	美国	科罗拉多大学	2017年	神经外科人才培养、学术交流、科研合作
18	美国	田纳西大学	2017年	再生医学人才培养、科研合作

续表

序号	国家/地区	合作机构	签署时间	合作领域
19	美国	杜肯大学兰格斯健康科学学院	2020年	学生培养、科研合作
20	美国	佛罗里达大学	2018年	人才培养、学术交流、科研合作
21	英国	伦敦国王学院	2019年	人才培养、学术交流、科研合作
22	英国	利物浦大学	2017年	人才培养、学术交流、科研合作
23	英国	伯明翰大学	2017年	人才培养、学术交流、科研合作、罕见病联合研究中心
24	英国	牛津大学	2020年	科研合作、人才培养、中英高校医学联盟
25	英国	剑桥大学肿瘤系	2019年	肿瘤人才培养、科研合作
26	加拿大	麦吉尔大学	2018年	心理卫生人才培养、学术交流、科研合作
27	加拿大	英属哥伦比亚大学研究中心及Djavad Mowafaghia脑健康中心	2019年	科研合作
28	加拿大	西安大略大学	2009年/2016年/2019年	联合培养博士、学生互访、学术交流、科研合作
29	加拿大、古巴	麦吉尔大学、古巴神经科学中心（3C计划）	2018年	学生培养、人员交流、科研合作
30	澳大利亚	西澳大学	2015年/2021年	科研合作、人才培养
31	澳大利亚	科廷大学	2015年	康复及护理人才培养、科研合作
32	澳大利亚	弗林德斯大学	2020年	学生培养、人员交流、科研合作

续表

序号	国家/地区	合作机构	签署时间	合作领域
33	以色列	舍巴医院	2020年	学科交流、科研合作
34	以色列	瑞本医院	2019年	学科交流、科研合作
35	韩国	延世大学医学院	2019年	人才培养、学术交流、科研合作
36	韩国	三星医学中心	2016年	胸外科临床科研合作
37	俄罗斯	巴什基尔国立医科大学	2019年	人才培养、学术交流
38	德国	海德堡大学附属胸科医院	2016年	呼吸内科人才培养、学术交流、科研合作
39	丹麦	VIA大学	2016年	护理人才培养、教学科研合作
40	新加坡	新加坡保健集团	2016年	人才培养、学术交流、科研合作
41	中国香港	香港中文大学医学院那打素护理学院	2019年	护理人才培养、科研合作
42	中国香港	香港明爱专上学院健康科学院	2019年	学生见习
43	中国香港	香港理工大学眼科视光学院	2016年/2019年	眼视光学生培养、科研合作
44	中国香港	香港理工大学医疗科技及资讯学系	2016年	放射物理学生培养、学术交流、科研合作
45	中国澳门	澳门科技大学医学院	2021年	人才培养、学术交流、科研合作
46	中国澳门	镜湖护理学院	2019年	护理人才培养、科研合作
47	中国台湾	台湾元培医事科技大学	2018年	影像技术学生实习

注："/"后的年份表示后续时间有续订。

表 6-3 联合科研中心（2007—2021 年）

序号	合作时间	合作对象及方式	中心名称	合作方向
1	2015年	与澳大利亚西澳大学合作共建	华西—马歇尔感染性疾病研究中心（诺奖获得者实验室）	幽门螺杆菌
2	2015年	与美国华盛顿大学田蓉教授合作共建	华西—华盛顿线粒体生物学与代谢研究中心	线粒体
3	2017年	与英国伯明翰大学合作共建	华西—伯明翰健康与生物医学信息联合研究院	罕见病
4	2017年	与英国利物浦大学合作共建	华西—利物浦联合研究中心	急性胰腺炎
5	2017年	与美国密歇根大学公共卫生学院合作共建	大数据联合研究中心	大数据安全及应用
6	2018年	与电子科技大学、加拿大麦吉尔大学、古巴神经科学中心合作共建	中国—加拿大—古巴3C计划脑科学研究中心	脑科学
7	2019年	与美国亚利桑那州立大学合作共建	四川大学生物设计研究院	疫苗、呼吸内科、中西医结合、医学检验、精准医学等
8	2020年	与英国牛津大学David Kerr教授合作共建	四川大学—牛津大学华西消化道肿瘤联合研究中心	消化道肿瘤相关疾病

表 6-4 华西海外中心（2007—2021 年）

序号	合作时间	合作对象	中心名称	主要事务
1	2015年	美国托马斯·杰斐逊大学	托马斯·杰斐逊中心	联合MD、联合学生培养、海外实习基地、联合研究
2	2017年	英国利物浦大学	利物浦中心	联合学生培养、海外实习基地、联合研究

续表

序号	合作时间	合作对象	中心名称	主要事务
3	2017年	英国伯明翰大学	伯明翰中心	人员交流、罕见病联合研究、共建联合研究院
4	2018年	美国华盛顿大学	华盛顿中心	外科住院医师培训项目、联合研究
5	2018年	美国麻省大学医学院	麻省大学医学院中心	联合学生培养、海外实习基地、联合研究

注：华西海外中心是医（学）院以基于平等、友好的原则，与国外合作院校建立的长期战略合作机构。中心承担起医（学）院与合作院校在人员互访、学生培养、海外实习、科研合作等各领域的沟通协调工作。

二、重点合作机构及合作情况

（一）美洲地区

1.美国托马斯·杰斐逊大学

2016年签署合作协议，共同推进"6+2"MD双学位项目。截至2021年底，共计派出5届7名学生，其中6名学生顺利毕业并成功申请到如梅奥医学中心、埃墨里医学院的住院医师。

2.美国梅奥医学中心

建立"华西—梅奥"合作模式，推动"送出去"+"请进来"的双向专科合作模式，在重症医学、急诊、呼吸、病理等多个学科建立深度合作，联合举办华西—梅奥国际重症医学大会（截至2021年底已举办6届）、华西—梅奥急诊论坛（截至2021年底已举办4届），并成功向梅奥转让生物人工肝专利一项。

3.加拿大西安大略大学Schulish医牙学院

2009年、2016年、2019年三次签署合作协议，共同推进人员互访，联合举办讲座、会议、研讨会，开展学生联合培养及临床轮转等项目。

4.美国密歇根大学公共卫生学院

2015年签署合作协议，共同推进科研合作、人员互访、教学创新和课程设计等项目。2017年6月共同建立四川大学华西临床医学院/华西医院—密歇根大学公共卫生学院联合大数据中心。

5.美国麻省大学医学院

2015年签署合作协议，共同建立学生联合培养海外实习基地，每年选拔2～3名学生前往麻省大学作为期两个月的临床轮转，麻省大学医学院中心为医（学）院的海外中心之一。

6.美国华盛顿大学

2016年签署合作协议，2018年成立华盛顿中心，开展外科住院医师培训及联合科研合作。

7.加拿大麦吉尔大学

2018年签署合作协议，共同推进人员互访，短期学术访问交流，硕士、博士生、博士后的中、短期科研访问，以及联合举办研讨会、学术会议等项目。

8.美国杜克大学医学院

2019年签署合作协议，共同推进人员互访、合作科研、联合举办讲座课程以及短期学术访问等项目。2020年1月，医（学）院20名学生前往杜克大学参加为期两周的学术访问。

9.加拿大英属哥伦比亚大学

2019年聘请温哥华沿岸卫生局脑研究中心主任、Djavad Mowafaghia脑健康中心主任、加拿大皇家科学院院士Max Cynader教授，成立医（学）院第一个海外院士工作站，同时启动人工智能与大脑健康研究项目（Synaptitude Program），在促进人脑健康和脑疾病防治AI技术方面展开合作。

10.美国亚利桑那州立大学

2019年签署合作协议，共同建设中国-成都（四川大学华西医院）

生物设计研究院，成立四川大学生物设计研究院。主要围绕个性化诊断和精准医学、免疫疗法和病毒疗法、合成生物学和相关学科等方面展开广泛合作。同时双方相互为有关领域的研究生和博士后提供指导和研究培训。2021年，开展3场"云学术厅"线上学术交流活动，围绕疾病分子、精准医学诊断、微生物、代谢物检测领域展开分享和讨论，累计近百人在线参与学术交流活动。

11.美国匹兹堡大学医学中心

2019年签署合作协议，展开医、教、研、管全面合作。医（学）院在医学影像技术方面率先与匹兹堡大学医学中心于2020年12月签署课程合作协议，共同开展线上多元化国际全英文课程。2021年3月，"全英文课程"项目第一期课程开课，医学影像技术系38名同学参与课程学习，课程教学效果及专业领域影响良好，课程满意度达到90%。规划华西—匹兹堡国际联合培训中心，涵盖急诊、护理、器官移植、特需、全科、骨科（含运动医学）、耳鼻喉–头颈外科、放射科、乳腺外科、胃肠外科、神经外科等专科。推动医（学）院加入NSABP国际临床研究合作组织（美国乳腺与肠道外科辅助治疗研究组），提升相关学科医疗质量和临床试验的国际化发展。

12.美国克利夫兰医学中心

开展人员互访、联合培养、合作科研等多个领域的国际合作项目。2021年，共举办5场"对话克利夫兰"华西云享堂系列在线学术交流活动，双方泌尿外科、麻醉科、骨科、重症医学科、心脏大血管外科专家团队在线分享和讨论了相关领域问题。

（二）欧洲地区

1.英国牛津大学

2016—2018年开展三期牛津大学圣艾德蒙学院校际交流项目培

训。2020年成立四川大学—牛津大学华西消化道肿瘤联合研究中心，以消化道肿瘤为主，围绕消化系统疾病进行全方位合作。从基础研究、临床诊治、转化医学、人才培养、学科发展等多方面进行深入合作，构建具有特色的消化道肿瘤研究及诊治平台，从而促进消化学科的发展。2020—2021年成功举办两届川大华西—牛津消化国际论坛。2021年初，联合中心申报的人才培养项目获批成为国家留学基金委创新型人才国际合作培养项目。截至2021年底，联合中心共申请到省级国际合作课题两项，立项经费达130万元，在*The Lancent Oncology*、*eBioMedcine*等高质量期刊上共同发表高质量文章30余篇。2021年，四川大学、牛津大学作为双方牵头高校，联合推动开展"中英高校医学联盟"的建设筹备工作。

2.英国利物浦大学

2017年签署合作协议，成立华西—利物浦生物联合研究中心，双方基于胰腺病、感染、癌症和其他临床研究领域，开展联合科研、职工学生交流、博士和博士后的临床科学家培训等合作。

3.英国伯明翰大学

2017年签署合作协议，建立华西—伯明翰健康与生物医学信息联合研究院。研究院以加快精准医学在临床治疗中的实施、转化医学、罕见病临床诊断和研究、罕见病生物样本库等为目标，联合开展科研、人才培养等活动。同时医（学）院设立罕见病诊治中心，并与伯明翰大学建立紧密的罕见病研究合作关系，双方定期联合举行华西国际罕见病论坛、远程学术研讨会等。

4.英国剑桥大学

2019年签署合作备忘录，一致同意在人员交流、联合科研等方面进行合作。2019年6月，剑桥大学附属Addenbrookes医院肿瘤放疗主任Li Tee Tan教授来访洽谈肿瘤治疗方面的合作，并开展相关讲座。

5.伦敦国王学院

2019年签署合作备忘录，双方在科研和教学框架下，从学术交流、文化交流、合作研究、博士及博士后培养和员工交流等领域开展深入的研究合作。

6.德国埃尔朗根–纽伦堡大学

2021年，医（学）院神经内科通过与埃尔朗根–纽伦堡大学合作，借鉴德国巴伐利亚州远程溶栓医疗辐射模式的成功经验，引进远程溶栓先进技术，构建转化为四川省远程溶栓医疗创新示范模式。该模式覆盖全省范围，特别在省内基层及偏远地区，形成可持续推广应用的卒中防控网络体系。

7.德国海德堡大学胸科医院

2016年签署战略合作框架协议。海德堡大学胸科医院院长Felix JF Herth教授2016年受聘为医（学）院客座教授，李为民院长受聘为海德堡大学客座教授及国际呼吸核心期刊*RESPIRATION*的常务副主编。在该合作项目的支持下，呼吸与危重症医学科于2018年首次完成经支气管冷冻肺活检术（Transbronchial Cryobiopsy，TBCB）。

8.俄罗斯巴什基尔国立医科大学

2017—2019年巴什基尔国立医科大学多次邀请医（学）院胃肠外科、胰腺外科、血管外科等医生前往俄罗斯进行手术演示和讲座，并派遣14人次医学生来医（学）院学习进修，3人攻读联合培养博士。2021年在原合作协议的基础上签署人才培养协议，进一步加强在外科领域的人才培养和医学教研合作。

（三）亚洲及大洋洲地区

1.以色列舍巴医学中心

2019年签订合作谅解备忘录，以建立姊妹医院为基础，开展在医疗服务、医学教育和医学科研的全方位合作。已进行多次线上交流活动并产生较好的社会效应。该项目入选两国政府间《中以创新合作计划（2022—2024）》，涵盖康复和护理两个领域。

2.澳大利亚西澳大学

2015年聘请诺贝尔奖获得者巴里·马歇尔教授为四川大学荣誉教授，共建华西—马歇尔感染性疾病研究中心，分别于2015年、2021年签署合作协议，在学生培养、合作科研方面取得不俗成绩。

3.澳大利亚科廷大学

2015年分别以护理、康复学科为抓手，签署合作协议，开展一系列师生互访、教育培训等合作。

4.新西兰奥克兰大学

2016年联合奥克兰大学医学与健康科学学院成功申请新西兰—中国联盟计划政府间合作项目（国家国际科技合作专项：减轻急性胰腺炎倡导功能障碍和器官功能衰竭的合作研究）。

5.新西兰奥塔哥大学

2018年与奥塔哥大学签订合作研究协议，开展新型巨噬细胞游走抑制因子抑制剂在急性胰腺炎中的临床前期研究。

（四）我国港澳地区

1.香港理工大学

自2008年起，双方先后开展多项合作，例如，联合培养灾害护理硕士与博士项目，田家炳内地学者访学计划，Pre-Ph.D暑期短期培训项目（2017开始，合作开展学术会议），华夏高等护理教育联盟项目，灾后重建相关的护理科研项目，以及眼视光、放疗等专业合作。

2.香港中文大学

2012年起，四川大学华西医院·香港中文大学医学院外科论坛在川、港两地成功举办七届，汇集内地和香港一流的外科专家，通过分科参访、学术报告、手术录像等多种形式分享各自的外科临床新技术、新成果和交流学科发展趋势，促进两院外科医师相互沟通交流和学习，并通过多学科的交叉促进合作。

3.香港特区政府

2008年汶川地震后，香港特区政府援建医（学）院的远程医学网络平台灾后重建项目，主要开展远程培训、远程疑难病例会诊等合作，优化促进"一网双模"（华西远程医学网络和"在线+在位"的人才培养）模式，通过"互联网+"，使优质资源下沉。

4.香港复康会

2008年在四川地震灾区开展康复治疗本科教学项目。2014年实现三个专业本科课程的国际认证（作业治疗WFOT，物理治疗WCPT，假肢矫形ISPO），建立社区康复点50余个，建立汶川地震社区资源中心1个。

5.香港赛马会

2019年出资建设华西区域性急危重症诊疗中心。该中心主要围绕信息化建设、人才梯队建设、内地与香港学术交流平台建设等三方面开展工作。捐资成立灾后重建与管理学院，构建灾害护理学科，创建我国第一个灾害护理硕士、博士课程，建立我国第一个灾害护理研究中心。

6.香港嘉道理慈善基金

2008年汶川地震后，嘉道理慈善基金与华西医院心理卫生中心合作，建立四川省第一个专门为重型精神疾病患者提供多种专业康复服务的公益平台——希望之光会所。首次在成都市建立社区精神康复服务点，践行让精神卫生服务走出医院进入社区的全新理念。

7.澳门科技大学

2021年与澳门科技大学医学院签署合作协议，开展教育、人才培养、科研等全方位合作。

8.澳门科技总会

2021年医院派团队赴澳门地区参加首届BEYOND国际科技创新博览会，受主办方澳门科技总会邀请设立独立展台展示医院整体情况、重大科技成果转化项目、创新科研平台、特色医疗技术、特色文创产品等内容。澳门特别行政区时任行政长官专程到医院展台参观。

第六节　来华留学生教育

在前期留学生教育工作的基础上，2007—2021年底，学院共接收和培养了来自美国、加拿大、日本等66个国家的学历生和进修生2 065人，学历生人数占全校留学生学历生总人数的1/3，本科留学生人数位居全校第一。来华留学生国别见表6-5。

表6-5　来华留学生国别一览表

阿富汗	德国	几内亚	马尔代夫	葡萄牙
埃塞俄比亚	俄罗斯	几内亚比绍	马来西亚	日本
奥地利	厄瓜多尔	加拿大	毛里求斯	瑞典
澳大利亚	法国	柬埔寨	美国	瑞士
巴巴多斯	菲律宾	捷克	蒙古国	沙特阿拉伯
巴基斯坦	斐济	津巴布韦	孟加拉国	圣多美和普林西比
巴勒斯坦	刚果（金）	喀麦隆	摩洛哥	斯里兰卡
巴西	哥伦比亚	老挝	南非	索马里
土耳其	印度	丹麦	卢森堡	伊拉克

续表

乌克兰	印度尼西亚	韩国	挪威	伊朗
乌兹别克斯坦	英国	伯利兹	坦桑尼亚	泰国
希腊	约旦	哈萨克斯坦	意大利	尼泊尔
新加坡	越南	立陶宛	新西兰	也门
苏丹				

学院本科临床医学专业本科（英文授课）来华留学生是四川大学留学生生源的重要组成部分，是四川大学发展最为成熟的全英文授课专业，并对学校发展全英文授课专业起到了引领作用。从2001年开始招收五年制留学生，2008年起学制由五年制改为六年制。截至2021年底，共招收21届1617人，已毕业15届967人，目前在校6个年级共450人。2007—2021年的情况见表6-6。2007—2021年，中文授课临床医学、康复治疗学和医学技术3个专业共培养本科留学生18人，见表6-7。本科临床医学专业来华留学生来源国家由最初的尼泊尔、印度等少数南亚国家扩展到美国、加拿大、澳大利亚、奥地利、巴西、新加坡、伊拉克、伊朗、沙特阿拉伯、摩洛哥等31个国家。

表6-6 临床医学专业本科（英文授课）留学生培养情况（2007—2021年）

年度	招生人数/人	毕业人数/人	国籍
2007	81	36	印度、尼泊尔、斯里兰卡
2008	50	43	印度、尼泊尔、斯里兰卡、新西兰、马尔代夫
2009	30	42	印度、尼泊尔、斯里兰卡、斐济、加拿大、孟加拉国、挪威、新加坡
2010	103	74	印度、尼泊尔、斯里兰卡、新西兰、喀麦隆、加拿大、厄瓜多尔、印度尼西亚、伊拉克、马来西亚、沙特阿拉伯、美国、坦桑尼亚

续表

年度	招生人数/人	毕业人数/人	国籍
2011	105	77	印度、斯里兰卡、马来西亚、尼泊尔、美国、泰国、新加坡、孟加拉国、毛里求斯
2012	117	82	印尼、印度、挪威、斯里兰卡、泰国、澳大利亚、美国、马尔代夫、马来西亚
2013	115	0	尼泊尔、摩洛哥、泰国、斯里兰卡、新西兰、马尔代夫、印度、德国、印度尼西亚、马来西亚、苏丹、挪威、坦桑尼亚
2014	120	44	澳大利亚、印度、韩国、马来西亚、新西兰、斯里兰卡、苏丹、泰国、美国
2015	100	27	奥地利、印度、斯里兰卡、泰国、英国、美国
2016	100	79	孟加拉国、巴西、印度、斯里兰卡、美国
2017	100	98	澳大利亚、孟加拉国、印度、斯里兰卡
2018	102	94	孟加拉国、加拿大、印度、印度尼西亚、摩洛哥
2019	100	86	印度、伊朗、马来西亚、摩洛哥、尼泊尔
2020	32	77	孟加拉国、印度、伊朗、美国、阿富汗
2021	45	86	印度、伊朗、马来西亚、摩洛哥、巴基斯坦

表6-7 中文授课本科留学生培养情况（2007—2021年）

专业	人数/人	国籍
临床医学	14	尼泊尔、越南、美国、刚果（金）、巴巴多斯、几内亚比绍、伯利兹、斯里兰卡、日本
康复治疗学	2	马来西亚
医学技术	2	韩国、马来西亚

研究生教育作为学院留学生教育的一个重要组成部分，截至2021年底，共接收来自25个国家的硕士研究生154名，博士研究生54名，2007—2021年情况见表6-8。招收留学生研究生的专业与学科范围不

断扩大，截至2021年底，可招收留学生研究生的专业共计71个，其中有32个专业已招收留学生研究生。

表6-8　招收研究生留学生情况（2007—2021 年）

年度	硕士研究生人数/人	博士研究生人数/人	国籍
2007	4	1	尼泊尔、也门
2008	5	0	尼泊尔
2009	18	0	尼泊尔
2010	11	0	韩国、尼泊尔、印度、英国
2011	6	0	巴基斯坦、尼泊尔、新西兰、印度
2012	2	0	尼泊尔、印度
2013	7	1	尼泊尔、印度
2014	9	3	尼泊尔、新西兰、印度
2015	13	1	老挝、尼泊尔、印度
2016	14	2	巴基斯坦、韩国、马来西亚、尼泊尔、也门、印度
2017	30	10	德国、巴基斯坦、俄罗斯、哈萨克斯坦、柬埔寨、津巴布韦、尼泊尔、索马里、新西兰、也门、印度、印度尼西亚、约旦
2018	11	13	巴基斯坦、俄罗斯、柬埔寨、马来西亚、美国、尼泊尔、索马里、也门、伊拉克、印度、印度尼西亚
2019	9	8	柬埔寨、老挝、马来西亚、尼泊尔、也门、印度、印度尼西亚、约旦
2020	7	10	埃塞俄比亚、巴基斯坦、韩国、柬埔寨、津巴布韦、尼泊尔、圣多美和普林西比、斯里兰卡、印度
2021	8	5	巴基斯坦、哥伦比亚、柬埔寨、津巴布韦、喀麦隆、孟加拉国、尼泊尔、也门、印度尼西亚、约旦

除学历生教育以外,国外人员交流项目、进修生培训项目在长期发展下卓有成效。医院积极鼓励临床科室和各部门开展国外人员培训项目和对外交流活动,截至2021年底,共有44个临床科室和部门开展国外人员长短期培训、交流工作,累计接收了来自美国、英国、加拿大、丹麦、俄罗斯、菲律宾等32个国家88个机构和以个人身份申请的进修生(含交流人员)567人次。2007—2021年的情况见表6-9。

表6-9　海外来华进修生情况(2007—2021年)　　　单位:人次

国家	机构/个人	进修生数量	合计
加拿大	曼尼托巴大学	14	61
	西安大略大学	12	
	圣文森特山大学	1	
	个人	32	
	麦吉尔大学	2	
丹麦	VIA大学	17	56
	个人	39	
法国	个人	1	1
美国	圣路易斯大学	22	121
	托莱多大学	6	
	佛罗里达大学	3	
	密歇根大学安娜堡分校	2	
	伊利诺伊大学	1	
	德雷塞尔大学	2	
	麻省理工学院	1	
	罗马林达大学	1	
	纽约州立大学奥尔巴尼分校	1	
	亚利桑那州立大学	1	
	太平洋大学	1	

国家	机构/个人	进修生数量	合计
	普渡大学	1	
	罗格斯大学罗伯特伍德约翰逊医学院	1	
	北卡罗来纳大学	1	
	内布拉斯加大学医学中心	6	
	明尼苏达大学	1	
	圣本尼迪克学院	1	
	北卡罗来纳大学（教堂山分校）	1	
	西部健康大学	2	
	约翰霍普金斯医院	1	
	德克萨斯大学	1	
	伊利诺伊大学香槟分校	1	
	威廉玛丽学院	1	
	诺瓦东南大学骨科医学院	1	
	个人	61	
俄罗斯	莫斯科国立大学	150	199
	俄罗斯放射学与核医学研究中心	1	
	"巴扬丁"摩尔曼斯克地区临床医院	1	
	塔夫茨大学	1	
	莫斯科肿瘤研究所	1	
	巴什科尔托斯坦国立医科大学	2	
	巴什基尔国立医科大学	13	
	个人	30	
英国	牛津大学	1	8
	伯明翰大学	2	
	伦敦国王学院	1	
	帝国理工学院	1	
	个人	3	

续表

单位：人次

国家	机构/个人	进修生数量	合计
瑞士	日内瓦大学	1	4
	昆加尔夫斯医院	1	
	个人	2	
尼泊尔	杰纳塔医院	1	4
	个人	3	
葡萄牙	个人	2	2
澳大利亚	悉尼大学	1	16
	个人	15	
巴基斯坦	个人	2	2
希腊	个人	2	2
意大利	热那亚大学	2	3
	个人	1	
乌兹别克斯坦	共和国专业科学实践内分泌学医疗中心	1	1
孟加拉国	达卡医学院	19	19
印度尼西亚	帕达兰大学	2	3
	个人	1	
菲律宾	退伍军人纪念医疗中心	2	24
	伊罗科斯地区培训和医疗中心	2	
	维森特·索托纪念医疗中心	2	
	东大道医疗中心	2	
	圣多马斯大学	2	
	美达塔医院	2	
	NRZ医学院医院	2	
	SMA医学院	2	
	贾斯旺特拉伊医院	2	
	美迪医疗技术研究所	2	
	个人	4	

续表

单位：人次

国家	机构/个人	进修生数量	合计
南非	个人	1	1
越南	川木综合医院	1	1
蒙古国	国家医科大学	1	1
印度	贾望莱专科医院	2	23
	科钦安丽塔医学科学研究所	1	
	阿波罗CBCC癌症中心	1	
	纳拉亚尼医院和研究中心	1	
	金斯医院	1	
	丽斯医院	1	
	BLK特别专科医院	1	
	齐尔帕克医学院	1	
	曼尼普尔医院	1	
	维拉玛尔医学院医院	1	
	金奈格伦伊格尔斯全球医院	1	
	马德拉斯医学院	1	
	比哈尔大消化疾病研究所	1	
	国家考试委员会	1	
	帕里西亚拉姆医学院	1	
	卡斯图巴医学院	1	
	卓雅医药私人有限公司	1	
	古吉拉特州癌症研究所	1	
	金奈MGM卫生保健中心	1	
	癌症研究所 (W.I.A)	1	
	拉贾甘地医学研究所	1	
	个人	1	
马来西亚	国家卫生部	1	3
	卢源来专科医院	2	

续表　　　　　　　　　　　　　　　　　　　　　　　　单位：人次

国家	机构/个人	进修生数量	合计
卢森堡	个人	1	1
哈萨克斯坦	个人	1	1
立陶宛	个人	1	1
捷克	个人	1	1
乌克兰	个人	1	1
巴勒斯坦	阿拉伯女子联合医院	1	2
	个人	1	
泰国	兰邦医院	1	1
土耳其	个人	1	1
韩国	个人	1	1
奥地利	英戈尔施塔特医院	1	2
	个人	1	

第七节　涉外医疗工作

2007年以来，华西医院作为四川省的国际医院，不断提升国际医疗业务水平，承担了大量涉外医疗任务。2016—2021年，先后为近4 800名来自美国、印度、英国、斯里兰卡、法国、加拿大、韩国、德国、澳大利亚、新加坡、巴基斯坦、日本、马来西亚、尼泊尔、俄罗斯、泰国等120多个国家和地区的来川境外患者提供医疗服务，见表6-10；完成外国使领馆、国际合作机构等来访参观医院医疗服务超过15次，处理涉外医疗事件100余起。截至2021年底，医院已与20余家保险公司签约，正式开展国际医学会诊业务和国际医疗保险协议直付业务。

表6-10   2016—2021年涉外医疗患者就医人数统计

年度	门诊/人	急诊/人	住院/人
2016	378	575	55
2017	317	580	42
2018	333	541	45
2019	370	640	36
2020	192	240	20
2021	244	167	16

2016—2017年医院涉及急诊和门诊患者前五涉外来源地及人数分别见图6-1、图6-2。

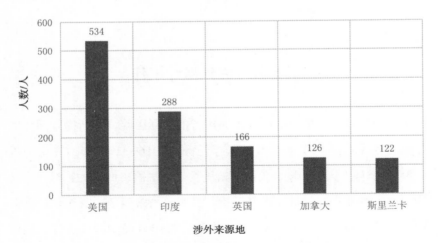

图6-1   2016—2021年涉外急诊患者前五来源地及人数图

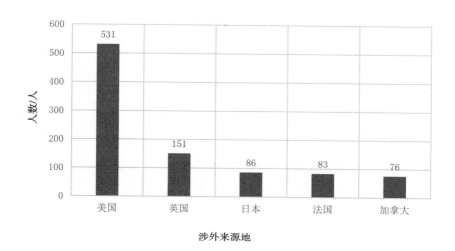

涉外来源地

图6-2　2016—2021年涉外门诊患者前五来源地及人数图

第七章
社会担当

　　华西医院作为医疗"国家队"，在历次重大公共卫生事件中始终冲锋在前、勇于担当。在2008年汶川地震、2010年玉树地震、2013年芦山地震以及2020年抗击新型冠状病毒肺炎疫情等医疗紧急救援工作中，华西医院充分发挥"国家队"的战略支撑作用，始终奋战在第一线，做出一系列卓有成效的贡献，荣获中共中央、国务院、中央军委授予的"全国抗震救灾英雄集体"及"全国抗击新冠肺炎疫情先进集体"称号。在持续提升医疗紧急救援业务能力的建设中，华西医院于2018年成功获批成为全球唯一一支世界卫生组织认证通过的非军方最高级别的国际应急医疗队（EMT），在全球应急医疗领域展现中国实力与担当。在历次援疆、援藏、援外工作中，华西医院以人民群众的实际需求为导向，整合自身优质资源，创新打造医疗扶贫的"华西模式"，助力国家"一带一路"建设、精准扶贫、健康中国行动和乡村振兴战略的全面落地实施。

第一节　国际应急医疗队建设管理

2018年5月，华西医院牵头承建的中国国际应急医疗队（四川）通过世界卫生组织认证，成为全球第二支国际应急医疗队（Type 3）队伍，也是全球第一支非军方最高级别的国际应急医疗队（EMT）。

一、队伍组建历程

2017年9月，医院承建的国家卫生应急移动医学救治中心（四川）得到国家卫生计生委的支持向世界卫生组织申报中国国际应急医疗队（四川）认证，并于2017年12月、2018年3月和5月通过世界卫生组织安排的三次国际专家评审会。

2018年5月，通过世界卫生组织专家团队的最终评估认证，中国国际应急医疗队（四川）成为全球第十五支世界卫生组织的国际应急医疗队（EMT）队伍，同时也是全球第一支最高级别的非军方国际应急医疗队，也是中国第一支、全球第二支最高级别（Type 3）的国际应急医疗队（EMT）。同月25日，世界卫生组织总干事谭德赛在日内瓦向华西医院代表授旗。

二、队伍人员组成情况

中国国际应急医疗队（四川）由四川省卫生健康委员会主任担任总领队，四川省卫生健康委员会应急办领导担任领队，四川大学华西医院主要领导担任其他领导班子成员。

根据《国家卫生应急队伍管理办法（试行）》，通过自愿报名、遴选审核等过程，由四川大学华西医院、四川大学华西第二医院、四川大学华西口腔医院、四川大学华西第四医院、四川省疾病控制中心以及成都市疾病控制中心的人员联合组成核心队伍。核心队伍共有166名队员，包括医生41人（25%），护士65人（39%），后勤38人（23%），技师12人（7%），卫生防疫7人（4%），其他3人（2%，翻译、信息、宣传各1人）。

核心队伍专业涵盖了急诊、ICU、骨科、普外、心胸外科、神经外科、儿外科、心内科、消化内科、肾内科、神经内科、呼吸科、皮肤科、麻醉科、放射科、超声科、检验科、药剂科、感染科、设备科、供应室以及后勤、计算机通信、新闻宣传、卫生防疫和卫生管理等专业。队伍按专业组合编为8个功能组：指挥组、急救组、门诊组、手术组、住院组、防疫组、医技组、后勤组。

三、队伍装备及救援能力

1.队伍装备

在国家和四川省财政的大力支持下，中国国际应急医疗队（四川）装备帐篷95顶、设备1 827件，共约60吨，其中包括镁铝合金组合担架系统（担架、担架支架、担架靠背、输液杆、软式担架、组合背包）、系列背囊（基本急救背囊、药械供应背囊、抗休克背囊、担架背囊、清创背囊）、急救背心等，以及应急快速检验系统、移动式生命支持系统、便携式生命支持系统、自动胸外按压心肺复苏担架、多功能急救包扎包、折叠冰箱、半导体储运血箱、医疗器械修理箱等医疗专用设备。另外，根据现场救援的需要，分批购置了卫星电话、移动传真机、GPS导航仪、便携式防水摄像机、加固型手提电脑、微型投影仪等办公通信设备。上述装备、设备价值3 308万元。

2.救援能力

中国国际应急医疗队（四川）具备以下五方面的能力：

（1）应急医疗容量：全建制的帐篷医院具备48张病床，包括40张普通病床、6张ICU病床和2张隔离病房床位；最大门诊接待量为每天200人；拥有2个手术间，每天可开展15台大手术或30台小手术（基于世界卫生组织在EMT最低标准中的概念，手术未进体腔的如清创等为小手术，进入体腔的手术等为大手术）。

（2）医疗能力：包括检伤分类、急诊处置、门诊看诊、住院治疗、损伤控制手术、产科手术、内科常见病、急危重症处置、创伤康复、心理卫生等多学科诊疗。

（3）医疗保障能力：包括实验室检查（三大常规、生化、血气）、微生物检查、输血检查、X光检查、超声检查、手术器械消毒以及基于世界卫生组织药品基本目录的药品供应能力。

（4）后勤保障能力：在无外界支持条件下，通过水处理设备进行制水，每小时产生生活用水峰值为1 200升，饮用水峰值为64升；通过制氧机达到每分钟峰值产氧量66升；携带的柴油发电机达到峰值发电量289千瓦；随队食品满足全队队员、住院患者及住院患者家属28天所需。

（5）快速反应能力：接到国家卫生健康委员会的出动任务指令后，2小时可完成队员集结，12小时可运输物资到达机场。

四、应急救援队任务记录

中国国际应急医疗队（四川）成立后，多次圆满完成各类演练和救援等任务。2018年6月25日至30日，受世界卫生组织邀请，中国国际应急医疗队（四川）4名成员参加由联合国国际城市搜索与救援咨询团（International Search and Rescue Advisory Group，INSARAG）在菲律宾克拉克市主办的亚太地区地震应急演练2018，这是华西医院及中国国际应急医疗队（四川）通过世界卫生组织Type 3认证后首次参加联合国框架下的演练。12月4日至8日，受世界卫生组织邀请，中国国际应急医疗队（四川）3名成员参加由联合国在亚美尼亚埃里温举行的INSARAG地震应急演练2018。

2019年6月、8月，中国国际应急医疗队（四川）先后参与长宁地震和汶川泥石流救援，救治多名危重患者。2020年新冠疫情发生后，第一时间从应急医疗队人员动员、应急物资支撑、抗疫宣教等方面迅速投入抗疫战斗，并全面参与院内防疫应急与国家和省卫生健康委员会的常态化联络沟通与统筹协同。此外，还参与3次国内救援任务。2021年，参与各级救援任务共7次，其中地震救援2次，卫生应急任务响应5次。另外，还组织、举行、参与应急救援演练共5次，见表7-1。其中11月参与的INSARAG亚太区地震应急演练（2021INSARAG Asia Pacific Regional Group International Earthquake Response Exercise-SIMEX China 2021）为联合国人道主义事务协调办公室、世界卫生组织联合举办的全球最高规格应急演练之一，华西医院队伍已连续参演3届。此次为中国首次担任主办国，有日本、澳大利亚、美国、新西兰、菲律宾等多国多级别EMT参加。

表 7-1　2021 年参与的应急救援演练列表

序号	时间	演练名称
1	4月	2021森林草原防灭火紧急医学救援演练
2	5月	"应急使命·2021"抗震救灾演习
3	9月	2021年度重庆自然灾害卫生应急综合演练暨川渝国家卫生应急队伍联合演练
4	10月	2021年度川渝卫生应急暨国防动员联合演练
5	11月	INSARAG亚太区地震应急演练（2021INSARAG Asia Pacific Regional Group International Earthquake Response Exercise-SIMEX China 2021）

第二节　灾难救援

我国是全球地质灾害高发区域之一，尤其是西南、西北地区，因近年来受地壳板块运动活跃的影响，地震频发，受灾面积大，覆盖人口多。作为西部疑难危急重症诊疗的国家级中心，华西医院在灾难发生后迅速发挥医疗"国家队"的优势，科学、有序、高效地开展救援工作，最大限度地保障了灾区群众的生命安全，积累了丰富的灾难救治经验，屡次在国内外灾难救援行动中贡献"华西力量"。

一、汶川地震医疗救援

2008年5月12日，四川省汶川县发生8.0级地震。这是1949年以来破坏性最强、波及范围最广、灾害损失最重、救灾难度最大的一次地震。为尽力发挥华西医院作为国家级综合性医院的优势，医院党政领导在地震发生后迅速确定地震医疗救援"三中心"的战略定位，即灾区医院支援中心、复杂危重伤员救治中心和省外医疗队后勤保障中心。医院科学、快速、精准、全面的紧急医疗救援工作为挽救灾区人民群众的生命健康提供了坚实有力的保障。经此一役，医院初步构建起具有华西特色的医院伤患激增应对管理体系，为全国医疗机构应对突发事件救援提供宝贵的经验。

（一）灾区医院支援中心

由医院25位医务人员组成的首支紧急医疗救援队于汶川地震发生当日17时组建完毕，6辆救护车携物资紧急奔赴重灾区开展医疗救援工作，当晚紧急救治并转出北川伤员100余人。随后，医疗救援队转战安县、绵阳等地，全力承担复杂危重伤员的救治工作，完成千余人次地震伤员的急救分诊，实施60余台救治手术，负责绵阳404医院一个楼层共90余名伤员的救治任务，6台救护车转送伤员200余人。

伴随救援工作的进一步开展，医院相继组建转接危重伤联络组、法医鉴定组、心理危机干预队、胃肠疾病干预队、物资供应队及远程放射影像队前往重灾区开展工作。医院快速建立危重伤员转诊机制，优先保障将有限的医疗资源用于危重伤员的救治；搭建远程诊断平台，先后对580余名伤员进行远程诊断和抢救指导，是远程影像诊断医疗模式在我国重大自然灾害医疗救援中的首次大规模实际运用；启动灾后心理危机干预行动，组织7个分队共计100余名心理卫生专家教授奔赴灾区一线实施心理危机干预援助；持续向前线医疗队和灾区医疗机构运送药品、卫生材料、设备仪器和食品等物资，在危重伤员救治经验等方面支持、指导、帮助各级医疗机构开展救援工作等。

（二）复杂危重伤员救治中心

1. 科学统筹配置

医院实行在统一指挥下的集中救治，即集中伤员、集中专家、集中资源、集中诊治。第一时间腾挪充足的床位和手术室用于接收伤员；开通地震伤员救治绿色通道，在急诊科进行分诊，按照集中收治原则，根据伤员的伤情属性、轻重缓急确定收治科室；成立6个由急诊、外科、内科、麻醉科医护人员组成的多科联合救治医疗组在急诊科轮值，以保障多系统损伤重症患者得到及时、有效的救治。

各科选调骨干力量紧急支援急诊、骨科、ICU、手术室等科室。针对地震伤员中76%为骨伤，且以危重伤员为主的情况，骨科由原

3个病区稳步扩展至5个病区，最高峰时达到8个病区680张床位。加强监护病房由危重ICU统一管理，外科ICU、胸心外科ICU、CCU与移植ICU均收治创伤病人，后又新增2个病区，高峰期ICU床位达到168张。因大量伤员存在开放性伤口，医院为严格控制院内感染，在急诊入口建立伤口预处理流程，即所有伤者只要有伤口就不能直接进入急诊科和住院楼，必须先接受伤口分泌物检查。对于患有气性坏疽和破伤风两种感染性疾病的伤员，医院采取统一收治、统一管理、统一隔离等措施，有效防止了院内感染的发生。同时，针对在救援工作中发现的其他问题，医院及时向上级部门通报情况，提出工作建议，协助主管部门制定决策。

地震救援期间，医院共接诊伤员2 779人，完成手术1 457次，死亡率仅为1.57%，是地震灾区收治病人最多、抢救危重病人最多、手术量最多、死亡率最低的医院。

2. 国内外医护人员协同救援

地震发生当日夜间至第二日上午，在对第一批收治入院的灾区伤员情况做出快速分析总结后，医院骨科、ICU、麻醉科、感染科等科室相继提出前瞻预判性增援需求。医院随即向京、沪等地的多科专家团队提出增援请求。震后第二天起，来自北京、上海、天津、吉林、黑龙江、湖南等省（市），我国港澳台地区，以及美国、日本等国共计353名医护人员相继进驻华西医院多个科室开展救治伤员等相关工作。在卫生部前方综合协调组的支持下，在医院的统筹安排下，各学科以治疗组为基本单元，院内外医护人员相互配合，分工协作，迅速形成在华西临床管理框架及工作模式下的全体医务工作者协同作战的创新格局。为充分发挥来援医疗队的作用，医院让他们独立管理病区，配备华西医院的医生和专科护士，为来援医疗队顺利开展工作提供各方面的支持。以骨科为例，北京、吉林、华西团队各管2个病房，香港与天津团队各管理1个病房。骨科伤员经分选后归入不同的治疗组，既发挥了各个专家的诊治优势，又让伤员们获得了最适宜的救治。这种组织模式与工作方法保证了工作质量，提高了工作效率，加强了学术交流，为高质量的复杂危重症救治奠定了坚实基础，受到国内外专家们的一致好评。

3. 启动"双轨制"管理模式

地震发生时，全院有56个手术间正在进行手术，全体手术室医护人员坚守在各自岗位，均按计划完成手术。几乎同时，全院各级干部第一时间赶赴医疗院区，与全体医护人员一道，以科室为单位，向患者及家属通报情况、安抚情绪、守护治疗；除手术和重症病人外，所有住院病人有序地从病房撤出到室外空地，对留在病房及ICU内无法移动的危重病患，医护人员坚守岗位、陪同监护，全力保障患者安全。震后3小时，在确定楼宇安全及余震类别的情况下，疏散于室外空地的患者及家属在医务人员安排下有条不紊地返回病房，共计2万余人的回迁行动无一例事故发生。

地震发生后，医院立即启动灾害应急预案，成立了以院长和书记为组长、全体班子成员为组员的抗震救灾领导小组和指挥中心，明确了组织分工和"举全院之力，有一线希望，尽百倍努力，挽救受灾伤员生命"的目标。医院管理模式由常态切换为"双轨制"应急状态，一方面科学预判抵院伤员数量的动态变化，腾挪出足够的床位来优先满足灾区伤员的救治，另一方面尽量保障人民群众的日常就诊和紧急手术需求。

"5·12"汶川地震发生时正值星期一，是来院就诊的群众人数最多、医院门诊部最为繁忙的工作日。第一波强震过去后，门诊部迅速转移患者及家属到绿化带，并且在疏散过程中医务人员一直持续对惊恐的病患及家属进行情绪安抚，当日没有发生一起差错事故纠纷，也无一例投诉。震后第二天，门诊顺利恢复，与急诊收治震区伤员"双轨"并行。截至2008年6月2日，医院同期完成非地震伤员的普通门诊84 155人次，急诊4 478人次，入院4 332例，1 949台择期和急诊手术，较好地实现了"双轨制"目标，发挥了特殊时期医院作为国家级医院的支撑作用。

（三）省外医疗队后勤保障中心

卫生部抗震救灾前方综合协调组在华西医院设立省外医疗队后勤物资供应中心，由医院运管部、采供维保部、药剂科、中央厨房与财务部协同参与工作。开通6部专线电话，以保持与援川省外70支医疗队的畅通联系。在卫生部调拨物资无法及时到位情况下，医院共提供50多种急需药品，60多种设备、器械和材料，5吨食品以及帐篷等生活用品，价值总计达1 000万元的物资，分赴17个县、市，为省外医疗队正常开展工作提供有效保障，发挥了战略支撑的作用。

面对社会各界踊跃捐赠的大量救灾物资，医院内审于5月13日火速制定《抗震救灾捐赠管理办法》，明确相关职能部门在抗震救灾捐赠工作中的职责分工，规范捐赠管理行为，并随即成立抗震救灾接受捐赠管理小组，由院主要领导任组长，纪检、监察、审计、财务、采供维保、药剂、营养科、工会等的部门负责人为成员，在全院发布关于加强抗震救灾工作纪律保障的紧急通知，要求所有抗震救灾捐赠物资必须经过管理小组统一接收，任何单位和个人不得擅自接受捐赠资助；所有抗震救灾捐赠只能用于灾区伤病员的医疗救治、救助及参加抢险救灾人员的日用供应，不得用于与抗震救灾无关的其他用途；任何单位个人不得随意分配、截留克扣、挤占挪用、贪污私分抗震救灾物资。以上系列工作为医院乃至四川省抗震救灾工作有序、规范开展做出了重要贡献，该流程在之后的各类灾难救援捐赠工作中一直被沿用。

2008年5月24日，国务院总理温家宝来到华西医院看望受灾伤员、慰问医院职工。他对医院在抗震救灾中做出的突出贡献表示充分肯定："你们做了大量工作，最多的时候医院收治的伤病员达到了2 000多名，而且救治率很高，这就表明我们不仅有崇高的道德，而且有精湛的技术。"10月，中共中央、国务院、中央军委在人民大会堂举行全国抗震救灾总结表彰大会，华西医院荣获"全国抗震救灾英雄集体"称号。截至2008年底，华西医院累计接诊地震伤员2 814人次，收治入院1 897人次（其中危重伤员1 153人），组织专家、志愿者对伤者开展心理干预32 300余人次，心理巡诊115 000人次。经此一役，华西医院积累了许多宝贵的抗震救灾经验，充分展现了在面对重大公共事件时临危不乱的实力和魄力，为之后更为成熟地开展灾难救援工作奠定了坚实基础。

二、其他重大自然灾害的医疗救援

华西医院结合自身优势，在区域内危重伤救治、省内医院医疗支援及后勤保障等方面积极发挥战略支撑作用，打造抗震救灾的"华西模式"，为广大民众的生命安全和身心健康保驾护航。2007年以来华西医院参与的部分重大自然灾害医疗救援的情况见表7-2。

表 7-2　2007 年以来华西医院参与的部分重大自然灾害医疗救援的情况

	玉树地震	彝良地震	芦山地震	尼泊尔地震	九寨沟地震
震级	7.1级	5.7级	7.0级	8.1级	7.0级
发生时间	2010年4月14日	2012年9月7日	2013年4月20日	2015年4月25日	2017年8月8日
医院首批医疗队抵达时间	2010年4月15日	2012年9月8日	2013年4月20日	2015年4月27日	2017年8月9日

续表

	玉树地震	彝良地震	芦山地震	尼泊尔地震	九寨沟地震
首批医疗队人数	23人	20人	29人	9人	8人
前线医疗队救治成效	诊治地震伤病员122人，筛检危重伤员20人	预检分诊30人次，收治地震伤员24名，危重查房近50人次。在昭通的华西医院专家组共诊治地震伤员97人，完成手术36台次	预检分诊350余人次，治疗伤员70余人次，巡诊800余人次，危重伤员查房近百次，转运伤员53人次，发放药品30个品种，2 000多份	中国政府医疗队（包含华西专家9人）在尼泊尔救治伤员641人，完成手术280多台次，开展巡诊治疗2581人次，培训防疫人员400多人，取得伤员救治零死亡的显著成绩	巡诊517人次；心理评估448人次，培训239人次，覆盖58 996人次，一般干预481人次，重点干预242人次，个案管理261人次，团体干预5次
救治成效	接收107名重危伤病员，取得重危患者零死亡的突出成绩		接诊地震伤员393人，入院治疗322人，累计完成手术201台次，出院92人，死亡0人		开展网络门诊11人，图文咨询41人，远程会诊7人；门急诊收治71人；累计入院20人（其中重症8人），手术11人

注：每次地震救援中，计量单位略有不同。为保证数据的准确性，未统一表中计量单位。

为应对区域突发大型灾害事件，华西医院自2008年汶川地震后分批次、有计划、有组织地积极组建了多支参与特大自然灾害救援与国际合作的医疗救援国家队伍，成员构成包括重症医学科、急诊科、骨科医生、心理康复师、手术室、急诊科护士、救护车司机等。尼泊尔地震中，包括华西医院9名专家在内的中国国际救援队是最早赶赴灾区并参与救援的国际医疗救援队伍之一，赢得了国际社会的广泛赞誉。

在接收伤员入院救治方面，医院在得知灾害发生后随即启动"双轨制"应急预案，统一安排指挥，开放绿色通道，创建分检流程，实施科学救治。据前期积累的经验，骨伤为地震灾害的主要伤型，需在急诊手术室预留一定的手术床位，骨科、神经外科等科室预留一定的病床，再根据伤员数量及类型调整各救援科室的床位。手术室实行资源共享，协调手术周转，在满足地震伤员的救治与急诊手术的同时，将对择期手术的影响降至最低。此外，针对伤员与医务人员之间存在语言障碍的情况，比如青海玉树地震伤员多为藏族同胞，医院积极组建志愿者团队，在救援与沟通协调方面发挥了积极作用。同时，对伤病员及早进行心理干预，使其心理创伤得以抚慰。

2013年4月21日，即芦山地震发生后的第二天，国务院总理李克强来到华西医院看望伤员、慰问医务人员时说："华西医院是收治地震伤员的主要医院，本身就有较强的技术力量，要尽最大努力减少伤员的致残率和死亡率，这是全国人民的心愿。感谢华西医院全院医护人员、职工付出的辛勤劳动和努力。"

第三节　新冠肺炎疫情防控

2020年初，新冠肺炎疫情暴发，为坚决贯彻党中央、国务院关于做好疫情防控工作的决策部署，积极落实四川省委、省政府有关指示精神，华西医院高度重视，党政齐心，始终将人民群众的生命安全和身体健康放在第一位，将在历次重大公共事件应急医学救援中积累的实战经验运用到疫情防控工作中，驰援国内外抗疫，筑牢院内防线，积极科研攻关，为抗击新冠肺炎疫情做出了一系列卓有成效的贡献。华西医院在抗击新冠肺炎疫情中的各项工作和贡献得到上级部门和社会各界的高度认可，获得中共中央、国务院、中央军委授予的"全国抗击新冠肺炎疫情先进集体"荣誉称号，同时荣获国家卫生健康委员会授予的"全国卫生健康系统新冠肺炎疫情防控工作先进集体"荣誉称号。国务院应对新型冠状病毒肺炎疫情联防联控机制医疗救治组在向四川大学华西医院发来的感谢信中提到："在救治工作中，华西医院充分展现了委属委管医院的责任担当、管理能力和技术水平，用实际行动捍卫了新时代医务工作者的良好形象、诠释了新时期医生健康职业精神，用高尚的医德、精湛的医术赢得了湖北人民、家乡人民和全国人民的高度认可，在防控新冠肺炎疫情的大考中向祖国交上了一份合格答卷。"

一、驰援武汉

2020年1月25日大年初一，华西医院感染管理部党支部书记乔甫受国家卫生健康委员会指派，作为四川支援武汉第一人前往武汉前线抗疫。随后，根据国家卫生健康委员会的统一部署，从2020年1月25日到2月21日，医院先后派出五批共计174人的医务人员支援武汉（见表7-3），是四川省派出援鄂医务人员最多的医院。医疗队队员涵盖重症医学科、传染科、呼吸与危重症医学科等专业，同时根据疫情的发展变化和患者人群的分布特点，特别配置呼吸治疗师、老年医学科医生、肾脏内科医生、心血管内科医生、风湿免疫科医生、中西医结合科医生及心理医生、医院感染医生、医学气体工程师等人员。

表7-3　四川大学华西医院援鄂医疗队

批次	援助时间段	人数	队长	入驻医院	救治成效
第一批援鄂医疗队	2020年1月25日—3月21日	20人	罗凤鸣	武汉红十字会医院	收治284人，其中危重患者130人，经治疗出院158人，转出106人
第二批援鄂医疗队	2020年2月2日—4月7日	10人	刘丹	武汉大学人民医院（东院）	收治153人，治愈90人，转出46人

续表

批次	援助时间段	人数	队长	入驻医院	救治成效
第三批援鄂医疗队	2020年2月7日—4月7日	130人	康焰	武汉大学人民医院（东院）	收治230人，治愈106人，转出71人
第四、第五批援鄂医疗队	2020年2月21日—3月20日、2月21日—3月21日	13人	邱昌建	武汉五医院和湖北省委党校方舱医院	负责四川1 456名援鄂医务人员的心理保健及营养保健工作

　　面对武汉早期缺乏传染病房、重症病房，各项医疗保障不足的困难状况，华西医院援鄂医疗队指导受援定点医院增建重症病房、负压病房、P 2实验室、供氧系统等支撑硬件。同时，华西医院克服困难向武汉前线支援了大批医疗设备，其中ECMO就达3台。在医院后方的有力支撑下，医疗队尽一切可能创造条件使气管插管、有创机械通气、ECMO、床旁CRRT、纤支镜等危重症救治措施得以实施。按照院本部的管理模式、流程和体系优化前线重症病区医疗、护理工作流程，落实三级医师查房制度、危重病人疑难病例讨论制度等医疗核心制度，实现重症监护重点科室从华西到湖北"整体搬移"。在全国首创重症分区精准治疗模式，依据患者病情的轻重实行分级管理，将病区分为红区、黄区和绿区。红区收治危重病人，黄区收治可能从重症转向危重症的病人，绿区收治症状相对较轻的病人。医护技协同开展早期"俯卧位"通气、专业呼吸支持治疗与肺康复，开展"3＋1"（医生、护士、心理治疗师与患者）心理服务模式及时干预改善患者焦虑情绪。

　　医院第三批援鄂医疗队在接管病区后随即成立"华西—武大新冠肺炎重症救治中心"，依托医院5G远程会诊系统，在接管的病区之间、医院之间、武汉市与湖北省其他城市之间以及武汉市与华西医院本部之间实现常态化危重症患者远程多学科病例讨论。通过华西前后方团队的共同努力，实现对重型和危重型病例的"一人一案"多学科会诊精准治疗。通过多学科协同成功实现危重症患者ECMO撤机，实现"提高治愈率，降低病亡率"这一关键目标，并受邀在湖北省新冠肺炎疫情防控工作新闻发布会上介绍重症救治相关经验。

2020年4月7日，留守武汉的最后一批华西援鄂医疗队队员从武汉平安飞抵成都，四川省委书记彭清华、省长尹力等领导亲自到机场迎接，华西援鄂医疗工作受到社会各界的热烈欢迎和广泛赞誉。

二、支援国内

新冠肺炎疫情发生后，华西医院迅速派遣医疗队支援成都市公共卫生临床医疗中心（简称"成都公卫中心"），指导广安、南充、甘孜、雅安、泸州、宜宾等省内各地的新冠肺炎疫情定点救治医院开展抗疫工作，驰援黑龙江、西藏、新疆及山东等地，为全国抗疫贡献"华西力量"。详细支援情况请见附录。

医院先后派遣两批医疗队整建制接管成都公卫中心重症病区，利用5G通信技术对成都市共卫生中心两例重症新冠肺炎患者进行多学科联合会诊，成为全国首例利用5G通信技术远程会诊新冠肺炎重症患者案例。在完成医疗任务的同时，指导制定轻症患者的筛查和治疗方案，实现重症患者零死亡、医务工作者零感染的成果。

华西医院院长李为民教授作为四川省新冠肺炎疫情防控专家组组长，将抗击疫情的"华西模式"带到全省208家新冠肺炎疫情定点救治医院。华西医院一方面集中多学科的专家资源，动态跟踪定点救治医院重点患者，根据实际需求派遣专家赶赴当地开展实地指导；另一方面建立5G远程多科、多地会诊模式，对每例重症病患制定个体化、精准化的治疗方案，使四川省在成都以外的地市州无一例患者死亡。在疫情形势严峻、民众居家隔离时期，及时开通疫情专项心理干预咨询电话和网络问诊，面向公众构建集疾病咨询、心理咨询、自我测评与居家管理的功能于一体的新冠肺炎疫情干预整合平台，有效缓解了民众的焦虑和恐慌。

在全国抗击新冠肺炎疫情的工作中，华西医院争分夺秒建立并推出"5G+四川省新冠肺炎医疗救治信息平台"，为四川、湖北、安徽、贵州及云南等地52家医疗机构提供7×24小时紧急远程多学科会诊及远程联合查房服务350余例次，在线培训各级各类医务人员476 437人次。全面助力全省、全国抗疫，相关经验做法获央视直播报道，相关案例获2021亚洲医院管理奖。

华西医院感染管理部党支部书记乔甫，华西天府医院院长、华西医院重症医学科教授康焰等医务人员受国家卫生健康委员会指派，继支援武汉后又多次奔赴黑龙江、新疆、西藏和山东等地开展抗疫工作，指导病区改造、组织和培训新冠肺炎治疗团队、救治重症患者等。截至2021年12月，乔甫先后支援省外各地12次，共计245天，入选"中国好医生、中国好护士"；康焰先后支援省外各地8次，共计240天，荣获"全国抗击新冠肺炎疫情先进个人""全国优秀共产党员"称号。在这场看不见硝烟的战斗中，华西人奋勇当先，为取得抗击新冠肺炎疫情斗争重大战略成果做出了贡献。

三、援助国际

自2020年3月起，华西医院先后派遣19位领队3支抗疫援外医疗队出访意大利、埃塞俄比亚、吉布提、阿塞拜疆4国（见表7-4），协助当地开展疫情防控工作，带去"华西方案、四川经验、中国智慧"。

华西医院专家在援外期间与当地政府部门及同道密切沟通交流，

多次前往定点医疗机构进行实地调研，结合当地实际情况提交书面报告，通过床旁指导或远程在线的方式对危重症患者进行指导查房，利用远程网络协助坦桑尼亚、圣多美和普林西比、乌干达、厄立特里亚及桑给巴尔等多个国家和地区的政府部门、医疗机构、中国驻外大使馆、中资企业和华人华侨开展疫情防控相关工作。

表7-4 四川大学华西医院援外医疗队

支援目的地	出发时间	援助天数	人员	援助活动
意大利	2020年3月11日	15天	梁宗安、唐梦琳	分享中国抗疫经验；与意方医疗机构沟通交流；开展线上直播科普新冠肺炎防治知识，13万在意华人华侨在线收看
埃塞俄比亚	2020年4月16日	14天	曾勇、金晓东、宗志勇、蒋艳、范红、梁鹏、李念	与驻埃塞俄比亚使馆人员进行座谈交流及科普培训；与近100位中资企业员工、援外专家、华人华侨一同召开疫情防护科普教育视频会议；赴当地医疗机构调研指导，提出建议等
吉布提	2020年4月30日	12天	曾勇、金晓东、宗志勇、蒋艳、范红、梁鹏、李念	赴吉布提6个定点医院和治疗中心调研；与当地医务人员沟通交流，分享经验；为在吉中资企业机构和旅吉侨胞300余人提供抗疫指导等
阿塞拜疆	2020年8月4日	14天	程永忠、应斌武、王旻晋、林吉、蒋红丽、王可、王波、王晓辉、周亮、吴颖	分为三个专业组先后21次前往10家医疗机构开展实地调研；远程考察12家定点医疗机构的医疗救治情况；通过床旁指导或远程在线的方式先后对阿105名重症患者进行指导查房；向阿方提交8份工作报告共计95条抗疫建议；开展技术指导106次；以线下和线上的形式为阿全国医务人员、中国在阿机构员工举办15场专题培训会，受训人员超过1 000人次等

疫情期间，华西医院作为医疗"国家队"之一，受邀加入国务院应对新冠肺炎疫情临床领域国际合作远程会商协作网（全国仅十家医院受邀加入），利用远程网络视频的形式为意大利、西班牙、埃及、黎巴嫩等多国医学专家分享华西抗疫经验。

医院与中国驻英国大使馆共同打造留英学子线上援助平台，通过线上系列讲座、在线医疗及心理咨询服务、发布医疗防护和心理健康资讯等方式，先后组织6场公共讲座，安排30场集体咨询，133次一对一咨询，并提供《新型冠状病毒肺炎防治科普读本》，帮助22万留英学子科学防疫。国内外多家媒体争相报道，中国驻英国大使馆向医院发来感谢信。

受我国外交部及多个驻外使领馆邀请，医院先后举行多场疫情防控线上交流会，录制科普视频，建立当地新冠重症同胞的远程会诊机制等，以实际行动传递党中央、国务院对海外华人的关心和关注。华西医院还向格鲁吉亚政府捐赠了2台恒温扩增核酸分析仪、1 008人次的新冠肺炎核酸检测试剂盒，以援助格鲁吉亚抗疫。

不论是向医疗水平欠发达的亚非各国提供援助，还是同西方发达国家分享抗疫经验、援助抗疫物资，华西医院的迅速响应及专业实力收获了受援各国政府及民众的衷心感谢和一致称赞。吉布提总理卡米勒代表总统向专家组曾勇副院长授予"军官级独立日勋章"，向其他11名队员授予"骑士级独立日勋章"。无论在颁授勋章数量还是礼仪规模上，都是吉布提历史上的首次。阿塞拜疆总统助理阿拉克巴罗夫指出："中方派遣最优秀的医疗专家团队来阿协助抗疫，是阿中高水平政治互信和深厚传统友谊的重要体现，阿政府和人民对此期盼已久。"2020年8月11日，外交部在例行记者会上，为中国赴阿塞拜疆抗疫医疗专家组所做贡献点赞。

2021年初，国家卫生健康委员会对在中国抗疫医疗专家组组派工作中表现突出的112个单位和242名个人给予通报表扬。在赴意大利第一批抗疫医疗专家组、赴埃塞俄比亚及吉布提抗疫医疗专家组、赴阿塞拜疆抗疫医疗专家组成员中，医院专家共计19人获评"中国抗疫医疗专家组组派工作表现突出个人"，医院获评"中国抗疫医疗专家组组派工作表现突出单位"。

四、院内抗疫

疫情暴发后，医院在驰援武汉、援助成都公共卫生中心的同时，于院内的抗疫工作中严格按照"双轨制"和"三线作战"的要求，重点聚焦于精准诊断、分诊预检、科学救治、全面培训和科技攻关五大方面，展现出抗击疫情的"华西智慧"。

医院高度重视，加强组织领导。在接到国家卫生健康委员会对新冠肺炎疫情的防控要求后，医院第一时间召开院内呼吸传染病防控及分诊工作研讨会，成立由李为民院长、张伟书记任组长，其他院领导任副组长，各临床医技科室及重点职能部门负责人组成的防控工作领导小组。建立由业务副院长曾勇教授担任组长，传染、呼吸与危重医学、急诊、重症、检验、放射等多学科专家组成的医疗救治专家组。制定了《四川大学华西医院防治新型冠状病毒感染的肺炎应急预案》，对疫情监测、预检分诊、应急处置、医疗救治、院外会诊、人员培训、物资储备等方面工作进行具体布置。随着疫情形势的变化，2020年1月25日大年初一，医院宣布全院取消休假，从战备状态进入战时状态。医院总值班增设一个加强班，每天17点院班子成员、职能部门负责人及重点科室负责人召开例行碰头会，通报疫情防控工作进展。

为发挥党员、干部带头作用，凝聚人心，鼓舞士气，在华西医院院党委领导下，党委组织部2020年1月23日发出《关键时刻守牢初心，勇担使命——致全院干部、党员的倡议书》，要求党员干部关键时刻讲政治，关键时刻冲在前，关键时刻显担当。1月27日，再次发出《告全院干部书》，要求讲政治、顾大局，讲专业、有水平，讲带头、做标杆，提高政治站位，充分认识防控、稳定、安全就是政治责任；联合人力资源部共同拟定《关于激励和关心关爱广大党员干部人才和医务工作者在打赢疫情防控阻击战中担当作为的措施》并通过党政联席会审议，实施多项举措激发广大党员、干部带领群众抗击疫情、共克时艰。

华西医院反应迅速，快速诊断不遗漏。2019年12月底，在得知武汉发生聚集性不明原因肺炎的情况后，华西医院第一时间在急诊采取应对措施。2020年1月中旬疫情形势日趋严峻，华西医院迅速开设2个空间独立、24小时运转的发热门诊；开设发热患者专用CT检查室，用于可疑患者的肺部扫描筛查，平均16分钟即可获得报告结果；紧急置备一批检测新型冠状病毒的试剂盒，开展标准化标本采集培训，组建最精锐的分子医学检验团队保障核酸检测质量，最短2小时就能得到检测结果，确保每一位患者在发热门诊环节就能被准确排查、快速诊断，绝不遗漏一例病例。

确保应收尽收，集中治疗。2020年1月17日至24日，累计腾空专用隔离病房44间，确保患者应收尽收、应治尽治。2月初，医院启动传染病院区和第五住院大楼腾空和改造工程，仅用10天时间改建出独立的四川大学华西医院新型冠状病毒感染肺炎诊治中心。中心包含独立的发热门诊（2个诊间、24小时开放）、42间疑似病例隔离病房、60床规模的确诊病例治疗病房以及40床规模的重症ICU负压治疗病房，总床位达到304张。这不仅大大提升隔离条件和防护条件，也为后期集中救治重症、危重症患者提供了有力保障。

严抓感控，保障医患安全。在广泛听取院内专家和职能部门建议后，基于多次现场专题调研的实际情况，医院制定并实施"三通道"和"三级预检分诊"的管理制度。"三通道"即在门急诊入口处，针对医务人员、普通患者及家属、发热患者三个群体设立独立出入、单向流动口的专用通道，从空间上对不同群体进行有效分隔，避免不同人员交叉混杂。"三级预检分诊"是指在门急诊设立三级"关卡"，通过在门急诊大楼入口、分诊护士台、门诊诊间逐级筛查，患者和家属凡是要进入诊疗区域，都需要接受体温检测、症状及流行病学史询问，一旦发现可疑患者则由专人按相关流程转移至发热门诊进行进一步诊断筛查，确保及时发现可疑的发热患者，避免在医疗区域交叉感染。在此基础上，进一步落实"三个分开"，严格将新冠肺炎患者与普通患者进行隔离，确保普通病患的安全。同时，医院针对医务人员，在个人防护、样本采集、患者转运三个院感风险极高的重点环节制定出一系列标准化的操作方案和流程，通过在线视频教学、实地技能考核实现覆盖全院医护人员的防护培训。这些举措在实际工作中发挥明显成效。

"双轨制"运行，支撑社会经济发展。"双轨制"，即在集中资源全面扩大容灾能力、全力抢救伤员病患的同时，也尽力保障正常医疗服务有序开展，维护正常的社会经济秩序。本次疫情中，在全面、严格实施各项防控措施后，医院门诊部于2020年1月28日即大年初四顺利开诊，并以最快速度恢复到疫情前水平。

截至2020年9月，医院累计诊治2.7万余名发热患者，筛检出疑似病例3 000余人，隔离治疗345人，切实保障了人民群众的医疗安全，实现了病患及医护人员"零感染"的目标，赢得了抗击疫情院内"阻击战"的胜利。

五、科研攻关

疫情发生后，为贯彻落实党中央关于加大科研攻关力度的重要指示精神，医院迅速组织专家团队开展关键防控技术集成推广应用研究，充分利用医院的雄厚科研背景与优势，在全球战"疫"中发挥了积极作用。

（一）科研成果

华西医院作为大型综合型研究性医疗机构，在应对重大突发公共卫生事件上充分发挥科研优势，迅速投入到抗击疫情的科技攻关中。

2020年2月，医院生物治疗国家重点实验室魏于全院士团队开展新冠病毒重组蛋白疫苗动物实验，得到省、市相关部门及领导的高度重视与大力支持。7月29日，该团队以第一作者单位和通讯作者单位在Nature在线发表论文，亦是该杂志发表的第一篇新冠疫苗研究论文。8月中旬，该疫苗获得日本厚生劳动省医疗器械审评审批机构（PMDA）的批准并顺利开展临床试验，成为首个在日本开展临床试验的中国新冠疫苗。8月28日，获国家药监局临床试验批文。2021年7月，在外交部引荐下，尼泊尔、孟加拉国、阿富汗、巴基斯坦、斯里兰卡5国驻华大使代表团到访华西医院，与研发团队就疫苗的研发进展、大使所在国进行疫苗Ⅲ期临床试验及后期应用等方面展开热烈讨论。截至2021年底，该疫苗的Ⅲ期临床试验已在墨西哥、菲律宾、印度尼西亚及肯尼亚等国家顺利推进。

医（学）院联合成都博奥晶芯生物科技有限公司、清华大学共同设计开发了包括新冠肺炎病毒检测在内的呼吸道病毒（6种）核酸检测试剂盒（恒温扩增芯片法）。该测试芯片只需采集患者的鼻、咽拭子等分泌物样本，在1.5小时内便可一次性检测包括新冠肺炎病毒在内的6种呼吸道常见病毒。该成果已获15项授权专利和各类科技奖项7项。医（学）院实验医学科应斌武教授团队、麻醉与危重急救研究室柯博文教授团队及生物治疗国家重点实验室耿佳教授团队合作，相继成功自主研发了新型冠状病毒2019-nCoV核酸检测试剂盒（多重荧光RT-PCR法）和新型冠状病毒2019-nCoV IgG/IgM抗体联合检测试剂盒（胶体金法）两款诊断产品。

医（学）院在全国首创、国际首次研发出5G+远程CT扫描操作系统，并与相关科技企业基于人工智能深度学习技术联合研发出"肺部多病变AI筛查系统"。以前者为途径，后者为核心，两者的有机结合可以迅速、高效地对患者胸部CT影像做出定量分析和对比，实现秒级筛查新冠肺炎，标志着远程医疗由传统的会诊模式逐渐过渡到实操模式。

医（学）院在疫情发生后迅速启动抗击新冠肺炎疫情应急科研项目，牵头承担10项四川省科技厅应急项目、2项四川省发展和改革委员会平台建设项目及2项成都市科技局应急攻关项目，组织申报技术创新研发类项目108项、重大科技创新类项目8项，获四川大学资助项目6项。69个院内应急攻关项目被优先推荐立项，项目内容涉及临床救治、远程会诊、药物和疫苗研发、检验检测、流行病学、病毒蛋白结构与功能等多个研究方向，为四川省防控决策提供科学支撑。

（二）抗疫专著及科普工作

医院与四川科学技术出版社紧密合作，在第一时间推出《新冠肺炎医疗机构紧急防控指南》及《新冠肺炎防控医院护理工作指南》，为各级医院的疫情防控工作提供参考。推出全国首本针对疫情的心理防护手册《新型冠状病毒大众心理防护手册》，同时上线该手册汉藏双语版、汉彝双语版。还推出了《新型冠状病毒疫情在线防控的华西模式》《儿童战"疫"心理健康读本》《新冠肺炎疫情防控医学院校护理教育的应急管理》等图书，均可免费下载阅读，以帮助民众缓解心理压力，为专业机构提供借鉴。编写了《天使的力量——新冠战疫中的华西护士》《新冠防护，你知多少》，还推出了《新冠病毒疫情防控系列科普挂图（中小学生版）》免费赠送给各学校。

医院利用微信公众号、微博及抖音等新媒体平台积极发布新冠疫情相关内容。2020年1月至9月，医院微信公众号共发布有关科普内容38篇，阅读总量1 895万次；在微博发布76条科普信息，阅读总量1 491万次；在抖音、快手等平台发布21条科普视频，总观看量达1 358万次。广泛、及时、有效地向大众传播新冠疫情的相关知识，有利于官方顺利开展疫情防控工作及稳定大众情绪。

第四节　精准扶贫

党的十八大以来，以习近平同志为核心的党中央从全面建成小康社会的全局出发，把脱贫攻坚摆在治国理政的突出位置。2014年12月闭幕的中央经济工作会议上提出了"精准扶贫"的要求。为深入贯彻党中央和国务院的决策部署，华西医院全面整合院内优质医疗资源，以适宜技术应用推广为重点，技术帮扶与管理帮扶并重，形成州（市）、县、乡、村四级定点帮扶体系，将帮扶方式由过去的"输血"转变为"输血+造血"相结合，创新打造出医疗卫生领域精准扶贫的"华西—甘孜""华西—镇雄""华西—马边"及"华西—昭觉"模式，切实推动受援地区医疗水平的全面提升。2016—2020年华西医院签署的帮扶协议见表7-5。

表 7-5 华西医院签署的帮扶协议

时间	签署双方	协议及成果
2016年	华西、甘孜	签署《医疗卫生战略合作框架协议》，承担甘孜州11县20个村300贫困户的对口精准扶贫任务。2019年，双方签署《甘孜藏族自治州人民政府　四川大学华西医院合作办医协议》，建设"华西—甘孜"分级协同诊疗医联体
2017年	华西、镇雄	签署《医疗卫生对口帮扶协议书》，根据协议医院将帮助云南镇雄县人民医院创建重症医学科、肿瘤科，对多个科室的临床及科研教学工作进行指导；提供远程会诊、远程查房、远程教学、远程病理诊断等技术指导和支持，并以在线为主的方式持续为其培养相关专业人员等。同时，镇雄县每年选派10名以上管理人员、30名以上医护人员到华西医院进修培训
2019年	华西、马边	签署《建设嵌合型医联体框架合作协议》，将医院的管理、专家、技术资源嵌入马边县人民医院，实现"三个统一与共享"。该项合作也是由华西首创、马边首推的嵌合型医联体建设，开启在全省乃至全国可借鉴、可复制的健康扶贫新模式
2020年	华西、昭觉县	签署《昭觉县人民政府　四川大学华西医院嵌合型医联体建设合作协议》，医院将在医疗技术水平、人才队伍建设、医院管理能力及科研创新合作等方面给予昭觉县全方位的帮扶

聚焦地域需求，打造特色专科。医院先后多次调研受援地的常见病和多发病，结合当地民众及卫生部门的实际需求，制定差异化的帮扶策略。依托华西区域协同医疗卫生服务平台和学科联盟，采取"在线+在位"的帮扶模式，通过线上远程会诊、远程教学、联合查房、线下专家进驻坐诊、专科培训、手术指导及学术讲座等多种形式，打造特色专业引领学科发展，有效提升常见病、多发病的独立诊疗能力和危急重症疾病的鉴别转诊能力，切实改善了基层医疗服务可及性。

防治包虫病是甘孜州医疗卫生工作的重点之一。医院有针对性地完善和制订相关学科的帮扶计划，选派专家团队常驻甘孜州人民医院，"手把手"指导当地医生开展肝包虫手术；指导并实施全州首例自体输血等10余项新技术，把甘孜州人民医院建设成中国涉藏地区包虫病防治中心，针对早期预防，早诊早治，规范治疗，术后康复指导和随访，基础科研指导等打造全生命周期的包虫病防治体系。截至2019年底，全州共计筛查101.91万人，手术治疗1 690人，临床治愈1 604人，免费药物治疗10 996人，基本做到肝包虫病治疗不出州。

凉山彝族自治州（简称"凉山州"）昭觉县的艾滋病疫情是当地因病致贫、返贫的重要因素之一，病毒性肝炎、结核等传染病防控形势亦十分严峻。2018年以来，医院针对当地传染病防治开展了多方位的帮扶工作，率先实施个案管理模式，建立科研团队，打造艾滋病防治研究平台等。2020年，为巩固当地医疗脱贫成果，医院与昭觉县人民医院共建嵌合型医联体，搭建行政保障团队、多学科协作技术支持团队和驻点专家团队的三级组织，以"构建团队、推广模式、督导培训、提升学术、搭建平台"五项目标为导向开展工作。在全面开展传染病综合防治工作的同时，加强临床科研协同创新，进行了一系列具有国内首创性和国际先进性的治疗探索。

定点帮扶国家级深度贫困的乐山市马边彝族自治县，是医院新时期扶贫工作的重点任务。通过专家挂职"重点帮"、技术骨干"驻点带"、人才培养"精准育"的"组团式"帮扶模式，医院指导马边县人民医院开创院内新技术10余项，建立血透中心、ICU，填补了骨科、消化内科、急诊科等多个学科空白。2018年2月，马边县人民医院成功创建二级甲等综合医院，实现该院74年发展史上的重大突破。2019年，华西医院在全国首创的嵌合型医联体模式在马边县人民医院落地，医院将管理、专家、技术资源嵌入，实现在民族地区领办基层医院的新尝试。同年，马边县人民医院手术台次成功突破2 500台次，较2016年增长342%；医疗业务收入增长160%；门急诊、住院接待人次分别增长115%和35%；当地患者转院率由40%下降到5.5%，基本达成"小病不出县"的目标。

云南镇雄地处偏远山区，当地民众曾长期面临看病难、看病远的难题。华西医院与镇雄确定对口帮扶关系后，定位该县人民医院为华西医院首个跨省综合紧密型医联体，先后派出多个专家组到镇雄实地调研，利用华西医院的优质医疗资源在镇雄县人民医院建立ICU、神经内科、神经外科、胸外科、消化科、心内科及肿瘤科等7个专家工作站。每个工作站设站长一名，与县医院对口专科负责人"一对一"联系，帮助其规划学科建设、人才培养，切实提高对口专科的水平。以ICU华西专家工作站为例，经过站长谢筱琪教授的帮助，镇雄县医院ICU病房从无到有，实现科室建立、人才培养、医疗开展等零的突破。

注重人才培养，打造一支"带不走"的专业队伍。华西医院坚持在"走下去"的同时"请进来"。一方面派遣管理及医护专家"组团式"挂职帮扶和驻点指导，持续强化基层医院的继续教育培训。以马边县人民医院为例，在引入晨课学习、全院业务学习、远程视频学习、华西云课堂学习等培训内容后，该院于2019年全国执业医师（助理医师）考试中取得通过率80%的好成绩，远超偏远民族地区20%左右的通过率。另一方面建立绿色通道，以进修、规培、适宜技术学习、短期参观学习及管理专项培训等多种形式接收帮扶地区医务工作者和管理人员到院进修，鼓励"组团式"进修填补空白学科。2010年，华西医院作为全国四家卫生部委托培养单位之一，承担起"卫生部西部卫生人才培养项目"的培训任务。在五年（2010—2014年）的项目实施中，华西医院共招收培养医务人员235名，覆盖四川省内20余个市、州及8个省外城市。为确保适宜技术推广的可行性，通过严格筛选培训技术，最终开展了分布于19个临床科室的培养技术49项。在培养过程中，始终坚持以学员熟练掌握并运用培训技术为目标，确保学员理论与实践能力得到提高，切实为西部基层医疗机构培养了一批"带不走的医疗卫生人才队伍"。

2011年，根据中共四川省委、省政府关于民族地区卫生发展十年行动计划总体部署和《四川省民族地区卫生人才培养项目实施方案（2011—2020年）》，医院承担起四川省民族地区州、县两级卫生技术团队进修培训项目的任务。项目开展的七年间（2011—2017年）共接收、培养了来自四川省阿坝州、甘孜州、凉山州等民族地区的医务人员130人。该培训项目以医护团队"组团式"进修培训为亮点，使当地医务人员通过在华西医院进行为期半年的培训，提升自身医疗技术水平，带动民族地区的临床诊疗能力提升，造福民族地区的人民群众。

2018年，根据中共四川省委办公厅、四川省政府办公厅《关于实施深度贫困县人才振兴工程的意见》总体部署对乐山市、阿坝州、甘孜州、凉山州的45个深度贫困县紧缺人才培养做出统筹安排，华西医院承担起其中卫生技术骨干进修培训工作。2018—2020年共培养来自"一市三州"深度贫困县的卫生技术骨干51人。在培训过程中，医院根据进修人员学历、专业等情况，制订有针对性的进修培训计划，配强带教师资，促使进修医务人员掌握并更新本专业新知识、新技术、新方法，提高其专科技术服务水平，带动当地医疗服务能力提升，助力精准扶贫。

由于受援医院普遍存在人员紧缺，派员计划性相对较弱等情况，华西医院除常规3月、9月接收进修人员外，专门为受援医院增加每年6月、12月两批次入学时间，并根据培训学员的医疗技术水平和受援单位专科能力发展需求制订周详的培训计划。灵活务实的人才培养项目既极大方便了受援基层医疗机构，又能使受训的医务人员在华西医院得到知识面的全面扩展和诊疗经验的增加，有效保证受训以后其诊疗水平及技能的全面协同提升。十余年间，华西医院共免费接收对口受援医院来华西医院学习培训人员1 000余人次，为提升当地医疗服务能力和水平起到了重要作用。来医院免费进修对口受援单位见表7-6。

表 7-6　来医院免费进修对口受援单位一览表

医院名称	医院名称
西藏自治区尼玛县人民医院	甘孜藏族自治州人民医院
西藏驻成都办事处医院	马边彝族自治县人民医院
云南省镇雄县人民医院	石渠县人民医院
湖北民族学院附属医院	甘洛县人民医院
西北民族大学附属医院（甘肃省第二人民医院）	岳池县人民医院
四川省第四人民医院	广安市人民医院

提升管理水平，开展信息化建设。华西医院将自身管理经验与当地实际情况结合起来，指导对口帮扶的基层医院实施精细化管理，建立健全各类规章制度，引进监管、竞聘、激励等机制，充分激活内生动力，吸引医疗卫生人才留驻基层医院。全面加强信息化建设，依托华西医院大数据平台，通过网络联动、平台共建、数字共享三种方式，有效提升了基层医院的应急能力、诊疗能力和服务能力。

持续开展巡回医疗服务及"卫生下乡爱心服务团"活动。自2013年起，每年9—11月，医院派出国家巡回医疗队赴甘孜州、阿坝州等地开展巡回医疗服务，共计选派近80位医务人员；参与门急诊诊疗5万余人次；为当地医务人员开展专题培训，服务近2万人次；开展新技术、新项目100余项。自2004年起，医院连续18年参加四川省卫生主管部门组织的"卫生下乡爱心服务团"送卫生下乡活动，共计选派90余位专家为基层群众带去义诊、健康咨询服务。针对行动不便的群众，采取"送医到户"的形式，切实把医疗卫生服务送到群众身边。据不完全统计，活动为超过8 000人次患者送去义诊服务，发放健康资料上万份。在当地举办各类健康知识普及、心理健康讲座近20次，获益人群超过15 000人次。

全方位帮扶，打造"精准扶贫点"。2017—2018年，医院先后选派多名管理干部组队下沉到马边县新桥村、石渠县长沙干马乡及其下辖的约达村开展驻村帮扶工作。创新支部共建"N+1"模式，组织院内多个党组织与村党支部形成结对共建关系，通过在党建、文化、教育、医疗及产业等方面的全方位帮扶，助推当地实现高质量脱贫。2021年5月，医院向马边县小谷溪村捐赠100万元设立"华西健康保障基金"和"华西教育保障基金"，以提升该村卫生健康保障能力和教育教学发展能力。12月，医院向昭觉县捐赠198万元作为乡村振兴基金，主要用于医疗扶贫、教育扶贫及产业扶贫等方面，巩固拓展当地的脱贫攻坚成果，接续推进乡村振兴。

第五节　援疆、援藏、援外工作

自20世纪70年代起，华西医院积极承担援疆、援藏及援外任务，持续派遣多批医疗队赴我国新疆维吾尔自治区（简称"新疆"）、西藏自治区（简称"西藏"），以及广大亚非发展中国家、地区开展医疗帮扶工作，有效促进了当地医疗卫生事业的发展。

自1992年起，中央组织部等七部门与自治区人民政府共同组织，相继开展新疆、西藏地区少数民族科技骨干及专业技术人才特殊培养工作。华西医院在承担这些项目的十余年间，为西藏、新疆地区培养了一批高素质的少数民族医疗骨干队伍，为维护民族团结、造福当地百姓做出应有贡献。2013年以来，随着党中央"精准扶贫"理念的提出，医院的援疆、援藏工作发生重大转变，取得丰硕成果。援外工作也拓宽范围，加大力度，将"华西经验"带到更多国家和地区，彰显出华西医院作为医疗"国家队"的实力与担当。

一、援疆工作

2010年，党中央、国务院做出全国对口支援新疆的重大战略决策。2016年，中央组织部、人力资源社会保障部、教育部及国家卫生和计划生育委员会联合下发文件，决定对新疆维吾尔自治区及新疆生产建设兵团开展医疗人才"组团式"援疆工作。

为贯彻落实国家援疆工作规划，切实提升当地医疗水平，自2011年起，华西医院正式开展中央组织部关于援疆干部人才的选派工作，组织专家团队赴新疆医科大学第一附属医院、克拉玛依市人民医院（中西医结合医院）（简称"克拉玛依市人民医院"）等机构开展医疗卫生对口援助，逐步构建起"多学科组团，医、护、技、管协同"的援疆模式，具体情况见表7-7。2014年，华西医院启动对克拉玛依市人民医院的定点帮扶援助项目。在充分调研当地多发病、常见病的背景下，华西医院先后选派骨科、甲状腺外科、肝脏外科、胃肠外科、内分泌代谢科、心理卫生中心、中西医结合科及放射科等14个专业方向共计25名医、护、技专家组成多学科团队，以"一对一"的形式进行学科帮扶。其间积极开展新技术，填补了当地多项手术空白，如骨科开展的肩关节置换和桡骨头置换手术，均属克拉玛依地区首例；普外科开展的腔镜微创技术和血管外科的介入技术，在全区范围内领先。截至2021年，华西医院援疆专家在克拉玛依市人民医院门诊量累计达到1.5万人次，援疆专家手术量累计达到1 500台次。

2016年起，华西医院积极探索科技援疆与多学科"组团式"援疆的新模式，通过远程医学平台实现远程诊断、远程会诊、远程教育培训等多种功能，先后与克拉玛依市中心医院、人民医院等在多个专科子项目上开展合作，使受援医院学科建设得到快速发展，在三四级手术能力、新技术新项目增长能力等方面显著提升。华西医院还将"医护一体化"、日间手术管理等模式和规章制度成功移植至当地医院，指导建立中央运输服务、陪伴管理中心、消毒供应中心等，开设多个护理门诊，推动受援医院整体医疗管理水平的提升，改善了患者的就医体验。

表7-7　华西医院选派援疆干部人才一览表

项目	派驻单位	人数	科室或专业
中央组织部第七批援疆干部人才	新疆医科大学第一附属医院	2人	消化内科
中央组织部第八批援疆干部人才	克拉玛依市人民医院	6人	甲状腺乳腺外科、骨科、胃肠外科、肝脏外科
中央组织部第九批援疆干部人才	克拉玛依市人民医院	12人（含2位护理专家）	骨科、内分泌代谢科、心理卫生中心、胃肠外科、消化内科、中西医结合科、影像医学与核医学、护理学
中央组织部第十批援疆干部人才	克拉玛依市人民医院	7人	呼吸与危重症医学科、胃肠外科、中西医结合科、临床药学部（药剂科）、实验医学科（检验科）、麻醉手术中心

续表

项目	派驻单位	人数	科室或专业
中央组织部第21批博士服务团成员	石河子市人民医院	1人	神经内科

在人才培养方面，华西医院与克拉玛依市人民医院建立了"传帮带"的人才培养机制，采取"团队带团队、专家带骨干、师父带徒弟"等方式，持续为当地医、护、技、管等骨干人员提供到院进修的机会，积极指导受援医院申报科研立项，举办骨科高峰论坛、精神卫生学术会议、内分泌代谢学术会议等学术交流活动，着力为受援医院打造一支"带不走"的人才队伍。

除在派驻单位全面开展医疗帮扶外，华西医院援疆专家团队还积极拓展与周边医院的联系，包括在克拉玛依市第二人民医院、独山子石化医院及石河子大学附属医院等医疗机构开展新技术、进行义诊和会诊，扩大优质医疗资源的辐射范围。华西医院还从大数据领域着手，对克拉玛依市多年来的生物医学数据资源进行全面梳理，打造生物医学大数据分析与管理平台，为当地流行病及传染病的防治、疾病诊断预警预测、临床路径优化以及医院精细化管理提供了理论与数据支撑，成为科技援疆新模式下的一次重要探索实践。

华西医院从学科建设、人才培养、医院管理及科学研究等各方面对克拉玛依市人民医院进行了全方位的帮扶，实现医疗援疆从早期"输血"向持续"造血"的转变，并结合医院远程医学平台在全疆范围内的事业拓展，开创了多学科"组团式"援疆与科技援疆互为支撑的"华西模式"。

二、援藏工作

1971年，西藏自治区人民政府驻成都办事处医院（简称"西藏成办医院"）建立，是西藏医疗卫生事业的重要组成部分。华西医院自西藏成办医院建立后，长期通过多种渠道对其进行帮扶支援。1997年，经卫生部批准，西藏成办医院与华西医院合作办院，先后4次签订联合办院协议，实行"一个机构、两块牌子（西藏成办医院、华西分院）"的联合办院模式，成为国内跨省联合办院的先例，并于第四次全国卫生援藏工作会议上被确定为重点援藏项目。2014年，西藏成办医院正式成为华西医院对口援藏单位。华西医院在管理培训、业务技术、学科水平、人才培养等各个板块全面推进西藏成办医院综合实力的提升，帮助西藏成办医院成功创建为国家三级甲等医院。据统计，2014—2021年，华西医院对口支援西藏成办医院累计开展会诊手术5 000余台次，组织专家查房1 700余次，疑难病例讨论400余次，现场教学4 000余次。在此期间，西藏成办医院的年接诊门急诊患者由9万余人次增长到25万余人次。

2018年起，华西医院正式对口帮扶西藏自治区尼玛县人民医院。截至2021年，共选派46人"组团式"前往帮扶，见表7-8。华西医院坚持以人才建设、学科发展为帮扶核心，建立、完善管理制度600余条，规范医疗流程，优化运行机制，加强硬件基础设施建设，强化临床带教指导，开展员工培训30余次，组织应急演练8次，助力尼玛县人民医院软硬件实力提升。在华西医院连续三年的全力帮扶下，尼玛县人民医院于2020年11月顺利通过国家二级乙等综合医院评审。

表7-8 华西医院对口帮扶尼玛县人民医院医疗队情况

抵达时间	批次	人数	主要工作
2018年7月20日	第一批	短期10人，长期5人	拟定当地常见病种、多发病种目录，制定帮扶方案，签订帮扶协议，捐赠价值7万余元的医疗物资，免费义诊服务，免费发放价值21 600余元的药品等
2019年6月5日	第二批	长期4人	搭建远程诊疗平台，开展基层医务人员急诊急救技能培训班等
2020年4月26日	第三批	短期16人，长期6人	帮助尼玛县人民医院通过国家二级乙等综合医院评审
2021年7月2日	第四批	长期5人	重点巩固国家二级乙等综合医院成果，开展新冠疫情防控等

自20世纪80年代始，华西医院便致力于西藏医学人才的培养，逐步构建起"本科培养+规范化培训+进修生培训"的完整体系。2015年9月，华西医院与西藏自治区卫生和计划生育委员会签订5年委托培训协议，对该地区卫生技术人员实施异地定向培训，并于同年接收一年制培训学员260人，其中医师170人、护理26人、技师和药师64人。2016—2021年，又陆续接收西藏自治区委托培训住院医师共计320人，涉及内科、外科、麻醉科、急诊科、精神科、放射科、超声科等23个专业。2013—2021年累计接收西藏地区专科进修生158人。派遣医疗骨干到当地指导工作，截至2019年9月，派出技术骨干22批共计137人。聚焦科技援藏，依据该区疾病谱申报科技项目，持续开展科学研究。指定部门（保健部）和专人负责西藏医疗对口服务工作，为西藏武警、武警西藏边防总队、西藏军区、西藏各级党政的保健对象提供医疗服务，2014—2019年，服务总量约2 400人次。

2019年1月，华西医院与西藏自治区卫生健康委员会签订构建医疗服务体系合作协议。在总结以往援藏工作经验的基础上，为进一步巩固精准医疗援藏的成果，华西医院提出"136"援藏的新模式，即以受援医院需求为1个中心，以技术、人才和管理3个核心要素为出发点，以专科能力建设、适宜技术推广、慢性病防治体系建立、适宜人才培养、医院管理培训和模式效果评价6个专题为载体。在选定西藏自治区第二人民医院、拉萨市白定医院、山南市曲松县人民医院作为对口帮扶对象后，华西医院开展了新模式下的医疗援藏工作，以实践证明了医院模式的实用性、有效性及可持续发展性，为进一步推进援藏工作打下坚实基础。

三、援外工作

1970—1974年，四川医学院附属医院响应国家号召，选派医生前往赞比亚、坦桑尼亚作为驻队医生援建铁路和公路。1976年，医院正式接受卫生部和四川省卫生厅的援外医疗任务，截至2021年，共派遣24批累计49位医务人员参加中国国际援外医疗队，分赴莫桑比克、阿拉伯联合酋长国（简称"阿联酋"）、安哥拉、圣多美和普林西比等国执行援外医疗任务，具体情况见表7-9。医院还派出消化内科、胃肠外科等多名专家前往共建"一带一路"国家开展医疗援助，或进行远程手术演示、手术指导等。

表7-9　援外医疗队一览表

援外医疗队	人数	人员	科室及专业	援外时间
莫桑比克医疗队第一队	4人	叶政书、杨兰芬、章茂顺、刘光中	教务处、眼科、心脏内科、普外	1976年4月15日至1978年10月30日
莫桑比克医疗队第三队	1人	彭德恕	普外	1982年7月10日至1983年9月26日
莫桑比克医疗队第五队	3人	熊恩富、邹景贵、刘成芳	骨科、整形外科、内分泌	1985年9月2日至1987年9月28日

续表

援外医疗队	人数	人员	科室及专业	援外时间
莫桑比克医疗队第六队	1人	任林森	烧伤整形科	1987年9月1日至1989年9月9日
莫桑比克医疗队第七队	1人	杨天府	骨科	1989年8月29日至1991年8月31日
莫桑比克医疗队第八队	2人	胡贤国、梁绍伟	胸心外科	1991年8月26日至1993年3月9日
莫桑比克医疗队第十队	1人	赵景华	烧伤整形科	1994年8月16日至1996年8月16日
阿联酋医疗队第一队	1人	周荣兴	针灸	1981年7月15日至1983年12月12日
圣多美和普林西比医疗队第一队	1人	王尔乔	内科	1988年8月25日至1990年8月24日
圣多美和普林西比医疗队第二队	3人	陈佳平、田兆雄、李昌林	普外、泌尿外科、耳鼻咽喉科	1990年8月22日至1992年8月5日
圣多美和普林西比医疗队第三队	5人	马行一、罗朝志、魏发荣、唐科仕、王力红	肾脏内科、麻醉科、皮肤、泌尿外科、五官科	1992年7月20日至1994年7月20日
佛得角医疗队第六队	1人	马行一	肾脏内科	1998年8月19日至2000年8月28日
圣多美和普林西比医疗队第五队	1人	汪国贵	心脏内科	1996年7月23日至1997年7月29日
安哥拉医疗队第三队	2人	马玉奎、阳浩	血管外科、药剂科	2013年11月20日至2015年12月26日
莫桑比克医疗队第二十队	2人	汤朝荣、莫鹏	麻醉科、运营管理部	2014年10月29日至2016年12月16日
莫桑比克医疗队第二十一队	2人	陈利平、马俊	胆道外科、骨科	2016年12月7日至2019年1月20日

续表

援外医疗队	人数	人员	科室及专业	援外时间
援圣多美和普林西比医疗队第一队	5人	马玉奎、罗凤鸣、蒋凌云、莫鹏、王永	血管外科、呼吸内科、心脏内科、运营管理部、营养膳食中心	2017年2月1日至2017年8月13日
援圣多美和普林西比医疗队第二队	2人	杜潇、魏家富	胃肠外科、心脏内科	2017年8月1日至2018年2月11日
援圣多美和普林西比医疗队第三队	2人	李昂、莫鹏	胰腺外科、运营管理部	2018年2月2日至2019年2月2日
莫桑比克医疗队第二十二队	2人	金涛、陈克霏	泌尿外科、肝脏外科	2019年1月14日至2021年4月4日
援圣多美和普林西比医疗队第四队	2人	陈亿、郑翼	胃肠外科、心脏内科	2019年1月25日至2020年10月5日
援圣多美和普林西比医疗队第五队	1人	游蓁	胆道外科	2020年9月9日—
莫桑比克医疗队第二十三队	2人	廖邦华、邓祥兵	泌尿外科、胃肠外科	2021年3月11日—
援圣多美和普林西比医疗队第六队	2人	杨轶、李侨	血管外科、心脏内科	2021年9月17日—

注：1970年7月至1973年1月，王家良教授作为医院首位援外医生，担任我国援建赞比亚共和国公路专家组卫生所的驻队医生。1972年至1974年，医院又派出殷大奎教授、周久模教授、魏松全教授前往坦桑尼亚联合共和国，担任中国援建坦赞铁路医疗队的驻队医生。

华西医院在长期援外工作中，多次向受援地捐赠外科手术设备、远程会诊设备、防疫物资和疾病检测设备，坚持选派业务能力过硬的精兵强将，其中不乏省内及全国的著名专家和学术带头人，并多次成功完成当地的"第一例"手术。除派驻医疗队实地帮扶外，华西医院积极建立对口医院合作机制，协助受援国开展医疗卫生领域的人才培训，实现其医疗、医学教育、科研的"自我造血"。

2019年，华西医院先后建立起我国在莫桑比克、圣多美和普林西比的第一个远程会诊服务平台暨国际网络联盟医院，通过"一网双模"的方式开展医疗援助工作，并在2020年援助非洲抗击新冠肺炎疫情的工作中发挥了重要作用。2021年，为进一步落实国家卫生健康委员会办公厅《关于印发建立30个中非对口医院合作机制实施方案的通知》要求，华西医院先后开展与莫桑比克马普托中心医院、圣普艾瑞斯·德·梅内泽斯医院（简称"圣普医院"）的对口合作建设工作，设立莫桑比克临床技能培训中心建设（合作）项目及圣普医院麻醉科及重症医学科援建项目，持续探索援非工作模式创新，扩大华西医院的影响力，助推实现大国外交。

通过长期承担援外工作，华西医院积累起丰富的援外经验，形成"援外医疗队、受援医院、本院"三位一体的全方位医疗援助体系，为改善当地民众的医疗健康状况，提高受援国医疗服务能力做出了贡献，用实际行动展现华西医院的责任担当。2017年11月，华西医院马玉奎教授荣获中国人民对外友好协会、国家卫生和计划生育委员会等单位联合授予的"最美援外医生"称号。2018年12月，华西医院血管外科荣获国家卫生健康委员会授予的"全国援外医疗工作先进集体"光荣称号，胰腺外科李昂副教授荣获"全国援外医疗工作先进个人"光荣称号。

附　录

一、2021年医（学）院党组织架构图

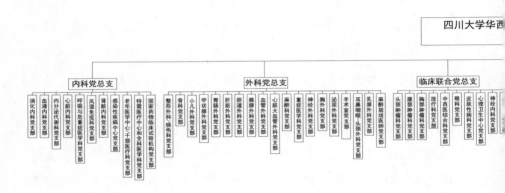

四川大学华西

内科党总支

消化内科党支部
血液内科党支部
内分泌代谢科党支部
心脏内科党支部
呼吸与危重症医学科党支部
肾脏内科党支部
感染性疾病中心党支部
风湿免疫科党支部
老年医学中心·干部医疗科党支部
特需医疗中心和全科医学科党支部
国家药物临床试验机构党支部

外科党总支

整形外科·烧伤科党支部
骨科党支部
小儿外科党支部
甲状腺外科党支部
胃肠外科党支部
肝脏外科党支部
胆道外科党支部
胰腺外科党支部
血管外科党支部
心脏大血管外科党支部
麻醉科党支部
重症医学科党支部
神经外科党支部
胸外科党支部
泌尿外科党支部
手术室党支部
耳鼻咽喉·头颈外科党支部
乳腺外科党支部
麻醉规培医师党支部

临床联合党总支

头颈肿瘤科党支部
腹部肿瘤科党支部
胸部肿瘤科党支部
放疗科党支部
中西医结合科党支部
眼科党支部
皮肤性病科党支部
心理卫生中心党支部
神经内科党支部

西医院）党委

技党总支　　　机关党总支　　　科研党总支　　　后勤党总支　　学生党总支

- 急诊科党支部
- 超声医学科党支部
- 健康管理中心党支部
- 康复医学科党支部
- 临床营养科党支部
- 日间服务中心党支部
- 院长办公室党支部
- 党群党支部
- 医务部党支部
- 人力资源部党支部
- 信息中心党支部
- 护理部党支部
- 运营管理部党支部
- 上锦机关后勤党支部
- 医院感染管理部党支部
- 公共事业发展部党支部
- 离休党支部
- 退休一党支部
- 退休二党支部
- 退休三党支部
- 退休四党支部
- 科技党支部
- 期刊社党支部
- 科研实验室第一党支部
- 科研实验室第二党支部
- 科研实验室第三党支部
- 生物治疗国家重点实验室党支部
- 再生医学研究中心研究生党支部
- 安全保卫部党支部
- 基建运行部党支部
- 财务部党支部
- 设备物资部党支部
- 产业党支部
- 膳食中心党支部
- 医保办公室党支部
- 护理学院党支部
- 教务部党支部
- 12个学生党支部

二、2021年医（学）院党群行政组织机构图

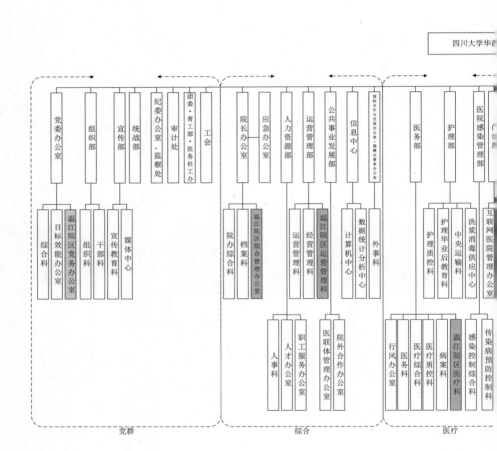

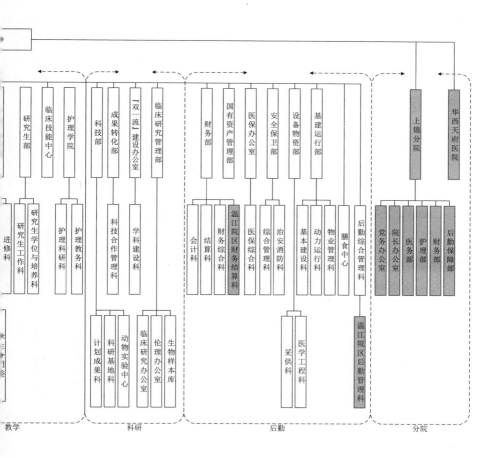

研究生部　临床技能中心　护理学院　　科技部　成果转化部　「双一流」建设办公室　临床研究管理部　　财务部　国有资产管理部　医保办公室　安全保卫部　设备物资部　基建运行部　　上锦分院　华西天府医院

进修科　研究生学位与培养科　研究生工作科　护理科研科　护理教务科　　科技合作管理科　学科建设科　　会计科　结算科　财务综合科　温江院区财务结算科　医保综合科　综合管理科　治安消防科　基本建设科　动力运行科　物业管理科　膳食中心　后勤综合管理科　　党务办公室　院长办公室　医务部　护理部　财务部　后勤保障部

计划成果科　科研基地科　动物实验中心　临床研究办公室　伦理办公室　生物样本库　　采供科　　医学工程科　温江院区后勤管理科

教学　　　科研　　　后勤　　　分院

三、2020—2021年医（学）院临床、医技科室组织机构图

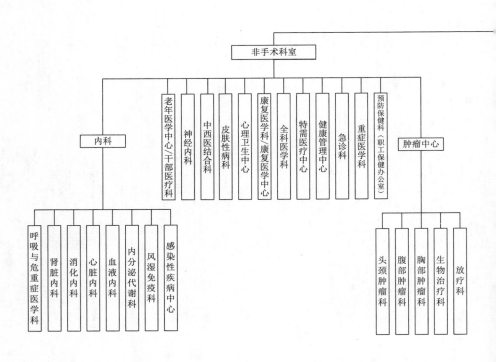

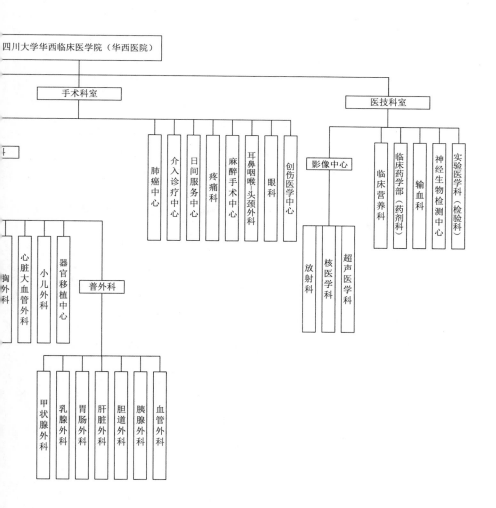

四、2007年以来历届医（学）院领导班子名单

2007 年以来历届医（学）院正副院长名单

院长		副院长		
姓名	任职时间	姓名	职务	任职时间
石应康[1]	2007—2013年	曾　智[2]	副院长	2007—2011年
		程惊秋[3]	副院长	2007—2013年
		周总光[4]	副院长	2007—2011年
		李为民[5]	副院长	2007—2010年
		张　伟[6]	副院长	2007—2010年
		万学红	副院长	2009—2013年
		李为民	常务副院长	2010—2013年
		张　伟	常务副院长	2010—2013年
		程南生	副院长	2011—2013年
		曾　勇	副院长	2011—2013年
		龚启勇	副院长	2011—2013年
李为民	2013—2017年	张　伟	常务副院长	2013—2017年
		程惊秋	副院长	2013—2017年
		万学红	副院长	2013—2017年
		程南生	副院长	2013—2017年
		曾　勇	副院长	2013—2017年
		龚启勇	副院长	2013—2017年

续表

院长		副院长		
姓名	任职时间	姓名	职务	任职时间
李为民	2017–2022年	万学红	常务副院长	2017—2019年
		黄 勇	常务副院长	2017—2022年
		程南生	副院长	2017—2022年
		曾 勇	副院长	2017—2022年
		龚启勇	副院长	2017—2022年
		刘伦旭	副院长	2017—2022年
		黄 进	副院长	2017—2022年
		王坤杰	副院长	2020—2022年
李为民	2022年至今	刘伦旭	常务副院长	2022年至今
		黄 进	常务副院长	2022年至今
		胡建昆	副院长	2022年至今
		王坤杰	副院长	2022年至今
		吴 泓	副院长	2022年至今
		郭应强	副院长	2022年至今
		陈 蕾	副院长	2022年至今

注：①1993—2001年，石应康任华西医科大学附属第一医院院长、党委副书记；2001—2013年，石应康任四川大学华西临床医学院（华西医院）院长。

②1996—2001年，曾智任华西医科大学附属第一医院副院长；2001—2011年，曾智任四川大学华西临床医学院（华西医院）副院长。

③2001—2013年，程惊秋任四川大学华西临床医学院（华西医院）副院长。

④2005—2011年，周总光任四川大学华西临床医学院（华西医院）副院长。

⑤2005—2010年，李为民任四川大学华西临床医学院（华西医院）副院长。

⑥2005—2010年，张伟任四川大学华西临床医学院（华西医院）副院长。

2007 年以来历届医（学）院正副党委书记名单

党委书记		党委副书记		
姓名	任职时间	姓名	职务	任职时间
郑尚维①	2007—2013年	邓绍林②	党委副书记	2007—2010年
		周瑞敏③	党委副书记兼纪委书记	2007—2010年
		敬静④	党委副书记	2007—2010年
		敬静	党委常务副书记兼纪委书记	2010—2013年
		李正赤	党委副书记	2011—2013年
		黄勇	党委副书记	2011—2013年
敬静	2013—2017年	李正赤	党委副书记兼纪委书记	2013—2017年
		黄勇	党委副书记	2013—2017年
张伟	2017—2022年	李正赤	党委常务副书记	2017—2019年
		程永忠	党委副书记兼纪委书记	2017—2022年
		沈彬	党委副书记	2017—2020年
		罗凤鸣	党委副书记	2020—2022年
李正赤	2022年至今	罗凤鸣	党委常务副书记	2022年至今
		程南生	党委副书记兼纪委书记	2022年至今
		申文武	党委副书记	2022年至今

注：①1993—2001年，郑尚维任华西医科大学附属第一医院党委书记；2001—2007年，郑尚维任四川大学华西临床医学院（华西医院）党委书记。

②1998—2001年，邓绍林任华西医科大学附属第一医院党委副书记；2001—2007年，邓绍林任四川大学华西临床医学院（华西医院）党委副书记。

③2001—2007年，周瑞敏任四川大学华西临床医学院（华西医院）党委副书记。

④2005—2007年，敬静任四川大学华西临床医学院（华西医院）党委副书记。

五、2007—2021年医院职工在各民主党派任职人员名单

时间	党派及届别	任职	姓名及科室
2007年12月—2012年12月	民革第十一届中央委员会	委员	刘文英（小儿外科）
2007年4月—2012年4月	民革四川省第十届委员会	常委	刘文英（小儿外科）
2007年4月—2012年6月	民盟四川省第十届委员会	委员	张尚福（病理科）
2007年5月—2012年6月	九三学社四川省第六届委员会	委员	解慧琪（干细胞与组织工程研究室）
2006年9月—2011年11月	民革成都市第十届委员会	副主委	刘文英（小儿外科）
2006年9月—2011年10月	民盟成都市第十二届委员会	常委	张尚福（病理科）
2006年9月—2011年12月	农工党成都市第十届委员会	常委	岑瑛（烧伤整形科）、蒋晓莲（护理部）
		委员	甘华田（老年医学中心）
2012年6月—2017年6月	九三学社四川省第七届委员会	委员	解慧琪（干细胞与组织工程研究室）、陈德才（内分泌代谢科）
2011年11月—2016年12月	民革成都市第十一届委员会	委员	罗德云（腹部肿瘤科）
2011年10月—2017年12月	民主同盟成都市第十三届委员会	常委	张尚福（病理科）
2011年12月—2016年12月	农工党成都市第十一届委员会	副主委	甘华田（老年医学中心）
2011年12月—2017年1月	九三学社成都市第十一届委员会	副主委	解慧琪（干细胞与组织工程研究室）
2017年12月—2022年12月	农工党第十六届中央委	委员	甘华田（老年医学中心）

续表

时间	党派及届别	任职	姓名及科室
2021年10月—2022年4月	农工党四川省第十二届委员会	副主委	甘华田（老年医学中心）
2017年6月—2022年4月	九三学社四川省第八届委员会	委员	解慧琪（干细胞与组织工程研究室）
2016年12月—2021年12月	民革成都市第十二届委员会	委员	罗德云（腹部肿瘤科）
2017年12月—2021年12月	民盟成都市第十四届委员会	委员	陈雪融（呼吸内科）
2017年11月—2021年12月	民进成都市第十一届委员会	委员	况伟宏（心理卫生中心）
2016年12月—2021年12月	农工党成都市第十二届委员会	主委	甘华田（老年医学中心）
		常委	蒋晓莲（护理部）
2016年12月—2022年1月	致公党成都市第七届委员会	委员	谭庆华（消化内科）
2017年1月—2021年12月	九三学社成都市第十二届委员会	副主委	陈德才（内分泌代谢科）
		副主委	解慧琪（干细胞与组织工程研究室）
		委员	赵宇（耳鼻咽喉—头颈外科）

六、2007—2021年医院职工担任各级人大代表名单

年份	届别	人数	姓名及科室
2007	第十一届全国人大代表	1人	刘进（麻醉科）
	四川省第十一届人大代表	1人	曾智（华西医院副院长）
	成都市第十五届人大代表	1人	何庆（急诊科）
	武侯区第五届人大代表	1人	岑瑛（烧伤整形科）

续表

年份	届别	人数	姓名及科室
2013	四川省第十二届人大代表	2人	甘华田（老年医学中心）、曾智（副院长）
	成都市第十六届人大代表	2人	张尚福（病理科）、解慧琪（干细胞与组织工程研究室）
	武侯区第六届人大代表	1人	肖阳（医务部）
2018	第十三届全国人大代表	2人	李为民（华西医院院长）、甘华田（老年医学中心）
	四川省第十三届人大代表	1人	王坤杰（泌尿外科）
	成都市第十七届人大代表	3人	解慧琪（干细胞与组织工程研究室）、赵宇（耳鼻咽喉—头颈外科）、杨家印（器官移植中心）
	武侯区第七届人大代表	1人	肖阳（医务部）
	温江区第十八届人大代表	1人	李箭（骨科）

七、2007—2021年医院职工担任各级政协委员名单

年份	届别	人数	姓名及科室
2007	政协四川省第十届委员会委员	1人	郑尚维（党办）
	政协成都市第十三届委员会委员	4人	石应康（华西医院院长）、甘华田（老年医学中心）、蒋晓莲（护理部）、解慧琪（干细胞与组织工程研究室）
	政协武侯区第五届委员会委员	1人	蒋晓莲（护理部）
2013	政协四川省第十一届委员会委员	2人	刘进（麻醉科）、岑瑛（烧伤整形科）
	政协成都市第十四届委员会委员	5人	陈德才（内分泌代谢科）、罗德云（腹部肿瘤科）、蒋晓莲（护理部）、唐玥玓（耳鼻咽喉—头颈外科）、曹钰（急诊）

续表

年份	届别	人数	姓名及科室
2018	政协四川省第十二届委员会委员	4人	刘进（麻醉手术中心）、罗德云（腹部肿瘤科）、陈德才（内分泌代谢科）、张虎（消化内科）
	政协成都市第十五届委员会委员	8人	甘华田（老年医学中心）、曹钰（急诊）、龚玉萍（血液科）、陈龙奇（胸外科）、李玉函（全科医学中心）、蒋晓莲（护理部）唐玥玓（耳鼻咽喉—头颈外科）刘芳（肾内科）
	政协武侯区第七届委员会委员	3人	刘芳（肾内科）、杨家印（器官移植中心）、商慧芳（神经内科）
	政协温江区第十四届委员会委员	1人	许峰（温江肺癌中心）

八、2007—2021年医（学）院及个人获奖情况

获得的国家级先进集体称号

年份	获奖集体	奖项名称	授予单位
2008	四川大学华西医院	抗震救灾英雄集体	中共中央 国务院 中央军委
2020	四川大学华西医院	全国抗击新冠肺炎疫情先进集体	中共中央 国务院 中央军委

获得的国家级先进个人称号

年份	获奖个人	奖项名称	授予单位
2020	康焰、梁宗安	全国优秀共产党员	中共中央
2020	魏于全、康焰、梁宗安、宗志勇	全国抗击新冠肺炎疫情先进个人	中共中央 国务院 中央军委

续表

年份	获奖个人	奖项名称	授予单位
2020	金晓东	全国先进工作者	中共中央 国务院

获得的省部级先进集体称号

年份	获奖集体	奖项名称	授予单位
2007	四川大学华西医院	全国综合医院中医药工作示范单位	国家中医药管理局 卫生部 总后勤部卫生部
2008	四川大学华西医院	卫生系统抗震救灾英雄集体	人力资源社会保障部 卫生部
2008	四川大学华西医院	全国五一劳动奖状	中华全国总工会
2008	四川大学华西医院党委	四川省抗震救灾先进基层党组织	中共四川省委
2008	四川大学华西医院	教育系统抗震救灾先进集体	教育部 人力资源社会保障部
2009	四川大学华西医院护理部	全国卫生系统护理专业"巾帼文明岗"	卫生部 中华全国妇女联合会 总后勤部卫生部
2009	四川大学华西医院神经内科	全国医药卫生系统先进集体	卫生部 国家食品药品监督管理局 国家中医药管理局
2010	四川大学华西医院骨科	全国青年文明号	共青团中央
2011	四川大学华西临床医学院党委	全国先进基层党组织	中央组织部
2013	四川大学华西医院骨科	四川省"4·20"芦山强烈地震抗震救灾先进集体	中共四川省委 四川省人民政府
2013	四川大学华西医院急诊科	全国青年文明号	共青团中央
2014	四川大学华西医院	云南鲁甸6.5级地震卫生应急工作表现突出单位	国家卫生计生委

续表

年份	获奖集体	奖项名称	授予单位
2014	四川大学华西医院	节约型公共机构示范单位	国家机关事务管理局 国家发展改革委 财政部
2016	四川大学华西医院健康管理中心	全国"安康杯"竞赛优秀班组	中华全国总工会 国家安全生产监督管理总局
2016	"阳光中国梦"——医学生急救志愿服务项目组	全国"最佳志愿服务项目"	中央宣传部 中央文明办
2017	四川大学华西医院	四川省"8·8"九寨沟地震抗震救灾先进党组织	中共四川省委
2017	四川大学华西医院	全国精神文明单位	中央文明办
2018	解语花——藏族病患专属就医陪同服务项目组	第四届中国青年志愿服务项目大赛全国银奖	共青团中央 中央文明办
2018	中国国际应急医疗队（四川）	"中国好医生、中国好护士"月度人物（团队）	中央文明办 国家卫生健康委
2018	四川大学华西医院血管外科	全国援外医疗先进集体	国家卫生健康委
2019	四川大学华西医院急诊科	全国工人先锋号	中华全国总工会
2019	四川大学华西医院	第二届四川慈善奖——最具爱心慈善楷模	四川省人民政府
2019	四川大学华西医院心脏大血管外科——先心病贫困家庭帮扶项目组	第二届四川慈善奖——最具影响力慈善项目	四川省人民政府
2019	四川大学华西临床医学院/华西医院团委	全国五四红旗团委	共青团中央
2020	四川大学华西医院重症救治医疗队	全国卫生健康系统新冠肺炎疫情防控工作先进集体	国家卫生健康委 人力资源社会保障部 国家中医药管理局

续表

年份	获奖集体	奖项名称	授予单位
2020	四川大学华西医院援鄂青年突击队	中国青年五四奖章集体	共青团中央 全国青联
2020	四川大学华西医院援鄂重症救治医疗队	"时代楷模"称号	中央宣传部
2020	四川大学华西医院新冠肺炎疫情防控应急志愿者队	全国抗击新冠肺炎疫情青年志愿服务先进集体	共青团中央 中国青年志愿者协会
2020	四川大学华西医院党委	四川省抗击新冠肺炎疫情先进基层党组织	中共四川省委
2020	四川大学华西医院党委	四川省抗击新冠肺炎疫情先进集体	中共四川省委 四川省人民政府
2020	四川大学华西医院重症医学科	四川省抗击新冠肺炎疫情先进集体	中共四川省委 四川省人民政府
2020	四川大学国家生物治疗重点实验室	四川省抗击新冠肺炎疫情先进集体	中共四川省委 四川省人民政府
2020	四川大学华西临床医学院/华西医院	全国三八红旗集体	中华全国妇女联合会
2020	四川大学华西医院感染性疾病中心	一线女医务人员集体抗击新冠肺炎疫情全国三八红旗集体	中华全国妇女联合会
2020	四川大学华西临床医学院华西医院工会委员会	全国模范职工之家	中华全国总工会
2020	四川大学华西医院	四川省民族团结进步模范单位	四川省人民政府
2021	四川大学华西医院	全国民族团结进步示范单位	国家民族事务委员会
2021	四川大学华西临床医学院/华西医院	全国五一劳动奖状	中华全国总工会
2021	四川大学华西医院小儿外科护理组	全国青年文明号	共青团中央

续表

年份	获奖集体	奖项名称	授予单位
2021	四川大学华西医院党委办公室	四川省脱贫攻坚先进集体	中共四川省委四川省人民政府
2021	四川大学华西医院呼吸与危重症医学科护理团队	全国五一巾帼标兵岗	中华全国总工会
2021	四川大学华西医院重症医学科团支部	全国五四红旗团支部	共青团中央

获得的省部级先进个人称号

年份	获奖个人	奖项名称	授予单位
2007	刘霆	全国医德标兵	中国教科文卫体工会全国委员会
2008	裴福兴	全国五一劳动奖章	中华全国总工会
2008	石应康	抗震救灾先进个人	教育部
2008	郑尚维、王一平	抗震救灾先进个人	卫生部国家中医药管理局总后勤部卫生部
2010	屠重棋	四川省参与玉树抗震救灾先进个人	中共四川省委四川省人民政府
2011	陈志新	全国卫生系统职业道德建设标兵	中国教科文卫体工会全国委员会
2012	何俐	全国卫生系统先进工作者	卫生部
2012	金晓东	四川省"4·20"芦山强烈地震抗震救灾优秀共产党员	中共四川省委
2013	曹钰	全国医德楷模	中国教科文卫体工会全国委员会
2013	刘协和	年度法治人物	司法部
2015	李正赤	全国文化科技卫生"三下乡"先进个人	中央宣传部

续表

年份	获奖个人	奖项名称	授予单位
2017	金晓东	四川省"8·8"九寨沟地震抗震救灾优秀共产党员	中共四川省委
2017	王莉	全国三八红旗手标兵	中华全国妇女联合会
2018	严律南、成翼娟、王文涛	"中国好医生、中国好护士"月度人物	中央文明办 国家卫生健康委
2019	涂波	省内对口帮扶藏区彝区贫困县先进个人	中共四川省委 四川省人民政府
2019	刘进、欧阳钦	"中国好医生、中国好护士"月度人物	中央文明办 国家卫生健康委
2020	岳冀蓉	全国三八红旗手	中华全国妇女联合会
2020	廖浩君	全国优秀共青团干部	共青团中央
2020	康焰、刘丹、田永明、冯梅、乔甫	全国卫生健康系统新冠肺炎疫情防控工作先进个人	国家卫生健康委 人力资源社会保障部 国家中医药管理局
2020	鄢秀英、黄子星	第九批中央和国家机关、中央企业优秀援疆干部人才	中共新疆维吾尔自治区委员会 新疆维吾尔自治区人民政府
2020	曾勇、程永忠、赖巍、林吉、吕庆国、王波、王凯歌、王旻晋、吴颖、杨广强、应斌武、张凌、白浪、晏会、陈心足	四川省抗击新冠肺炎疫情先进个人	中共四川省委 四川省人民政府
2020	罗凤鸣	四川省先进工作者	四川省人民政府
2020	梁宗安、康焰、宗志勇、金晓东	"中国好医生、中国好护士"月度人物	中央文明办 国家卫生健康委
2021	刘启望、王文涛、刘进	四川省脱贫攻坚先进个人	中共四川省委 四川省人民政府
2021	刘伯夫、何斌	全国大艺展四川省先进个人	四川省人民政府

续表

年份	获奖个人	奖项名称	授予单位
2021	乔甫	"中国好医生、中国好护士"月度人物	中央文明办 国家卫生健康委
2021	赵毅	中国农工民主党成立90周年优秀党员	农工党中央
2021	甘华田、陆方	农工党中央脱贫攻坚民主监督工作先进个人	农工党中央

九、2007—2021年医院医疗服务数据统计

年份	门诊量/人次	急诊量/人次	出院数/人次	手术量/台次
2007	2 765 686	127 798	107 112	55 069
2008	3 109 145	134 495	122 745	62 711
2009	3 393 820	158 904	141 900	69 454
2010	3 145 221	152 791	158 745	76 806
2011	3 360 677	137 516	155 609	93 913
2012	3 666 971	147 202	160 770	101 207
2013	3 880 268	167 843	170 448	110 593
2014	4 219 349	176 890	182 984	115 670
2015	4 476 688	183 593	182 116	119 033
2016	4 640 554	191 605	189 949	125 386
2017	4 598 540	202 015	205 893	139 994
2018	4 689 759	194 148	223 952	153 160
2019	6 531 855	220 944	238 141	163 861
2020	5 569 927	204 020	202 445	145 554
2021	6 869 839	262 066	239 113	172 755

注：2019年门诊量包括诊间外就诊人次，2020年起门诊量包括诊间外就诊人次及互联网医院就诊人次。

•••• 附　录　　　　　　　　　　　　　　　437

十、2007—2021年医（学）院博士生导师、硕士生导师名单

1.四川大学华西临床医学院博士生、硕士生导师名单（2007年）

专业	博士生导师			硕士生导师					
内科学（心内）	黄德嘉	曾智	饶莉	唐红	陈晓平	刘小菁	吴进		
内科学（消化）	欧阳钦	唐承薇	甘华田	王一平	马洪升	杨丽	王春晖	刘瑞	任艳
内科学（内分泌）	李秀钧 童南伟	余叶蓉	田浩明	赵铁耘	李双庆	冉兴无	陈德才	安振梅	
内科学（呼吸）	冯玉麟 李为民	程德云 刘春涛	文富强 范红	谢敏	梁宗安	杨小东	罗凤鸣		
内科学（血液）	刘霆 莫显明	羊裔明	马忠贵	牛挺 廖小梅	龚玉萍 贾永前	孟文彤 朱焕玲	常红	徐才刚	
内科学（肾病）	黄颂敏	樊均明		马行一	陶冶	张杰	付平	唐晓红	

续表

专业	博士生导师	硕士生导师
内科学（风湿）	雷秉钧	刘钢、杨南萍
内科学（传染）	吕晓菊、唐红、范昕建	冯萍、雷学忠
外科学（普外）	严律南、周总光、卢实春、张肇达、李波、刘续宝、何生、伍晓汀	程南生、陈晓理、蒋力生、林琦远、曾勇、文天夫、李宁、陈志新、赵纪春、庄文、胡建昆、雷文章、彭兵、龚日祥、李立、田伯乐、汪静、李宏江、韩方海、徐明清、李园、麦刚、吕青、李福玉
外科学（儿外）	刘文英	刘利君、刘敏、钟麟
外科学（胸心外）	石应康、肖锡俊、周清华、赵雍凡	张尔永、车国卫、董力、刘伦旭、黄鲁刚、杨建、寇瑛俐、安琪、王允、马建旸
外科学（骨科）	杨志明、裴福兴、解慧琪、李刚、刘浩、宋跃明、项舟	黄富国、秦廷武、屠重棋、罗静聪、沈彬、王光林、杨静、段宏
外科学（泌尿）	卢一平、李虹、王佳	魏强、沈宏、范天勇、李响、董强、王坤杰

续表

专业	博士生导师			硕士生导师							
外科学（神外）	毛伯镛	游潮		黄思庆	毛庆	雷町	张跃康	惠旭辉	姜曙	刘艳辉	王伟
外科学（烧伤）	岑瑛			贺民							
中西医结合临床	黄熙			吴滨	黄宗文	夏庆	毛兵	张端明	袁淑兰	陈光远	任平
神经病学	罗祖明	刘鸣	周东	何俐	邹晓毅	彭蓉	周红雨	商慧芳			
眼科学	罗清礼	陈晓明	刘旭阳	刘谊	邓应平	张军军	刘陇黔	吴晓梅	何为民	张美霞	
耳鼻咽喉科学	梁传余	刘世喜		王力红	郑虹	周光耀	郑艳	唐玥珂	刘亚峰	赵宇	
精神病与精神卫生学	郭兰婷、孙学礼	杨彦春	李涛	李静	张伟	黄颐	邓红				
皮肤病与性病学	冉玉平	李利		郭在培	张谊芝	蒋献	王琳	熊琳			
病理学与病理生理学	李甘地、周桥	步宏	刘卫平	张秀辉	张尚福						

续表

专业	博士生导师			硕士生导师							
临床检验诊断学	周翔平	杨志刚	龚启勇	李萍	王兰兰	梁茂植	刘关键	杨惠	江咏梅	秦永平	陶传敏
影像医学	邓发宝			谢帆东	宋彬	官泳松	卢武胜	肖家和	陈卫霞	宁刚	彭玉兰
核医学	匡安仁	邓候富	李云春	余建群	罗燕	刘荣波					
遗传学	张思仲	程惊秋	马用信	李林	潘明志	苏智广					
妇产科学	彭芝兰	刘淑云	曾蔚越	肖翠英	夏庆杰	熊庆	高国兰	高雪梅	朱琦	尹如铁	黄薇
	李尚为	王和	赵霞	徐兆慧	张家文	石钢	刘宏伟	谭世桥	方芳	郑艾	周容
	胡丽娜	许良智	郑明蓉	王平	刘兴会	潘小玲	张丹	刘辉	何跃东	王晓东	杨沛
				邢爱耘	杨太珠	刘珊玲	楼江燕	姚远			
				王红静	陈杰						
儿科学	姚裕家	符仁义	毛萌	熊英	华益民	朱易萍	余涛	刘瀚旻	贾苍松	高举	陈娟
	李强	周同甫	万朝敏	朱军	杨凡	杨慧明					
	母得志	王峥	何志旭								
急诊医学				何庆							
护理学	詹琳	汪国成		李继平	成襄娟	朱丹	袁丽	蒋晓莲	李晓玲	冯先琼	王世平
				宁宁	赵佛容	邓云清	王玉琼	刘素珍	李小麟	宋锦平	

续表

专业	博士生导师			硕士生导师							
老年医学	董碧蓉	王修杰		张新军	邓珏琳	吴红梅	丁群芳	林平	康焰	张兰	王儒蓉
麻醉学	刘进	左云霞		刘斌	谭玲	罗朝志	刘慧	王健	林雪梅	张文胜	
康复医学与理疗学	何成奇			朱涛	王晓	黄蔚	魏蔚	李羽			
运动医学	杨天府			李箭							
肿瘤学	魏于全	周清华	陈俐娟	侯梅	李平	李志平	易成	肖林	罗锋	朱文	王艳萍
	蒋扬富	卢铀	罗云萍	何秋明	许峰	邹立群	廖正银	柏森	傅玉川		
	吴敏	沈颖	肖波								
	杨胜勇	毕锋									
移植工程学	李幼平	卢晓凤		陆燕蓉							
循证医学	李幼平			陈进	李静	张鸣明	康德英				
生理学	丘小庆										

续表

专业	博士生导师				硕士生导师	
生物化学与分子生物学	白怀					
药剂学	唐尧	张志勇				
医院管理与卫生政策	石应康	李幼平	张伟	孙荣国	成翼娟	王兰兰
临床器械与药物评价学	王莉	岑小波	李宏霞	苗佳		
高等教育学	万学红					

2. 2007—2021年增列研究生导师名单

2007年增列研究生导师名单

批文时间：2007.1.8

硕士生导师

专业	姓名		

博士生导师（1人）

专业	姓名				
眼视光学	叶健雄				

2008年增列研究生导师名单

批文时间：2008.7.6

硕士生导师（77人）

专业	姓名				
病理学与病理生理学	张红英	胡春燕	石毓君	杨开选	于萍
儿科学	代礼	袁粒星			
妇产科学	李春梅	张力			
护理学	罗碧如	陈红	李俊英	胡秀英	
急诊医学	曹钰				
精神病学与精神卫生学	马小红	王雪	郑重	张岚	
康复医学与理疗学	屈云				
老年医学	王双	吴锦晖	黄晓丽		

博士生导师（37人）

专业	姓名				
内科学	付平	龚玉萍	李肖	杨杰孚	
外科学	文天夫	曾勇	赵纪春	陈龙奇	魏强
妇产科学	周容	刘珊玲	林勇		
神经病学	何俐				
眼科学	张军军				
肿瘤学	罗锋	易成	朱文	郑鸿	刘继彦
肿瘤学	姜愚				
影像医学与核医学	宋彬				

续表

学科	导师	
护理学	蒋晓莲	
细胞生物学	李华顺	鲁青
遗传学	姜长安	
老年医学	肖恒怡	
人类重大疾病生物治疗	石柱秀	
耳鼻咽喉科学	唐玥玓	
临床药物与器械评价	李宏霞	
中西医结合临床	夏庆	毛兵
临床检验诊断学	王兰兰	
儿科学	胡怀忠	涂文伟
精神病学与精神卫生学	David A.Collier	
生物化学与分子生物学	康裕建	孙晓峰

学科	导师				
临床检验诊断学	周静	马莹	李贵星	秦莉	
临床药学与器械评价	冯泽	詹立			王丽春
麻醉学	魏新川	李国华			
内科学	黄鹤	毛辉	刘凯		黄慧
内科学	杨立川	胡章学	姬郁林		胡兵
皮肤病与性病学	张敏				
人类重大疾病生物治疗	陈仪				
神经病学	徐严明				
外科学	朱精强	王文涛	敬静	李富宇	郭应强
外科学	陈竑	周宗科	陈哲宇	刘立岷	方跃
外科学	岳煇旸	马建旸	王存		
循证医学	吴泰相	邓绍林	王莉		
眼科学	唐莉				
医学信息学	郑莹	刘加林			

续表

专业	姓名				
影像医学与核医学	范成中	伍兵	田蓉	欧晓红	罗红
影像医学与核医学	周绿漪				
中西医结合临床	王刚	李宁	唐文富		
肿瘤学	杨莉	彭枫	李秋	李晓东	
移植科学与工程学	冯莉	万琳		王晓东	黄媚娟

2009年增列研究生导师名单

批文时间：2009.6.1

博士生导师（20人）

专业	姓名			
生物化学与分子生物学	周钦			
内科学	贾永前	刘毅	刘小菁	牛挺
神经病学	商慧芳			
精神病学与精神卫生学	唐向东			
外科学	王坤杰	徐明清	屠重棋	姜曙
妇产科学	于廷和	黄薇		
耳鼻咽喉科学	林辛			

硕士生导师（25人）

专业	姓名			
精神病学与精神卫生学	唐向东			
神经病学	刘凌			
麻醉学	李华凤	罗俊		
外科学	曾建成	徐建国	刘雷	林涛
外科学	孔清泉	吴泓	贯可	
肿瘤学	王瑾			
儿科学	陶于洪	罗蓉	顾玲	唐耘熳

续表

专业	姓名				
麻醉学	王儒蓉	刘斌			
移植科学与工程学	陆燕蓉				
临床遗传学	胡迅				
中西医结合临床	唐文富	王刚			
老年医学	张艳玲				
内科学	周陶友	范春元	刘毅	王丽春	李建微
内科学	张燕				
妇产科学	林卫	张怡			
皮肤病与性病学	李薇				
影像医学与核医学	邱逦				

2010年增列研究生导师名单　　批文时间：2011.2.18

硕士生导师（14人）

专业	姓名	
儿科学	李熙鸿	
妇产科学	李征宇	
临床检验诊断学	应斌武	
内科学	王佑娟	陈玉成
外科学	韩平	康鹏德
肿瘤学	丁振宇	王永生
神经病学	吴波	张巍

博士生导师（13人）

专业	姓名				
麻醉学	朱涛	陈向东			
神经病学	彭蓉				
外科学	沈彬	田伯乐	胡建昆	程南生	李园
临床遗传学	苏智广				
肿瘤学	杨莉	邓洪新			
内科学	陈晓平	梁宗安			

续表

2011年增列研究生导师名单

批文时间: 2011.6.1

硕士生导师

专业	姓名	
细胞生物学	刘聪	李赫冬
发育生物学	万华靖	

博士生导师（3人）

专业	姓名	
护理学	李继平	胡秀英
妇产科学	高国兰	

2012年增列研究生导师名单

批文时间:2012.5.25

硕士生导师（27人）

专业	姓名		
影像医学与核医学	周翔	吕栗	黄晓琦
外科学	王自强	杨家印	曾浩
皮肤病与性病学	汪盛		
肿瘤学	杨寒朔	宫友陵	
临床遗传学	闫乃红	朱江	

博士生导师（27人）

专业	姓名				
病理学与病理生理学	张红英				
内科学	余希杰	陈茂	张庆	刘钢	贺建清
儿科学	刘瀚旻	朱军			熊英
老年医学	邓珏琳				
神经病学	徐严明				

续表

专业	姓名			
精神病学	张伟			
影像医学与核医学	罗燕	李静		
临床检验诊断学	陶传敏	李林		
外科学	刘伦旭	徐建国	安琪	车国卫
妇产科学	刘兴会			
耳鼻咽喉科学	郑芸			
肿瘤学	李炯			
运动医学	李箭			
麻醉学	康焰			
临床遗传学	杨元			
药理学	钟治辉			

专业	姓名			
眼科学	李妮	范玮		
神经病学	洪桢	叶丰		
病理学与病理生理学	陈铌			
生物化学与分子生物学	勾蓝图			
内科学	宗志勇	刘芳	潘陵	
临床检验诊断学	康梅			
护理学	方进博	李卡	张雪梅	杨蓉
妇产科学	郑莹			
遗传学	许文明			

批文时间 2013.4.1

2012年增列研究生导师名单

硕士生导师

专业	姓名				姓名5

博士生导师（2人）

专业	姓名
外科学	袁久洪
眼科学	张康

2013年增列研究生导师名单

批准时间:2014.3.31

博士生导师(26人)

专业	姓名			
病理学	石毓君			
内科学	宗志勇			
儿科学	华益民	屈艺		
影像医学与核医学	吕粟	邱逦		
外科学	王光林	刘雷	康鹏德	董强	曾浩
外科学	李富宇	杨家印	朱精强	刘艳辉	郭应强
妇产科学	王霞	李征宇		
耳鼻咽喉科学	赵宇			
肿瘤学	李秋	王永生	杨策朔	
急诊医学	曹钰			
循证医学	孙鑫			

硕士生导师(32人)

专业	姓名			
生物化学与分子生物学	陈义南			
病理学	魏兵	蒋莉莉	王巍	
内科学	白浪	严冰	周莉	秦伟
内科学	唐万欣			苏白海
儿科学	唐军			
老年医学	岳冀蓉			
神经病学	陈蕾			
精神病学	郭万军			
影像医学与核医学	贾志云			
临床检验诊断学	谢轶			
外科学	向波	张朋	周勇	叶辉	周良学

续表

专业	姓名		
移植科学与工程学	冯莉		
生物医学工程	罗奎		
妇产科学	彭冰		
眼科学	魏欣		
肿瘤学	刘磊	巩长旸	荀马玲
康复医学与理疗学	李莎莎		
麻醉学	李涛	杜磊	余海
重症医学	李惠萍		
临床药学	何金汗		

2014年增列研究生导师名单　　　　批文时间:2014.10.20

博士生导师（22人）

专业	姓名
精神病学与精神卫生学	马小红
康复医学与理疗学	李莎莎
麻醉学	张文胜
内科学	罗凤鸣

硕士生导师（28人）

专业	姓名		
病理学与病理生理学	姜勇		
儿科学	乔丽娜	吴刚	周开宇
妇产科学	高林波	胡雅毅	舒敏
护理学	蒋艳		伍金林

续表

专业	姓名			
皮肤病与性病学	蒋献	王琳		王强
神经病学	周红雨	刘凌	陈蕾	
外科学	孔清泉	周宗科	王自强	惠旭辉
外科学	王伟	董力		
循证医学	张伶俐			
眼科学	陈大年			
影像医学与核医学	周翔			
肿瘤学	陈念永	苟马玲		
临床药学	何金汗			

专业	姓名			
精神病学与精神卫生学	邓伟			关俊文
临床药物与器械评价科学	肖凯			
麻醉学	杨静			
内科学	张虎	杨锦林	崔凯军	吴俣
外科学	丰干钧	魏永刚	杨烈	张恒
外科学	林一丹			
循证医学	文进			
眼科学	张明			
影像医学与核医学	郭应坤	李真林		
临床药学	徐珽			

2015年增列研究生导师名单

批文时间：2016.1.25

博士生导师（40人）

专业	姓名			
妇产科学	王晓东	王红静	夏斌	陈大鹏
临床检验诊断学	应斌武		李金科	周淑
麻醉学	吴超然		聂虎	夏庆

硕士生导师（54人）

专业	姓名		
儿科学	陈大鹏	夏斌	王华
妇产科学	李金科	周淑	熊涛
急诊医学	聂虎	夏庆	

续表

学科					
母婴医学	范平	许文明	代礼		
内科学	刘芳	秦伟	胡章学	苏白海	王春晖
内科学	张燕	陈玉成	崔凯军		
神经病学	吴波				
外科学	张晖	韩平	陈哲宇	吴泓	吕青
外科学	周良学	贲可			
眼科学	何为民				
眼视光学	刘陇黔				
影像医学与核医学	贾志云	李凯明	郭应坤	黄晓琦	简锋
生物化学与分子生物学	勾蓝图				
免疫学	张志新				
细胞生物学	贾大				
肿瘤学	郑宇欢	邹立群	黄媚娟	陈显城	巩长旸
肿瘤学	刘磊	于金明			

学科					
精神病学与精神卫生学	邱昌建				
康复医学与理疗学	高强	王朴			
麻醉学	李茜				
母婴医学	童煜				
内科学	王晓辉	黄向阳	谢其冰	尹耕	陈磊
内科学	欧雪梅	梁斌苗	陈涛	王椿	李舍予
内科学	张凌				
皮肤病与性病学	吕小岩				
全科医学	廖晓阳				
神经病学	杨天华	王德任	宋伟	陈雪平	
外科学	吉毅	张路	杨璐	沈朋飞	罗德毅
外科学	柳良仁	张波	蒋利	陈心足	王翔
外科学	李浩	马骏鹏	武忠	胡佳	朱达
循证医学	杜亮	杨晓妍	黄进		
眼科学	刘春玲				
影像医学与核医学	李永忠	卢强	庄华	刘斌	

续表

专业	姓名				
肿瘤学					彭星辰
重症医学					陈思源

2017年增列研究生导师名单

批文时间: 2017.9.4

硕士生导师（43人）

专业	姓名				
病理学	王威亚	包骥			
内科学	陈恩强	易群	田攀文	申永春	李改
内科学	甘涛	吴浩	曾锐	冯沅	陈心传
内科学	马良	苟慎菊	罗薛峰		
老年医学	杨茗				
外科学	汪雷	付维力	段鑫	袁丁	黄纪伟
外科学	王黙进	杨昆	干昌平	袁勇	
妇产科学	余海燕	龚云辉	周圣涛		
肿瘤学	邱萌	刘明	王辛	周西坤	叶庭洪
肿瘤学	高祥	张双	邹俊		

博士生导师（20人）

专业	姓名				
内科学	谢其冰	申兴元	杨丽		
儿科学	唐军				
影像医学与核医学	田蓉				
临床检验诊断学	江咏梅				
外科学	段宏	林涛	张波	张跃康	林一丹
眼科学	张美霞				
肿瘤学	丁振宇				
康复医学与理疗学	魏全				
临床药物与器械评价科学	何杨	肖凯			
母婴医学	梁娟				

续表

专业	姓名				
麻醉学	周诚	周荣华	黄瀚	蒋若天	叶菱
急诊医学	张蜀				
护理学	黄燕				
医学信息学	周小波				
应激生物学	陈小章				
药物化学	吴昊星				

2018年增列研究生导师名单

批文时间：2018.7.6

博士生导师（15人）

专业	姓名		
内科学	胡兵	杨锦林	
老年医学	岳冀蓉		
外科学	李响	彭兵	武忠
妇产科学	郑艾		
眼科学	张明		
肿瘤学	彭星辰	朱青	
麻醉学	李涛		
临床遗传学	朱冰梅		
母婴医学	郭凯	刘聪	
护理学	罗碧如		

硕士生导师（62人）

专业	姓名				
免疫学	刘杰	罗玉斌			
内科学	陈雪融	张雨薇	崔天蕾	石运莹	
内科学	彭勇	祝烨	高锦航		
儿科学	石晶				
老年医学	郝秋奎	莫莉	魏霞蔚	袁益明	
神经病学	郝子龙	杨馥			
精神病学与精神卫生学	殷莉				
影像医学与核医学	蔡华伟	黄蕤	马步云	彭礼清	孙家瑜
临床检验诊断学	武永康	黄石书			
外科学	黄强	闵理	杨曦	周春光	

续表

学科					
外科学	陈亿	陈拥华	杜潇	李昂	刘非
外科学	孟文建	苏安平	方芳	胡鑫	田猛
外科学	侯江龙	肖正华	梅建东		
妇产科学	傅璟	刘洪倩	马黔红	肖雪	
肿瘤学	勾红峰	杨雨	蒋明	刘咏梅	朱洪
康复医学与理疗学	何竟			胡朝阳	
麻醉学	陈婵	罗林丽	姜春玲		
急诊医学	万智				
循证医学	孙麟				
母婴医学	李小洪				
中西医结合	杜丹	蒋红丽			
临床药学	何治尧				
护理学	胡晓林				

2019年增列研究生导师名单

批文时间：2019.7.15

博士生导师（29人）

专业	姓名				
病理学与病理生理学	陈锟				
内科学	赵毅	尹耕	毛辉	吴俣	王健伟
儿科学	王华	杨凡			
神经病学	李劲梅				
精神病与精神卫生学	王强	邓伟			
影像医学与核医学	罗红				
外科学	罗德毅	丰干钧	胡佳	王允	
妇产科学	周圣涛	郑莹			
肿瘤学	魏霞蔚	薛建新			
康复医学与理疗学	屈云				
麻醉学	余海	杜磊	林雪梅		
医学信息学	沈百荣				
药物化学	柯博文				

硕士生导师（65人）

专业	姓名				
病理学与病理生理学	张文燕				
内科学	陈劲江	周海霞	刘丹	王可	高赟
内科学	刘苓	谢艳	张丽		
儿科学	李德渊	甘靖	段泓宇	李一飞	
老年医学	李颖				
神经病学	陈宁	陈永平	周俊英		
精神病与精神卫生学	李名立	沈伟宏			
影像医学与核医学	李飞	吴敏			
临床检验诊断学	杨滨	李壹			
外科学	石小军	刘嘉铭	艾建忠	黄斌	柯能文
外科学	雷建勇	陈海宁	陈小龙	杜正贵	刘家刚
外科学	程永忠	方媛	陶传元	古君	钱永军
外科学	蒙炜				

续表

学科				
护理学	蒋艳	李卡	陈红	
妇产科学	肖准	何国琳	王丹青	
眼科学	陆方			
耳鼻咽喉科学	陈飞	孟娟		
肿瘤学	艾平	曹丹		
康复医学与理疗学	黄程			
运动医学	李棋	陈刚	唐新	
麻醉学	梁鹏	唐显英	刘飞	
循证医学	喻佳洁			
临床遗传学	蔡绪雨			
母婴医学	赵凤艳			
中西医结合临床	付娟娟			
医学技术	杨永红			
护理学	毕小琴	陈茜	黄文霞	彭文涛
护理学	李德华		李玲利	

2020年增列研究生导师名单

批文时间：2020.6.30

博士生导师（59人）

专业	姓名				
病理学与病理生理学	叶丰				
内科学	申永春	陈磊	Per-Olof Berggren	唐万欣	张虎
儿科学	罗蓉	周开宇	李熙鸿		
老年医学	吴锦晖				
神经病学	陈永平	王德任	洪桢		
精神病与精神卫生学	郭万军	黄颐			
皮肤病与性病学	李薇				
影像医学与核医学	黄蔛	月强	卢强	彭玉兰	
外科学	李青峰	黄石书	付维力	刘立岷	杨璐
外科学	杨烈	马路	袁勇	陈耀辉	
妇产科学	肖雪	尹如铁	胡雅毅		
眼科学	徐筑萍				
肿瘤学	周西坤	叶庭洪	高祥		

硕士生导师（164人）

专业	姓名				
临床药学	吴逢波	李艳萍	李玉文	王碧兰	曾力楠
病理学与病理生理学	苏学英	赵莎	沈杨眉	张璋	陈开妍
儿科学	郭霞	蔡浅云	汪志凌	陈莉娜	高晓琳
儿科学	俞丹	董丽群	刘忠强	王川	蔡晓唐
耳鼻咽喉科学	周晖	朱渝	张莉		
妇产科学	吴江	吕丹	杨慧	刘均	刘锋
妇产科学	边策	苗娅莉	张静	牛晓宇	黄仲英
护理学	綦朗	姚强	胡婷	蔡小蓉	
急诊医学	龚姝	刘帆	赵秀芳	王艳艳	张凤英
急诊医学	姚蓉				
精神病与精神卫生学	李喆				
康复医学与理疗学	何红晨				
老年医学	李峻				

续表

学科					
麻醉学	姜春玲	陈果	蒋若天	陈婵	李茜
循证医学	朴亮				
移植科学与工程学	包骥	刘敬平			
临床遗传学	陈海洋	赵旭东	姜昊		
母婴医学	王艳萍	周减	李小洪	马芳	
医学信息学	PENG YU	李康			
中西医结合临床	黄伟				
中西医结合基础	付娟娟				
放射治疗物理技术	柏森				
医学影像技术学	李真林				
护理学	胡晓林				

学科					
临床检验诊断学	干伟	张玫	廖红艳	郑沁	宋兴勃
临床检验诊断学	何超	张君龙	陈捷		
临床药物与器械评价学	罗柱				
临床遗传学	刘运强				
麻醉学	李崎	肖红	宋莉	廖刃	陈果
麻醉学	罗东	马玉姗	江晓琴		
母婴医学	谢亮	牟玮	何春花	王艳云	李娜娜
母婴医学	刘珍				
内科学	李红	曲俊彦	王业	谭惠文	王覃
内科学	龚萌	赵宇亮	曾筱茜	邓凯	王玉芳
内科学	李静	童欢	王华	何森	贺勇
内科学	赵振刚	黄方洋	廖延标		
皮肤病与性病学	黎静宜				
神经病学	刘峻峰	张世洪	张舒婷	周冰科	郭建
神经病学	吴思娜	陈芹			
外科学	马学	徐畅	李涛	黄泽宇	曾羿

续表

学科					
外科学	孟阳	王显丁	周亮	宋涂润	蒋小辉
外科学	邱实	金涛	周荣幸	陈利平	张晓赟
外科学	张鸣	李川	袁克非	李志辉	魏涛
外科学	陈洁	张维汉	张懿	李可洲	熊俊杰
外科学	陈俊杰	许学文	李鹏	刘翼	张昌伟
外科学	郑峻	李进	周培志	郑松平	张思
外科学	李强	秦超毅	蒲强	林锋	
循证医学	谭婧				
眼科学	郭波				
医学技术	王秋				
医学信息学	宋欢				
移植科学与工程学	杨浩				
影像医学与核医学	孙怀强	唐英	凌文武	马朗	蔡迪明
影像医学与核医学	许华燕	曲海波	月强	苏鸣岗	
中西医结合临床	刘洪	邓力珲	刘玮		
肿瘤学	罗婷	孙秋	沈亚丽	王峰	门可
肿瘤学	夏洪伟	张衍	吴文爽	马学磊	

续表

| 重症医学 | 廖雪莲 | 吴暖 | 尹万红 | | 批文时间：2021.7.9 |

2021年增列研究生导师名单

博士生导师（65人）

专业	姓名				
内科学	陈勃江	高错航	李飞	李红	刘丹
内科学	刘苓	田攀文	王晓辉	王玉芳	徐才刚
内科学	张雨薇				
儿科学	张莉				
老年医学	杨茗				
神经病学	安东梅	陈芹	周沐科		
精神病与精神卫生学	倪培艳				
皮肤病与性病学	吕小岩				
影像医学与核医学	欧晓红	彭述明			
外科学	艾建忠	陈海宁	陈洁	方芳	黄泽宇
外科学	吉毅	李志辉	毛庆	闵理	许学文
外科学	袁克非	周荣幸	周勇		

硕士生导师（120人）

专业	姓名				
病理学与病理生理学	唐源	陈子航			
儿科学	熊菲	肖东琼	谢咏梅	陆晓茜	王涛
儿科学	杨晓燕				
耳鼻咽喉科学	宋柠颖	孟照莉	邹剑	任建君	
放射治疗物理技术	李光俊	钟仁明			
妇产科学	胡颖	张曜耀	朱慧莉	单丹	陈恒蕾
妇产科学	崔陶				
呼吸治疗	梁国鹏				
护理学	王贵	冯灵	曹晓翼	郭红霞	张晓霞
护理学	唐梦琳				
急诊医学	魏薇	甘露			
精神病与精神卫生学	张烨	倪培艳	李元媛	徐佳军	

续表

学科										
妇产科学	李金科				夏勇					
眼科学	范玮	李妮			杨森					
耳鼻咽喉科学	杨慧				窦青瑜	葛宁	万河			
肿瘤学	曹丹	程永忠	何治尧	马学磊 门可	曾婷婷	于凡	刘小娟	李福平	黄卓春	
肿瘤学	王芊				李冬冬					
运动医学	唐新				郑莉					
麻醉学	黄灏	杨静	周斌		饶志勇					
急诊医学	万智				张蒨俊	杜桂芝	宋海波	杨俊		
循证医学	黄进	喻佳洁			唐小强					
临床药物与器械评价学	冯萍				邱志新	李亚伦	郭林杰	胡宏德	魏家富	
母婴医学	童吉宇				文翔					
医学信息学	陈润生	江宁	江松	宋欢	熊维希	李春雨	欧汝威	徐芒芒	吴欣桐	
重症医学	陈思源	张魏			靳曙光	王贝宇	王立奎	龙成	马立泰	王浩洋
中西医结合临床	万美华				裴涌	唐凡	斯海波	谢锦伟	戎鑫	
临床药学	李艳萍	李玉文			丁琛	魏鑫	金熙	孙光曦	鲍一歌	
放射治疗物理技术	赵剑衡	徐珽			刘振华	魏武然	马玉奎	罗哈	邓祥兵	

续表

学科					
外科学	谭秋雯	陈豪阳	杨铁	杨济桥	王永
外科学	赵林勇	张艳阁	李正勇	程健	伍聪
外科学	王跃龙	杨玉赏	胡杨	王文凭	廖虎
循证医学	蒲丹	李玲	李正赤		
医院管理	姜洁				
移植科学与工程学	张勇				
影像医学与核医学	秦学玲	赵又瑾	罗春燕	沈国华	杨帆
影像医学与核医学	田肖和	徐金顺			
中西医结合基础	辛光				
中西医结合临床	何洪波				
肿瘤学	邹炳文	王力	钟晓蓉	马璘	杨涛
肿瘤学	金河	代磊			
重症医学	张中伟				
全科医学	廖晓阳				

3.四川大学华西临床医学院博士生、硕士生导师名单（截止2021年7月）

专业	博士生导师	硕士生导师
内科学（传染）	唐红、王晓辉、吕晓菊、宗志勇、李红、雷学忠、刘凯	王丽春、周陶友、白浪、陈恩强、曲俊彦
内科学（风湿）	刘毅、赵毅、谢其冰、尹耕、严冰、罗玉斌	陈雪融
内科学（呼吸）	李为民、程德云、王刚、申永春、梁宗安、刘春涛、毛辉、刘丹、文富强、范红、王健伟、田攀文、贺建清、罗凤鸣、陈磊、陈勃江、欧雪梅、邱志新、梁斌苗、李亚伦	王业、王可、周海霞、易群
内科学（内分泌）	童南伟、申兴无、余叶蓉、傅湘辉、田浩明、张雨薇、余希杰、陈德才、陈涛、安振梅、王椿	任艳、李合子、黄慧、谭惠文、李建薇、王覃、高赟、龚萌
内科学（肾内）	付平、秦伟、刘芳、唐万欣、苏白海、胡章学、杨立川、李孜、苟慎菊	周莉、马良、张凌、崔天蕾、赵宇亮、石运莹、曾筱茜
内科学（消化）	唐承薇、胡兵、王春晖、杨锦林、杨丽、高锦航、马洪升、吴浩、罗薛峰、甘涛	谢艳、李静、邓凯、童欢、郭林杰
内科学（心内）	王玉芳、陈茂、陈晓平、刘小菁、饶莉、崔凯军、张庆、黄鹤、王华、曾锐、何森	冯沅、贺勇、彭勇、赵振刚、祝烨、黄方洋、胡宏德、廖延标、魏家富

续表

专业	博士生导师					硕士生导师					
内科学（血液）	刘霆、郑宇欢	牛挺、吴俣	龚玉萍、徐才刚	贾永前	陈心传	张丽					
老年医学	董碧蓉、肖佰恰	吴锦晖、姜奕	岳冀蓉、杨茗	陈海洋	黄晓丽	张新军、袁益明	郝秋奎	莫莉	李颖	李峻	葛宁
外科学（普外—甲状腺）	朱精强	李志辉			王双	雷建勇	窦青瑜	万珂		谭秋雯	
外科学（普外—乳腺）	吕青	陈洁			魏涛	李宏江	苏安平	罗晗	杨济桥		熊俊杰
外科学（普外—胆道）	程南生	李富宇	周荣幸		敬静	陈利平	王晓东	杜正贵		李可洲	李川
外科学（普外—胰腺）	刘续宝	田伯乐	彭兵		叶辉	陈拥华		张懿		张鸣	
外科学（普外—肝脏）	文天夫、吴泓	曾勇、徐明清	李波	杨家印	胡伟明	蒋利	李昂	柯能文	张晓赟		王永
外科学（普外—血管）	赵纪春		王文涛	陈哲宇	魏永刚	黄斌	黄纪伟	刘非	马玉奎	陈亿	赵林勇
外科学（普外—胃肠）	周总光、张波	杨烈	杨昆	王自强、陈海宁	袁丁	庄文、王默进	陈熹阳、张维汉、孟文建	杨轶、王存、杜潇	周勇、陈小龙	邓祥兵	

续表

专业	博士生导师				硕士生导师						
外科学（儿外）	李园				向波	靳曙光	马学	徐畅	胡杨	王文凭	廖虎
外科学（胸外）	刘伦旭	周清华	车国卫	陈龙奇	梅建东	蒲强	林锋	杨玉赏	古君	钱永军	秦超毅
	王允	陈耀辉	袁勇	林一丹							
外科学（心外）	安琪	郭应强	胡佳	篑可	蒙伟	干昌平	侯江龙	肖正华	石小军	王贝宇	龙成
		武忠									
外科学（骨科）	宋跃明	沈彬	刘浩	王光林	方跃	杨静	曾建成	汪雷	马立泰	王浩洋	靳海波
	屠重棋	项舟	康鹏德	张晖	段鑫	李涛	周春光	曾羿	聂涌	唐凡	戎鑫
	周宗科	孔清泉	刘雷	丰干钧	黄强	杨曦	孟阳	丁琛			
	段宏	秦廷武	解慧琪	闵理	谢锦伟						
	黄石书	刘立岷	黄泽宇	周勇							
运动医学	李箭	付维力	唐新		李棋	陈刚					
外科学（泌尿）	魏强	王坤杰	王佳	董强	沈宏	张朋	柳良仁	沈朋飞	刘嘉铭	刘振华	魏武然
	卢一平	李虹	袁久洪	曾浩	王显丁	周亮	宋涤润	邱实	金涛	蒋小辉	鲍一歌
	韩平	林涛	李晌	罗德毅	魏鑫	金熙	孙光曦				
	杨璐	艾建忠									

续表

专业	博士生导师	硕士生导师
外科学（神经外科）	游潮、刘艳辉、马潞、姜曙、王伟、毛庆、徐建国、惠旭辉、方芳、张跃康、周良学、程永忠、刘家刚、贺民、郑骏	陈竑、方媛、李进、张思、陶传元、周培志、李翔、张恒、李鹏、李喆、关俊文、刘翼、马骏鹏、胡鑫、张昌伟、郑松平、田猛、李强
外科学（烧伤）	岑瑛、李青峰、许学文	程健、陈俊杰、伍聪、张艳阁、王跃龙、李正勇
妇产科学	赵霞、黄薇、周容、郑艾、郗明蓉、王红静、李征宇、周圣涛、许良智、胡雅毅、王晓东、肖雪、刘兴会、尹如铁、郑莹、李金科、周淑、王平、林卫、边策	余海燕、彭冰、张力、苗娅莉、刘辉、张丹、肖准、张静、何跃东、王丹青、何国琳、牛晓宇、陈杰、傅琼、秦朗、黄仲英、李春梅、楼江燕、刘洪情、姚强、龚云辉、姚远、马黔红、胡婷
儿科学	母得志、屈艺、朱军、罗蓉、刘瀚旻、马志贵、熊英、周开宇、万朝敏、李熙鸿、王华、张莉、华益民、唐军、杨凡、胡颖、余涛、乔莉娜、段泓宇、郭霞、刘忠强、王涛	张曜耀、陈娟、李德渊、吴刚、蔡浅云、王川、朱慧莉、顾玲、甘靖、李一飞、汪志凌、杨晓燕、单丹、高举、夏斌、舒敏、陈莉娜、熊菲、陈恒禧、袁粒星、伍金林、周晖、高晓琳、肖东琼、綦小蓉、陈大鹏、陶于洪、朱渝、俞丹、谢咏梅、崔陶、熊涛、石晶、蔡晓唐、董丽群、陆晓茜

续表

专业	博士生导师					硕士生导师					
神经病学	何俐	刘鸣	周东	周红雨	邹晓毅	杨天华	宋伟	陈雪平	刘峻峰	张世洪	张舒婷
	商慧芳	彭蓉	徐严明	刘凌	郝子龙	杨靓	陈宁	周俊英	吴思鄉	徐芒芒	吴欣桐
	陈永平	吴波	李劲梅	洪桢	邹建	熊维希	李春雨	欧汝威			
	安东梅	王德任	陈芹	周沐科							
精神病与精神卫生学	李涛	张伟	孙学礼	马小红	张岚	邓红	郑重	邱昌建	王雪	李元嫒	徐佳军
	唐向东	李静	郭万军	王强	殷莉	李名立	况伟宏	李苗	张烨	张骏	
	黄颐	倪培艳									
麻醉学	刘进	左云霞	王儒蓉	王廷华	周荣华	李华凤	罗俊	梁鹏	唐昱英	刘飞	李羽
	刘斌	朱涛	张文胜	李涛	胡朝阳	罗林丽	肖红	王晓	魏蔚	叶菱	马玉姗
	杜磊	余海	林雪梅	姜春玲	李崎	宋莉	廖刃	罗东	杜桂芝	宋海波	杨俊
	陈果	陈婵	蒋若天	李茜	江晓琴	张渝俊					
	杨静	黄瀚	周诚								
耳鼻咽喉科学	刘世喜	郑芸	唐玥玓	赵宇	刘亚峰	陈飞	孟娟	吴江	吕丹	邹剑	任建君
	杨慧				刘均	刘锋	宋柠颖	孟照莉			
					聂虎	张蜀	姚蓉	魏薇			
急诊医学	曹钰	万智						甘露			
全科医学	廖晓阳				李双庆						

续表

专业	博士生导师						硕士生导师				
中西医结合临床	夏庆 黄伟	毛兵 万美华	唐文富	付娟娟	李宁	蒋红丽	刘洪	邓力珲	刘祎	何洪波	
中西医结合基础	黄文				杜丹	辛光					
眼科学	张明 李妮 陆方	刘陇黔 何为民	陈大年 张美霞	范玮 徐筑萍	邓应平	唐莉	魏欣	刘春玲	闫乃红	郭波	
医技	叶健雄	柏森	李真林	赵剑衡	胡雯 饶志勇	傅玉川 杨栋	杨永红	王秋	李光俊	钟仁明	梁国鹏
皮肤病与性病学	冉玉平 李薇 吕小岩	李利	蒋献	王琳	张敏	汪盛	黎静宜	文翔			
重症医学	康焰	陈思源	张巍		廖雪莲	吴晓	尹万红	张中伟			
康复医学与理疗学	何成奇 魏全		屈云		高强	何竟	黄程	何红晨	夏勇		
肿瘤学（头颈）	陈念永 刘磊	邹立群	姜愚	郑鸿	蒋明	艾平	罗婷	王峰	钟晓蓉		
肿瘤学（腹部）	毕成 曹丹 王辛	易成	朱青	李秋	廖正银 马骥	刘明	沈亚丽	邱萌	勾红峰	杨雨	朱洪

续表

专业	博士生导师	硕士生导师
肿瘤学（胸部）	卢铀、王永生、黄媚娟、薛建新、朱江、彭枫	宫友陵、刘咏梅、张衍、邹炳文、唐源
肿瘤学（放疗）	李志平	
肿瘤学（生物治疗）	魏于全、魏霞蔚、刘继彦、马学磊、彭星辰、丁振宇、张双	
肺癌中心	周清华、罗锋、于金明、许峰、王力	
肿瘤（其他）	赵旭东、林苹	
病理学与病理生理学	周桥、张红英、步宏、刘卫平、陈铌、王威亚、苏学英、魏兵、赵莎	蒋莉莉、沈扬眉、王巍、张骞、姜勇、陈丰娇、张文燕、陈子航
临床检验诊断学	王兰兰、陶传敏、应斌武、江咏梅、周静、武永康、廖红艳、黄卓春、马莹、杨溪、郑沁、李冬冬	李贵星、李壹、宋兴勃、秦莉、何超、曾婷婷、康梅、张君龙、于凡、谢铁、陈捷、刘小娟、千伟、张玫、李福平
影像医学与核医学（放射）	龚启勇、邸发宝、月强、宋彬、罗奎、彭述明、杨志刚、黄晓琦、吕粟、郭应坤、余建群、伍兵、索学玲、宁刚、彭礼清	李飞、孙家瑜、吴敏、陈桃林、孙怀强、罗春燕、许华燕、田肖和、曲海波、赵又瑾

续表

专业	博士生导师					硕士生导师					
影像医学与核医学（超声）	罗燕 彭玉兰	邱逦	罗红	卢强	李永忠	庄华	马步云	蔡迪明	杨帆	徐金顺	马朗
影像医学与核医学（核医学）	李林 欧晓红	贾志云	田蓉	黄蕤	范成中	刘斌	蔡华伟	苏鸣岗	沈国华		
遗传学	马用信	杨元	苏智广	张康	蔡绪雨	刘运强					
护理学	李继平 李卡	胡秀英 胡晓林	蒋晓莲 陈红	罗碧如 蒋艳	宋锦平 刘素珍	袁丽 李小麟	杨蓉 李俊英	李晓玲 方进博 龚姝	冯先琼 毕小琴 唐梦琳	宁宁 陈茜 郭红霞	张雪梅 黄文霞 赵秀芳 张晓霞
移植科学与工程学	程惊秋 叶丰	卢晓凤 包骥	陆燕蓉 刘敬平	石毓君		王贵	张勇 杨浩	陈进	冯灵		
循证医学	孙鑫 张伶俐	杜亮	喻佳洁	黄进	李静	康德英		谭婧	蒲丹	李玲	李正赤

续表

专业	博士生导师						硕士生导师				
母婴医学	白怀	王艳萍	李虹	马芳	于萍	高林波	张怡	赵凤艳	谢亮	牟玮	何春花
	梁娟	范平	代礼	刘珊玲	王涛	童煜	王艳云	李娜娜	刘珍	唐小强	
	李沁桐	许文明	李小洪	周斌							
	童吉宇										
临床药学	何金汗	何治尧	李艳萍	徐珽	张志勇	吴逢波	王碧兰	曾力楠			
	李玉文	李飞									
医院管理与卫生政策	张伟		张林		文进	孙麟	姜洁				
	李为民										
临床药物与器械评价	岑小波		肖凯	冯萍	苗佳	罗柱	郑莉				
	钟治晖										
药物化学	何杨		柯博文		杨晓妍						
	吴昊星										
医学信息学	周小波	沈百荣	李康	未欢			刘璞				
	陈润生	江宁	江松								
生理学	莫显明				孟文彤						
	刘聪										
再生医学中心	康裕建		冯莉		刘杰	朱红艳					
	朱冰梅					万琳					

4.四川大学生物治疗国家重点实验室博士生、硕士生导师名录（2021年7月）

专业	博士生导师					硕士生导师
有机化学	陈宇综 刘建	练仲	钮大文	杨成	杨黎	
化学生物学	陈元伟 余洛汀	李锐 余雅梅	刘博	欧阳亮	谢永美	
微生物学	程伟 张润东	董浩浩	梁淑芳	罗云孜		
遗传学	陈路 许恒	董飚 杨林	戚世乾	谢丹	杨阳	李岭 马峰
细胞生物学	陈崇 李玉华 文富强	邓东 刘玉 徐劲松	高光坪 邵振华 袁铸	何海怀 仝爱平 钟治晖	张惠媛	刘新宇 孙子宜

续表

专业	博士生导师	硕士生导师
生物化学与分子生物学	戴伦治　逯光文　薛志宏　胡洪波　任海燕　姚少华　贾大　苏丹　周小明　雷鹏　唐麟　林静文　余雅梅　赵长建	
纳米材料与药物导入系统	郭刚　米鹏	
基础医学	曹中炜　汪源　丁福森　聂春来　钱减治	
人类重大疾病与生物治疗	韩俊宏　石虎兵　黄灿华　王兆　姜红　杨金亮　李肖　俞德超　王玮　吴杨	孙庆祥
药学	何谷　罗有福　赵灏兰　耿佳　张敦房　胡以国　宋相容　贺雪莲　卢克锋　黄震　王震玲　张立国　钱志勇　蒋维　向明礼　程平　张义文　高祥　张永辉	彭爱华　郑瑀　王春婷　吴紊洁　姚于勤
生物医学工程	范昌发	叶昊宇

十一、2021年医（学）院博士点、硕士点列表

临床医学一级学科学位授权点

序号	代码	博士学位授权点	硕士学位授权点
1	100201	内科学	内科学
2	100202	儿科学	儿科学
3	100203	老年医学	老年医学
4	100204	神经病学	神经病学
5	100205	精神病学与精神卫生学	精神病学与精神卫生学
6	100206	皮肤病与性病学	皮肤病与性病学
7	100207	影像医学与核医学	影像医学与核医学
8	100208	临床检验诊断学	临床检验诊断学
9	100210	外科学	外科学
10	100211	妇产科学	妇产科学
11	100212	眼科学	眼科学
12	100213	耳鼻咽喉科学	耳鼻咽喉科学
13	100214	肿瘤学	肿瘤学
14	100215	康复医学与理疗学	康复医学与理疗学
15	100216	运动医学	运动医学
16	100217	麻醉学	麻醉学
17	100218	急诊医学	急诊医学
18	1002Z1	循证医学	循证医学
19	1002Z2	移植科学与工程学	移植科学与工程学
20	1002Z3	临床药物与器械评价学	临床药物与器械评价学

续表

序号	代码	博士学位授权点	硕士学位授权点
21	1002Z5	疾病分子与转化医学	疾病分子与转化医学
22	1002Z6	人类重大疾病生物治疗	人类重大疾病生物治疗
23	1002Z7	母婴医学	母婴医学
24	1002Z8	医学信息学（临床信息、信息与决策、信息系统、信息标准）	医学信息学（临床信息、信息与决策、信息系统、信息标准）
25	1002Z9	重症医学	重症医学

临床医学专业学位授权点

序号	代码	博士学位授权点	硕士学位授权点
1	105101	内科学	内科学
2	105102	儿科学	儿科学
3	105103	老年医学	老年医学
4	105104	神经病学	神经病学
5	105105	精神病与精神卫生学	精神病与精神卫生学
6	105106	皮肤病与性病学	皮肤病与性病学
7	105107	急诊医学	急诊医学
8	105108	重症医学	重症医学
9	105109	全科医学	全科医学
10	105110	康复医学与理疗学	康复医学与理疗学
11	105111	外科学	外科学
12	105112	儿外科学	儿外科学
13	105113	骨科学	骨科学
14	105114	运动医学	运动医学

续表

序号	代码	博士学位授权点	硕士学位授权点
15	105115	妇产科学	妇产科学
16	105116	眼科学	眼科学
17	105117	耳鼻咽喉科学	耳鼻咽喉科学
18	105118	麻醉学	麻醉学
19	105119	临床病理	临床病理
20	105120	临床检验诊断学	临床检验诊断学
21	105121	肿瘤学	肿瘤学
22	105122	放射肿瘤学	放射肿瘤学
23	105123	放射影像学	放射影像学
24	105124	超声医学	超声医学
25	105125	核医学	核医学
26	105126	医学遗传学	医学遗传学

中西医结合一级学科学位授权点

序号	代码	博士学位授权点	硕士学位授权点
1	100601	中西医结合基础	中西医结合基础
2	100602	中西医结合临床	中西医结合临床

护理学一级学科学位授权点

序号	代码	博士学位授权点	硕士学位授权点
1	1011Z1	基础护理学	基础护理学
2	1011Z2	临床护理学	临床护理学
3	1011Z3	社区护理学	社区护理学

护理专业学位授权点

序号	代码	博士学位授权点	硕士学位授权点
1	105400		护理

医学技术一级学科学位授权点

序号	代码	博士学位授权点	硕士学位授权点
1	1010Z1	眼视光学	眼视光学
2	1010Z2	康复治疗学	康复治疗学
3	1010Z3	听力与言语康复学	听力与言语康复学
4	1010Z4	放射治疗物理技术	放射治疗物理技术
5	1010Z5	临床营养	临床营养
6	1010Z6	医学影像技术学	医学影像技术学
7	1010Z7	医学检验技术	医学检验技术
8	1010Z8	呼吸治疗	呼吸治疗
9	1010Z9	医学工程技术	医学工程技术

交叉学科授权点

序号	代码	博士学位授权点	硕士学位授权点
1	1002J4	再生医学	再生医学
2	1002J2	人工智能	人工智能

交叉学科授权点

序号	代码	博士学位授权点	硕士学位授权点
1	0710J8	应激生物学	应激生物学

跨学科培养点

序号	代码	博士学位授权点	硕士学位授权点
1	071007	遗传学	遗传学
2	071010	生物化学与分子生物学	生物化学与分子生物学
3	1007Z1	临床药学	临床药学
4	100701	药物化学	药物化学
5	100702	药剂学	药剂学
6	100706	药理学	药理学
7	100104	病理学与病理生理学	病理学与病理生理学
8	071003	生理学	生理学
9	1004Z4	卫生政策与管理	卫生政策与管理
10	1201Z6	医院管理与卫生政策	医院管理与卫生政策

有博士学位授权点69个，硕士学位授权点69个。有跨学科博士培养点10个，硕士培养点10个。

十二、2007—2021年医（学）院职工担任国务院学科评议组成员名单

届别	年份	姓名	专业
第五届	2003	张肇达	临床医学
第六届	2009	魏于全	临床医学
第七届	2015	胡秀英	护理学
		魏于全	临床医学
		步宏	基础医学
第八届	2020	胡秀英	护理学
		龚启勇	临床医学、医学技术
		黄灿华	基础医学

十三、2007—2021年医（学）院在中国国际"互联网+"大学生创新创业大赛获奖情况

届别	年份	作品名称	获奖等级	团队成员	指导教师
第一届	2015	"乐乐医"患者诊后随访及慢病管理	全国金奖	吴刚、任敏、廖光动、郭涛、熊涛	陈俊、彭星辰
第二届	2016	SMART+MED云病理共享平台	全国金奖	王成弟、翁诚鑫、陈豪等	包骙、步宏
第三届	2017	Niceky自抗凝性高通量血液透析器	全国金奖	秦政、张泽淏、刘志航等	赵长生、李昌龙
第三届	2017	Lifeline生命续航专家	全国金奖	王亚宁、邵俊、谭丽等	康裕建、冯莉、王誉熹
第三届	2017	DeppNet肺结节人工智能	全国金奖	王成弟、杨阳、蒋宇婷等	李为民、刘伦旭、李旭伟
第四届	2018	Doctor Can肿瘤治库——全球首款大数据肿瘤治疗方案提供商	全国金奖	蒋宇婷、王林、蔡武峰、姚怡君等	蒲丹、伍洋平、李为民、周圣涛
第四届	2018	神经可视化脊柱微创手术导航系统	全国金奖	谢天航、杨莹、石武、杨志强等	王贤帝、聂鸿飞、曾建成、张伟、宋跃明
第四届	2018	飞行医院——致力于支医扶贫的多功能移动医疗队	全国银奖	朱雨琦、杨威、李凡琳、王天昊等	黄进、李正赤、沈彬、晏会、伍艳、胡海
第五届	2019	利吾肝——挽救衰竭肝脏体外支持仪	全国金奖	李奕、高孟雨、何宇婷、李佶芮、张润东、万奕甫、张炳琪、李经纬、肖雨璇、邱炳润、孙炜、高子毅、翁诚馨、吴琼	包骙、程春燕

续表

届别	年份	作品名称	获奖等级	团队成员	指导教师
第六届	2020	智骨——个性化可降解骨诱导材料开拓者	全国金奖	蔡武峰、严淳议	樊渝江、周长春、杨晓、朱向东
第六届	2020	赤纸芯——全国领先的传染病现场快速分子诊断服务	全国银奖	吴涛、陈豪、姜皓腾等	应斌武、张韵
第六届	2020	Cardio-Bot心血管影像数字医生——全球首创超声、CT集合的心血管病智能诊疗云平台	全国银奖	刘琦、葛玲玲、姚怡君、李灵儿等	陈茂、祝烨、伍艳
第六届	2020	KEDOOM蚪动——全球首款便携精液质量智能测评设备生产商	全国铜奖	谢跃兵、薛文滨、徐昊翔等	秦朗、李晓欧、张思、杨镒釭、倪忠、赵鹤翔、贾邦盛、李波、张聃、罗凤鸣、陈杉、王晓宇、陈兢、任黎明
第七届	2021	肺常好——呼吸道感染疾病精准防控赋能基层医疗	全国金奖	邵俊、张琪然、邱炳润、奇鑫、吴佳阳、李经纬、范怀亿、钟雨婵、周琳、宋璐佳、兰天中、赵科甫、王凯歌	王成弟、伍艳、李为民
第七届	2021	精影求精——全球首创精神疾病诊疗仪	全国金奖	潘南方、余一凡、秦堃、杨青欣、余秋璇、贾婷婷、黄宇清、陆嘉怡、曾意森、盛厦庆、李雪、龙雅静、万旭峰、张树芳、陈鹏帆	龚启勇、幸浩洋、黄晓琦

十四、2021年院内科研实验室设置

1.罕见病研究院

2.疾病系统遗传研究院

3.生物制药研究院

4.生物治疗研究中心

5.老年医学研究中心

6.医疗信息化工程研究中心

7.护理创新研究中心

8.化妆品评价中心

9.精准医学研究中心

10.临床磁共振研究中心

11.生物医学大数据中心

12.再生医学研究中心

13.临床流行病学与循证医学研究中心

14.病原微生物研究中心

15.创面修复创新中心

16.胆道疾病研究中心

17.护理质量与安全循证研究中心

18.华西—加州预测干预医学研究中心

19.四川大学—牛津大学华西消化道肿瘤研究中心

20.临床转化创新中心/分子医学研究中心

21.乳腺疾病临床研究中心

22.深地医学研究中心

23.糖尿病与代谢研究中心

24.医学装备创新研究中心/医疗器械监管研究与评价中心

25.灾难医学研究中心

26.康复医学研究所

27.肺癌研究所

28.高原健康联合研究所

29.骨科研究所

30.呼吸健康研究所

31.临床病理研究所

续表

32.泌尿外科研究所

33.肾脏病研究所

34.消化外科研究所

35.胸部肿瘤研究所

36.血液病研究所

37.麻醉与危重急救研究室

38.移植免疫研究室

39.癌基因研究室

40.病理研究室

41.代谢组学与药源性肝损伤研究室

42.肺免疫炎症研究室

43.分子影像研究室

44.分子肿瘤学研究室

45.风湿免疫研究室

46.感染性疾病研究室

47.感染与疫苗研究室

48.干细胞生物学研究室

49.干细胞与抗衰老研究室

50.干细胞与组织工程研究室

51.肝脏外科研究室

52.肝脏移植研究室

53.核医学临床研究室

54.呼吸病学研究室

55.呼吸感染与干预研究室

56.黄斑病研究室

57.急诊医学研究室

58.甲状（旁）腺疾病研究室

59.精神医学研究室

60.临床细胞治疗研究室

61.临床药学与药品不良反应研究室

62.临床影像药物研究室

63.男科学研究室

64.内分泌代谢病研究室

续表

65.皮肤病学研究室
66.普外肿瘤表观遗传与基因组学研究室
67.人类疾病和免疫治疗研究室
68.乳腺疾病多组学研究室
69.神经疾病研究室
70.神经内科研究室
71.神经退行性疾病研究室
72.神经外科研究室
73.实验肿瘤研究室
74.衰老及老年病机制研究室
75.衰老与肿瘤研究室
76.睡眠医学研究室
77.胃癌研究室
78.线粒体与代谢医学研究室
79.小儿外科研究室
80.消化疾病研究室
81.心血管疾病研究室
82.心脏瓣膜病研究室
83.眼科学研究室
84.眼视光学与视觉科学研究室
85.炎症性肠病研究室
86.液体活检和单细胞研究室
87.医学遗传研究室
88.整形烧伤外科研究室
89.肿瘤动物模型创制及应用研究室
90.肿瘤分子靶向治疗研究室
91.中西医结合研究室
92.中药药理研究室
93.重症医学研究室
94.组学技术与生物信息研究室

十五、2007—2021年医(学)院承担的部分代表性国家级重大/重点项目清单

批准年度	批准号	项目来源	项目类别	项目名称	负责人	科室	批准经费/万元
2007	2007 AA021902	科技部	国家高技术研究发展计划项目	纳米生物材料研发	钱志勇	肿瘤生物治疗研究室	1 700
2007	2007 BAI25B04	科技部	国家科技支撑计划	大骨节病亚临床期诊断与分期综合治疗效果评价研究	裴福兴	骨科	707
2007	2007 BAE13B04	科技部	国家科技支撑计划	活性纳米复合生物材料制品手术示范与临床应用	屠重棋	骨科	533
2007	2007 CB947802	科技部	国家重点基础研究发展计划项目	干细胞在体外环境分化过程中表面分子的鉴定和功能研究	莫显明	干细胞生物学研究室	487.27
2007	2007 AA021005	科技部	国家高技术研究发展计划项目	重大疾病的基因治疗–非复制型腺病毒抗肿瘤作用的临床试验研究及新药研发	魏于全	肿瘤生物治疗研究室	451
2007	2007 AA021106	科技部	国家高技术研究发展计划项目	肿瘤免疫基因治疗的应用研究	文艳君	肿瘤生物治疗研究室	448
2007	2007 AA021008	科技部	国家高技术研究发展计划项目	RNA干扰等基因治疗肿瘤的临床前研究	邓洪新	肿瘤生物治疗研究室	403

续表

批准年度	批准号	项目来源	项目类别	项目名称	负责人	科室	批准经费/万元
2007	2007 CB512301	科技部	国家重点基础研究发展计划项目	疾病的遗传易感性——抑郁症和精神分裂症的基因与环境相互作用机理研究	李涛	精神医学研究室	396.58
2007	2007 AA021201	科技部	国家高技术研究发展计划项目	基因治疗新型导入系统的研究	陈俐娟	肿瘤生物治疗研究室	376
2007	2007 BAI07A09	科技部	国家科技支撑计划	呼吸系统疾病等疾病防治技术研究	曾智	心脏内科	370
2007	2007 BAI25B02	科技部	国家科技支撑计划	大骨节病环境致病因素与人体交互作用的研究	李涛	精神医学研究室	310
2008	2008 ZX09305008	科技部	新药创制重大专项	规范化药物安全评价技术平台的建设	岑小波	GLP	2 200
2008	2009 CB941401	科技部	国家重点基础研究发展计划项目	神经元发育与退行性病变的分子细胞遗传机制	肖波	神经发育与代谢研究室	931
2009	2009 ZX09301004	科技部	新药创制重大专项	综合性新药研究开发技术大平台	魏于全	肿瘤生物治疗研究室	9 565
2009	2009 ZX10004905	科技部	传染病重大专项	四川省绵阳市乙肝与结核、凉山州布拖县艾滋病规模化现场流调及分级协同综合防治一体化示范研究	李虹	泌尿外科	3 772
2009	2008 AA022501	科技部	国家高技术研究发展计划项目	"5.12"地震伤情数据采集及信息整理分析研究	姬郁林	呼吸与危重症医学科	1 138

续表

批准年度	批准号	项目来源	项目类别	项目名称	负责人	科室	批准经费/万元
2009	2009 ZX09501015	科技部	新药创制重大专项	天然活性产物分离及分析关键技术	陈俐娟	肿瘤生物治疗研究室	701.13
2009	2008 AA022601	科技部	国家高技术研究发展计划项目	"5·12"地震灾区心理危机求援模式及灾区民众心理健康动态流行病学研究	张伟	心理卫生中心	657
2009	2009 CB522401	科技部	国家重点基础研究发展计划项目	特异性抗原致移植器官慢性失功能的免疫学机制研究	李幼平	移植免疫研究室	536
2009	2009 ZX09102045	科技部	新药创制重大专项	新型PI3Kγ抑制剂治疗急性重症肝炎一类新药临床前研究	吴晓华	肿瘤生物治疗研究室	397
2009	2008 ZX10002006	科技部	传染病重大专项	慢性乙型肝炎临床转归的机制研究	唐红	感染性疾病中心	314.855
2010	2011 ZX09302001	科技部	新药创制重大专项	恶性肿瘤新药临床评价研究技术平台	卢铀	胸部肿瘤科	1 800
2010	2010 CB529906	科技部	国家重点基础研究发展计划项目	重要疾病的靶向基因治疗	魏于全	肿瘤生物治疗研究室	511
2010	2009 BAI77B06	科技部	国家科技支撑计划	心身疾病常见心理问题的识别与干预	孙学礼	心理卫生中心	506

续表

批准年度	批准号	项目来源	项目类别	项目名称	负责人	科室	批准经费/万元
2010	2009CB941202	科技部	国家重点基础研究发展计划项目	调控胰腺发育的分子机理研究	莫显明	干细胞生物学研究室	394.5
2010	2009AA022702	科技部	国家高技术研究发展计划项目	精神分裂症全基因组关联分析和药物基因组学研究	胡迅	疾病遗传资源中心	303.34
2010	2009ZX09102241	科技部	新药创制重大专项	RNA—干扰FAK/EFGR双基因治疗肺癌的一类新药开发	邓洪新	肿瘤生物治疗研究室	300
2011	2011BAI11B11	科技部	国家科技支撑计划	慢性心力衰竭患者心脏性猝死的一级预防	黄德嘉	心脏内科	508
2011	2011CB935804	科技部	国家重点基础研究发展计划项目	肿瘤纳米分子影像探针在体多模态成像	邰发宝	放射科	500
2011	2011BAI11B18	科技部	国家科技支撑计划	瓣膜病术后抗凝个体化和低抗凝标准研究	石应康	心脏大血管外科	456
2011	81123003	国家自然科学基金	专项基金/优秀国家重点实验室研究基金	肿瘤微环境与干预治疗	魏于全	肿瘤生物治疗研究室	300
2012	2013CB911300	科技部	国家重点基础研究发展计划项目	病毒诱导肿瘤发生的氧化还原蛋白质组研究	黄灿华	肿瘤生物治疗研究室	2 400

续表

批准 年度	批准号	项目 来源	项目类别	项目名称	负责人	科室	批准经 费/万元
2012	2012 ZX10004901	科技部	传染病 重大专项	四川省绵阳市艾滋病、乙肝和结核病规模化现场流行病学干预及分级协同综合防治一体化示范研究	李虹	泌尿 外科	2 349.5
2012	2012 AA020702	科技部	国家高技术研究发展计划项目	肿瘤、呼吸系统等重大疾病灵长类动物模型标准化研究及应用	钟治晖	灵长类 疾病动 物模型 研究室	766
2012	2012 BAI01B06	科技部	国家科技支撑计划	精神分裂症个体化治疗方案和评估体系的建立	李涛	心理卫 生中心	762
2012	2012 AA020904	科技部	国家高技术研究发展计划项目	感染性疾病、自身免疫性疾病的细胞治疗研究	杨莉	肿瘤生 物治疗 研究室	741
2012	2012 AA02A615	科技部	国家高技术研究发展计划项目	数字化医疗区域协同应用示范	黄勇	党委 办公室	718
2012	2012 BAH07F05	科技部	国家科技支撑计划	协同医疗卫生服务平台应用示范	石应康	心脏 大血管 外科	451
2012	2012 BAH07F03	科技部	国家科技支撑计划	协同医疗卫生服务平台与应用系统	黄勇	党委 办公室	443
2012	2012 AA021004	科技部	国家高技术研究发展计划项目	干细胞组织工程肝脏的构建及体外实验研究	邓洪新	肿瘤生 物治疗 研究室	369

续表

批准年度	批准号	项目来源	项目类别	项目名称	负责人	科室	批准经费/万元
2012	2011ZXJ09302	科技部	新药创制重大专项	建立军队特需镇痛麻醉药产学联盟	刘进	麻醉科	342.94
2012	81220108013	国家自然科学基金	重点国际合作与交流项目	情感障碍疗效评估与治疗方案优化的高场磁共振成像研究	龚启勇	临床磁共振研究中心	300
2013	2013ZX09301304	科技部	新药创制重大专项	综合性新药研究开发技术大平台	魏于全	肿瘤生物治疗研究室	3 564
2013	2014ZX09101001	科技部	新药创制重大专项	注射用磷丙泊酚钠水合物的Ⅲ期临床研究	刘进	麻醉科	2 137.43
2013	2012AA020802	科技部	国家高技术研究发展计划项目	基因治疗相关产品的规模化生产关键技术研究	俞德超	肿瘤生物治疗研究室	692
2013	2013CB967504	科技部	国家重点基础研究发展计划项目	干细胞治疗视网膜变性的基础与临床研究	张康	分子医学研究中心	635
2013	2012ZX09102101	科技部	新药创制重大专项	靶向PLK1激酶的新型抗肿瘤候选药物SKLB-703的药效药代及临床前安全性评价研究	杨胜勇	肿瘤生物治疗研究室	507.52
2013	2012ZX10002006	科技部	传染病重大专项	用于重型乙肝治疗的新型免疫制剂的研发	李炯	肿瘤生物治疗研究室	484.99

续表

批准年度	批准号	项目来源	项目类别	项目名称	负责人	科室	批准经费/万元
2013	2012 ZX09501001	科技部	新药创制重大专项	新药早期成药性评价关键技术	黄灿华	肿瘤生物治疗研究室	428.18
2013	2013 CB911301	科技部	国家重点基础研究发展计划项目	病毒诱发癌变不同阶段的氧化还原蛋白组研究	黄灿华	肿瘤生物治疗研究室	372
2013	2012 ZX10002014	科技部	传染病重大专项	HBx/IL-12双基因重组腺病毒肝癌治疗药物的临床试验研究	魏于全	肿瘤生物治疗研究室	324.03
2013	91332205	国家自然科学基金	重大项目	双相情感障碍神经环路异常的分子机制：单胺神经递质和生物节律系统的交互作用	李涛	心理卫生中心	300
2014	2014 ZX09101041	科技部	新药创制重大专项	新型肿瘤疫苗的研发	陈县城	肿瘤生物治疗研究室	816.23
2014	2014 AA021604	科技部	国家高技术研究发展计划项目	AMD关键基因的人源化小鼠和恒河猴的建立及临床治疗药物研发	苏智广	分子医学研究中心	632
2014	2014 AA020706	科技部	国家高技术研究发展计划项目	慢性非传染性疾病治疗性疫苗的研发	罗彦	肿瘤生物治疗研究室	587
2014	2014 AA020704	科技部	国家高技术研究发展计划项目	特异性识别受体修饰的抗肿瘤效应T细胞的规模化制备关键技术	王永生	胸部肿瘤科	503

续表

批准年度	批准号	项目来源	项目类别	项目名称	负责人	科室	批准经费/万元
2014	2013 ZX09102030	科技部	新药创制重大专项	一种针对多种肿瘤的NY-ESO-1蛋白/新型佐剂的肿瘤治疗性疫苗的研发	丁振宇	胸部肿瘤科	450
2014	81430071	国家自然科学基金	重点项目	肿瘤耐药相关的蛋白质氧化还原修饰及信号调控	黄灿华	肿瘤生物治疗研究室	340
2014	2014 BAI08B04	科技部	国家科技支撑计划	基层常见多发病防治适宜技术评价与推广研究	文富强	呼吸与危重症医学科	313
2014	81420108014	国家自然科学基金	重点国际合作与交流项目	基于多模态神经网络的癫痫猝死高危人群的新靶点及其干预的机制研究	周东	神经内科	300
2015	2015 AA020305	科技部	国家高技术研究发展计划项目	3D生物打印技术促进人工血管内皮化的研发	康裕建	再生医学研究中心	1372
2015	2015 AA020309	科技部	国家高技术研究发展计划项目	基于基因编辑技术治疗白血病等肿瘤的关键技术研究	姚少华	肿瘤生物治疗研究室	840
2015	81527806	国家自然科学基金	国家重大科研仪器研制项目	高效高速逆流色谱仪的研制与应用	陈俐娟	肿瘤生物治疗研究室	764.93
2015	2015 AA020306	科技部	国家高技术研究发展计划项目	胚胎干细胞和成体干细胞表面特异性标识与应用	胡建昆	胃肠外科	644

续表

批准年度	批准号	项目来源	项目类别	项目名称	负责人	科室	批准经费/万元
2015	2015ZX09102010	科技部	新药创制重大专项	抗PD-1新型抗体治疗肿瘤的临床前研究	仝爱平	肿瘤生物治疗研究室	450.83
2015	31525009	国家自然科学基金	杰出青年科学基金	纳米生物材料	钱志勇	肿瘤生物治疗研究室	400
2015	81590955	国家自然科学基金	重大项目	穴位不同功能态的临床应用研究	孙鑫	循证医学研究中心	343.884
2015	81530002	国家自然科学基金	重点项目	阻塞性睡眠呼吸暂停患者对低氧环境适应的表观遗传学机制研究	唐向东	神经生物检测中心	327.31
2015	31530042	国家自然科学基金	重点项目	Rheb1/mTORC1调控的印记基因DLK1在出生后脑组织髓鞘形成中的作用	肖波	神经发育与代谢研究室	322.8
2016	2016YFC1200300	科技部	国家重点研发计划	重要新发突发传染病病原的宿主互作与致病机制研究	逯光文	肿瘤生物治疗研究室	1 418
2016	81621003	国家自然科学基金	创新研究群体	医学影像学	龚启勇	临床磁共振研究中心	1 200
2016	2016YFC0906000	科技部	国家重点研发计划	结直肠癌个体化治疗靶标发现与新技术研发	石虎兵	肿瘤生物治疗研究室	785
2016	2016YFC0901504	科技部	国家重点研发计划	神经骨骼与皮肤罕见病的注册登记研究	程惊秋	移植免疫研究室	700
2016	2016YFA0502203	科技部	国家重点研发计划	CD4+T细胞转录后调控机制	胡洪波	肿瘤生物治疗研究室	625

续表

批准年度	批准号	项目来源	项目类别	项目名称	负责人	科室	批准经费/万元
2016	2016 YFC1201705	科技部	国家重点研发计划	华西地区中国人类遗传资源样本库集群建设	胡迅	疾病遗传资源中心	510
2016	2016 YFC1103003	科技部	国家重点研发计划	佩戴式人工肾关键技术研发	苏白海	肾脏内科	393
2016	2016 YFE0103400	科技部	国家重点研发计划	中意肺癌早期诊断及"个体化"精准治疗关键技术研究	许峰	肺癌中心	376.8
2016	2016 YFC0903600	科技部	国家重点研发计划	基于多组学谱的慢性阻塞性肺疾病的早期分子诊断、分子分型、精准治疗与急性加重分子预测模型的系统研究	文富强	呼吸与危重症医学科	320
2016	2016 YFC0904300	科技部	国家重点研发计划	基于多组学图谱的精神分裂症精准诊疗模式研究	李涛	心理卫生中心	320
2016	2016 YFC1200203	科技部	国家重点研发计划	新发突发病原体在不同宿主传播过程中发生致病力和耐药性改变的分子标记及调频机制研究	肖恒怡	老年医学研究中心	300
2017	2017 YFC0840101	科技部	国家重点研发计划	老年健康与口腔疾病防控技术服务体系研究	董碧蓉	老年医学中心/干部医疗科	3000
2017	2017 YFC1104700	科技部	国家重点研发计划	功能敷料及软组织修复材料的研制及产品开发	解慧琪	干细胞与组织工程研究室	1485

续表

批准 年度	批准号	项目 来源	项目类别	项目名称	负责人	科室	批准经 费/万元
2017	2017 YFC0112300	科技部	国家重点 研发计划	国产氩气高频电 刀在消化内镜系 列新型诊疗技术 中的临床方案制 定与研究	胡兵	消化 内科	1189
2017	2017 YFA0205404	科技部	国家重点 研发计划	纳米药物有效性 和安全性评价	唐承薇	消化 内科	638
2017	2017 YFA0504304	科技部	国家重点 研发计划	RNA–蛋白质复合 机器在胚胎发育 及器官形成过程 中的生物学功能	彭勇	肿瘤生 物治疗 研究室	631
2017	2017 YFC0910004	科技部	国家重点 研发计划	基于联合体的精 准医疗方案优化 及效益分析	刘丹	呼吸与 危重症 医学科	600
2017	2017 YFA0505903	科技部	国家重点 研发计划	病原菌及宿主相 关蛋白分子结构 解析和新型抑制 剂的	苏丹	生物治 疗国家 重点实 验室	589
2017	2017 YFA0106500	科技部	国家重点 研发计划	神经干细胞命运 决定的转录和转 录后调控	汪源	肿瘤生 物治疗 研究室	584
2017	2017 YFA0105702	科技部	国家重点 研发计划	间充质干细胞的 临床前研究	邓洪新	肿瘤生 物治疗 研究室	497
2017	2017 YFA0506300	科技部	国家重点 研发计划	自噬通路新关键 分子以及蛋白复 合体发掘和功能 研究	卢克锋	肿瘤生 物治疗 研究室	490
2017	2017 YFA0505601	科技部	国家重点 研发计划	基于基因组不稳 定性的新型蛋白 质机器的鉴定及 其在肿瘤发生发 展中的作用和干 预	陈崇	肿瘤生 物治疗 研究室	465

续表

批准年度	批准号	项目来源	项目类别	项目名称	负责人	科室	批准经费/万元
2017	2017 YFA0207900	科技部	国家重点研发计划	仿生纳米药物用于高转移性肿瘤的精准治疗	米鹏	肿瘤生物治疗研究室	460
2017	2017 ZX09302010	科技部	新药创制重大专项	靶向CLaudin 18.2-ADC药物的研发与ADC药物关键技术	杨金亮	肿瘤生物治疗研究室	397.89
2017	81790251	国家自然科学基金	重大项目	肿瘤相关特征性代谢物的系统发掘和功能研究	黄灿华	肿瘤生物治疗研究室	320
2017	2017 YFC1308504	科技部	国家重点研发计划	脑血管病运动与认知康复体系管理	屈云	康复医学科/康复医学中心	300
2018	2018 YFC1311400	科技部	国家重点研发计划	西南地区慢病防控科技综合示范研究	何俐	神经内科	1786
2018	2018 YFC1312300	科技部	国家重点研发计划	血管性认知障碍的发病机制及干预研究	雷鹏	肿瘤生物治疗研究室	1715
2018	2018 YFA0108604	科技部	国家重点研发计划	经脑内立体定向多点移植人NSC/OPC治疗恢复期脑梗死的临床研究	马潞	神经外科	900
2018	2018 YFC2000305	科技部	国家重点研发计划	老年健康状态综合评估体系建立与验证	戴伦治	肿瘤生物治疗研究室	736
2018	2017 ZX09304023	科技部	新药创制重大专项	新型生物技术药物和生物治疗临床评价技术示范平台	王永生	国家药品临床研究基地（西药）（GCP）	555.41
2018	2017 ZX09201006	科技部	新药创制重大专项	基于优良DAA组合用药治疗丙肝的新型复方SKLB-FA的开发	叶庭洪	肝脏外科研究室	534.73

续表

批准年度	批准号	项目来源	项目类别	项目名称	负责人	科室	批准经费/万元
2018	2017 YFC0113908	科技部	国家重点研发计划	数字医学诊断设备及人工智能云诊断平台应用示范	步宏	病理研究室	399
2018	91859203	国家自然科学基金	重大研究计划项目（重点类）	基于影像组学智能预测晚期非小细胞肺癌EGFR-TKI靶向治疗耐药的研究	李为民	呼吸与危重症医学科	360
2018	81861138055	国家自然科学基金	重点国际合作与交流项目	碳青霉烯耐药肺炎克雷伯菌传播及耐药机制研究（中英合作）	宗志勇	感染性疾病中心	356.5
2018	81830001	国家自然科学基金	重点项目	吸烟诱导的昼夜节律通路紊乱在COPD慢性气道炎症中的作用及其表观遗传学调控机制	文富强	呼吸与危重症医学科	352.8
2018	2018 YFC1106103	科技部	国家重点研发计划	人工玻璃体研发和临床转化	张明	眼科	301
2019	2018 ZX09733001	科技部	新药创制重大专项	重组新型蛋白药物及基因治疗、核酸药物新品种研发及关键创新技术	杨莉	肿瘤生物治疗研究室	8 409.77
2019	2018 ZX09201018	科技部	新药创制重大专项	新药创新成果转移转化试点示范项目	李为民	呼吸与危重症医学科	6 824.08
2019	2018 ZX10715003	科技部	传染病重大专项	四川绵阳乙肝与结核病规模化现场队列研究	姬郁林	呼吸与危重症医学科	3 466.63
2019	2018 YFC2001800	科技部	国家重点研发计划	老年围手术期风险分级与差异化管理技术方案研究	朱涛	麻醉科	2361

续表

批准年度	批准号	项目来源	项目类别	项目名称	负责人	科室	批准经费/万元
2019	2018 YFC2002100	科技部	国家重点研发计划	基于移动互联网的老年综合征交互式评估与干预技术的开发与应用	吴锦晖	老年医学中心/干部医疗科	1965
2019	2018 ZX09721002	科技部	新药创制重大专项	mPEG-PDLLA共聚物治疗复发或转移性乳腺癌GZ50纳米制剂	陈俐娟	肿瘤生物治疗研究室	605.54
2019	2018 YFC1106803	科技部	国家重点研发计划	生物医学材料检验评价和临床应用服务平台构建	曾勇	肝脏外科	480
2019	2019 ZX09201005	科技部	新药创制重大专项	炎性高敏感响应的高效组织导向中药释控关键技术研究	黄文	中药药理研究室	394.73
2019	2018 YFC1004601	科技部	国家重点研发计划	探讨分娩启动的调控机制	戚世乾	泌尿外科研究所	361
2019	81930046	国家自然科学基金	重点项目	2型糖尿病合并射血分数保留心力衰竭的心肌微循环的磁共振基础研究	郜发宝	放射科	356.4
2019	81930125	国家自然科学基金	重点项目	针对几类重要表观遗传调控蛋白的小分子探针/药物先导物的发现	杨胜勇	肿瘤生物治疗研究室	356.4
2019	81930020	国家自然科学基金	重点项目	肠道孕烷X受体调控β-1，3-半乳糖转移酶5及其代谢产物在代谢性疾病中的作用机制研究	何金汗	临床药学部(药剂科)	355.2

续表

批准年度	批准号	项目来源	项目类别	项目名称	负责人	科室	批准经费/万元
2019	31930067	国家自然科学基金	重点项目	功能化纳米载药体系的构建及其在恶性实体瘤免疫联合治疗中的应用基础研究	钱志勇	肿瘤生物治疗研究室	348.2
2019	2019ZX09301147	科技部	新药创制重大专项	IL13RA2和B7–H3双靶向CAR–T治疗恶性胶质瘤的临床应用及其关键技术研究	周良学	神经外科	343.05
2020	2020YFC0860200	科技部	国家重点研发计划	新冠肺炎重组蛋白疫苗研发	魏于全	肿瘤生物治疗研究室	3000
2020	2020YFC2005600	科技部	国家重点研发计划	老年肌少症早期预警、诊断和多维度干预策略研究	岳冀蓉	老年医学中心/干部医疗科	1683
2020	82027808	国家自然科学基金	国家重大科研仪器研制项目	基于精神影像体系的MR诊疗一体化装备研制	龚启勇	临床磁共振研究中心	890.63
2020	2020YFA0803602	科技部	国家重点研发计划	调控代谢可塑性和代谢记忆形成的信号通路及表观遗传机制	陈海洋	干细胞与抗衰老研究室	593
2020	2020AAA0105005	科技部	国家重点研发计划	决策支持临床应用评估标准数据集建设研究	陈蕾	神经内科	424
2020	82025002	国家自然科学基金	杰出青年科学基金	T淋巴细胞发育与功能研究	胡洪波	肿瘤生物治疗研究室	400
2020	82025007	国家自然科学基金	杰出青年科学基金	非酒精性脂肪性肝病发病机制	何金汗	临床药学部（药剂科）	400

续表

批准年度	批准号	项目来源	项目类别	项目名称	负责人	科室	批准经费/万元
2020	2020 YFC2004901	科技部	国家重点研发计划	基于多中心研究协作网络的老年骨骼系统退变流行病学特点研究	康鹏德	骨科	380
2020	2020 YFC2008402	科技部	国家重点研发计划	开展可还原中枢易累的生物学过程的疼痛测量技术研究	周诚	麻醉与危重急救研究室	367
2020	2020 YFC2008502	科技部	国家重点研发计划	老年失能综合康复评估及管理模式研究	魏全	康复医学科/康复医学中心	361
2020	82030030	国家自然科学基金	重点项目	ＤＦＮＸ１型和DFNA2型耳聋模式动物的药物及基因治疗研究	袁慧军	罕见病研究院	355.52
2020	U20A20394	国家自然科学基金	联合基金项目	建立基于多功能磁性纳米复合材料富集外泌体技术的食管癌早期诊断平台	应斌武	实验医学科	311.37
2021	2021 ZD0201900	科技部	国家重点研发计划	睡眠障碍的发病机制及干预技术研究	唐向东	神经生物检测中心	5960
2021	2021 YFC2009100	科技部	国家重点研发计划	老年女性盆底功能障碍的评估与干预技术研究	牛晓宇	国家老年疾病临床医学研究中心	1674
2021	2021 YFF0702000	科技部	国家重点研发计划	基于新靶点的重大传染病人源化动物模型研发	罗凤鸣	呼吸与危重症医学科	1479

续表

批准年度	批准号	项目来源	项目类别	项目名称	负责人	科室	批准经费/万元
2021	2021YFB2301703	科技部	国家重点研发计划	高海拔超长深埋隧道施工作业人员健康干预技术研究	程永忠	党委办公室	700
2021	2021YFC2501203	科技部	国家重点研发计划	帕金森相关疾病的影像学标记物多模态融合技术研究	商慧芳	神经内科	547.5
2021	2021YFC2501403	科技部	国家重点研发计划	睡眠–觉醒障碍生物标志物及机制研究	周俊英	神经生物检测中心	501.5
2021	2021YFA1301900	科技部	国家重点研发计划	维持细菌内外膜稳定性的机制研究（青年科学家项目）	董浩浩	肿瘤生物治疗研究室	500
2021	92159302	国家自然科学基金	重大研究计划项目（集成类）	肺癌快速演进的关键分子功能可视化及智能诊断策略研究	李为民	呼吸与危重症医学科	455
2021	2021YFF1200802	科技部	国家重点研发计划	脑类器官柔性电极的研发	苟马玲	生物治疗研究中心	422
2021	2021YFC2009103	科技部	国家重点研发计划	老年女性盆底功能障碍疾病的防控干预模式研究	何洪波	中西医结合科	400
2021	82130104	国家自然科学基金	重点项目	针对新冠病毒四种非结构蛋白靶标的先导化合物发现及其成药性优化	杨胜勇	肿瘤生物治疗研究室	378.3

续表

批准年度	批准号	项目来源	项目类别	项目名称	负责人	科室	批准经费/万元
2021	82130007	国家自然科学基金	重点项目	染色体17p缺失淋巴瘤中脂肪酸代谢异常的调控机制及转化研究	刘玉	肿瘤生物治疗研究室	377
2021	82120108002	国家自然科学基金	重点国际合作与交流项目	创伤后应激障碍与阻塞性睡眠呼吸暂停共病对动态血压的影响及其机制研究	唐向东	神经生物检测中心	325
2021	82120108014	国家自然科学基金	重点国际合作与交流项目	精神分裂症影像新亚型的多组学生物机制研究	吕粟	放射科	319
2021	U21A20335	国家自然科学基金	联合基金项目	睡眠呼吸障碍在急慢性高原疾病中的作用和机制研究	唐向东	神经生物检测中心	313.6
2021	U21A20393	国家自然科学基金	联合基金项目	基于高精度全脑计算模型的癫痫网络动力学机制研究及其靶向干预	周东	神经内科	310.4
2021	U21A20417	国家自然科学基金	联合基金项目	用于胃肠道肿瘤术中的化疗药物/水凝胶新型药物复合递送系统研究	钱志勇	肿瘤生物治疗研究室	305.2
2021	2021ZD0202102	科技部	国家重点研发计划	药物成瘾核心临床特征的脑网络机制	郭万军	心理卫生中心	300
2021	2021ZD0202105	科技部	国家重点研发计划	药物成瘾核心临床特征的个体化神经调控干预技术	李静	心理卫生中心	300

注：因篇幅限制，在此仅展示2007—2021年医（学）院承担的单项经费≥300万元的国家级项目（同一项目有多项子课题的，仅展示总牵头项目；军工类项目不在展示之列）。

十六、2007—2021年医院牵头的荣获国家级科学技术类奖项的成果

序号	获奖年度	奖项名称	奖项等级	成果名称	医院完成人
1	2015	国家自然科学奖	二等奖	磁共振影像学分析对其重大精神疾病机制的研究	龚启勇、孙学礼、吕粟、黄晓琦
2	2018	国家自然科学奖	二等奖	基于药效团模型的原创小分子靶向药物发现	杨胜勇、魏于全
3	2020	国家科学技术进步奖	二等奖	肺癌早期精准诊断关键技术的建立与临床应用	李为民、彭勇、张立、刘丹、陈勃江、田攀文、王业、王成弟

十七、2007—2021年医院参与的荣获国家级科学技术类奖项的成果

序号	获奖年度	奖项名称	奖项等级	成果名称	医院完成情况
1	2011	国家科学技术进步奖	二等奖	结构性心脏病介入治疗新技术研究与应用	我院（排名6），曾智（排名6）
2	2011	国家科学技术进步奖	二等奖	2型糖尿病新治疗方案研究与临床应用	我院（排名6），田浩明（排名6）
3	2013	国家科学技术进步奖	二等奖	参附注射液品质控制与产业化关键技术应用	我院（排名6），李廷谦（排名6）
4	2016	国家科学技术进步奖	二等奖	视网膜疾病基因致病机制研究及防治应用推广	我院（排名2），张明（排名2），苏智广（排名9）
5	2018	国家科学技术进步奖	二等奖	严重脊柱创伤修复关键技术的创新与推广	我院（排名2），宋跃明（排名2）

十八、2007—2021年医院牵头的荣获省部级科技成果奖代表性成果一览表（一等奖及专项奖）

序号	获奖年度	成果名称	奖项名称	奖项等级	医院主要完成人
1	2007	精神疾病及其相关性状的遗传病因学研究	高等学校科学研究优秀成果奖自然科学奖	一等奖	李涛、胡迅、孙学礼、马小红、黄颐、王峥、张伟
2	2007	围手术期血液保护	四川省科技进步奖	一等奖	刘进、张兰、邓硕曾、朱晓东、魏蔚、薛富善、秦莉、丁五行、杜磊、龚全、宋跃明、王泉云、龙村
3	2008	临床医学检验方法性能评价与质量控制体系的建立及推广应用研究	四川省科技进步奖	一等奖	王兰兰、李萍、武永康、秦莉、陈捷、江虹、宋昊岚、粟军、黄亨建、陶传敏、范红、康梅、唐江涛、胥劲、安振梅
4	2008	代谢综合征脂代谢基础及临床研究	高等学校科学研究优秀成果奖自然科学奖	一等奖	田浩明、傅明德、余叶蓉、徐燕华、田丽、陈香、胡耀敏、贾连群、任艳、龙石银、李秀钧、田英、杨雨叶
5	2009	脑血管病防治的临床及应用基础研究	高等学校科学研究优秀成果奖自然科学奖	一等奖	刘鸣、游潮、何俐、周东、张世洪、吴波、吴红梅、曾宪容、刘翼、贺民、郝子龙、周沐科
6	2009	挤压综合征临床救治技术及多学科协作应用	四川省科技进步奖	一等奖	裴福兴、付平、康焰、王跃、王兰兰、黄富国、王军、陈勤、文进
7	2010	基于泌尿系组织修复与重建的基础研究及临床创新与运用	四川省科技进步奖	一等奖	李虹、魏强、谭鸿、邱明星、王坤杰、王亮、韩平、傅强、唐耘熳
8	2010	炎症性肠病的发病机制与临床研究	四川省科技进步奖	一等奖	甘华田、欧阳钦、胡仁伟、白爱平、王玉芳、温忠慧、步宏、李甘地、马洪升

续表

序号	获奖年度	成果名称	奖项名称	奖项等级	医院主要完成人
9	2010	胸腰椎爆裂骨折脊髓损伤前路减压和稳定重建技术的应用	高等学校科学研究优秀成果奖科技进步奖	一等奖	宋跃明、蒋电明、孙天胜、刘浩、李玉宝、裴福兴、权正学、屠重棋、刘立岷、严永刚、饶书城、胥少汀、杨天府、黄富国、牟志善
10	2011	单向式胸腔镜肺叶切除术的创立及其在肺癌诊治中的应用研究	四川省科技进步奖	一等奖	刘伦旭、李为民、杨志刚、车国卫、蒲强、姜愚、林苹、林一丹
11	2013	脑卒中临床诊治及研究	四川省科技进步奖	一等奖	游潮、刘鸣、李浩、林森、蒋艳、吴波、马骏鹏、刘翼、张世洪
12	2014	防治重症急性胰腺炎的转化医学研究	四川省科技进步奖	一等奖	唐承薇、吴浩、胡兵、王春晖、李静、刘瑞、王瑞、黄丽彬、张铭光、黄志寅
13	2014	磁共振影像学分析方法及其对重大精神疾病脑机制的研究	四川自然科学奖	一等奖	龚启勇、孙学礼、吕粟、黄晓琦、贾志云、邹可
14	2015	原创小分子靶向药物的设计与合成新方法及其在药物发现中的应用	四川自然科学奖	一等奖	杨胜勇、陈应春、邹俊、黄奇、李国波
15	2015	肺癌规范化诊断治疗关键技术研究及推广应用	四川省科技进步奖	一等奖	周清华、李为民、陈万青、陈军、乔友林、刘斌、朱大兴、许峰、邱小明、范亚光
16	2015	糖尿病足及糖尿病外周动脉病变的临床诊治及基础研究	四川省科技进步奖	一等奖	冉兴无、余叶蓉、邓力、王椿、陈大伟、李秀钧、赵纪春、岑石强、卢武胜、文晓蓉
17	2015	药物临床前评价研究技术体系建设及应用	四川省科技进步奖	一等奖	岑小波、王莉、刘斌、程峰、胡春燕、李宏霞、扈正桃、江建明、胡刚、王伟

续表

序号	获奖年度	成果名称	奖项名称	奖项等级	医院主要完成人
18	2015	原创小分子靶向药物设计与合成新方法及其在药物发现中的应用	高等学校科学研究优秀成果奖自然科学奖	一等奖	杨胜勇、陈应春、李琳丽、李国菠、黄奇、杨皎
19	2017	应激与情绪障碍脑神经环路影像学研究	四川省自然科学奖	一等奖	龚启勇、黄晓琦、贾志云、吕粟、况伟宏
20	2017	连续性肾脏替代治疗在重症急性肾损伤中的推广应用	四川省科技进步奖	一等奖	付平、张凌、陈志文、崔天蕾、林丽、陶冶、徐世兰、刘小英、杨莹莹、赵宇亮
21	2017	骨科围术期血液管理关键技术研究及应用	四川省科技进步奖	一等奖	周宗科、翁习生、裴福兴、侯志勇、黄宇光、王兆钺、邵宗鸿、谢锦伟、廖刃、曾羿
22	2018	急性胰腺炎重症化核心机制与微侵袭观导向的SAP外科决策	四川省科技进步奖	一等奖	周总光、胡伟明、夏庆、李园、刘续宝、黄伟、陆慧敏、刘勇、郭强、孙鑫
23	2018	肺癌早期诊断的基础与关键技术研究	四川省科技进步奖	一等奖	李为民、陈勃江、刘丹、张立、董迪、邱志新、何彦琪、赵爽、田攀文、王业
24	2018	针对肿瘤微环境的新型靶向干预治疗的基础研究	四川省自然科学奖	一等奖	魏霞蔚、赵霞、张志荣、钱志勇、巩长旸、苟马玲
25	2019	基于纳米生物材料的抗肿瘤创新药物的基础研究	高等学校科学研究优秀成果奖自然科学奖	一等奖	钱志勇、魏霞蔚、苟马玲、巩长旸、彭锦荣、史琨、曲莹、楚冰洋
26	2019	经导管主动脉瓣植入器械的研发和推广应用	四川省科技进步奖	一等奖	陈茂、訾振军、冯沅、唐红、彭勇、赵振刚、李怡坚、郑明霞、魏薪、张志飞

续表

序号	获奖年度	成果名称	奖项名称	奖项等级	医院主要完成人
27	2019	加速康复外科围术期护理关键技术的研究与临床应用	四川省科技进步奖	一等奖	李卡、杨婕、宁宁、杨梅、吴小玲、裴福兴、朱涛、李立、钱志勇、黄明君
28	2019	肝硬化门静脉高压发病机制及治疗关键技术的研究与应用	四川省科技进步奖	一等奖	杨丽、李肖、罗薛峰、杨锦林、门若庭、王小泽、刘小菁、甘涛、杨小莉、李罗红
29	2020	癫痫耐药新机制与防治关键技术	四川省科技进步奖	一等奖	周东、王文志、陈米娜、丁玎、刘凌、李劲梅、杨天华、鄢波、洪桢、吴欣桐
30	2021	四川省杰出青年科学技术创新奖	四川省杰出青年科学技术创新奖	专项奖	陈蕾
31	2021	肝癌复发外科防治关键技术体系建设及应用	四川省科技进步奖	一等奖	曾勇、吴泓、黄纪伟、袁克非、方驰华、魏永刚、兰天、廖皓天、谢坤林、廖明恒
32	2021	经心尖微创主动脉瓣植入技术体系研发及应用推广	四川省科技进步奖	一等奖	郭应强、石峻、钱宏、潘再良、梁鹏、彭瑛、唐红、刘路路、方登峰、陈秒
33	2021	创新性麻醉新药的研究与开发	四川省科技进步奖	一等奖	刘进、李杰、郑伟、张文胜、杨俊、柯博文、王莉、周诚、尹芹芹、张伟义
34	2021	3T心脏磁共振成像技术研发及临床应用	四川省科技进步奖	一等奖	陈玉成、孙家瑜、朱燕杰、张庆、李真林、万珂、程巍、曾锐、余建群、李为昊

十九、2007—2021年医院牵头的荣获行业科技奖代表性成果一览表（一等奖及专项奖）

序号	获奖年度	成果名称	奖项名称	奖项等级	医院主要完成人
1	2008	颅咽管瘤生物学特性的研究及临床应用	中华医学科技奖	一等奖	游潮、王任直、徐建国、陈兢、李强、周良学、姜曙、蔡博文
2	2011	综合康复在汶川大地震伤员功能障碍中的应用研究	华夏医学科技奖	一等奖	何成奇、刘宏亮、刘波、陈智轩、贝维斯、何红晨、罗伦、武继祥、刘沙鑫、梁锦伦、丁明甫、王凤英
3	2011	成人间活体肝移植关键技术创新及应用	华夏医学科技奖	一等奖	严律南、杨家印、王文涛、蒋利、魏永刚、唐荔、罗艳丽、卢强、张中伟、吴泓、李波、文天夫、曾勇、徐明清、陈哲宇
4	2013	肺癌微创诊治关键技术的建立及应用基础	中华医学科技奖	一等奖	刘伦旭、李为民、杨志刚、姜格宁、车国卫、蒲强、姜愚、林一丹、梅建东、寇瑛琍、林苹、马林、廖虎、许宁惠、朱云柯
5	2017	精神影像技术的基础与临床应用研究	中华医学科技奖	一等奖	龚启勇、吕粟、黄晓琦、贺永、邱丽华、孙怀强、吴敏、李飞、雷都、贾志云
6	2017	吴阶平医药创新奖	吴阶平医药创新奖	人才奖	龚启勇
7	2018	精神影像学的临床基础与应用研究	华夏医学科技奖	一等奖	龚启勇、吕粟、黄晓琦、贾志云、孙怀强、李飞、雷都、况伟宏、廖怡、邱丽华、张文静、黎磊、张华为、肖媛
8	2019	日间手术质量安全保障体系的构建与应用	中华医学科技奖·卫生管理奖	专项奖	马洪升、戴燕、宋应寒、张馨元、李志超、刘洋、朱涛、张雨晨

续表

序号	获奖年度	成果名称	奖项名称	奖项等级	医院主要完成人
9	2020		全国创新争先奖	专项奖	龚启勇
10	2020		全国创新争先奖	专项奖	李为民

二十、2007—2021年医院职工作为第一作者或通讯作者发表在国际顶级学术期刊的论文

序号	发表年	论文标题	发表期刊	论文类型	第一作者	通讯作者
1	2015	Lanosterol reverses protein aggregation in cataracts	*Nature*	Article	赵凌	张康
2	2016	Deletions linked to Tp53 loss drive cancer through p53-independent mechanisms	*Nature*	Article	刘玉	Lowe. Scott W.
3	2020	A vaccine targeting the RBD of the S protein of SARS-CoV-2 induces protective immunity	*Nature*	Article	杨静云	张康, 逯光文、魏霞蔚
4	2021	Cryo-EM structures of full-length Tetrahymena ribozyme at 3.1 angstrom resolution	*Nature*	Article	苏昭铭	苏昭铭, Das. Rhiju、Chiu. Wah
5	2021	SARS-CoV-2 M-pro inhibitors with antiviral activity in a transgenic mouse model	*Science*	Article	乔婧昕	郑永唐、雷剑、杨胜勇
6	2021	Ligand recognition and allosteric regulation of DRD1-Gs signaling complexes	*Cell*	Article	肖鹏	孙金鹏、杜洋、张磊、于晓、邵振华

注：本表所列系四川大学高质量科研成果分类（2021版）中A类成果。

二十一、2007—2021年医院职工作为第一作者或通讯作者发表在国际重量级期刊的论文

序号	发表年	论文标题	发表期刊	论文类型	第一作者	通讯作者
1	2007	Small antibody mimetics comprising two comple-mentarity–determining regions and a framework region for tumor targeting	*Nature Biotechnology*	Article	丘小庆	丘小庆
2	2007	Stroke in China: epi-demiology, prevention, and management strat-egies	*Lancet Neurology*	Article	刘鸣	刘鸣
3	2007	Amplitude of low fre-quency fluctuation within visual areas revealed by resting–state functional MRI	*Neuroimage*	Article	杨虹	臧玉峰、龚启勇
4	2008	The best utilization of D–zingiberensis C.H.Wright by an eco-friendly process	*Bioresource Technology*	Article	倪晋仁	黄文、倪晋仁
5	2008	Utilization of acorn fringe for ellagic acid production by Asper-gillus oryzae and Endo-myces fibuliger	*Bioresource Technology*	Article	黄文	黄文
6	2008	Ellagic acid from acorn fringe by enzymatic hy-drolysis and combined effects of operational variables and enzymes on yield of the production	*Bioresource Technology*	Article	黄文	黄文

续表

序号	发表年	论文标题	发表期刊	论文类型	第一作者	通讯作者
7	2008	Optimization of ellagic acid production from ellagitannins by co-culture and correlation between its yield and activities of relevant enzymes	*Bioresource Technology*	Article	黄文	钮海
8	2008	Induction of osteoconductivity by BMP-2 gene modification of mesenchymal stem cells combined with plasma-sprayed hydroxyapatite coating	*Applied Surface Science*	Article	吴江	Yin, Guangfu
9	2008	DNA-sequence variation among Schistosoma mekongi populations and related taxa; phylogeography and the current distribution of Asian schistosomiasis	*PLoS Neglected Tropical Diseases*	Article	Attwood Stephen W	Attwood Stephen W
10	2009	Development of the Mandarin early speech perception test: children with normal hearing and the effects of dialect exposure	*Ear and Hearing*	Article	郑芸	Soli Sigfrid D.
11	2010	A review of current applications of mass spectrometry for neuroproteomics in epilepsy	*Mass Spectrometry Reviews*	Review	刘新宇	陈俐娟、魏于全
12	2010	Challenges to implementation of medical residency programs in China: a five-year study of attrition from West China hospital	*Academic Medicine*	Article	王星月	Rodriguez, Chapin

续表

序号	发表年	论文标题	发表期刊	论文类型	第一作者	通讯作者
13	2010	Localization of cerebral functional deficits in treatment-naive, first-episode schizophrenia using resting-state fMRI	*Neuroimage*	Article	黄晓琦	龚启勇、李涛
14	2011	Prognostic prediction of therapeutic response in depression using high-field MR imaging	*Neuroimage*	Article	龚启勇	龚启勇
15	2012	Ophthalmic drug discovery: novel targets and mechanisms for retinal diseases and glaucoma	*Nature Reviews Drug Discovery*	Review	张康	张康
16	2012	Identification and expansion of cancer stem cells in tumor tissues and peripheral blood derived from gastric adenocarcinoma patients	*Cell Research*	Article	陈铁	胡建昆、莫显明
17	2012	Repair of segmental bone defects with bone marrow and BMP-2 adenovirus in the rabbit radius	*Applied Surface Science*	Article	程丽佳	步宏
18	2012	Ectopic bone formation cannot occur by hydroxyapatite/Beta-tricalcium phosphate bioceramics in green fluorescent protein chimeric mice	*Applied Surface Science*	Article	程丽佳	步宏

续表

序号	发表年	论文标题	发表期刊	论文类型	第一作者	通讯作者
19	2012	Resting-state fMRI study of treatment-naïve temporal lobe epilepsy patients with depressive symptoms	*Neuroimage*	Article	陈思翰	周东、龚启勇
20	2012	Diffusion tensor imaging characterization of occult brain damage in relapsing neuromyelitis optica using 3.0T magnetic resonance imaging techniques	*Neuroimage*	Article	赵代第	周红雨
21	2013	Proteomics analysis of tumor microenvironment: Implications of metabolic and oxidative stresses in tumorigenesis	*Mass Spectrometry Reviews*	Review	周圣涛	赵霞、黄灿华
22	2013	A population growth trend analysis for *Neotricula* aperta, the snail intermediate host of *Schistosoma mekongi*, after construction of the Pak-mun dam	*PLoS Neglected Tropical Diseases*	Article	Attwood AW	Attwood AW
23	2014	How to use a subgroup analysis	*Jama-Journal of the American Medical Association*	Review	孙鑫	Guyatt Gordon

续表

序号	发表年	论文标题	发表期刊	论文类型	第一作者	通讯作者
24	2014	Incretin treatment and risk of pancreatitis in patients with type 2 diabetes mellitus: systematic review and meta-analysis of randomised and non-randomised studies	*Bmj-British Medical Journal*	Article	李玲	孙鑫
25	2014	CD82 restrains pathological angiogenesis by altering lipid raft clustering and CD44 trafficking in endothelial cells	*Circulation*	Article	魏全	Zhang, Xin A.
26	2015	Development of individualized anti-metastasis strategies by engineering nanomedicines	*Chemical Society Reviews*	Review	何前军	钱志勇、何前军
27	2015	Transcatheter aortic valve implantation in bicuspid anatomy	*Nature Reviews Cardiology*	Article	赵振刚	陈茂
28	2015	Comparative phylogenetic studies on *Schistosoma japonicum* and its snail intermediate host *Oncomelania Hupensis*: origins, dispersal and co-evolution	*PLoS Neglected Tropical Diseases*	Article	Attwood, Stephen W	Attwood, Stephen W
29	2016	Dipeptidyl peptidase-4 inhibitors and risk of heart failure in type 2 diabetes: systematic review and meta-analysis of randomised and observational studies	*Bmj-British Medical Journal*	Article	李玲	孙鑫

续表

序号	发表年	论文标题	发表期刊	论文类型	第一作者	通讯作者
30	2016	Olig2-Dependent reciprocal shift in PDGF and EGF receptor signaling regulates tumor phenotype and mitotic growth in malignant glioma	*Cancer Cell*	Article	路芳慧	鲁青
31	2016	Huge left ventricle cardiac fibroma in an adult patient	*European Heart Journal*	Article	李东旭	安琪
32	2016	Ubiquitin signaling in immune responses	*Cell Research*	Review	胡洪波	Sun, Shao-Cong
33	2016	mTORC$_2$ promotes type I insulin-like growth factor receptor and insulin receptor activation through the tyrosine kinase activity of mTOR	*Cell Research*	Article	尹彦春	蒋扬富
34	2016	Loss of G$_S$α impairs liver regeneration through a defect in the crosstalk between cAMP and growth factor signaling	*Journal of Hepatology*	Article	鲁昌立	步宏、石毓君
35	2016	Does lipopolysaccharide-mediated inflammation have a role in OA?	*Nature Reviews Rheumatology*	Article	黄泽宇	Kraus, Virginia Byers
36	2016	New tools for reconstruction and heterologous expression of natural product biosynthetic gene clusters	*Natural Product Reports*	Review	罗云孜	Zhao, Huimin

续表

序号	发表年	论文标题	发表期刊	论文类型	第一作者	通讯作者
37	2016	Salidroside alleviates cachexia symptoms in mouse models of cancer cachexia via activating mTOR signalling	*Journal of Cachexia Sarcopenia and Muscle*	Article	陈向征	王自强、杨金亮
38	2016	Effects of scaffold surface morphology on cell adhesion and survival rate in vitreous cryopreservation of tenocyte-scaffold constructs	*Applied Surface Science*	Article	王治	秦廷武
39	2016	Skin antiseptics in venous puncture site disinfection for preventing blood culture contamination: A Bayesian network meta-analysis of randomized controlled trials	*International Journal of Nursing Studies*	Review	刘闻捷	陈茂君
40	2016	Effect of a multidisciplinary supportive program for family caregivers of patients with heart failure on caregiver burden, quality of life, and depression: A randomized controlled study	*International Journal of Nursing Studies*	Article	胡晓林	胡晓林
41	2017	Incretin based treatments and mortality in patients with type 2 diabetes: systematic review and meta-analysis	*Bmj-British Medical Journal*	Article	刘佳利	孙鑫

续表

序号	发表年	论文标题	发表期刊	论文类型	第一作者	通讯作者
42	2017	Defective branched-chain amino acid catabolism disrupts glucose metabolism and sensitizes the heart to ischemia-reperfusion injury	*Cell Metabolism*	Article	李涛	田蓉
43	2017	Structural and mechanistic insights into the biosynthesis of CDP-archaeol in membranes	*Cell Research*	Article	任思雪	程伟、Driessen, Arnold J. M
44	2017	Comparison of antibiotic therapy and appendectomy for acute uncomplicated appendicitis in children：a meta-analysis	*Jama Pediatrics*	Article	黄理宾	李园
45	2017	Sarcopenia predicts readmission and mortality in elderly patients in acute care wards: a prospective study	*Journal of Cachexia Sarcopenia and Muscle*	Article	杨茗	杨茗
46	2017	Ultraviolet dermoscopy for the diagnosis of tinea capitis	*Journal of the American Academy of Dermatology*	Article	唐教清	冉玉平
47	2017	Systemic antifungal therapy for tinea capitis in children: An bridged Cochrane Review	*Journal of the American Academy of Dermatology*	Article	陈小玫	张敏

续表

序号	发表年	论文标题	发表期刊	论文类型	第一作者	通讯作者
48	2017	The quantification of blood-brain barrier disruption using dynamic contrast-enhanced magnetic resonance imaging in aging rhesus monkeys with spontaneous type 2 diabetes mellitus	*Neuroimage*	Article	徐紫谦	郜发宝
49	2017	Hope and the brain: Trait hope mediates the protective role of medial orbitofrontal cortex spontaneous activity against anxiety	*Neuroimage*	Article	王淞	龚启勇
50	2018	Clopidogrel plus aspirin versus aspirin alone for acute minor ischaemic stroke or high risk transient ischaemic attack: systematic review and meta-analysis	*Bmj-British Medical Journal*	Review	郝秋奎	郝秋奎
51	2018	Advances in tetrazine bioorthogonal chemistry driven by the synthesis of novel tetrazines and dienophiles	*Accounts of Chemical Research*	Review	吴昊星	吴昊星、Devaraj, Neal K
52	2018	Targeted nanoparticle-mediated gene therapy mimics oncolytic virus for effective melanoma treatment	*Advanced Functional Materials*	Article	罗理	苟马玲

续表

序号	发表年	论文标题	发表期刊	论文类型	第一作者	通讯作者
53	2018	Structural and functional insights into the regulation of the lysis–lysogeny decision in viral communities	*Nature Microbiology*	Article	窦超	程伟
54	2018	Effectiveness of flipped classrooms in Chinese baccalaureate nursing education: A meta–analysis of randomized controlled trials	*International Journal of Nursing Studies*	Article	胡汝均	蒋晓莲
55	2019	Concepts of artificial intelligence for computer–assisted drug discovery	*Chemical Reviews*	Review	杨欣	杨胜勇、Schneider Gisbert
56	2019	Click and release: bioorthogonal approaches to "on–demand" activation of prodrugs	*Chemical Society Reviews*	Review	季兴跃	柯博文、Wang, Binghe
57	2019	Stroke in China: advances and challenges in epidemiology, prevention, and management	*Lancet Neurology*	Review	吴思缈	刘鸣
58	2019	Tunable hydrophile–lipophile balance for manipulating structural stability and tumor retention of amphiphilic nanoparticles	*Advanced Materials*	Article	郑秀丽	罗奎
59	2019	NDM Metallo–β–lactamases and their bacterial producers in health care settings	*Clinical Microbiology Reviews*	Review	吴文静	宗志勇

续表

序号	发表年	论文标题	发表期刊	论文类型	第一作者	通讯作者
60	2019	Ketoconazole exacerbates mitophagy to induce apoptosis by downregulating cyclooxygenase-2 in hepatocellular carcinoma	*Journal of Hepatology*	Article	陈燕	黄灿华
61	2019	Perfluorocarbon-loaded and redox-activatable photosensitizing agent with oxygen supply for enhancement of fluorescence/photoacoustic imaging guided tumor photodynamic therapy	*Advanced Functional Materials*	Article	胡丹蓉	钱志勇
62	2019	MAPK-targeted drug delivered by a pH-sensitive MSNP nanocarrier synergizes with PD-1 blockade in melanoma without T-cell suppression	*Advanced Functional Materials*	Article	刘小伟	石虎兵、张海元
63	2019	Tumor microenvironment responsive drug-dye-peptide nanoassembly for enhanced tumor-targeting, penetration, and photo-chemo-immunotherapy	*Advanced Functional Materials*	Article	彭锦荣	钱志勇
64	2019	Selective activation of TWIK-related acid-sensitive K^+ 3 subunit-containing channels is analgesic in rodent models	*Science Translational Medicine*	Article	廖萍	蒋若天、阳怀宇

续表

序号	发表年	论文标题	发表期刊	论文类型	第一作者	通讯作者
65	2019	TesG is a type i secretion effector of Pseudomonas aeruginosa that suppresses the host immune response during chronic infection	*Nature Microbiology*	Article	赵可莱	张修月、周西坤
66	2019	Structure of an allosteric modulator bound to the CB1 cannabinoid receptor	*Nature Chemical Biology*	Article	邵振华	Rosenbaum, Daniel M
67	2019	Effect of vein–first vs artery–first surgical technique on circulating tumor cells and survival in patients with non-small cell lung cancer a randomized clinical trial and registry–based propensity score matching analysis	*Jama Surgery*	Article	韦诗友	刘伦旭
68	2019	Network analysis reveals disrupted functional brain circuitry in drug–naive social anxiety disorder	*Neuroimage*	Review	杨勋	贺永、龚启勇
69	2019	Social media usage and online professionalism among registered nurses: A cross–sectional survey	*International Journal of Nursing Studies*	Article	王振容	蒋晓莲
70	2019	Population genetic structure and geographical variation in Neotricula aperta (Gastropoda: Pomatiopsidae), the snail intermediate host of schistosoma mekongi (Digenea: Schistosomatidae)	*PLoS Neglected Tropical Diseases*	Article	Attwood, Stephen W	Attwood, Stephen W

续表

序号	发表年	论文标题	发表期刊	论文类型	第一作者	通讯作者
71	2020	Safety and feasibility of CRISPR–edited T cells in patients with refractory non–small–cell lung cancer	*Nature Medicine*	Article	卢铀	卢铀
72	2020	Asymmetric *O*–propargylation of secondary aliphatic alcohols	*Nature Catalysis*	Article	李仁哲	钮大文
73	2020	Metal–organic–framework–engineered enzyme–mimetic catalysts	*Advanced Materials*	Article	马朗	李爽、程冲、邱逦
74	2020	Ligand–installed nanocarriers toward precision therapy	*Advanced Materials*	Review	米鹏	Kataoka Kazunori
75	2020	Bioinspired artificial tobacco mosaic virus with combined oncolytic properties to completely destroy multidrug–resistant cancer	*Advanced Materials*	Article	吴花雨	徐翔晖、顾忠伟
76	2020	Dendronized–polymer disturbing cells' stress protection by targeting metabolism leads to tumor vulnerability	*Advanced Materials*	Article	潘达艺	龚启勇、罗奎
77	2020	Heat stress activates YAP/TAZ to induce the heat shock transcriptome	*Nature Cell Biology*	Article	罗敏	管坤良
78	2020	Improving antitumor efficacy via combinatorial regimens of oncolytic virotherapy	*Molecular Cancer*	Review	张彬	程平

续表

序号	发表年	论文标题	发表期刊	论文类型	第一作者	通讯作者
79	2020	RNA G–quadruplex regulates micro RNA–26a biogenesis and function	*Journal of Hepatology*	Article	刘更	傅湘辉
80	2020	Nivolumab treatment of relapsed/refractory epstein–barr virus–associated hemophagocytic lymphohistiocytosis in adults	*Blood*	Article	刘芄芄	刘玉、刘霆
81	2020	Effect of the tailored, family–involved hospital elder life program on postoperative delirium and function in older adults a randomized clinical trial	*Jama Internal Medicine*	Article	王艳艳	王艳艳、岳冀蓉、谢冬梅
82	2020	Structural analysis of rabies virus glycoprotein reveals pH–dependent conformational changes and interactions with a neutralizing antibody	*Cell Host & Microbe*	Article	Yang,fanli	逯光文、Gao, George F.
83	2020	Engineering biofunctional enzyme–mimics for catalytic therapeutics and diagnostics	*Advanced Functional Materials*	Article	唐庆	邱逦、程冲
84	2020	ROS–responsive camptothecin prodrug nanoparticles for on–demand drug release and combination of chemotherapy and photodynamic therapy	*Advanced Functional Materials*	Article	楚冰洋	钱志勇

续表

序号	发表年	论文标题	发表期刊	论文类型	第一作者	通讯作者
85	2020	Multistage sensitive nano CRISPR enable efficient intracellular disruption of immune checkpoints for robust innate and adaptive immune coactivation	*Advanced Functional Materials*	Article	王宁	巩长旸
86	2020	3D-printed nerve conduits with live platelets for effective peripheral nerve repair	*Advanced Functional Materials*	Article	陶杰	苟马玲
87	2020	multifunctional nanoparticle loaded injectable thermoresponsive hydrogel as NIR controlled release platform for local photothermal immunotherapy to prevent breast cancer postoperative recurrence and metastases	*Advanced Functional Materials*	Article	贾彦鹏	钱志勇,魏霞蔚
88	2020	Structural insights into outer membrane asymmetry maintenance in Gram-negative bacteria by Mla FEDB	*Nature Structural & Molecular Biology*	Article	唐晓迪	董长江、张兴、董浩浩
89	2020	The effects of a transitional care program on discharge readiness, transitional care quality, health services utilization and satisfaction among Chinese kidney transplant recipients: A randomized controlled trial	*International Journal of Nursing Studies*	Article	胡汝钧	蒋晓莲

续表

序号	发表年	论文标题	发表期刊	论文类型	第一作者	通讯作者
90	2020	An unhealing wound and subcutaneous nodules due to Sporothrix globosa after a cat bite	*PLoS Neglected Tropical Diseases*	Article	刘焱斌	宗志勇
91	2020	Prolonged intermittent fever and massive splenomegaly in a miner working in the tropical jungle, China	*PLoS Neglected Tropical Diseases*	Article	刘焱斌	宗志勇
92	2021	Novel therapeutic strategies: targeting epithelial-mesenchymal transition in colorectal cancer	*THE LANCET Oncology*	Review	张楠	杨丽
93	2021	An epigenetic mechanism underlying chromosome 17p deletion-driven tumorigenesis	*Cancer Discovery*	Article	陈梅	陈崇、刘玉
94	2021	Ischemic microenvironment-responsive therapeutics for cardiovascular diseases	*Advanced Materials*	Review	李溪	李茜、霍敏锋
95	2021	Synergistic therapy of a naturally inspired glycopolymer-based biomimetic nanomedicine harnessing tumor genomic instability	*Advanced Materials*	Article	段振宇	罗奎
96	2021	Pd-single-atom coordinated biocatalysts for chem-/sono-/photo-trimodal tumor therapies	*Advanced Materials*	Article	杜方雪	程冲、邱逦

续表

序号	发表年	论文标题	发表期刊	论文类型	第一作者	通讯作者
97	2021	Metal-organic-framework-derived nanostructures as multifaceted electrodes in metal-sulfur batteries	*Advanced Materials*	Review	颜睿	李爽、程冲、杨伟
98	2021	Bioinspired spiky peroxidase-mimics for localized bacterial capture and synergistic catalytic sterilization	*Advanced Materials*	Article	杨晔	程冲、赵长生、邱逦
99	2021	Tumor-antigens and immune landscapes identification for prostate adenocarcinoma mRNA vaccine	*Molecular Cancer*	Article	郑筱男	艾建忠
100	2021	Tumor antigens and immune subtypes guided mRNA vaccine development for kidney renal clear cell carcinoma	*Molecular Cancer*	Article	徐航	徐航、郑筱男、张仕玉
101	2021	Role of oncogenic KRAS in the prognosis, diagnosis and treatment of colorectal cancer	*Molecular Cancer*	Review	朱恭岷	毕锋、夏洪伟
102	2021	Targeting CXCR2 inhibits the progression of lung cancer and promotes therapeutic effect of cisplatin	*Molecular Cancer*	Article	程元	魏霞蔚
103	2021	Deep-learning models for the detection and incidence prediction of chronic kidney disease and type 2 diabetes from retinal fundus images	*Nature Biomedical Engineering*	Article	张康	张康、陈挺、徐涛、周永、王光宁

续表

序号	发表年	论文标题	发表期刊	论文类型	第一作者	通讯作者
104	2021	Structures of signaling complexes of lipid receptors S1PR1 and S1PR5 reveal mechanisms of activation and drug recognition	*Cell Research*	Article	袁媛	颜微、苏昭铭、邵振华
105	2021	Sequential fate-switches in stem-like cells drive the tumorigenic trajectory from human neural stem cells to malignant glioma	*Cell Research*	Article	王晓飞	张燕、陈路、汪源
106	2021	Genomic monitoring of SARS-CoV-2 uncovers an Nsp1 deletion variant that modulates type I interferon response	*Cell Host & Microbe*	Article	林静雯	林静雯、Teemu Smura、李为民、耿佳、应斌武、陈路
107	2021	Graphene promotes lung cancer metastasis through Wnt signaling activation induced by DAMPs	*Nano Today*	Article	毕振飞	魏霞蔚
108	2021	Redox-activatable photothermal therapy and enzyme-mediated tumor starvation for synergistic cancer therapy	*Nano Today*	Article	贺欣龙	钱志勇
109	2021	Nanomedicines modulating myeloid-derived suppressor cells for improving cancer immunotherapy	*Nano Today*	Review	戴幸航	罗奎

续表

序号	发表年	论文标题	发表期刊	论文类型	第一作者	通讯作者
110	2021	Trimodal sono/photoin-duced focal therapy for localized prostate can-cer: single-drug-based nanosensitizer under dual-activation	*Advanced Functional Materials*	Article	胡丹蓉	钱志勇
111	2021	ROS-catalytic tran-sition-metal-based enzymatic nanoagents for tumor and bacterial eradication	*Advanced Functional Materials*	Review	李玲	马朗、程冲、邓大伟、邱逦
112	2021	Hierarchically respon-sive tumor-microen-vironment-activated nano-artificial virus (TMAN) for precise ex-ogenous and endogenous apoptosis coactivation	*Advanced Functional Materials*	Article	杨进	巩长旸
113	2021	Sub-50 nm supramo-lecular nanohybrids with active targeting corona for image-guided solid tumor treatment and me-tastasis inhibition	*Advanced Functional Materials*	Article	李芸焜	顾忠伟
114	2021	Therapeutic siCCR2 loaded by tetrahedral framework DNA nano-robotics in therapy for intracranial hemorrhage	*Advanced Functional Materials*	Article	符巍	游潮、林云锋
115	2021	Biocatalytic and anti-oxidant nanostructures for ROS scavenging and biotherapeutics	*Advanced Functional Materials*	Review	王丽芸	程冲、郭全义、邱逦

续表

序号	发表年	论文标题	发表期刊	论文类型	第一作者	通讯作者
116	2021	Synergy of immunostimulatory genetherapy with immune checkpoint blockade motivates immune response to eliminate cancer	*Advanced Functional Materials*	Article	余婷	高祥
117	2021	Tumor acidity and near-infrared light responsive dual drug delivery polydopamine-based nanoparticles for chemo-photothermal therapy	*Advanced Functional Materials*	Article	范让让	郭刚、徐建国
118	2021	Structural basis for bacterial lipoprotein relocation by the transporter LolCDE	*Nature Structural & Molecular Biology*	Article	唐晓迪	董长江、张兴、董浩浩
119	2021	Procyanidins-crosslinked small intestine submucosa: A bladder patch promotes smooth muscle regeneration and bladder function restoration in a rabbit model	*Bioactive Materials*	Article	张秀珍	解慧琪
120	2021	Non-viral vector mediated CKb11 with folic acid modification regulates macrophage polarization and DC maturation to elicit immune response against cancer	*Bioactive Materials*	Article	聂雯	高祥
121	2021	Polysaccharide-based nanomedicines for cancer immunotherapy: A review	*Bioactive Materials*	Review	曾俞竣	罗奎

续表

序号	发表年	论文标题	发表期刊	论文类型	第一作者	通讯作者
122	2021	Cyclophosphamide loaded thermo-responsive hydrogel system synergize with a hydrogel cancer vaccine to amplify cancer immunotherapy in a prime-boost manner	*Bioactive Materials*	Article	杨帆	于永扬、钱志勇
123	2021	The construction of a lymphoma cell-based, DC-targeted vaccine, and its application in lymphoma prevention and cure	*Bioactive Materials*	Article	周田琳	钱志勇
124	2021	Screening for infantile hepatic hemangioma in patients with cutaneous infantile hemangioma: A multicenter prospective study	*Journal of the American Academy of Dermatology*	Article	吉毅	吉毅、陈思源
125	2021	Effects of methylprednisolone on early postoperative pain and recovery in patients undergoing thoracoscopic lung surgery: A randomized controlled trial	*Journal of Clinical Anesthesia*	Article	石薇	余海
126	2021	The impact of ultrasound-guided transmuscular quadratus lumborum block combined with local infiltration analgesia for arthroplasty on postoperative pain relief	*Journal of Clinical Anesthesia*	Article	胡建	杨静

续表

序号	发表年	论文标题	发表期刊	论文类型	第一作者	通讯作者
127	2021	3D printing of PLA/n–HA composite scaffolds with customized mechanical properties and biological functions for bone tissue engineering	*Composites Part B: engineering*	Article	王文超	周长春、刘雷
128	2021	Efficacy and safety of propranolol vs atenolol in infants with problematic infantile hemangiomas a randomized clinical trial	*Jama Otolaryngology-head & Neck Surgery*	Article	吉毅	吉毅、陈思源
129	2021	Effect of telehealth interventions on quality of life in cancer survivors: A systematic review and meta–analysis of randomized controlled trials	*International Journal of Nursing Studies*	Review	李珏锦	胡晓林
130	2021	The effect of systemic and local risk factors on triggering peripherally inserted central catheter–related thrombosis in cancer patients: A prospective cohort study based on ultrasound examination and structural equation modeling	*International Journal of Nursing Studies*	Article	陈虹秀	张晓霞
131	2021	Conservative versus liberal oxygen therapy for acutely ill medical patients: A systematic review and meta–analysis	*International Journal of Nursing Studies*	Article	李林洁	方芳

续表

序号	发表年	论文标题	发表期刊	论文类型	第一作者	通讯作者
132	2021	Prevalence and associated factors of depression and anxiety among nurses during the outbreak of COVID-19 in China: A cross-sectional study	*International Journal of Nursing Studies*	Article	郑儒君	蒋艳、余春华、李俊英
133	2021	Whole-brain afferent inputs to the caudate nucleus, putamen, and accumbens nucleus in the tree shrew striatum	*Frontiers In Neuroanatomy*	Article	倪荣军	倪荣军

注：本表所列系四川大学高质量科研成果分类（2021版）中A-类成果，发表于科睿唯安《期刊引证报告》中各学科排名第一的期刊上及影响因子高于20的论文。

二十二、2007—2021年医院部分科技人员在国家级学会专委会/分会的任职情况（副主任委员及以上）

姓名	学会专委会/分会名称	职务	出任年份	任职届数
魏于全	中华医学会	副会长	2009	第二十三届
魏于全	中华医学会	副会长	2012	第二十四届
石应康	中华医学会	副会长	2015	第二十五届
李为民	中华医学会	副会长	2021	第二十六届
李为民	中国医师协会	副会长	2018	第四届
李继平	中华护理学会	副理事长	2012	第二十六届
李真林	中华医学会影像技术分会	主任委员	2021	第九届
何成奇	中华医学会物理医学与康复学分会	主任委员	2021	第十二届
黄德嘉	中华医学会心电生理和起搏分会	主任委员	2016	第七届

续表

姓名	学会专委会/分会名称	职务	出任年份	任职届数
步宏	中华医学会病理学分会	主任委员	2016	第十二届
匡安仁	中华医学会核医学分会	主任委员	2005	第七届
匡安仁	中华医学会核医学分会	主任委员	2008	第八届
刘进	中华医学会麻醉学分会	主任委员	2012	第十一届
石应康	中华医学会胸心血管外科学分会	主任委员	2012	第八届
刘进	中国医师协会麻醉学医师分会	会长	2005	第一届
康焰	中华医学会重症医学分会	副主任委员	2017	第五届
李箭	中华医学会运动医疗分会	副主任委员	2018	第四届
李真林	中华医学会影像技术分会	副主任委员	2014	第七届
刘伦旭	中华医学会胸心血管外科学分会	副主任委员	2019	第十届
黄德嘉	中华医学会心电生理和起搏分会	副主任委员	2010	第五届
唐承薇	中华医学会消化病学分会	副主任委员	2013	第十届
曾智	中华医学会内科学分会	副主任委员	2011	第十二届
童南伟	中华医学会内分泌学分会	副主任委员	2012	第九届
李虹	中华医学会泌尿外科学分会	副主任委员	2013	第十届
李虹	中华医学会泌尿外科学分会	副主任委员	2017	第十一届
魏强	中华医学会泌尿外科学分会	副主任委员	2020	第十二届
刘续宝	中华医学会临床流行病学分会	副主任委员	2009	第五届
刘续宝	中华医学会临床流行病学分会	副主任委员	2012	第六届
董碧蓉	中华医学会老年医学分会	副主任委员	2018	第十届
孙学礼	中华医学会精神病学分会	副主任委员	2009	第五届
曹钰	中华医学会急诊医学分会	副主任委员	2020	第十届

续表

姓名	学会专委会/分会名称	职务	出任年份	任职届数
李为民	中华医学会呼吸病学分会	副主任委员	2019	第十一届
匡安仁	中华医学会核医学分会	副主任委员	2001	第六届
李林	中华医学会核医学分会	副主任委员	2017	第十一届
裴福兴	中华医学会骨科学分会	副主任委员	2004	第七届
裴福兴	中华医学会骨科学分会	副主任委员	2007	第八届
裴福兴	中华医学会骨科学分会	副主任委员	2011	第九届
宋彬	中华医学会放射学分会	副主任委员	2021	第十六届
石应康	中华医学会创伤学分会	副主任委员	2010	第六届
步宏	中华医学会病理学分会	副主任委员	2010	第十届
刘霆	中国医师协会血液科医师分会	副会长	2007	第一届
刘卫平	中国医师协会病理科医师分会	副会长	2007	第一届
周总光	中国医师协会外科医师分会	副会长	2007	第一届
王兰兰	中国医师协会检验医师分会	副会长	2008	第二届
何庆	中国医师协会急诊医师分会	副会长	2009	第一届
康焰	中国医师协会重症医学医师分会	副会长	2009	第一届
刘卫平	中国医师协会病理科医师分会	副会长	2010	第二届
宋彬	中国医师协会放射医师分会	副会长	2010	第二届
周总光	中国医师协会外科医师分会	副会长	2010	第二届
匡安仁	中国医师协会核医学医师分会	副会长	2011	第一届
裴福兴	中国医师协会骨科医师分会	副主任委员	2011	第二届
游潮	中国医师协会神经外科医师分会	副会长	2011	第三届
唐承薇	中国医师协会消化医师分会	副会长	2011	第三届

续表

姓名	学会专委会/分会名称	职务	出任年份	任职届数
张尔永	中国医师协会心血管外科医师分会	副会长	2011	第三届
刘霆	中国医师协会血液科医师分会	副会长	2011	第二届
刘卫平	中国医师协会病理科医师分会	副会长	2011	第二届
康焰	中国医师协会重症医学医师分会	副会长	2012	第二届
刘春涛	中国医师协会呼吸医师分会	副会长	2012	第三届
王兰兰	中国医师协会检验医师分会	副会长	2013	第三届
周总光	中国医师协会外科医师分会	副会长	2013	第三届
宋彬	中国医师协会放射医师分会	副会长	2014	第三届
李利	中国医师协会皮肤科医师分会	副会长	2014	第四届
刘伦旭	中国医师协会胸外科医师分会	副会长	2014	第三届
刘霆	中国医师协会血液科医师分会	副会长	2014	第三届
刘卫平	中国医师协会病理科医师分会	副会长	2014	第三届
游潮	中国医师协会神经外科医师分会	副会长	2014	第四届
李虹	中国医师协会泌尿外科医师分会	副会长	2015	第二届
刘毅	中国医师协会风湿免疫科医师分会	副会长	2015	第三届
曹钰	中国医师协会急诊医师分会	副会长	2015	第三届
康焰	中国医师协会重症医学医师分会	副会长	2015	第三届
刘春涛	中国医师协会变态反应医师分会	副会长	2016	第一届
刘春涛	中国医师协会呼吸医师分会	副会长	2016	第四届
周总光	中国医师协会内镜医师分会	副会长	2016	第一届
李波	中国医师协会器官移植医师分会	副会长	2017	第二届

续表

姓名	学会专委会/分会名称	职务	出任年份	任职届数
李利	中国医师协会皮肤科医师分会	副会长	2017	第五届
李林	中国医师协会核医学医师分会	副会长	2017	第三届
刘霆	中国医师协会血液科医师分会	副会长	2017	第四届
唐红	中国医师协会感染科医师分会	副会长	2017	第三届
刘伦旭	中国医师协会胸外科医师分会	副会长	2018	第四届
刘毅	中国医师协会风湿免疫科医师分会	副会长	2019	第四届
赵纪春	中国医师协会血管外科医师分会	副会长	2019	第一届
魏强	中国医师协会泌尿外科医师分会	副会长	2020	第三届
刘慧	中国医师协会疼痛科医师分会	副会长	2020	第三届
杨家印	中国医师协会器官移植医师分会	副会长	2021	第三届
刘霆	中国医师协会血液科医师分会	副会长	2021	第五届
张伟	中国医师协会心身医学专业委员会	副主任委员	2019	第一届
唐向东	中国医师协会睡眠医学专业委员会	副主任委员	2010	第一届
唐向东	中国医师协会睡眠医学专业委员会	副主任委员	2014	第二届
唐向东	中国医师协会睡眠医学专业委员会	副主任委员	2018	第三届
陈晓平	中国医师协会高血压专业委员会	副主任委员	2020	第四届
文天夫	中国医师协会肝癌专业委员会	副主任委员	2017	第一届
李虹	中国医师协会泌尿外科医师分会	副主任委员	2011	第二届
毛庆	中国医师协会脑胶质瘤专业委员会	副主任委员	2016	第一届
刘伦旭	中国医师协会肿瘤多学科诊疗专业委员会	副主任委员	2020	第一届

续表

姓名	学会专委会/分会名称	职务	出任年份	任职届数
胡雯	中国医师协会营养医师专业委员会	副主任委员	2011	第二届
胡雯	中国医师协会营养医师专业委员会	副主任委员	2015	第三届
李真林	中国医师协会医学技师专业委员会	副主任委员	2019	第一届
李幼平	中国医师协会循证医学专业委员会	副主任委员	2011	第三届
孙鑫	中国医师协会循证医学专业委员会	副主任委员	2018	第五届
成翼娟	中华护理学会灾害护理专业委员会	副主任委员	2009	第二十五届
成翼娟	中华护理学会灾害护理专业委员会	副主任委员	2012	第二十六届
成翼娟	中华护理学会行政管理护理专业委员会	副主任委员	2008	第二十五届
胡秀英	中华护理学会老年护理专业委员会	副主任委员	2012	第二十六届
黄浩	中华护理学会消毒供应护理专业委员会	副主任委员	2012	第二十六届
黄浩	中华护理学会消毒供应中心专业委员会	副主任委员	2018	第二十七届
李卡	中华护理学会外科护理专业委员会	副主任委员	2012	第二十六届
宁宁	中华护理学会骨科护理专业委员会	副主任委员	2018	第二十七届
叶磊	中华护理学会急诊护理专业委员会	副主任委员	2018	第二十七届
袁丽	中华护理学会糖尿病护理专业委员会	副主任委员	2018	第二十七届

续表

姓名	学会专委会/分会名称	职务	出任年份	任职届数
李为民	中国医院协会医疗质量与患者安全专业委员会	副主任委员	2017	第四届
刘伦旭	中国医院协会模拟医学专业委员会	副主任委员	2020	第一届
梁海斌	中国医院协会安全保卫专业委员会	副主任委员	2020	第一届
徐珽	中国医院协会药事管理专业委员会	副主任委员	2020	第六届
袁久洪	中国医院协会医院情报图书专业委员会	副主任委员	2012	第二届
袁久洪	中国医院协会医院情报图书专业委员会	副主任委员	2014	第三届
冉兴无	中华预防医学会组织感染与损伤预防与控制专业委员会	副主任委员	2016	第一届
宗志勇	中华预防医学会医院感染控制分会	副主任委员	2017	第五届
吴锦晖	中华预防医学会老年病预防与控制专业委员会	副主任委员	2021	第二届

二十三、2007—2021年医院部分科技人员在省级学会专委会/分会任职情况（主任委员）

姓名	学会专委会/分会名称	职务	出任年份	任职届数
刘春涛	四川省医学会变态反应专业委员会	主任委员	2012	第一届
步宏	四川省医学会病理学专业委员会	主任委员	2009	第八届
步宏	四川省医学会病理学专业委员会	主任委员	2012	第九届
伍晓汀	四川省医学会肠内肠外营养专业委员会	主任委员	2018	第一届
唐红	四川省医学会超声医学专业委员会	主任委员	2013	第七届

续表

姓名	学会专委会/分会名称	职务	出任年份	任职届数
罗燕	四川省医学会超声医学专业委员会	主任委员	2019	第九届
冉兴无	四川省医学会创面修复专业委员会	主任委员	2021	第一届
石应康	四川省医学会创伤专业委员会	主任委员	2011	第一届
刘文英	四川省医学会小儿外科专业委员会	主任委员	2008	第四届
刘利君	四川省医学会小儿外科专业委员会	主任委员	2011	第五届
刘世喜	四川省医学会耳鼻咽喉头颈外科专业委员会	主任委员	2011	第九届
刘世喜	四川省医学会耳鼻咽喉头颈外科专业委员会	主任委员	2018	第十一届
周翔平	四川省医学会放射学专业委员会	主任委员	2011	第七届
宋彬	四川省医学会放射学专业委员会	主任委员	2014	第八届
刘毅	四川省医学会风湿病学专业委员会	主任委员	2011	第四届
唐红	四川省医学会肝病学专业委员会	主任委员	2018	第二届
赵连三	四川省医学会感染病学专业委员会	主任委员	2008	第六届
唐红	四川省医学会感染病学专业委员会	主任委员	2011	第七届
唐红	四川省医学会感染病学专业委员会	主任委员	2014	第八届
裴福兴	四川省医学会骨科专业委员会	主任委员	2002	第六届
裴福兴	四川省医学会骨科专业委员会	主任委员	2005	第七届
裴福兴	四川省医学会骨科专业委员会	主任委员	2008	第八届
宋跃明	四川省医学会骨科专业委员会	主任委员	2011	第九届
宋跃明	四川省医学会骨科专业委员会	主任委员	2014	第十届
宋跃明	四川省医学会骨科专业委员会	主任委员	2017	第十一届
商慧芳	四川省医学会罕见病学专业委员会	主任委员	2020	第一届
邱昌建	四川省医学会行为医学专业委员会	主任委员	2020	第一届
匡安仁	四川省医学会核医学专业委员会	主任委员	2007	第一届
匡安仁	四川省医学会核医学专业委员会	主任委员	2008	第五届
李林	四川省医学会核医学专业委员会	主任委员	2011	第六届
文富强	四川省医学会呼吸病学专业委员会	主任委员	2014	第七届
冯玉麟	四川省医学会呼吸病学专业委员会	主任委员	2011	第六届

续表

姓名	学会专委会/分会名称	职务	出任年份	任职届数
曹钰	四川省医学会急诊医学专业委员会	主任委员	2012	第五届
曹钰	四川省医学会急诊医学专业委员会	主任委员	2018	第七届
王佑娟	四川省医学会健康管理专业委员会	主任委员	2014	第三届
孙学礼	四川省医学会精神病学专业委员会	主任委员	2011	第六届
张伟	四川省医学会精神病学专业委员会	主任委员	2014	第七届
董碧蓉	四川省医学会老年病专业委员会	主任委员	2009	第四届
董碧蓉	四川省医学会老年医学专业委员会	主任委员	2012	第五届
刘续宝	四川省医学会临床流行病学专业委员会	主任委员	2010	第三届
刘续宝	四川省医学会临床流行病学专业委员会	主任委员	2013	第四届
秦莉	四川省医学会临床输血专业委员会	主任委员	2014	第五届
徐珽	四川省医学会临床药学专业委员会	主任委员	2015	第五届
刘斌	四川省医学会麻醉学专业委员会	主任委员	2011	第八届
刘斌	四川省医学会麻醉学专业委员会	主任委员	2018	第十一届
朱涛	四川省医学会麻醉学专业委员会	主任委员	2021	第十二届
刘进	四川省医学会麻醉学专业委员会	主任委员	2012	第九届
饶莉	四川省医学会门诊管理专业委员会	主任委员	2018	第一届
李虹	四川省医学会泌尿外科专业委员会	主任委员	2007	第五届
李虹	四川省医学会泌尿外科专业委员会	主任委员	2011	第六届
魏强	四川省医学会泌尿外科专业委员会	主任委员	2019	第八届
卢一平	四川省医学会男科学专业委员会	主任委员	2011	第四届
董强	四川省医学会男科学专业委员会	主任委员	2014	第五届
田浩明	四川省医学会内分泌暨糖尿病专业委员会	主任委员	2008	第五届
童南伟	四川省医学会内分泌暨糖尿病专业委员会	主任委员	2011	第六届
李为民	四川省医学会内科学专业委员会	主任委员	2011	第七届

续表

姓名	学会专委会/分会名称	职务	出任年份	任职届数
曾智	四川省医学会内科学专业委员会	主任委员	2008	第六届
李利	四川省医学会皮肤性病学专业委员会	主任委员	2016	第十届
冉玉平	四川省医学会皮肤性病专业委员会	主任委员	2011	第八届
冉玉平	四川省医学会皮肤性病专业委员会	主任委员	2012	第九届
严律南	四川省医学会器官移植专业委员会	主任委员	2011	第三届
李双庆	四川省医学会全科医学专业委员会	主任委员	2014	第二届
马洪升	四川省医学会日间手术专业委员会	主任委员	2018	第一届
刘晓雪	四川省医学会烧伤外科专业委员会	主任委员	2014	第一届
岑瑛	四川省医学会烧伤整形外科专业委员会	主任委员	2011	第五届
周东	四川省医学会神经病学专业委员会	主任委员	2012	第六届
游潮	四川省医学会神经外科专业委员会	主任委员	2011	第六届
付平	四川省医学会肾脏病学专业委员会	主任委员	2016	第八届
付平	四川省医学会肾脏病学专业委员会	主任委员	2011	第六届
黄富国	四川省医学会手显微外科专业委员会	主任委员	2012	第二届
项舟	四川省医学会手显微外科专业委员会	主任委员	2015	第三届
唐向东	四川省医学会睡眠医学专业委员会	主任委员	2015	第一届
刘慧	四川省医学会疼痛医学专业委员会	主任委员	2009	第一届
刘慧	四川省医学会疼痛医学专业委员会	主任委员	2012	第二届
刘浩	四川省医学会体医融合和非医疗健康干预专业委员会	主任委员	2021	第一届
程南生	四川省医学会外科学专业委员会	主任委员	2011	第八届
李波	四川省医学会外科学专业委员会	主任委员	2015	第九届
严律南	四川省医学会外科专业委员会	主任委员	2007	第七届
严律南	四川省医学会外科专业委员会	主任委员	2008	第七届
江虹	四川省医学会微循环与血液流变学专业委员会	主任委员	2019	第七届

续表

姓名	学会专委会/分会名称	职务	出任年份	任职届数
何成奇	四川省医学会物理医学与康复专业委员会	主任委员	2007	第六届
何成奇	四川省医学会物理医学与康复专业委员会	主任委员	2013	第八届
何成奇	四川省医学会物理医学与康复专业委员会	主任委员	2019	第十届
王一平	四川省医学会消化内镜专业委员会	主任委员	2010	第五届
胡兵	四川省医学会消化内镜专业委员会	主任委员	2016	第七届
唐承薇	四川省医学会消化病学专业委员会	主任委员	2011	第六届
杨丽	四川省医学会消化病学专业委员会	主任委员	2013	第七届
黄德嘉	四川省医学会心电生理和起搏专业委员会	主任委员	2014	第五届
陈茂	四川省医学会心血管病学专业委员会	主任委员	2014	第九届
黄德嘉	四川省医学会心血管病学专业委员会	主任委员	2011	第八届
张尔永	四川省医学会胸心外科专业委员会	主任委员	2011	第六届
刘伦旭	四川省医学会胸心外科专业委员会	主任委员	2012	第七届
安琪	四川省医学会胸心外科专业委员会	主任委员	2015	第八届
刘伦旭	四川省医学会胸心外科专业委员会	主任委员	2019	第九届
刘霆	四川省医学会血液病学专业委员会	主任委员	2007	第四届
刘霆	四川省医学会血液病学专业委员会	主任委员	2010	第五届
刘霆	四川省医学会血液病学专业委员会	主任委员	2013	第六届
徐才刚	四川省医学会血液病学专业委员会	主任委员	2020	第八届
刘鸣	四川省医学会循证医学专业委员会	主任委员	2011	第三届
田浩明	四川省医学会循证医学专业委员会	主任委员	2014	第四届
刘鸣	四川省医学会循证医学专业委员会	主任委员	2018	第五届
杜亮	四川省医学会循证医学专业委员会	主任委员	2021	第六届
陈晓明	四川省医学会眼科学专业委员会	主任委员	2007	第七届
邓应平	四川省医学会眼科学专业委员会	主任委员	2011	第八届

续表

姓名	学会专委会/分会名称	职务	出任年份	任职届数
刘陇黔	四川省医学会眼科学专业委员会	主任委员	2014	第九届
程述森	四川省医学会医学工程专业委员会	主任委员	2012	第三届
张肇达	四川省医学会医学教育专业委员会	主任委员	2008	第四届
万学红	四川省医学会医学教育专业委员会	主任委员	2011	第五届
郑尚维	四川省医学会医学伦理学专业委员会	主任委员	2009	第五届
郑尚维	四川省医学会医学伦理学专业委员会	主任委员	2012	第六届
沈百荣	四川省医学会医学信息专业委员会	主任委员	2019	第七届
黄林	四川省医学会医学影像技术专业委员会	主任委员	2009	第三届
黄林	四川省医学会医学影像技术专业委员会	主任委员	2012	第四届
黄勇	四川省医学会医学哲学与人文专业委员会	主任委员	2017	第九届
岑瑛	四川省医学会整形外科专业委员会	主任委员	2014	第一届
刘进	四川省医学会重症医学专业委员会	主任委员	2011	第二届
康焰	四川省医学会重症医学专业委员会	主任委员	2012	第三届
康焰	四川省医学会重症医学专业委员会	主任委员	2018	第五届
王文涛	四川省医师协会包虫病专科委员会	主任委员	2018	第一届
刘世喜	四川省医师协会耳鼻咽喉头颈外科医师分会	主任委员	2012	第一届
宋彬	四川省医师协会放射医师分会	会长	2011	第二届
刘毅	四川省医师协会风湿病专科委员会	主任委员	2008	第一届
赵连三	四川省医师协会感染科医师分会	主任委员	2008	第一届
唐红	四川省医师协会感染科医师分会	主任委员	2011	第二届
匡安仁	四川省医师协会核医学医师专科委员会	主任委员	2011	第一届
孙学礼	四川省医师协会精神科医师专科委员会	主任委员	2009	第一届
孙学礼	四川省医师协会精神科医师专科委员会	主任委员	2012	第二届
何成奇	四川省医师协会康复医师专科委员会	主任委员	2012	第二届
何成奇	四川省医师协会康复医学医师专科委员会	主任委员	2009	第一届
董碧蓉	四川省医师协会老年医学医师专科委员会	主任委员	2011	第一届

续表

姓名	学会专委会/分会名称	职务	出任年份	任职届数
田浩明	四川省医师协会内分泌代谢科专科委员会	主任委员	2011	第一届
周东	四川省医师协会神经内科医师专科委员会	主任委员	2010	第一届
黄思庆	四川省医师协会神经外科医师专科委员会	主任委员	2012	第二届
周总光	四川省医师协会外科医师专科委员会	主任委员	2009	第一届
周总光	四川省医师协会外科医师专科委员会	主任委员	2012	第二届
唐承薇	四川省医师协会消化医师专科委员会	主任委员	2009	第一届
张岚	四川省医师协会心身医学和心理治疗专科委员会	主任委员	2015	第一届
赵纪春	四川省医师协会血管外科专科委员会	主任委员	2016	第一届
陈晓明	四川省医师协会眼科医师专科委员会	主任委员	2011	第一届
康焰	四川省医师协会重症医师专科委员会	主任委员	2013	第二届
康焰	四川省医师协会重症医师专科委员会	主任委员	2010	第一届
邱昌建	四川省预防医学会行为与健康分会	主任委员	2019	第五届
安振梅	四川省预防医学会内分泌代谢性疾病防控分会	主任委员	2015	第一届
安振梅	四川省预防医学会内分泌代谢性疾病防控分会	主任委员	2019	第二届
郑鸿	四川省预防医学会乳腺疾病预防与控制分会	主任委员	2013	第一届
商慧芳	四川省预防医学会神经变性疾病防治分会	主任委员	2018	第一届
费小凡	四川省预防医学会静脉用药集中调配安全分会	主任委员	2014	第一届
费小凡	四川省预防医学会静脉用药集中调配安全分会	主任委员	2018	第二届
刘陇黔	四川省预防医学会眼视觉保健分会	主任委员	2013	第一届
刘陇黔	四川省预防医学会眼视觉保健分会	主任委员	2017	第二届

续表

姓名	学会专委会/分会名称	职务	出任年份	任职届数
马用信	四川省预防医学会遗传病预防与控制分会	主任委员	2018	第一届
何俐	四川省预防医学会卒中预防与控制分会	主任委员	2014	第一届
何俐	四川省预防医学会卒中预防与控制分会	主任委员	2019	第二届
成翼娟	四川省护理学会	理事长	2007	第七届
成翼娟	四川省护理学会	理事长	2011	第八届
成翼娟	四川省护理学会护理行政管理专业委员会	主任委员	2007	第七届
成翼娟	四川省护理学会护理行政管理专业委员会	主任委员	2011	第八届
申文武	四川省护理学会精神科护理专业委员会	主任委员	2010	第八届
罗艳丽	四川省护理学会静脉输液专业委员会	主任委员	2018	第三届
胡秀英	四川省护理学会老年护理专业委员会	主任委员	2011	第一届
蒋艳	四川省护理学会循证护理专业委员会	主任委员	2017	第一届
袁丽	四川省护理学会内科护理专业委员会	主任委员	2010	第八届
袁丽	四川省护理学会内科护理专业委员会	主任委员	2017	第九届
戴燕	四川省护理学会日间护理专业委员会	主任委员	2015	第一届
戴燕	四川省护理学会日间护理专业委员会	主任委员	2019	第二届
宁宁	四川省护理学会伤口造口专业委员会	主任委员	2011	第一届
宁宁	四川省护理学会伤口造口专业委员会	主任委员	2017	第二届
龚仁蓉	四川省护理学会手术室护理专业委员会	主任委员	2018	第三届
黄浩	四川省护理学会消毒供应中心专业委员会	主任委员	2011	第一届
黄浩	四川省护理学会消毒供应中心专业委员会	主任委员	2017	第九届
廖燕	四川省护理学会重症监护护理专业委员会	主任委员	2012	第二届
田永明	四川省护理学会重症监护护理专业委员会	主任委员	2018	第三届

二十四、2020年医院援鄂医疗队名单

支援批次	出发时间	返回时间	人员名单
国家卫生健康委指派的四川省支援武汉抗疫第一人	2020年1月25日	2020年4月7日	乔甫
第一批援鄂医疗队	2020年1月25日	2020年3月21日	罗凤鸣、朱仕超、王业、王博、刘焱斌、尹万红、江雪、银玲、冯佩璐、冯梅、宋志芳、张焱林、何国庆、张耀之、谢莉、蔡琳、吴孝文、漆贵华、彭云耀、张茂杰
第二批援鄂医疗队	2020年2月2日	2020年4月7日	刘丹、黄子星、冷琦、徐禹、杨翠、周秋羊、陈进东、王梓得、刘瑶、倪忠
第三批援鄂医疗队	2020年2月7日	2020年4月7日	康焰、晏会、白浪、赵毅、岳冀蓉、樊涛、田攀文、吕庆国、慕洁、张凌、彭勇、徐原宁、邓凯、王铭、吴东波、赖巍、白雪、基鹏、何敏、薄虹、王鹏、薛杨、马瑶、王凯歌、王岚、许慎、郭建、刘艺、苟慎菊、冯睿智、张宏伟、田永明、吴颖、陈艳、谢泽荣、杨秀芳、李娜、彭小华、王瑞、黄文姣、贺莉、唐荔、郑岚、刘逸文、李霞、刘一秀、程良平、王宇皓、张德超、曾毅、杨锐、李艺、李建、韩黎文、刘婷、韦娜、陈瑶、余咿淼、游薇、杨晓云、冯利、张素清、江玉莲、覃朗、黄雪、袁冬梅、高文杰、杨婷、格绒下姆、任雪、朱英、李红艳、邬小丽、袁琪琦、李雯、杨雪、尹玲茜、曾鹏、孙敖、杨旭琳、罗兰、方怡、刘迅、孙强、宫晓鸿、曾婷、贺娟、胡淑华、唐川、刘琴、李精健、黄能、陈叶、周娴、王维、吉克夫格、童嘉乐、佟乐、艾霜兰、肖洁、许伦强、韩清华、许静、黄国栋、张美玲、姚俊、唐飞、余亚希、张舒、胡洁、胡琳、张佩、曹型翠、丁科尹、王静、李帅、郑可欣、杨广强、李镰池、郁晨颖、王静、蒋强、潘华英、卫新月、徐正英、高慧、冯燕、姚妮、赵琴、李阳

续表

支援批次	出发时间	返回时间	人员名单
第四批 援鄂医疗队	2020年 2月21日	2020年 3月21日	邱昌建、饶志勇、李茜
第五批 援鄂医疗队	2020年 2月21日	2020年 3月20日	李进、张波、蒋莉君、郑耀宗、刘婷、叶嘉璐、李水英、叶应华、刘娟、叶剑波

二十五、抗击新冠肺炎期间医院支援全国抗疫情况统计表

支援地		出发时间	人数	入驻医院	救治工作
省(自治区)	市				
四川	成都	第一批 2020年 1月29日 第二批 2020年 2月16日	76人	成都市公共卫生临床医疗中心	直接救治重症患者20人，无一例死亡
西藏自治区	拉萨	2020年 2月3日	1人	当地定点救治医院	指导当地新冠肺炎防治工作，完善院感防控机制
黑龙江	绥芬河市、牡丹江市等	2020年 4月11日	1人	绥芬河市人民医院 牡丹江医学院附属红旗医院	指导当地的新冠肺炎重症治疗工作，帮助迅速建立收治、抢救患者的流程
西藏自治区	拉萨	2020年 5月1日	1人	当地定点救治医院	指导当地新冠肺炎防治工作，完善院感防控机制

续表

支援地		出发时间	人数	入驻医院	救治工作
省（自治区）	市				
新疆维吾尔自治区	克拉玛依	2020年7月18日	2人	新疆维吾尔自治区人民医院	开展核酸筛查工作
	乌鲁木齐	2020年7月18日	1人	新疆维吾尔自治区传染病医院	指导当地的新冠肺炎重症治疗工作，帮助迅速建立收治、抢救患者的流程
	乌鲁木齐	2020年7月23日	1人	新疆维吾尔自治区第六人民医院	指导当地新冠肺炎防治工作，完善院感防控机制
	乌鲁木齐、喀什	2020年8月12—13日	4人	当地定点救治医院	开展重症病患者救治工作
西藏自治区	拉萨	2020年9月20日	1人	当地定点救治医院	指导当地新冠肺炎防治工作，完善院感防控机制
山东	青岛	2020年10月14日	1人	当地定点救治医院	指导当地的新冠肺炎重症治疗工作，帮助迅速建立收治、抢救患者的流程
新疆维吾尔自治区	喀什	2020年10月26日	1人	当地定点救治医院	指导当地院感防控工作
	喀什	2020年11月1日	1人	当地定点救治医院	指导当地的新冠肺炎重症治疗工作，帮助迅速建立收治、抢救患者的流程
河北	石家庄	第一批2021年1月13日第二批2021年1月16日第三批2021年1月18日	64人	石家庄市人民医院	导当地的新冠肺炎重症治疗工作，累计收治新冠肺炎患者33人，实现了新冠患者零死亡，医护零感染

续表

支援地		出发时间	人数	入驻医院	救治工作
省（自治区）	市				
吉林	通化	2021年1月17日	1人	通化市人民医院	指导当地新冠肺炎防治工作，完善院感防控机制
云南	瑞丽	2021年4月1日	1人	当地定点救治医院	指导当地新冠肺炎防治工作，完善院感防控机制
河南	郑州	2021年8月4日	1人	当地定点救治医院	指导当地新冠肺炎防治工作，完善院感防控机制
江苏	扬州	2021年8月6日	1人	当地定点救治医院	指导当地的新冠肺炎重症治疗工作，帮助迅速建立收治、抢救患者的流程
		2021年8月13日	1人	当地定点救治医院	指导当地新冠肺炎防治工作，完善院感防控机制
宁夏回族自治区	银川	2021年10月20日	1人	当地定点救治医院	指导当地新冠肺炎防治工作，完善院感防控机制
内蒙古自治区	呼和浩特	2021年10月24日	3人	当地定点救治医院	指导当地的新冠肺炎重症治疗工作，帮助迅速建立收治、抢救患者的流程
青海	西宁	2021年11月3日	1人	当地定点救治医院	指导当地新冠肺炎防治工作，完善院感防控机制

续表

支援地		出发时间	人数	入驻医院	救治工作
省(自治区)	市				
辽宁	大连	2021年11月12日	1人	当地定点救治医院	指导当地新冠肺炎防治工作，完善院感防控机制
四川	成都	第一批2021年11月9日 第二批2021年11月17日 第三批2021年11月19日 第四批2021年11月25日	23人	成都市公共卫生临床医疗中心	协助当地医院开展新冠肺炎医疗救治、院感防控等工作。
陕西	西安	第一批2021年12月29日 第二批2021年12月31日 第三批2022年1月7日	98人	当地定点救治医院	协助当地开展新冠肺炎医疗救治、院感防控等工作